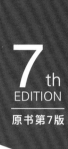

7th
EDITION

原书第7版

Squire's Fundamentals of Radiology

SQUIRE
放射诊断学

原著 [美] Robert A. Novelline

主译 陈正光

中国科学技术出版社
·北京·

图书在版编目（CIP）数据

SQUIRE 放射诊断学 : 原书第 7 版 / (美) 罗伯特·A. 诺维林 (Robert A. Novelline) 原著 ; 陈正光主译 . 北京 : 中国科学技术出版社 , 2025.1. -- ISBN 978-7-5236-1093-0

Ⅰ. R814

中国国家版本馆 CIP 数据核字第 20246HK038 号

著作权合同登记号：01-2024-1359

策划编辑	孙　超　焦健姿	
责任编辑	韩　放	
装帧设计	佳木水轩	
责任印制	徐　飞	

出　　版	中国科学技术出版社	
发　　行	中国科学技术出版社有限公司	
地　　址	北京市海淀区中关村南大街 16 号	
邮　　编	100081	
发行电话	010-62173865	
传　　真	010-62179148	
网　　址	http://www.cspbooks.com.cn	

开　　本	889mm×1194mm　1/16	
字　　数	570 千字	
印　　张	33.5	
版　　次	2025 年 1 月第 1 版	
印　　次	2025 年 1 月第 1 次印刷	
印　　刷	北京盛通印刷股份有限公司	
书　　号	ISBN 978-7-5236-1093-0/R·3360	
定　　价	428.00 元	

译者名单

主　译　陈正光

副主译　赵天佐　李小圳

内容提要

　　本书引进自哈佛大学出版社，自 1964 年初版问世以来，经过数十年的多次修订再版，目前已更新至第 7 版。全新版本共 20 章，在传承经典的同时更新了大量新知识，包括常规 X 线、CT、MRI、血管造影术和分子成像等不同影像学检查的相关内容，对各种医学成像技术的基本原理、正常放射解剖学，以及中枢神经系统、胸部、心脏、血管、腹部、骨骼肌肉、泌尿生殖系统放射学进行了全面介绍，还涵盖了儿科影像学和介入放射学等方面的内容。本书经典、全面、实用且图文并茂，书中配有大量各类疾病典型病例的高清影像图片，有助于读者快速学习和掌握不同成像技术的影像学诊断与检查方法，非常适合医学影像学、介入医学及相关临床专业医生、医学生、规培生参考阅读。

主译简介

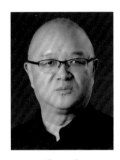

陈正光

医学博士，主任医师，教授，博士研究生导师。瑞典 Karolinska 医学研究院神经放射学博士，美国国立卫生研究院（NIH）博士后。北京中医药大学东直门医院放射科主任，北京中医药大学东直门医院放射科领军人才，北京中医药大学东直门医院洛阳医院放射科主任。北京中西医结合学会理事，北京中西医结合学会放射医学专业委员会主任委员，北京市中医管理局医学影像质量控制中心主任委员，中国中西医结合学会影像学专业委员会常务委员，中国医师协会放射科医师分会委员，中华医学会放射学会头颈专业委员会委员，中国研究型医院学会感染与炎症放射学专业委员会常务委员，北京医师协会放射专科医师分会常务理事，中华医学会北京分会放射学分会专业委员会委员，北京乳腺病防治学会影像诊断专业委员会常务委员，《中国中西医结合影像学》常务副主编。先后主持国家自然科学基金面上项目等科研课题 15 项。著有专业英文论著 1 部，以第一作者及通讯作者身份发表学术论文百余篇，其中 SCI 收载论文 48 篇。

译者前言

Squire's Fundamentals of Radiology 由哈佛大学医学院放射医学名誉教授 Robert A. Novelline 主编，迄今已更新至第 7 版。作者献词中怀着深深感激之情纪念 Lucy Frank Squire 博士（1915—1996 年）。Squire 博士是美国著名的放射学家和医学教育家。1966—1994 年，除了在哈佛大学医学院任教和麻省总医院任职的几年外，她一直都在纽约州立大学（State University of New York, SUNY）健康科学中心任教。Squire 博士编写了一系列知名的放射医学教科书，至今仍广泛使用，她最初编写这些书的目的是让自己的学生更全面深入地理解临床放射学基础知识和临床应用。Squire 博士是麻省总医院放射科的第一位女医师，也是第一位获得美国女性放射医师协会（American Association for Women in Radiology, AAWR）Marie Sklodowska-Curie 奖的女放射学医师。为此，AAWR 后来还设立了一项名为"Lucy Frank Squire 杰出贡献奖"的奖项。

本书作者 Robert A. Novelline 教授在总结 Squire 博士在放射学领域的杰出学术贡献和临床成就的基础上，结合自身多年临床放射医学的医、教、研实践经验和知识储备，以及现代医学影像学发展的进展与成果，在这部全新第 7 版中进行了全面系统的阐释。

早在 20 世纪 80 年代，Novelline 教授就创立了北美第一项急诊放射住院医师奖学金，那时他已经培训了数百名住院医师、研究员和初级工作人员。他是美国急诊放射学会（The American Society of Emergency Radiology, ASER）的创始人之一。数十年来，Novelline 教授始终站在 ASER 医学教育的前沿，领导并主导拓展了急诊放射学领域的发展。ASER 于 2000 年向 Novelline 教授授予金质奖章，以表彰他的杰出贡献。

本书是国际诸多医学院校中广泛使用的主要教科书，Novelline 教授是主要的合著者，他也是放射学医学生教育者联盟（Alliance of Medical Student Educators in Radiology, AMSER）的创始人，他的医学培训课程已被许多医学院校采用。Novelline 教授不仅直接参与医学生的教育，同时还是放射学教育工作者的导师。Novelline 教授在世界各地任职 50 余个客座教授的职位，获得了 10 余项相关荣誉和奖项，以及哈佛大学医学院卓越教学奖提名等。他还担任 RadiologyInfo.org 的联合主席，并在北美放射学会（Radiological Society of North American, RSNA）医师进修课程委员会工作了 9 年，担任急诊放射学主席、副主席等职务，在此期间开发了诸多新的课程。同时，Novelline 教授还担任了放射学项目主任协会（Association of Program Directors in Radiology, APDR）的主席，并于 2004 年获得了 APDR 杰出成就奖。

Novelline 教授编写本书的初衷是让所有从事或准备从事临床医学职业的人广泛了解医学影像诊断学的检查方法和影像引导下介入诊治的相关知识，并深入了解这些诊疗方法的适应证及临床价值。书中还着重介绍了现代科技飞速进步所带来的医学影像学技术革新，对双能量 / 双源 CT、碘图灌注成像、PET-CT 和 PET-MRI 融合成像、功能 MRI 和分子成像等目前较为先进的成像技术均进行了系统阐释，同时对介入放射学领域进行了广泛的讨论。

本书也是对医学专业理论与临床日常工作实操之间的"神秘"地带进行剖析的典范。为师者常常苦于探究如何将理论知识转化成实践技能，如何将客观的医学影像学技术和理论结合自己的工作经验带到临床教学中；为学者常常苦于探寻如何将青涩又无言医学影像变为便于临床解读的病理解剖和病理生理功能信息。在本书中，既充分总结了哈佛大学医学院专家团队丰富的临床经验，又包含了最新的医学影像学进展且与临床结合紧密。

首版问世后，本书先后多次修订再版，也体现了放射医学不断发展的历程。全新第 7 版涵盖了国际医学放射学领域的丰富知识和新进展、新技术、新方向，可作为放射学或其他医学专业的医生、规培生、研究生的经典教材，也可以作为其他医疗专业人员学习放射学知识的重要参考书。建议住院医师和低年资主治医师细致通读，抓其精髓，在工作中遇到问题时随时查阅。对于有一定经验的医生，也可时常复习本书，一则可温故知新，二则可拾遗补阙，锦上添花。诚然，本书是多位专家学习、工作和实践经验的结晶，带给我们的是纵向的、系统的经典总结，是不可多得的临床放射学经典著作。

本书中文版的翻译工作由陈正光教授牵头主持，副主译为李小圳副教授和赵天佐副教授。在翻译过程中，译者团队更深入地了解了 Squire 博士的生平及 Novelline 教授的成就，深深为两位专家在放射医学领域的杰出贡献所折服，也为能够有机会翻译此书并将其呈现给国内医学同道而深感责任重大。我们经过多次通篇细读和细致体会，深感翻译难度大于预期。主要原因在于，本书主体是按照临床教材的模式撰写的，通过引入影像诊断图像，将放射学原理与应用以一种具象化的方式系统地介绍给读者，以便于学习掌握，其中所涉及的医学影像学概念、原则和方法都是连贯和累加的，把它变成符合中文习惯的经典著作绝非易事。为确保译文准确答意，我们进行了精细分工，并定期组织研讨，讨论译文中各部分表述的真实含义，并选择最适合中文阅读的形式予以解读。即使如此，我们也深知此译本中恐遗有疏漏之处，恳请广大读者批评、指正，在此表示感谢！

北京中医药大学东直门医院

原书前言

过去的数十年间，医学影像诊断技术取得了辉煌的进步。传统的放射影像学检查发展到了无胶片时代，影像学的图像可以通过直接数字手段获得，并能通过图像存储与传输系统（picture archiving and communications system，PACS）工作站的计算机终端进行研读和解释。多探测器和双能量／双源 CT 扫描仪相比于传统的扫描仪成像速度更快，图像分辨率更高，患者辐射暴露的剂量更少。如今的 MR 扫描仪也具有了更高的磁场强度，可以在更短的时间内完成更高分辨率的图像。通过各类创新的 MRI 成像序列获得大脑和身体各脏器的组织结构和功能成像信息。传统的血管造影检查也已被侵入性较小的 CT 血管造影和 MR 血管造影所取代。先进的介入放射学技术为癌症和非肿瘤性疾病的治疗提供了新途径。全新第 7 版更新了这些内容，并增加了 600 余幅相关的影像学诊断图像。

在更新当前版本的同时，保持了此前版本的经典框架和编写风格。全书共 20 章，第 1~3 章主要介绍医学成像的基本原则、各种成像技术的基本原理，并回顾了影像解剖学知识。第 4~9 章主要为胸部成像，第 10 章为心脏成像，第 11~14 章为腹部成像，第 15 章为肌肉骨骼成像，第 16 章为男性、女性生殖系统和儿科成像，第 17 章为血管系统成像，第 18 章为中枢神经系统成像，第 19 章聚焦于介入放射学，第 20 章则着重介绍了双能量／双源 CT、碘图灌注成像、PET-CT 和 PET-MRI 融合成像、功能 MRI 和分子成像等目前较为先进的成像技术。

与此前的版本一样，全新第 7 版的编写初衷也是为从事或准备从事临床医学职业的人们广泛了解医学影像诊断学的检查方法和影像引导下介入诊疗的相关知识提供高效的途径，从而进一步提高影像诊断及影像引导下介入诊疗的专业技能。全新第 7 版被用作哈佛大学医学院放射医学的课程教材，并得到了学生们的广泛认可。本书还作为国际其他一些知名医学院校的放射学专业培训教材。同时，本书也为其他医疗专业人员提供了医学影像学方面的指导。希望读者能从书中了解到实用的放射学原理，学到有助于造福广大患者的知识。

献　词

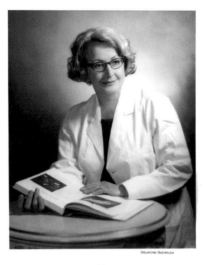

谨以此书缅怀 Lucy Frank Squire 博士（1915—1996 年），致敬她在医学影像学领域做出的卓越贡献，以及深厚的学术造诣和远见卓识。

致　谢

在准备本书的过程中，我要感谢我在麻省总医院放射科的朋友和同事，他们以各种方式帮助了我。他们建议我在这次修订中加入哪些类型的新材料，帮助我寻找最先进的说明性病例，他们还慷慨地帮我审查部分手稿。我特别感谢 Brian Ghoshhajra 博士、Manudeep K. Kalra 博士、Phelps Kelley 博士、Mykol Larvie 博士、Susanna Lee 博士、Theresa C. McLoud 博士、Alexi Otrakji 博士、Bruce Rosen、Pallavi Sagar 博士、Marc Succi 博士、Raul N. Uppot 博士和 Omar Zurkya 博士，还有研究助理和医学插画师 Gary Boas、Bradley B. Browne, Jr.、Lucas J. Brunelle、Susanne Loomis、Mohammad Mansouri、Viviana Siluss 和 Anastasia Yendiki。我要特别感谢麻省总医院马蒂诺生物医学影像中心 Choukri Mekkaoui 提供的特色封面图片。

我还要感谢那些在哈佛大学医学院附属麻省总医院放射科担任文员的学生。他们对本书提出的建议非常出色，他们的建议对当前的修订也是一种鼓舞。

最后，我要感谢我的系主任 James A. Brink 博士的支持和鼓励。由于他的领导和熟练的管理，使麻省总医院放射科处于成像技术的前沿。因此，本版本的所有新图片都是通过使用最新和最先进的成像设备获得的，由 Bradford Bachrach 拍摄，由麻省总医院档案馆提供。

另，书中有部分图片由其他人员提供，在此特别感谢。读者可扫描右侧二维码，关注出版社医学官方微信"焦点医学"，后台回复"9787523610930"，即可查阅具体名单。

目　录

第 1 章　基本概念 001

一、放射密度是厚度的函数 007

二、在厚度不变的情况下，放射密度是成分的函数 008

三、X 线影如何指导形态的观察 009

四、综合观察 X 线 009

第 2 章　成像技术 011

一、三维角度阅读 X 线片 011

二、常规后前位 X 线片 011

三、PA 和 AP 胸部 X 线片比较 012

四、侧位胸部 X 线片 014

五、胸部其他体位 X 线片 014

六、从三维的角度思考 015

七、冰冻尸体冠状切片的 X 线片 016

八、正常 CT 的冠状位和矢状位 016

九、活体患者的 CT 图像 016

十、X 线透视检查 017

十一、血管造影术 022

十二、CT 022

十三、冠状面、矢状面和其他平面的重建和三维 CT 026

十四、CT 血管成像术 026

十五、超声 026

十六、MRI 028

十七、放射性同位素扫描 030

第 3 章　正常放射解剖学 035

第 4 章　如何学习胸部影像 073

一、投影 074

二、肩关节 074

三、胸腔 075

四、旋转产生的混淆阴影 077

五、曝光条件的重要性 080

六、软组织 081

第 5 章 肺 ……………………………………………………………………………… 084

一、正常肺 ……………………………………………………………………… 084

二、肺血管的变化 ……………………………………………………………… 085

三、肺部微循环 ………………………………………………………………… 088

四、肺内播散性病变 …………………………………………………………… 088

五、肺气腔和肺间质疾病 ……………………………………………………… 091

六、临床信息的重要性 ………………………………………………………… 093

七、肺的高分辨率 CT …………………………………………………………… 094

第 6 章 肺实变和肺结节 ………………………………………………………… 100

一、全肺实变 …………………………………………………………………… 100

二、单一肺叶的实变 …………………………………………………………… 101

三、单一肺叶仅一部分实变 …………………………………………………… 101

四、单发和多发肺结节 ………………………………………………………… 112

第 7 章 横膈、胸膜腔和肺栓塞 ………………………………………………… 114

一、胸腔积液 …………………………………………………………………… 117

二、气胸 ………………………………………………………………………… 120

三、肺栓塞性疾病 ……………………………………………………………… 122

四、放射性同位素灌注和通气肺扫描 ………………………………………… 125

五、肺栓塞的 CT ………………………………………………………………… 127

第 8 章 肺过度扩张、肺萎陷和纵隔移位 ……………………………………… 130

一、肺气肿 ……………………………………………………………………… 130

二、正常纵隔的位置 …………………………………………………………… 133

三、纵隔移位 …………………………………………………………………… 136

第 9 章 纵隔 ……………………………………………………………………… 147

一、纵隔的 CT 断层解剖 ……………………………………………………… 150

二、纵隔解剖结构的组成和纵隔起源的肿瘤 ………………………………… 151

三、前纵隔肿瘤 ………………………………………………………………… 156

四、前和中纵隔肿瘤 …………………………………………………………… 158

五、后纵隔肿瘤 ………………………………………………………………… 160

第 10 章 心脏 …………………………………………………………………… 163

一、心脏大小的测量 …………………………………………………………… 163

二、心脏测量的受限因素 ……………………………………………………… 164

三、心脏大小明显异常和测量困难的例子 …………………………………… 167

四、测量扩大的心影的解释 …………………………………………………… 169

　　五、左心室或右心室扩大：侧位 X 线片的帮助 170

　　六、心力衰竭 172

　　七、肺部血流变异 172

　　八、心脏钙化 174

　　九、心脏表面的解剖 176

　　十、心脏内部解剖 178

　　十一、冠状动脉造影术 179

　　十二、心腔扩大的典型形态变化 179

　　十三、心脏核素成像 184

　　十四、心脏 MRI 186

　　十五、心脏 CT 186

　　十六、冠状动脉钙化积分 192

　　十七、冠状动脉 CT 血管造影 192

第 11 章　如何学习腹部影像学 196

　　一、腹部 X 线片 196

　　二、通过腔内钡剂和肠管含气识别胃肠道各部分 198

　　三、识别作为正常标志的切线位上的脂肪 198

　　四、腹部各种不透光物的鉴别 200

　　五、腹部 X 线的系统研究 203

　　六、腹部 CT 215

　　七、腹部超声 217

第 12 章　肠积气、游离液、游离气体 222

　　一、胃扩张 222

　　二、结肠扩张 222

　　三、小肠扩张 224

　　四、大肠梗阻还是小肠梗阻？机械性肠梗阻还是麻痹性肠梗阻 226

　　五、腹腔游离液 228

　　六、腹腔游离气体 229

第 13 章　胃肠造影及 CT 检查 236

　　一、钡剂工作原理 236

　　二、正常变化与对比剂充盈缺损 236

　　三、管壁僵硬 238

　　四、胃和小肠的充盈缺损和腔内肿块 238

　　五、胃和十二指肠溃疡 240

　　六、钡灌肠 244

　　七、结肠内充盈缺损和腔内肿块 247

八、胃肠道 CT 检查 248

九、肠壁增厚的 CT 检查 248

十、憩室的 CT 检查 249

十一、阑尾炎的 CT 检查 252

十二、肠梗阻的 CT 检查 254

十三、肠缺血的 CT 检查 257

第 14 章　腹部器官 260

一、肝脏 260

二、肝转移瘤 260

三、肝脏原发肿瘤 262

四、肝囊肿和脓肿 265

五、肝脏外伤 266

六、肝硬化、脾肿大和腹水 268

七、脾损伤 270

八、胆结石和胆囊炎 271

九、胆道梗阻 275

十、胰腺 277

十一、胰腺肿瘤 278

十二、胰腺炎和胰腺脓肿 280

十三、胰腺外伤 281

十四、泌尿系统 284

十五、梗阻性泌尿系疾病 286

十六、肾脏囊性疾病 290

十七、尿路感染 292

十八、肾脏肿瘤 292

十九、静脉对比剂 293

二十、肾创伤 294

二十一、膀胱 298

二十二、肾上腺 299

第 15 章　肌肉骨骼系统 304

一、如何学习骨骼 X 线 304

二、骨骼 X 线要求 305

三、骨折 306

四、骨折的临床表现 310

五、脱位和半脱位 318

六、骨髓炎 318

七、关节炎 319

八、骨坏死 322

九、系统性疾病的骨改变 323

十、脊柱骨质疏松 327

十一、脊柱骨折 329

十二、脊柱骨髓炎 330

十三、骨转移瘤 330

十四、原发骨肿瘤 336

十五、肌肉骨骼 MRI 342

第 16 章　男性、女性和儿科 347

一、女性影像学 347

二、男性影像学 363

三、儿科影像学 373

第 17 章　血管系统 393

一、常规动脉成像 393

二、数字减影血管成像 393

三、静脉造影 394

四、超声和彩色多普勒超声 398

五、MR 血管成像 399

六、CT 血管成像 402

七、动脉解剖 405

八、主动脉瘤 405

九、主动脉夹层 410

十、主动脉外伤 415

十一、动脉粥样硬化性动脉闭塞性疾病 416

十二、肾血管性高血压 425

十三、静脉解剖 426

十四、上腔静脉阻塞 430

十五、下腔静脉异常 430

十六、下肢深静脉血栓 431

第 18 章　中枢神经系统 440

一、成像技术 440

二、正常大脑 CT 解剖 446

三、正常脑实质 MRI 解剖 446

四、CT 和 MRI 比较 446

五、脑积水、脑萎缩、颅内出血 451

六、正常脑动脉成像 456

七、头部外伤 458

八、脑血管疾病和脑卒中 460

九、脑肿瘤 463

十、脑血管瘤和动静脉畸形 463

十一、面部 468

十二、腰痛和腰椎间盘综合征 469

十三、脊髓肿瘤 476

十四、功能神经成像 479

第 19 章　介入放射学 483

一、经皮腔内血管成形术 483

二、经导管栓塞术 485

三、急性消化道出血的血管造影诊断与控制 488

四、下腔静脉滤器 489

五、影像引导静脉通路 491

六、经皮肺穿刺活检 491

七、经皮腹部穿刺活检 494

八、经皮脓肿引流 494

九、经皮胃造瘘术和经皮胃空肠造瘘术 495

十、影像引导消融 496

十一、经皮胆囊切开术 497

十二、尿路梗阻的影像学管理 497

十三、子宫肌瘤栓塞术 498

十四、神经介入 499

十五、椎体成形术 506

第 20 章　诊断影像新进展 508

一、CT 结肠成像和支气管成像 508

二、双能量 / 双源 CT、CT 碘灌注成像 508

三、三维超声 510

四、PET-CT 和 PET-MRI 融合影像 510

五、功能 MRI 512

六、弥散张量成像 512

七、分子影像 514

附录　未知解答 520

第1章 基本概念
Basic Concepts

它们是什么（图 1-1）？

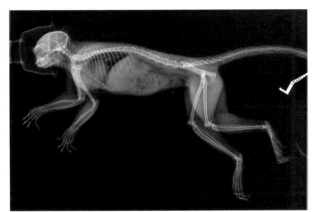

▲ 图 1-1A　猴子的 X 线片

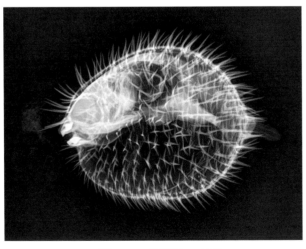

▲ 图 1-1B　河豚的 X 线片

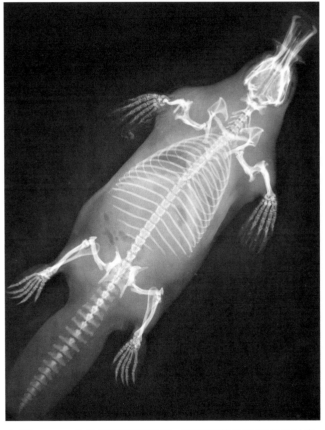

▲ 图 1-1C　它的名字叫鸭嘴兽，我们以前从来没有见过它的 X 线片。然而，在动物王国里，只有一种生物能呈现这种 X 线成像，从而推断出它的身份特征

X 线是通过电子束轰击钨靶而产生的，它是在许多方面与可见光相似的一种辐射能。例如，它可以从光源向各个方向辐射，除非被吸收器阻止。和光线一样，X 线光束的一小部分会被空气吸收，而全部 X 线光束会被厚厚的金属板吸收。X 线和可见光之间的根本区别在于它们的波长范围，X 线的波长比可见光的波长短。放射诊断学的成像就是基于这种差异，因为有许多不透光的物质可以被 X 线穿透或吸收。正是这种有趣的特性，引起了德国维尔茨堡大学的 Wilhelm Conrad Roentgen 的关注，他在 1895 年 11 月的一个寒冷的晚上第一次观察到这种他无法解释的物理现象（图 1-2）。

Roentgen 一直在用一种他不明确原理的设备进行着实验，因为这种设备能发射 X 线。在他习惯的昏暗的实验室里做实验时，他常常注意到每当这个仪器工作时，桌子上一块涂有化学物质的纸板就会发出淡绿色的光。现在我们知道是荧光，或者说是一种可见光的发射，它可以通过复杂的能量交换的方式而产生。但在 1895 年，Roentgen 最初只是意识到，他无意中发现了一种迄今为止未知形式的辐射能。这种辐射能是看不见的，可以产生荧光，并能穿过不透光的物体而发光。当他把他的手放在光束和荧光纸板之间时，他可以看到手指里的骨骼在他手的阴影里。他发现了这种新的射线，并命名为 X 线，这种射线能穿透木头，他用相纸代替荧光材料时，隔着他的实验室的门为一只手拍下了人类历史上第一张"X 线片"。6 年后，第一届诺贝尔物理学奖授予 Roentgen，以表彰他的这一发现，此时他已经非常系统地研究和探索了这一新的射线的基本物理基础和医学应用。

这种射线带来的能够穿透不透光物体的现象引起了全世界公众的极大兴趣，在此射线被发现前的十年里，人们用多种语言写了大量关于这个问题的无稽之谈。美国国会图书馆（Library of Congress）有一类有趣的漫画和文章档案里记录了这种狂热。

当 Roentgen 在这种新的射线的帮助下第一次观察到"透过手来看其内部"，你能确定你可以准确地想象出他所能看到的东西吗？为了清楚地理解这一点，你必须首先理解 Roentgen 当时通过 X 线透视看到的图像（图 1-3）和你今天所看到的手部 X 线（图 1-4）之间的重要差异，你应该称后者为 X 线。

众所周知，当自然光线照射到感光胶片上时，

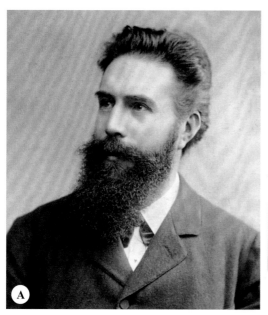
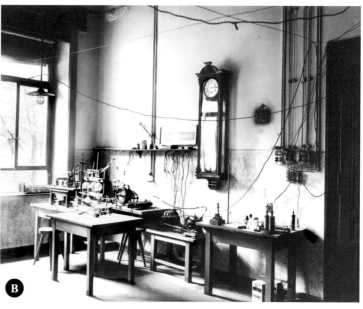

▲ 图 1-2　A. Wilhelm Conrad Roentgen；B. 德国维尔茨堡大学的 Roentgen 教授实验室

感光胶片就会发生光化学反应，金属银会沉淀在明胶乳剂内的细颗粒中，通过化学显影时，胶片就会变黑，而胶片上没有暴露在自然光线下的地方会保持透亮。当使用"正"性的相纸打印由这种"负"性的底片时，数值则是相反的，黑色部分为含银区域阻止光线到达光敏纸，而底片中的透明区域在相纸上变黑（图1–4）。

你在医学院看到的X线和你在自己的摄影暗房里使用过的底片是一样的。X线像自然光线一样，能在照相胶片中沉淀银，但其速度远不如自然光线快。患者不能静止不动到足够长的时间曝光来拍摄X线，而且过长时间暴露在X线下有辐射危险，从技术上讲也不可取。因此，一种巧妙的固定技术被开发出来用于套装这种特殊的X线胶片，称为X线胶片夹（盒）。

X线胶片夹（盒）包含有两个荧光增强感应屏，X线激活荧光增感屏后发出光线，增强X线本身在胶片上的光化学效应。通过这种方式，X线的银沉淀效应与它们产生的光线结合在一起，使胶片变黑。使用专业的增感屏和胶片的X线胶片盒，可以完成诊断性X线成像，对患者的辐射影响更少，曝光时间更短。当位于X线束源和X线胶片盒之间有物体吸收了射线时，荧光屏不会发生荧光激活；X线和光线都不会到达胶片，银也不会沉淀（胶片就会变白）。

今天，放射科已经完全改变了，从传统方式的X线胶片和X线胶片盒制作X线片的方法（模拟成像法）转变为现在的数字成像法。X线特殊的胶片盒式已经被数字式存储媒介即X线计算机成像影像板（IP板）所取代，IP板将X线能量转换成数字信号，从而可以通过计算机读出数字式X线片的信息。图1–5B显示技术人员将IP板装入数字化X线片的信息转化读取仪。除了便携（移动）式X线照相设备需要携带移动的IP板外，大多数X线照相室都在数字化X线成像设备中安装了数字化自动X线片的信息转化读取仪。医疗上的数字图像通过一个称为图像存储与传输系统（PACS）的大型计算机网络系统存储和布局在

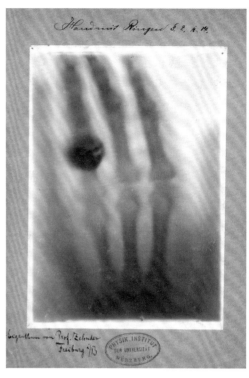

▲ 图1–3　当他把手放在光束和实验室桌上荧光纸板之间时，Roentgen 教授看到了什么？他没有看到在他手的阴影区域发出强烈的荧光，而是看起来是白色的阴影。很少有 X 线照射到骨头下面的区域，所以它们显示的不是那么亮，看起来是很暗的阴影

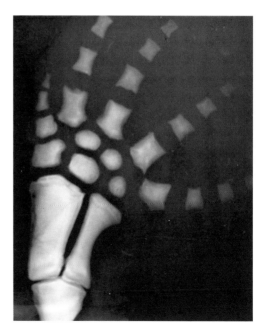

▲ 图1–4　一只手的 X 线……好吧，实际上不是一只手。猜猜是什么[1]

① 图 1–4 不是人的手，而是缩小了的鲸鱼鳍状肢照片。

放射科和医疗中心各部门（图 1-5A）。放射科医生通过 PACS 电脑工作站阅读各类医学影像图片（图 1-5C），还可将影像图片投射在大型平板显示器上，供学术会议和各类会诊使用。这些影像可以借用一些专业的软件程序将 PACS 连接到互联网上，也可以借助各类专业软件程序在互联网上获取和阅读，这样可以方便那些办公室远离放射科和医疗中心的医生进行复查和会诊。数字成像

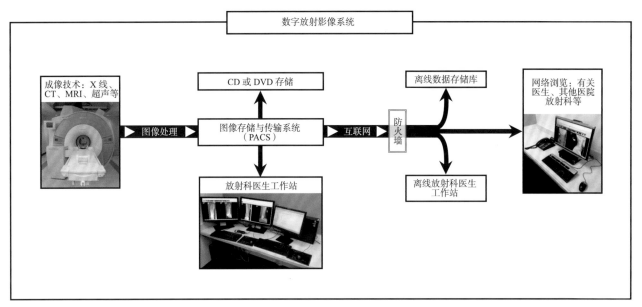

▲ 图 1-5A　数字放射影像系统流程

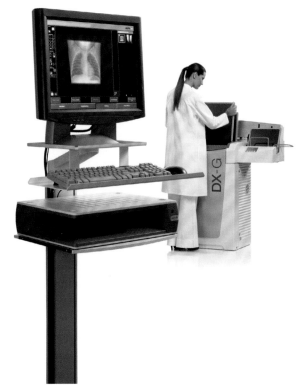

▲ 图 1-5B　技术人员将一套 IP 板装入数字化 X 线片的信息转化读取仪

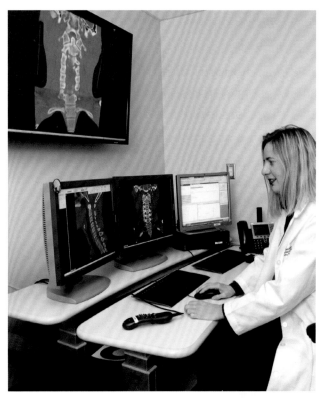

▲ 图 1-5C　放射科医生在 PACS 工作站上阅读 CT 片

的好处还有很多。省去 X 线胶片的成本，没有了胶片丢失，也不需要非常大的胶片档案存储空间。无须人工检索和查询，放射科医生或转诊医生可以根据自己的权限调用任何患者的影像检查结果，他们只需要了解到患者影像检查的识别号码或姓名。此外，阅片者还可以通过工作站上的软件操作智能化观察和分析数字图像，改变图形的对比度和亮度或放大图像或方位，以便更好地发现任何异常。同时，数字图像也可以通过电子传输和连线的方式进行远程指导遥控检查或解释，这一过程被称为远程放射学。

在图 1-6 中，一名男性的左手放在探测器上，暴露在一束 X 线下。注意那些没有被手所覆盖的探测器显示出被强烈的黑化，因为很少有 X 线束被空气吸收，而此处的空气是在 X 线管和探测器之间的唯一吸收剂。手的肉体部分（放射科医生称之为软组织）吸收了大量的光束，因此 X 线图像上呈现灰色。很少有 X 线能到达骨骼下方，因为骨骼中含有大量的钙，钙能比软组织吸收更多的 X 线。每种金属吸收 X 线的程度取决于其原子序数和厚度。没有 X 线能够穿透金戒指，所以它的 X 线片看起来是完全白色的。

相反，Roentgen 当时所看到的是与目前的手部 X 线看到的所有明暗值相反的照片（图 1-7）。X 线在透过他手周围涂满了涂层的硬纸板时，背景发出强烈荧光，而实际他手的影像发出的光较少，呈现是灰绿色的影像。他手指下的那张硬纸板看起来是最黑的，因为它几乎没有接收到任何活跃的 X 线（图 1-3）。

荧光的光线非常微弱，除非用电子手段放大。今天，我们所用的荧光透视房间都配备了这样的"图像增强"机器，方便我们在光线充足的房间里工作。现在，可能已看不到太多的透视，但会看到成千上万的 X 线图像。出于这个原因，我们建议你在图 1-6 中练习、学习和思考与常用 X 线图像相关黑白值的关系。把密度大的物体想象成白色，而那些更容易被 X 线穿透的物体想象成灰色或黑色。本书中的 X 线片插图就是像图 1-6 那样

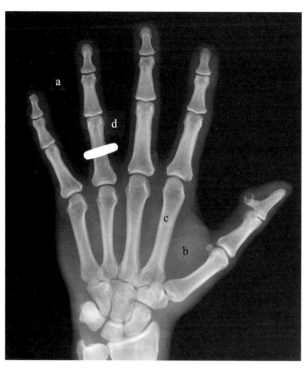

▲ 图 1-6　现代手部 X 线片
a. 黑色区域是 X 线束透过手指间的空气投射到探测器上的；b. 在 X 线束到达探测器之前，穿过软组织时会吸收一部分光束；c. 骨骼中的钙盐会吸收更多的 X 线；d. 手指上致密金属所做的戒指能吸收所有的 X 线

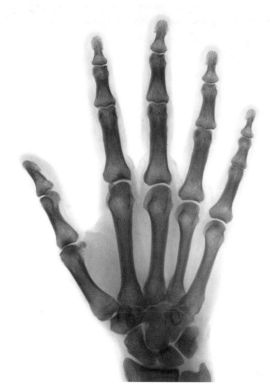

▲ 图 1-7　手的 X 线正位片，通过单次反转数值而得到。这也近似于手的 X 线在荧光屏上的显示形式

印刷的，你会发现大多数期刊和书籍都是这样复制 X 线片的。

虽然我们都了解到哪些是密度较大（或射线不易透过）的物质，哪些是密度较小（或射线可以透过）的物质是必要的，即使你刚开始学习阅读 X 线片，也不能只盯着物质的密度。通常应从 X 线片阴影的形态和特征上总结出相对合理和有用的推论模式来认识各类 X 线阴影。这样你才能很容易认出图 1-1A 和 B 分别是一只猴子和一条河豚。如果你知道图 1-1C 是（并且只能是）一张鸭嘴兽的 X 线片时，你就已经经历了在放射学中一直使用的有根据的推测了。

你可以凭空猜测然后根据放射学和医学数据进行严格的逻辑分析。把期望的密度和形状放在一起，很快就会发现你可以预测一个物体或结构的 X 线特征。

然后，让我们想象一下将 X 线成像应用于各种非医疗对象。

图 1-8 是一个女式包的 X 线片。虽然制作包的皮革几乎不会吸收 X 线，但包内的任何金属材料都会吸收 X 线，并在 X 线片上产生图像。除了各种金属配件和装饰品外，还能识别出手机的辐射阴影。你不是还能看到那套带有电子钥匙卡的汽车钥匙和金属口红盒吗？

相对来说，X 线不能穿透金属物，含金属的盐产品也是如此。油画绘画用的颜料则是由油和色彩鲜艳的金属盐混合物构成，因此，对油画和其他艺术作品的 X 线照相是一门迷人的有一定技术要求的学科。造假、拙劣的伪造和业余画家涂鸦的杰作有时可能会被 X 线检查出来。

在图 1-9 中，两名画家使用了同一幅画布画油画，或者可能是由于对原油画画像里下面那对男人的眼睛不满意，这名画家重新画了对浅色眼睛并梳得整齐头发的女人的肖像，覆盖了之前的那幅油画肖像。当人们看到这幅画时，就只有那个女人的肖像是可见的。

艺术家在不同历史时期使用的绘画颜料的金属成分的变化，可能有助于这些艺术品的鉴定

和年代确定。1800 年左右开始使用的颜料是由原子序数比那些古老颜料低得多的金属盐制成的，这就是它们在 X 线片上看起来很不一样的原因。

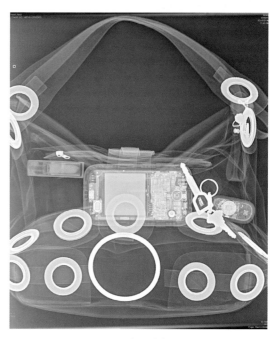

▲ 图 1-8 一个女式包的 X 线片

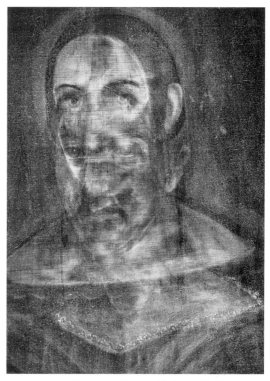

▲ 图 1-9 在早期油画像上重新绘制肖像的 X 线片。当人们看这幅画时，只有浅色眼睛的女人是可见的

因此，现代赝品无论临摹得多么熟练，所得到的 X 线片都与原作完全不同。但是，如果一位大师的学生或同一流派的另一位艺术家使用在历史上几乎同一时期同样的手工打磨、土制矿色颜料绘制了一幅复制品，就可能得到同样的 X 线结果。

还需要记住任何一幅油画的 X 线不仅代表了各种颜料密度的总和，也代表了画布本身和支撑结构的 X 线阴影的总和。画布被拉伸的木框会投下一些阴影，如果木头上有钉子，它们也会出现在 X 线片上。图 1-10 显示了一幅油画在支撑木条上的 X 线片。那些奇怪的白色区域是填充了白铅的虫洞。你会观察到，X 线束已经被虫洞的白色铅铸体完全吸收了，在它们下面，X 线束没有到达就使其变黑了。因此，在 X 线片上的白色区域实际上是这些白铅铸体侧面的阴影。记住这一点！这在临床上有一个重要的应用，即在医学 X 线上采用钡剂研究胃肠道。

X 线的工业用途是广泛而重要的。用 X 线照射大型设备或建筑材料可以显示出重钢的缺陷、裂缝和龟裂。完成这类工作需要特别强大的机器，

这种机器可以产生穿透性更强、波长很短的 X 线束，通常称为硬 X 线。长波长的 X 线（或称软 X 线），被用来研究薄的或脆弱的物体。非常软的 X 线被用来研究 1μm 或 2μm 厚的骨骼组织切片（显微放射技术），而非常硬的 X 线被用来深入人体并摧毁恶性肿瘤细胞（放射疗法）。在这两个极端之间的 X 线波长长度，则多用于医学 X 线诊断。

电磁波谱是根据波长的范围比例来分类所有类型的辐射能。在放射诊断学中使用的电磁波谱范围内，X 线技术人员要经过培训，才可以选择和使用特定波长的 X 线电磁波谱，用以适于他们所拍对象的密度和厚度所需的特定波长 X 线。他们通过改变机器的千伏电压来做到这一点：千伏电压越高，产生的 X 线束越坚硬或穿透性越强。还可以通过改变使用的毫安来改变 X 线束中的辐射量，当然，还可以控制曝光时间。因此，例如，对于像手这样薄的投照部位，可以使用短时间曝光的软光束；对于像骨盆这样器官密集的投照部位，可以使用稍硬的光束和长时间的曝光。

一、放射密度是厚度的函数

见图 1-11。

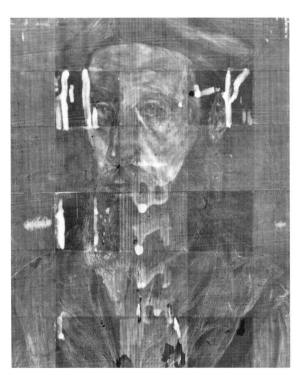

▲ 图 1-10 一幅油画在支撑木条上的 X 线片

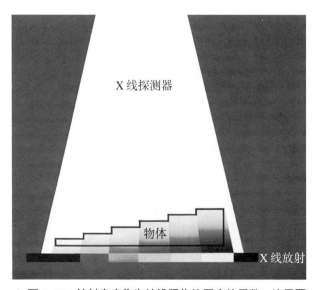

▲ 图 1-11 放射密度作为被投照物体厚度的函数。这里要投照的 X 线物体是均匀密度组成的，其厚度是逐步变化的。灰色阴影则表示 X 线的吸收程度

二、在厚度不变的情况下，放射密度是成分的函数

通过所有这些推论，你必须更详细地考虑各种物质和组织的相对放射密度。为了最容易做到这一点，让我们暂时完全排除厚度的影响，想象放一排 1cm 立方体里的铅、空气、黄油、骨骼、肝脏、血液、肌肉、脂肪和硫酸钡。你能把它们按 X 线放射密度从左到右递减排序吗（图 1–12）？

如果它们都是纯化学元素，你当然可以通过查找它们的原子序数来排列它们。其中只有一个可以如此简单排列，而一个明智的猜测肯定会把左边密度最大的立方体铅放在首位，它的原子序数为 82。那么，你在骨骼和硫酸钡之间犹豫吗？钡的原子序数是 56，骨骼的立方体中钙原子序数是 20。然而，骨骼不是纯粹的钙盐，有一套功能正常的生理结构，有孔和空间来容纳体液和骨髓。骨骼还由一系列有机物质组成，其中有复杂的骨矿物质沉淀。所有这些有机物质都会降低骨骼立方体的放射密度，这样它的放射密度甚至会比类似的骨粉立方体更低。因此，硫酸钡的立方体必须放在铅立方体的旁边，然后才是骨骼的立方体。

至于最能透 X 线的那一种，你完全可以放心选择：你肯定会把空气立方体放在最右边（天平的另一端），空气立方体下面的 X 线将是黑色的，因为空气分子的稀疏散射几乎不能阻挡 X 线。含铅的 X 线方框没有改变，因为 X 线不能穿过立方体方框，则显示出清晰的白色，而骨骼在 X 线下则显示为灰色。

黄油和脂肪的 X 线密度非常相似。它们具有极强的 X 线辐射透光度，则必须放在空气旁边。黄油和脂肪组织都不是均匀的，因为前者永远不会完全脱离水分，而后者既包含循环液体，又包含支撑纤维结缔组织的网络。它们的立方体在 X 线上几乎都是深灰色的。

在三个非常密集的立方体和三个非常明亮的立方体之间，还剩下三个立方体，分别是血液、肌肉和肝脏。它们将产生几乎相同的中等灰色 X 线放射密度。应该记住，所有固体或液体填充的器官和实质组织块将有几乎相同的 X 线放射密度，且大于脂肪或空气，但远低于骨骼或金属。那么，位于胸腔的心脏是由肌肉和血液组成，当心脏充满血液后胸部 X 线片中，心脏的 X 线放射密度质量均匀，它的放射密度比起其周围两侧富含空气的肺 X 线放射密度要高，但无法区分心脏里含肌肉组织的心室壁和含有血液内的心房室。

请记住，以上关于相对 X 线放射密度的讨论中，我们保持了投照物体的厚度和形态不变，以及千伏和曝光时间等技术因素不变。我们特意设计了这个模式，这样就可以更容易地构建出对不同组织相对 X 线放射密度的工作概念。在实际工作中，放射科医生可以通过调整技术因素以强调这些差异。人体组织的不同 X 线放射密度的有用光谱是整个医学放射学领域的基础。

一旦了解上述这些基本原理，放射学就为医学生搭建了一个逻辑推理的练习和学习工具。使用放射医学图像，学生们可以研究各种各样活体状态下的正常解剖结构和病理解剖结构。

在大多数医学院里，放射医学的教学包括在

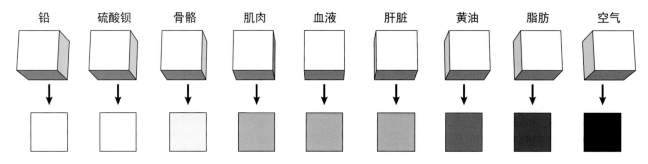

▲ 图 1–12　物体体积厚度保持不变的情况下，放射密度作为成分的函数

临床基础课程中（如大体解剖学和病理学），以及许多临床见习课程中。放射医学见习课程可能是临床学习课程中必修或选修的课程，或者可以说放射医学的指导从始至终贯穿在临床各类学科的学习课程中。

三、X 线影如何指导形态的观察

图 1-13 展示的是 3 支玫瑰花的 X 线片，现在先考虑一下它们在显示形式上的表现。你可以用它们作为复杂物体的 X 线影的基本逻辑来做例子。当然，花只需要非常柔软的 X 线束照射显影，因为它们都很细，很娇嫩。一眼就能看出，有一株玫瑰花已经成熟，另外两株刚刚开放。你可以从 X 线影的形式、轮廓、形状和结构中推断出大量有趣的信息。这些是如此的真实，到临床应用的时候你将学会根据医学 X 线中的某些特征性阴影的形态或形式，自信地去识别它们的 X 线造型。

现在研究一下单片花瓣不同部分的密度，并比较花瓣和叶子在 X 线上放射密度或白度，叶子看起来没有花和茎密度高。每片叶子内部的叶脉看起来都比其他部分稠密。当然，叶片的叶脉具有独立于构成叶片扁平部分的细胞结构，茎更粗，也能协

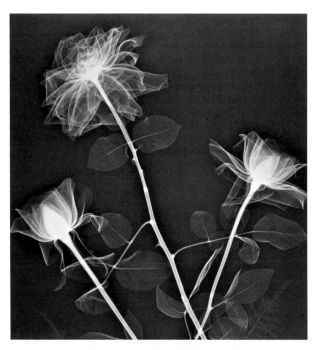

▲ 图 1-13　三枝玫瑰花的 X 线片

助输送液体。在医学和非医学 X 线中，一般情况下，只要其内含有液体，就可以预测其密度是增加的。

四、综合观察 X 线

图 1-13 中与叶子相比，玫瑰花瓣看起来更密集，原因是它们没有平放在 X 线上，而是弯曲、折叠和重叠。这给了我们一个关于形象解释放射医学的重要线索。任何密度均匀成分的薄片，如果它们平放并与 X 线平行，就会有均匀的 X 线放射密度，并投射出均匀的阴影。然而，如果它们是弯曲的，那么垂直于 X 线平面的部分，在 X 线中就会显得密度大得多。

简而言之，X 线在穿过一个复杂的物体时，在 X 线上呈现的根本不是一幅图像，而是一幅"复合阴影图"，它呈现的是光束源与探测器之间的密度之和。因此，与探测器垂直的一片玫瑰花瓣，或者在 X 线平面上的一片玫瑰花瓣，相当于许多层花瓣叠放在一起的厚度，而且从逻辑上讲，它比平放的一片玫瑰花瓣的密度要大得多。那么，现在请找到被打开的那片叶子。

从几何角度考虑，如果曲面将自己排列成一组平面，当你解释 X 线时，就应该考虑到这一点。当然，在自然界，尤其在医学领域，弯曲平面是常见的，而对称平面是罕见的。因此，在任何曲面结构的 X 线中，要学会从相对平行于 X 线的部分和大致垂直于 X 线的部分来思考阅片。

最后，观察图 1-13 中玫瑰茎部的阴影，你会发现任何具有均匀成分的管状结构的特征。边缘相对密集，因为它们代表了长而弯曲的平面，它们之间的中心区域看起来是一条较暗的、更透光的条纹。用肉眼看，玫瑰茎并不是真正中空的，在茎的中心，就像管状骨骼一样，充满了一种比边缘放射密度更小的结构。因此，玫瑰茎在 X 线上看起来是中空的管状，就像中空的管子里装着空气一样。此刻，从前述范例中，有几个重要的原则你已经清楚地记住了。第一，你知道 X 线是一种波长很短的辐射能，在电磁光谱中超过可见光，而且它们可以通过不同的波长穿透不透光的物质。

第二，你知道一束 X 线穿透一个复杂的物体成像（如手），是根据组成这个物体的材料的相对放射密度来确定的。你知道射线在 X 线上产生的是一个合成阴影图，代表了这些放射密度的总和，一层接一层，一部分接一部分。你知道放射密度是原子序数和厚度的函数。

第三，你已经意识到，通过 X 线一个物体的各个部分可以被识别出来，它们的结构可以被推断出来，这取决于它们的构造是更像实心的还是空心的球体、立方体、圆柱体，还是像平板一样平躺着或向上弯曲，远离探测器。

因为我们相信发现和解答问题、谜题会大幅增加你对这本书的兴趣，所以我们将在之后的章节里介绍这些内容。它们在主题和难度上都与有关章节相适应。一般来说，会读到一些关于患者的细节，你应该能够想象自己就是治疗患者的医生。通常情况下，特别是在前几章，我们不要求你做出明确诊断的，而是去认识某一个特定结构的正常变化征象。你会发现，解决这些难题将帮助你在学习过程中判断如何推理出 X 线影，并将其用作医学学习中的记忆工具。我们认为它也会说服你，你知道的会比你意识到的更多，可以更好地完成临床推理。

有时，放射科医生在犯罪学中充当信息的辅助来源。在照片中看似平淡的一对骰子中看到的幸运投掷实际上根本不是运气，而是设计好的操作（图 1-14）。

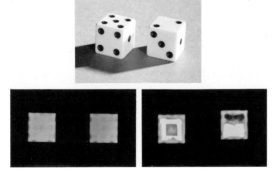

▲ 图 1-14 此图为未知 1-1

下面是两张 X 线片，一对填充的骰子和一对未填充的骰子，它们可以交换。决定哪个骰子是填充的很简单，但你能准确知道它们被做了什么吗

接下来让我们来判断一下这是什么物体（图 1-15）。

如果你用 X 线照射一颗鸡蛋，试着预测鸡蛋在 X 线上出现的阴影类型（图 1-16）。

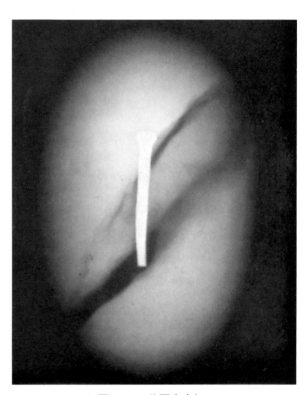

▲ 图 1-15 此图为未知 1-2

这不是一个熟悉的物体，虽然可以从 X 线片上看出它的结构，但如果你能说出它是在哪里被发现的，那你就太有天赋了

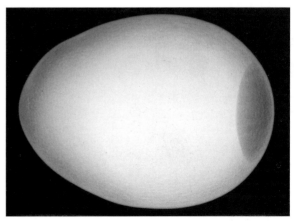

▲ 图 1-16 此图不是未知

这是之前提到的鸡蛋的 X 线。毫无疑问，你预料到了它的形状，但你预料到了钝化末端的气穴吗？请注意，与任何空心球体一样，壳体的密度是沿外围增加的

第 2 章　成像技术
The Imaging Techniques

在这一章中，我们将告诉你关于 X 线的几个重要事实，并介绍目前临床使用的其他诊断成像技术。你将在后面的章节中了解更多关于这些技术的信息。记住，在阅读 X 线片和其他诊断图像时，要从三维角度思考。

一、三维角度阅读 X 线片

图 2-1 中手指的三张 X 线片说明了从三维角度思考 X 线阴影的重要性，即从两个直角的视图重建阴影。请注意 A 中的软组织被视为包围骨骼的、模糊的、均匀的灰色轮廓。然而，在 B 和 C 中，带有皱纹和褶皱的皮肤，以及角质层和指甲之间的缝隙似乎都变得可见。它们看起来就是这样的，因为它们被涂上了一层含有金属盐的奶油状物质。

实际上，皮肤本身并不比以前更明显，但不透光的乳霜聚集在图案不规则的表面上，形成了一层可见的涂层，标记了皮肤的位置。A 和 B 是正面投影或正视图；C 是从侧面形成的，称为侧面投影或侧视图。

虽然 A 在你看来可能平面感很重，B 和 C 给你一种深度的错觉，但你会意识到，看一张医学 X 线片，即使你看着的是平面，也要把它想象成是三维的。X 线片本身就是一种复合影像图，表示多层组织的不同程度增加密度的改变影。看 X 线片时，你必须要分层去思考。

胸部 X 线片是最显著的 X 线放射密度对比差异表现的范例，双肺因为充满空气（可以透过 X 线）分布充满液体的心脏（相对不能透过 X 线）的两侧，并占据在由肋骨组成的胸廓（交叉排布形成不透 X 线的条纹浮雕样）的内部。

二、常规后前位 X 线片

图 2-2A 是一张成年男性的胸部 X 线片，想象一下 X 线从后到前所穿过的结构：背部的皮肤，

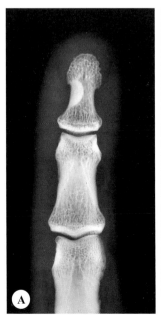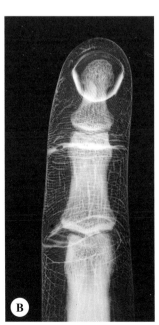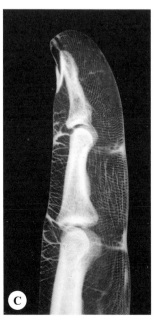

◀ 图 2-1　手指的 3 张 X 线片

皮下脂肪，肌肉层包围着的扁平刀片样的肩胛骨、脊柱和胸腔的后壁，然后是肺和心脏，以及它们之间的其他纵隔结构，前部的胸骨和肋骨，胸肌和皮下脂肪，乳腺组织，最后是皮肤。

请注意图 2-2B 中增加的稍高密度的新月影，这是一张成年女性胸部 X 线片，在 X 线片中，除了所有其他组织层外，还必须穿过女性的乳房。在乳房阴影下方和横膈阴影上方，通过胸部的 X 线较多的地方，X 线片颜色较黑。

正位 X 线片像患者面对你一样，患者的右侧是你的左侧，患者的左侧是你的右侧。X 线片通常由技术人员标记，以表明哪一侧是患者的右侧，例如，在四肢 X 线的情况下，是右腿还是左腿。此外，当技术人员将 X 线片上传到 PACS 系统时，患者左右侧的正位 X 线片将被正确放置。胸部 X 线片通常可以独立于标记物，因为左心室和主动脉弓在患者脊柱左侧投下更明显的阴影。

你看到的大多数胸部 X 线片都是在 X 线"后前方"矢状方向通过时拍摄的，X 射线管在后面，数字探测器在患者前面（图 2-3C）。这是标准的后前位（posteroanterior，PA）X 线片，如果射线从后往前穿过患者，那么所有类型的 X 线片都被

称为 PA 视图。由于正位胸部 X 线片能更准确地评估心脏大小，因此通常对任何能够站立并定位的患者进行正位胸部 X 线片检查。站立并定位的能力是 PA 胸部 X 线片的基本要求。

三、PA 和 AP 胸部 X 线片比较

当患者病得无法站立或站不太稳定而不能被送往放射科时，显然做常规正位胸部 X 线片效果不太理想，但通常在临床上正位胸部 X 线片非常有价值。在急救中心、重症监护室和医院病房拍摄的所有便携式胸部 X 线片均在前后位（anteroposterior，AP）投影中获得。尽可能将患者支撑直立，将 X 线胶片夹（盒）置于患者的背后，在患者担架或床上方使用 X 射线管进行曝光（图 2-3D）。X 线从"前向后方"穿过患者。虽然便携式 AP 胸部 X 线片在质量上无法与放射科使用更好的技术设备制作的 PA 胸部 X 线片相比，但它们确实提供了有关患者疾病进展的重要信息。然而，在放射科为无法站立的患者拍摄的 AP 胸部 X 线片，其质量可能比在病房中用移动 X 线机拍摄的便携式 AP 胸部 X 线片要好。在看了很多正常的 PA 胸部 X 线片后，你会对正常胸部 X 线片的样子形成一个心理图像。

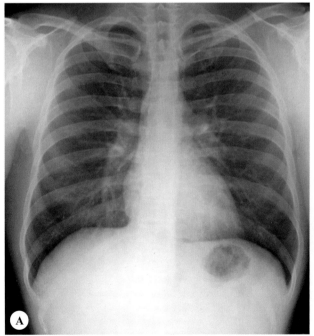
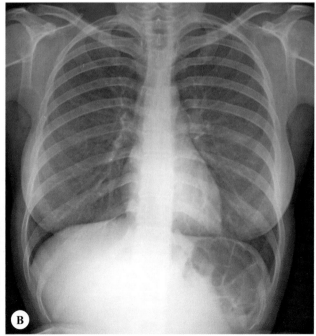

▲ 图 2-2　胸部 X 线片

然而，由于以下原因，正常的正位胸部 X 线片看起来会有不同。由于心脏在胸部远前方，光线的散度增大了心脏和纵隔的阴影（图 2-4）。在床边使用的便携式 X 线摄影中，这些差异在较短的管球与探测器距离处更加明显。此外，请记住，仰卧位或半站立位患者的 AP 胸部 X 线片显示膈肌更高，而仰卧位或半站立位患者的肺容积要小于站立位患者，后者在站立位时可以进行更深的呼吸。

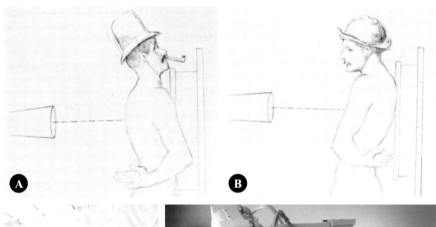

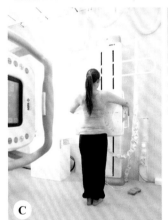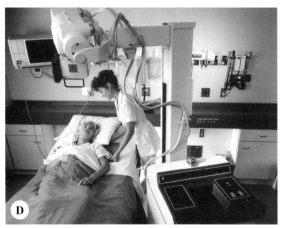

◀ 图 2-3　A. 后前光束产生 PA 胸部 X 线片，这是最常见的常规视图（Cézanne 绘图）。B. 前后光束产生 AP 胸部 X 线片。请注意，X 线是以射线穿过患者的方向来命名的（Cézanne 绘图）。C. 患者站着做胸部 X 线片；X 射线管在患者的后面，数字探测器在患者的胸部前面。D. 患者在病房内使用便携式设备进行胸部 X 线片定位时，即将一个数字 X 线接收板放在患者胸背部；X 射线管悬挂在前方上面

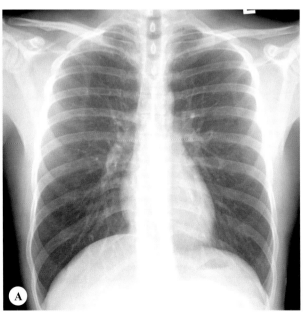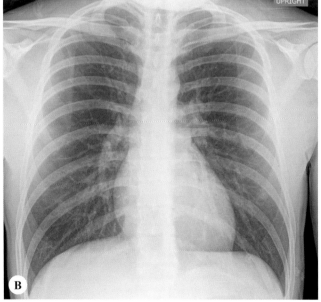

▲ 图 2-4　A. PA 胸部 X 线片（患者站立位）；B. AP 胸部 X 线片（同一患者站立位）

四、侧位胸部 X 线片

在标准的胸部 X 线片后，最常见的胸部 X 线片是"侧位"。根据患者左侧或右侧 X 线检查的结果，可以标记为右（R）或左（L）。通常是左侧，因为此侧心脏离成像探测器更近，放大效应较小。请注意在图 2-5 中，所有肋骨看起来都大致平行，一些左、右肋骨肋体被叠加，形成一个个单一的稠密的白色条带阴影。标出脊柱伸入胸腔的距离。侧位片上，向脊柱两侧远处延伸的肺叶叠加在其上（图 2-6）。如果没有标记，你可能无法分辨你看到的是左外侧还是右外侧。

五、胸部其他体位 X 线片

肋骨骨折可能无法在 PA 和侧位 X 线片上发现，可能需要前后斜位 X 线片，其中拍照时 X 线的能量也要改变，以更好地显示骨骼细节。图 2-7 至图 2-9 说明了左肋系列胸部 X 线片。疑似肋骨

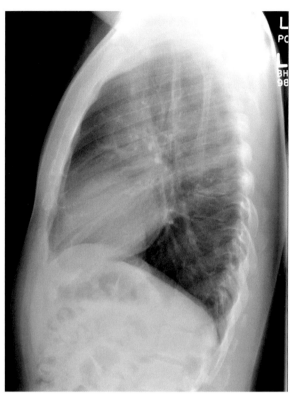

▲ 图 2-5　左侧位胸部 X 线片

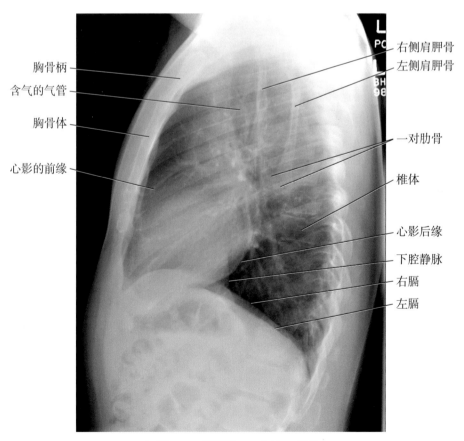

▲ 图 2-6　标记图 2-5 中的 X 线片

胸骨柄
含气的气管
胸骨体
心影的前缘

右侧肩胛骨
左侧肩胛骨
一对肋骨
椎体
心影后缘
下腔静脉
右膈
左膈

骨折的肋骨片也包括胸部 X 线片（图 2-7），以显示骨折的任何并发症，如气胸或血胸。

六、从三维的角度思考

图 2-10 中的胸部 X 线片为你提供了一个测试三维思维模式的 X 线片，片中有明显的金属放射密度影。金属物体的形状表明它可能是子弹。几个月前，患者胸部中枪。它可能在人体任何一个结构中，它的 X 线阴影在这张 X 线片中叠加在右侧第五肋骨的起点上。

图 2-11 所示的横断面图像说明了子弹定位的重要性。如果子弹卡在脊髓或气管或在这一层的主要血管结构中，很可能会有明显的临床表现。但是这名患者没有症状。事实上，子弹位于前纵隔，没有伤害到周围任何重要的结构（横向视图见图 2-12）。通过静脉注射（intravenous contrast，IV）对比剂后进行 CT 可以更好地显示子弹与纵隔内血管等结构的关系。

单凭一张 X 线片，你永远不可能准确地判断异物的位置。与第一张体位的 X 线片形成直角的 X 线片是必不可少的，通过这种方法的补位，可以非常精确地定位肢体软组织中的微小金属异物。

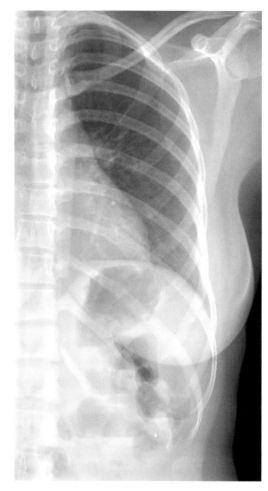

▲ 图 2-8　肋骨系列，左前斜位胸部 X 线片显示左侧肋骨

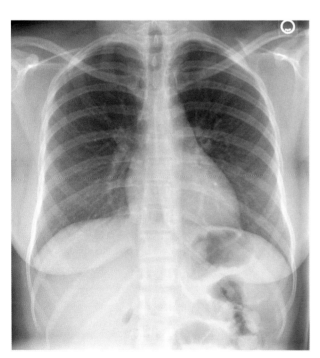

▲ 图 2-7　肋骨系列，PA 胸部 X 线片

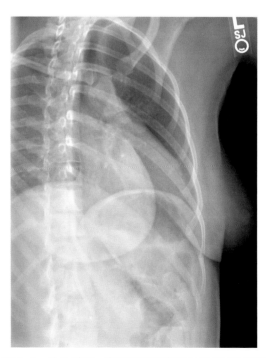

▲ 图 2-9　肋骨系列，左侧后斜位胸部 X 线显示左侧肋骨

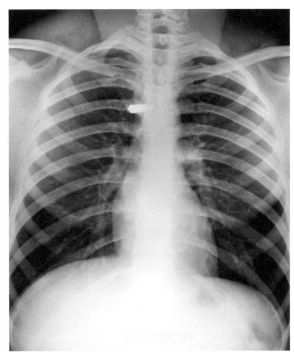

▲ 图 2-10　正位胸部 X 线片

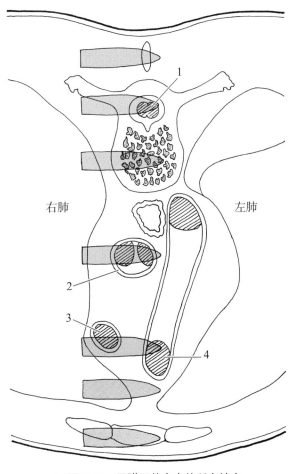

▲ 图 2-11　子弹可能存在的所有地方
1. 脊髓；2. 气管分叉处；3. 上腔静脉；4. 升主动脉

在一张 X 线片上，骨折的骨骼可以端到端看起来位置良好，而另一张以直角拍摄的 X 线片显示碎片是分开的，没有对齐。图 2-13 的手指脱位在侧位上显示得更好，你能从正前方的示指认出来吗？在大多数医疗中心，这类辅助侧位片的拍摄是一项常规工作，胸部系列 X 线片中将包括侧位片和左侧位片。

七、冰冻尸体冠状切片的 X 线片

为了帮助你更好地进行三维思维，回顾一下尸体冠状面的一系列 X 线片（图 2-14 至图 2-17）。

问题
未知 2-1 和未知 2-2（图 2-15）。

八、正常 CT 的冠状位和矢状位

比较一下活体患者的 CT 图像和尸体的 X 线片。识别可见的主要器官。

九、活体患者的 CT 图像

图 2-16 至图 2-18 为活体患者的冠状位和矢

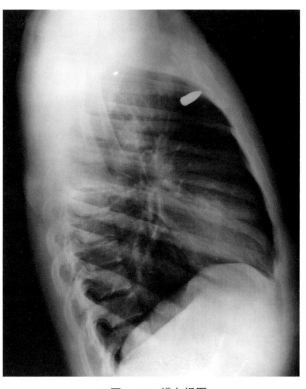

▲ 图 2-12　横向视图

状位 CT，与尸体切片比较。哪个冠状位是前哪个是后？矢状位是在中线获得的吗？请注意，肺现在被显示为充分充气，由于心血管系统的正常血容量和血压，心腔和血管正常膨胀。确认肝脏、胃、脾脏、肾脏、左心室和主动脉。你注意到在骨盆的前冠状面切片上这是一名女性患者吗？确定上面是子宫，膀胱顶部略微凹陷。

十、X 线透视检查

X 线透视检查是一种常见的放射检查和诊断技术，可以实时显示患者的情况。你可能已经熟悉在胃肠道造影中使用透视检查来跟踪钡剂通过食管、胃和肠道的过程。透视也可用来指导放射科医生进行选择性动脉和静脉导管置入血管造影技术。此外，许多介入性放射治疗也需要在透视下进行。

在透视检查中，一束连续的 X 线穿过患者，在荧光屏幕上投射出一个图像，该图像被电子图像增强器放大，并在高分辨率显示器上观看。最新的技术进步，透视包括数字化图像捕获，更换荧光屏和图像增强与平板探测器系统，这样允许有意义地减少患者 X 线暴露。这就是所谓的数字透视。图 2-19 显示正在进行冠状动脉造影的血管造影系统。X 射线管位于患者下方，大圆柱形图像增强器位于患者上方；X 线从患者的下方穿过。血管造影医生在电视监视器上观察冠状动脉对比剂的注射情况。请注意，在透视图像上，黑白颠倒，使骨骼和对比剂显示为深色，而透光结构（如肺），显示为浅色。

图 2-20A 为较为简单的透视室，如可能用于胃肠道检查。图像增强器位于患者上方，X 射线管隐藏在 X 线台的下面。放射科医生在透视过程中获得的图像称为"点状图像"或"屏幕捕捉"。它们详细描述了在透视段观察到的特殊区域（图 2-20B）。在完成透视检查后，X 线技师可能会获得一组更大的常规 X 线片（图 2-20C），这被称为"头顶" X 线片，因为它们是用第二个 X 射线管沿着患者上方悬挂的轨道拍摄的。

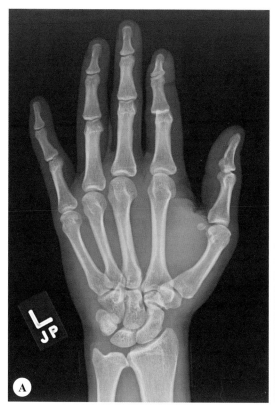
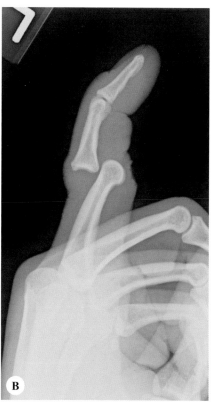

◀ 图 2-13 手指脱位

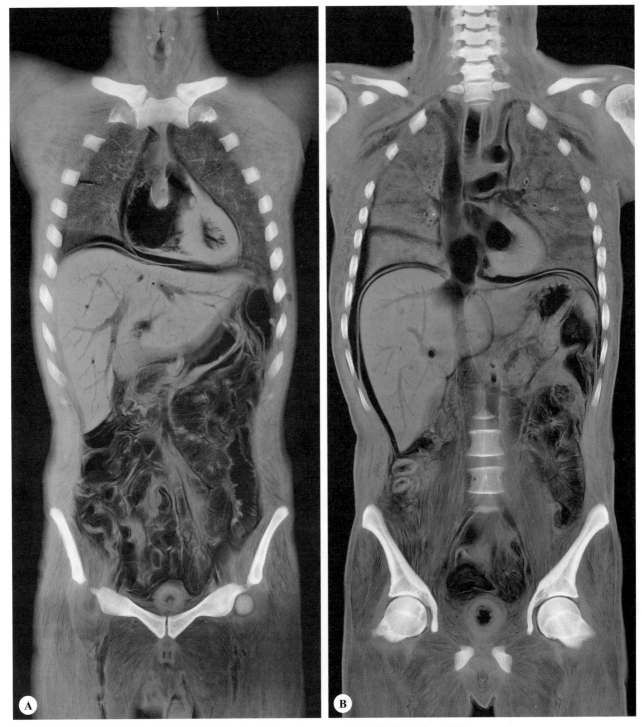

▲ 图 2-14　从前到后排列的一系列尸体冠状面的 X 线片

识别：胸骨柄和锁骨交界处；上腔静脉（空的，充满空气）；胃底；耻骨联合；左心室腔；气管、气管隆嵴、主支气管和紧邻下方充满空气的左心房（上面列出的每组结构都确定了一个切片的水平，就像人体切片层析研究通过包括某些结构并排除其他结构来确定切片的水平一样）。请注意每个切片的肝脏形状的变化

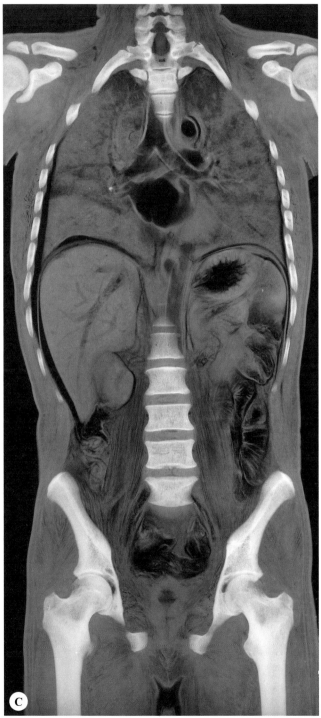

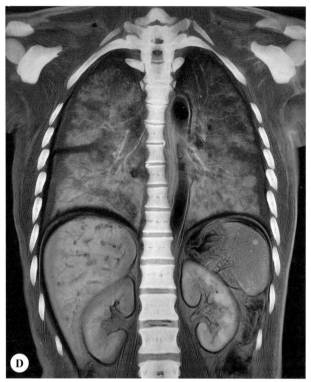

▲ 图 2-14（续） 从前到后排列的一系列尸体冠状面的
X 线片

识别：胸骨柄和锁骨交界处；上腔静脉（空的，充满空气）；
胃底；耻骨联合；左心室腔；气管、气管隆嵴、主支气管
和紧邻下方充满空气的左心房（上面列出的每组结构都确
定了一个切片的水平，就像人体切片层析研究通过包括某
些结构并排除其他结构来确定切片的水平一样）。请注意每
个切片的肝脏形状的变化

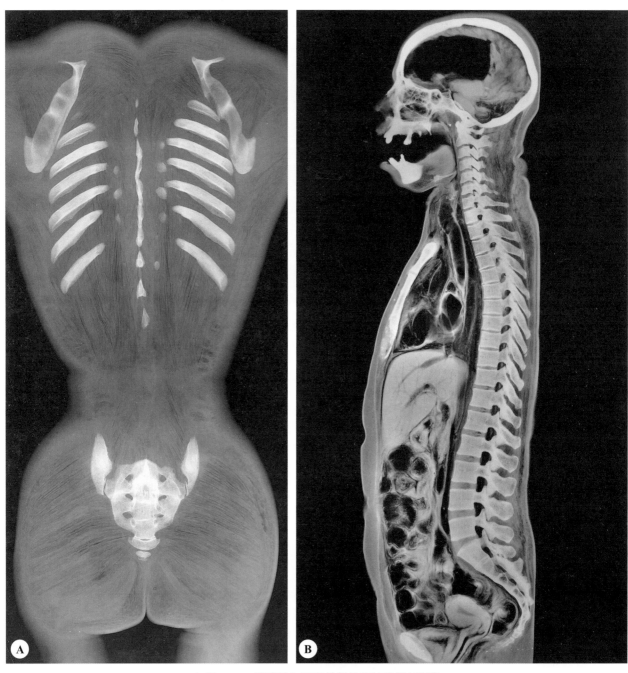

▲ 图 2-15　准确地勾画出放射检查过的解剖图像
A. 未知 2-1；B. 未知 2-2

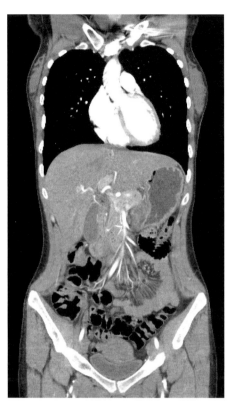

▲ 图 2-16 冠状位重建的 CT 层面（一）

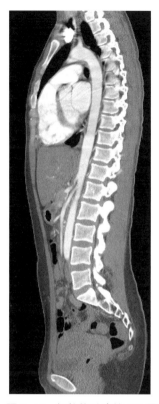

▲ 图 2-18 矢状位重建的 CT 层面

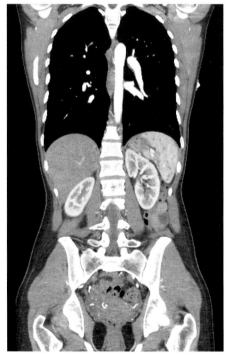

▲ 图 2-17 冠状位重建的 CT 层面（二）

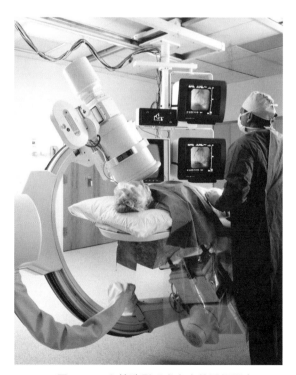

▲ 图 2-19 血管造影手术室内的透视设备

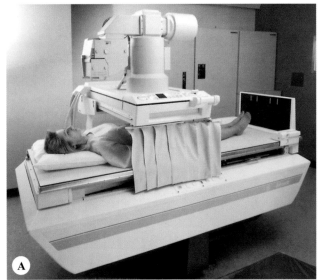

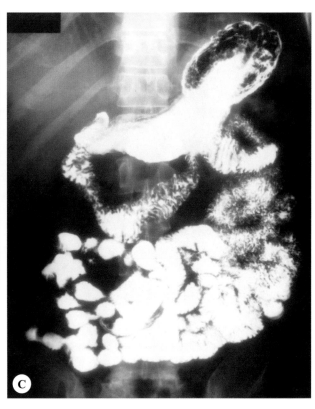

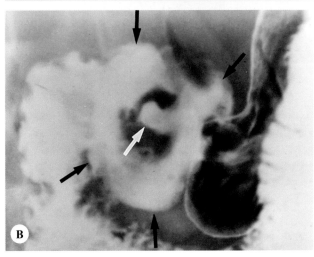

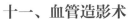

▲ 图 2-20　A. 胃肠透视设备；B. 荧光屏下十二指肠的斑点图像，白箭表示十二指肠球部溃疡龛影（黑箭表示球部变形）；C. 透视后上消化道造影的上方 X 线片。对比剂令胃、十二指肠和大部分小肠显影，目前还没有对比剂进入结肠

十一、血管造影术

血管造影术是指血管系统在血管内注射碘对比剂期间通过 X 线成像的各种技术。显示动脉结构的图像称为动脉造影，静脉结构的图像称为静脉造影。动脉造影通常是通过经皮放置的一根小口径、灵活的动脉导管（通常通过股动脉），并在透视引导下，导管被操纵通过动脉系统，直到其尖端置入被检查的动脉内，然后，注射对比剂变得不透 X 线而使动脉显影（图 2-21）。有各种各样形状和模式的导管可供选择，以及特有的复杂的定向装置，允许导管几乎能选择性的到达身体的每根主要动脉。一旦导管尖端定位，对比剂将以高压注射器用可控的速度和容积注入，同时通过数字减影血管造影（digital subtraction angiography，

DSA）系统进行成像。

主要静脉（如上腔静脉、下腔静脉和肾静脉）的静脉造影术采用的是类似技术，采用股静脉入路。一些静脉结构（如肺静脉和门静脉），在解剖学上不适合直接置管技术，通常是将对比剂注入供血动脉（如肺动脉、肠系膜上动脉），然后通过动脉对比剂注入循环到静脉相来成像（图 2-22）。

血管系统的成像也可以通过超声、CT 和 MRI 实现非侵入性成像（无动脉或静脉插管）。这些动脉和静脉成像技术将在第 17 章讨论。

十二、CT

CT 给你一种全新的方式来观察人体解剖，因为它提供了相当于活体的横断面 X 线。这就是普

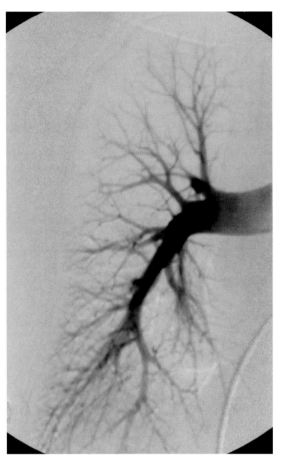

▲ 图 2-21　右肺动脉造影片

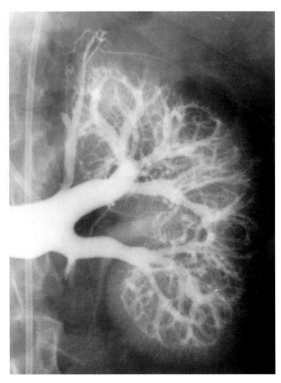

▲ 图 2-22　左肾静脉造影片

通大众所说的计算机轴位成像（computerized axial tomography，CAT）扫描。

你可以从理解 X 线片和 CT 的区别开始。记住，普通的 X 线是叠加影像，所有叠加结构的图像都会出现在 X 线片上。

另外，CT 主要提供了患者的一系列连续的横断面解剖的放射学信息，而没有任何混淆的叠加图像。因此，CT 为你提供的是患者特定层面的密度值范围，考虑的是特定区域横断面的解剖学。在 CT 提供的附加维度的帮助下，你将能够更准确地了解人体结构之间的关系。

当你看 CT 时，了解到不同组织和器官的相对 X 线放射密度差及它们与体内脂肪交界面会对你有所帮助。在 CT 中，当 X 射线管以连续的弧线围绕患者运动时，准直的 X 线束在工作中选择以轴向平面来穿过人体后，投射到规整排列并直接放置在 X 射线管对面的特殊电子探测器。这些探测器将人体切面另一端发出的射线转换成电子信号，其强度则取决于剩余未被中间组织或器官吸收的 X 线的数量。因此，如果 X 线主要穿过身体的致密区域（如骨骼），则会比主要穿过低密度组织（如肺）产生更少的 X 线。X 射线管和探测器安装在机架中，机架则类似一个环状的结构，患者在扫描时要穿过它（图 2-23）。

探测器一接收到数据，数据就被传输到计算机，然后计算机计算出横截面切片的每个体素的 X 线吸收值。X 线吸收值的图形排列构成了最终的 CT 图像。吸收值用 Hounsfield 单位表示（以 CT 的发明者之一命名）。水被赋值为 0，而密度值则向上至骨骼（可以是 +500 或更多）；密度较低的结构向下通过脂肪到空气（可以是 -500 或更少）。密度大的组织（如骨头）呈白色，密度小的组织呈深色，空气呈黑色。生成的"图像"相当于活体患者的横断面 X 线。轴向切片可以通过计算机堆叠在一起，并根据需要进行冠状面、矢状面和斜面切面，以评估特定的临床情况。这些被称为多平面重建。

传统的 CT 阅片方法就像你从患者的足底向上

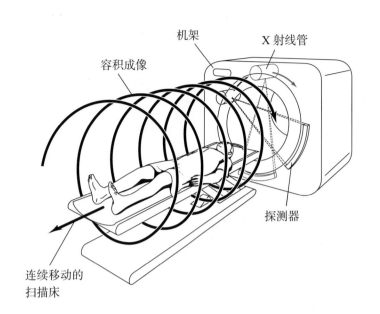

容积成像

机架

X 射线管

探测器

连续移动的扫描床

◀ 图 2-23　CT 扫描仪
当患者在一个连续移动的床上通过扫描仪时，环状机架内的 X 射线管和阵列的探测器以螺旋的形式围绕患者旋转

看着它一样查看 CT 结果（图 2-24），那么，重要的事要记住，右边看到的结构是患者身体左侧的结构，就像看普通胸部 X 线片时的结构一样。在过去，永久图像是用激光相机将图像打印在 X 线胶片上。然而，今天，图像从 CT 扫描仪传输到 PACS 系统进行处理和存储。当放射科医生在工作站解读 CT 时，对于获得的每一张 CT 切面，成像设置（窗宽和窗位等）都可以在工作站上完成，以便能更好地显示单个组织（骨骼、肺和软组织）。你会发现大多数 CT 的结果解读可以在 PACS 工作站上通过多个特殊设置下进行的。例如，胸部 CT（图 2-25）通常采用"肺窗"以最佳显示肺实质，"软组织窗"以最佳显示纵隔和胸壁中的心脏、血管和其他结构。外伤患者的头部 CT 通常有几个窗口：一个特殊的软组织"脑窗"可以最好地显示脑实质，一个特殊的"血窗"可以最好地显示创伤出血部位，一个"骨窗"可以显示任何骨折。

如果你在计算机工作站上查看 CT，你将能够向上或向下来浏览图像，这样你就可以在显示器上快速查看相邻切面时检测到的不同脏器结构的细微变化。

通常的胸部和腹部 CT 是连续的 2.5mm 或 5mm 厚的切片，但如果需要更详细的诊断，可以获得 1.5mm 甚至 1.0mm 以下的连续切片。在大多数放射科，制订并遵循 CT 扫描方案，详细说明了最佳的 CT 技术，以检查不同的身体区域或评估各种临床条件。该 CT 扫描方案不仅描述了切片厚度和扫描范围（第一张和最后一张切片的位置），而且还描述了是否需要口服、静脉注射其他对比剂，对比剂使用后的成像时间，以及是否需要任何多平面或其他重建。扫描方案还描述了适当的 CT 重建算法，即生成原始轴向切片的数学公式，例如，用于疑似骨折的颈椎 CT 扫描的骨算法与用于疑似阑尾炎的腹部 CT 扫描的软组织算法。尽管腹部 CT 图像是用软组织算法生成的，以最好地显示软组织结构，但放射科医生仍然可以改变 PACS 工作站的观察窗口，以最好的方法显示软组织，而不是肺和骨骼。最初，在 CT 扫描仪内获得正面和侧面的检查视图；这些是数字 X 线，在扫描开始前，用于指导确定第一个和最后一个切片的位置。

高密度材料，如钡或金属（髋关节假体或金属手术夹），可能会产生像星星一样带有明显的几何辐射白线的伪影，可能会降低所获得的图像清晰度，并干扰从图像中获得的信息。运动也会降低图像的质量，但这种影响可以用通过更新的、高速化的 CT 扫描仪而令其最小化。

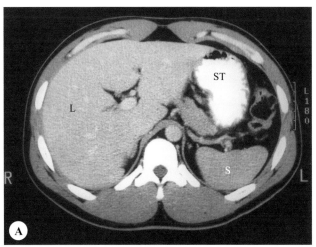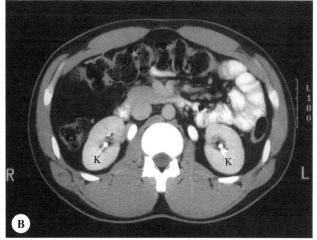

▲ 图 2-24 **A.** 上腹部 CT，口服及静脉注射对比剂显示肝脏（**L**）填满右上象限，左侧后方脾脏（**S**）的一小部分。注意左侧前方口服对比剂填充胃（**ST**）。**B.** 略低平面的 CT 显示双肾（**K**）静脉注射对比剂后增强。左侧可见口服对比剂后小肠肠腔的充盈状态。横过前腹部的是横结肠的一部分，其中包含空气和粪便

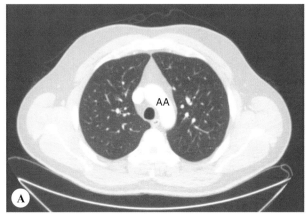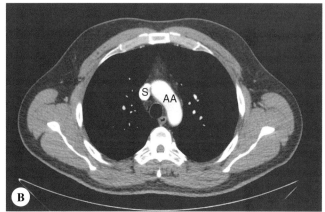

▲ 图 2-25 **A.** 主动脉弓（**AA**）水平胸部 CT，通过"肺窗"的设置，观察肺实质内的肺血管情况；**B.** 胸部 CT 同平面"软组织窗设置"（纵隔窗），能更好地显示纵隔和胸壁的结构。主动脉弓（**AA**）和上腔静脉（**S**）在静脉对比剂作用下不透光（充盈）

　　早期的 CT 扫描仪需要几秒钟来完成一张 CT 切片，而且将 CT 扫描仪上的患者移动到下一个切片的位置时又需要几秒钟。呼吸和其他运动是这些扫描仪的一个问题，特别是当患者无意识、病得很重、呼吸困难或是儿童的时候。更新、高速、连续的移动扫描床的 CT 扫描仪几乎可以消除呼吸运动的影响。以前需要 10～20min 才能完成一次扫描的 CT 扫描仪已经被可以在 10～20s 内扫描整个胸部或腹部的高速多探测器 CT 扫描仪所取代。新的 CT 扫描仪也可以用较少的辐射剂量扫描患者。

　　因为 CT 扫描架很大（图 2-26A），给患者做检查时可能会吓到第一次做 CT 扫描的患者，放射

科医生的安慰可以帮助一些焦虑的患者平静下来。不管机器的外观如何，还是有必要检查一下放射科的 CT 室，这样你就可以方便事先向患者解释 CT 扫描的注意事项和过程，除非需要静脉注射对比剂，否则这个过程就像拍张照片一样无痛。与 MRI 扫描相比，患者的整个身体被放置在一个超导磁体的孔内，而在 CT 扫描中，患者只是身体的一部分被一个更像甜甜圈的机架所包围。

　　根据所要调查的临床情况需要，CT 扫描时可以使用对比剂来增强不同组织器官结构的密度差异。给患者口服稀释的水溶性对比剂或直肠灌注结肠对比剂可以帮助胃肠道充盈显影，这将有助

于区分胃和肠与其他软组织结构和肿块。静脉注射水溶性造影对比剂会暂时增加血管结构和高度血管化器官的密度，这种效果称之为增强，临床上非常有用。例如，除非用对比剂增强血管，否则血管，以及包围和收缩血管的肿瘤将表现为一个均匀致密的肿块，此时血管的收缩将会非常明显。

因为 CT 扫描可以用许多不同的特定方案来进行，你应该向放射科医生提供尽可能多的患者相关的临床信息，以便在计划扫描过程时能够最好地显示或排除你正在考虑的病理状况。CT 成像计划被称为 CT 扫描方案。

十三、冠状面、矢状面和其他平面的重建和三维 CT

前面提到的 CT 扫描仪可以将一系列的 CT 切片堆叠在一起，这样就可以完成在其他平面上进行切片，包括冠状面、矢状面或斜面，得到的图像称为重建图像。图 2-27A 显示正常胸腰椎患者的冠状位和矢状位 CT 重建。

三维 CT 成像（three-dimensional CT image, 3D CT）也可以由计算机将一系列非常薄的连续 CT 切片堆叠而成，并通过 PACS 系统显示软组织、骨骼、血管或任何你想要看到结构的三维图像。图 2-27B 显示面部骨折患者 CT 重建所描绘的骨 3D CT。在创伤患者中，复杂骨折的 3D CT 可以为外科医生提供最真实地显示移位骨折碎片位置和方向的图像。这些图像特别有助于描述复杂的骨科损伤，如骨盆骨折和胫骨平台骨折。尽管在单个轴向切片上，骨折线和骨折碎片可能很明显，但观看 3D 图像比把所有单个轴向 CT 切片堆叠起来更容易理解"大局"。重建后的 3D 图像模型生成后，它可以实时旋转，从每一个侧面来观察，甚至通过切片来显示其内部的三维解剖学。

十四、CT 血管成像术

CT 血管造影术是 3D CT 的一种形式，在这种方法中，计算机被要求对血管系统的一部分进行三维重建或建模。高速 CT 需要在血管系统被大量灌注对比剂充盈后的短时间内完成整个身体的扫描。超快多检测器和双能扫描仪可以产生非常高质量的 3D CT 血管成像（computed tomography angiography，CTA），显示详细的动脉和静脉结构（图 2-28）。对比剂通过静脉注射，所以不需要放置血管造影导管。该技术可用于评估主动脉瘤、主动脉夹层、肾动脉狭窄、冠状动脉和颈动脉粥样硬化斑块、脑动脉瘤、血管创伤和各种其他的血管状况。

十五、超声

超声波，也被称为超声波扫描术或超声波检查术，通过引导一束狭窄的高频声波进入身体，并记录声波从器官及其接触面反射回传给传感器的方式，得到一个身体切面的图像。超声波仪使用一个手持传感器（图 2-29A），传感器中含有压

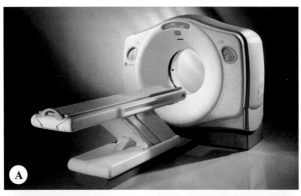
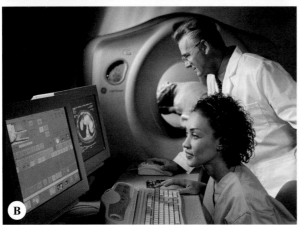

▲ 图 2-26　A. 全身 CT 扫描仪；B. 一个 CT 扫描仪控制台。一位放射科医生和一位技术专家在一起工作监督患者的检查

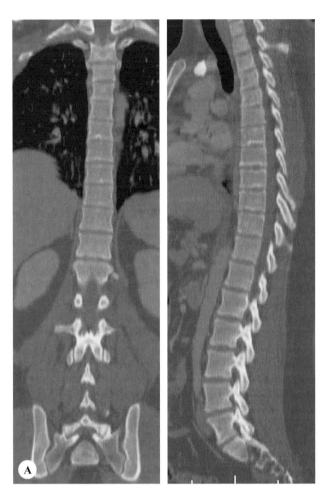

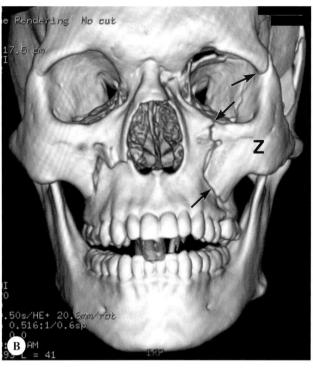

▲ 图 2-27　**A.** 胸腰椎冠状位（左）和矢状位（右）CT 重建。**B.** 左颧骨（颧骨）骨折患者的 **3D CT**。左颧骨（**Z**）骨折是沿颧骨与额骨、上颌骨和颞骨（黑箭）的关节骨折，并向下和向后移位。左眼眶呈卵圆形，较右眼眶增大

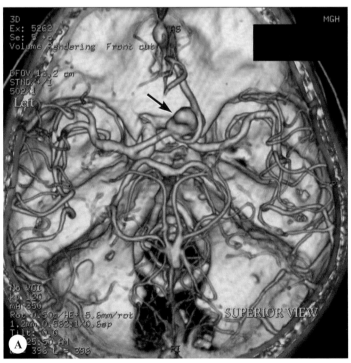

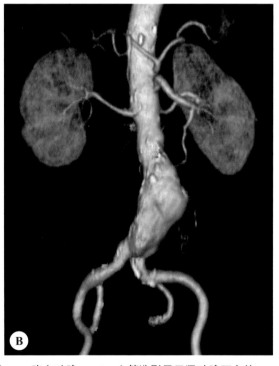

▲ 图 2-28　**A.** 脑循环 **3D CT** 动脉造影（**CTA**）显示动脉瘤（箭）；**B.** 腹主动脉 **3D CT** 血管造影显示肾动脉下方的腹主动脉瘤

电晶体，可以将电能转化为高频声波。声束被引导到目标区域，然后反射回具有不同声阻抗的组织之间的界面（这是由组织的物理密度和声音的速度决定的）。当两个组织之间的声阻抗不匹配在任何给定的界面上增加时，反射的声波或回声就会变得更强。当反射的声波返回到传感器时，它们被转换成电信号，然后由计算机分析产生超声波图像。这些图像是"实时"查看的，可以用来显示心脏的运动和其他运动的结构。

在超声检查中，实体器官（图 2-30）表现为回声结构，因为它们由具有多个声学界面的组织组成，而充满液体的囊肿和其他液体集合（图 2-31）则表现为无回声，因为它们缺乏内部声学反射介质。空气和骨骼不能用超声充分地显示，因为这些结构和邻近软组织之间的声阻抗差异非常大，大部分的声能被反射，所以几乎很少有声

波能被用来形成界面之外的结构图像。超声波不能产生像 CT 那样锐利和清晰的图像，但它至少有 5 个独特的优势。第一，超声波不使用电离辐射，也不会产生生物伤害的可能。因此，它被广泛应用于产科、妇科、儿科和阴囊疾病的成像。第二，超声可用于横断面、矢状面或任何倾角的切面，以显示被调查的解剖区域。第三，超声波这种设备比 CT 或 MRI 的扫描仪便宜得多。第四，超声波检查可以在重病患者的床边便携式地进行。第五，实时超声可以提供心脏、胎儿和其他结构的运动图像。当然，超声检查也有一些缺点：超声检查通常比 CT 扫描需要更多的时间，大多数超声波检查需要 20～30min，有时甚至更长。此外，超声检查的质量比起 CT 或 MRI 更依赖于操作者的水平。因此，超声检查的质量和诊断准确性将因超声技术人员和指导放射医生的技能而异。

十六、MRI

像超声波一样，MRI 不像普通的 X 线和 CT 那样使用电离辐射。这种成像技术将患者放置在一个磁铁组成的孔内，并以特定的非常短的脉冲序列让无线电波穿过身体（图 2-32）。每一次脉冲都会引起患者组织发出相应的无线电波脉冲。信号产生的位置由探测器记录下来，并发送到计算机，然后计算机产生一个二维图像，代表患者预定的切片或切面（图 2-33）。

涉及 MRI 的具体原理是相当复杂的，超出了本书的范围，但对这种成像技术的基本了解将使你能更好地理解它的临床应用和患者的体验。MRI 使用非常强大的磁铁，磁场强度为 1.5～3.0T 或更高。相比之下，1T 相当于 10 000Gs，而地球的磁场只有 0.5Gs。因此，有磁性金属植入物的患者不应接受 MRI 检查，尤其危险的是为治疗脑动脉瘤而放置的颅内金属夹。如今，大多数外科植入物是由钛和不锈钢等非磁性金属制成的，这些对于 MRI 扫描是安全的。但是植入了心脏起搏器和输注泵等可编程植入物的患者不应该进行 MRI，因为磁场可能会改变或消除程序。所有要进行 MRI

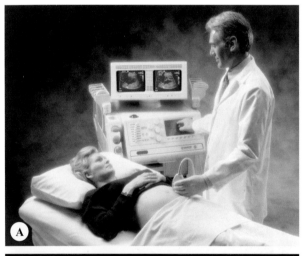

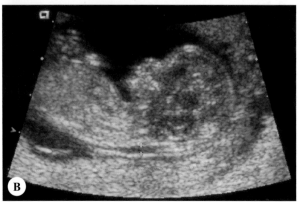

▲ 图 2-29 A. 接受腹部超声检查的患者；B. 宫内胎儿的超声波检查，胎儿脸的侧面轮廓清晰可见

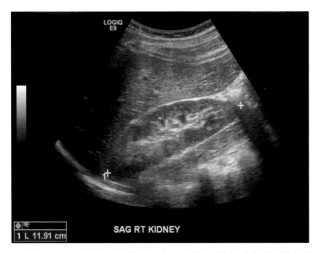

▲ 图 2-30　右腹部矢状位超声。右肾已被超声仪的"游标"标记，长度为 **11.91cm**，肝脏位于肾前方。可见肾内亮白色回声的肾窦脂肪

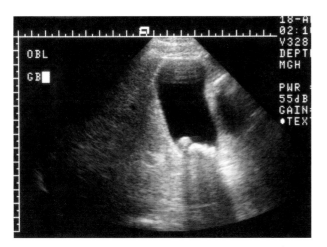

▲ 图 2-31　胆囊多发结石的超声检查。胆囊内的液体是无回声的：充满胆囊里的液体没有反射的声波返回到超声换能器，然而，那些石头就有很强的回声。请注意石头能反射出密集的白色回声，它也阻挡了超声波的传播，在石头后面产生了黑色的声学阴影

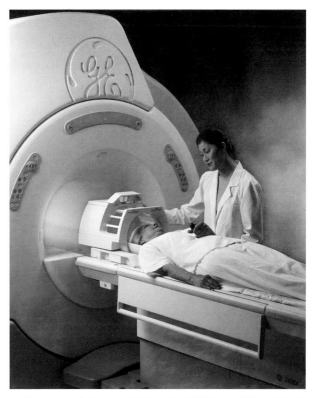

▲ 图 2-32　全身 **MRI** 仪器。患者即将进入磁体组成的孔内进行脑部检查

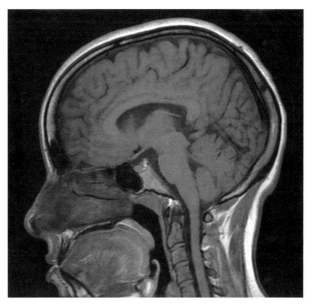

▲ 图 2-33　**MRI** 在大脑正中矢状面成像。清晰可见大脑半球内侧表面、胼胝体、小脑、脑干和上部脊髓

检查的患者都要接受仔细的植入物或其他禁忌证的筛查。

目前诊断用的 MRI 是基于对脂肪和水分子中的氢原子成像（图 2-34 和图 2-35）。在磁场中，本身就是小磁铁的氢原子会与磁场对齐，就像指南针与地球磁场对齐一样。在扫描过程中，一种特定射频（radiofrequency，RF）脉冲的无线电波指向患者，导致这些小原子磁铁偏离轨道。氢原子最终将与周围的磁体重新建立平衡，当它们这样做时，它们将发出吸收的射频波。通过计算机分析发射射频波的分布来产生图像。氢原子恢复平衡状态时所需要的时间称为弛豫时间。MRI 识别两个弛豫时间：T_1，即纵向弛豫时间；T_2，即横向弛豫时间。

各种各样的 MRI 技术，称为序列，可用来最佳地显示不同的组织和疾病过程。最常用的是自旋回波序列，你可能听到的另外两个 MRI 术语是重复时间（repetition time，TR）和回波时间（echo time，TE）。重复时间是连续射频脉冲之间的时间，回波时间是激发氢原子的射频脉冲到返回信号到达检测器之间的时间。较长的 TR 值和 TE 值将产生更依赖组织 T_2 的图像；短 TR 和 TE 值将产生更依赖于 T_1 的图像。通过改变 TR 值和 TE 值，可以改变不同组织的相对信号强度，以更好地显示所检查的器官或临床状况。

各种身体组织发出特有的 MRI 信号，决定了它们在最后的扫描中是呈现白色、灰色还是黑色。在 MRI 中，发出强 MRI 信号的组织显示为白色，而那些发出很少或没有信号的组织显示为黑色。需要注意的是，X 线中透光性和放射密度的术语不适用于 MRI；相反，在 MRI 中呈现白色的结构被认为具有高信号强度，而深灰色或黑色的结构被认为具有低信号强度，或根本没有信号。致密的骨骼通常呈黑色。脂肪在 T_1 加权像上显示明亮（高）的信号，但在 T_2 加权像上强度略有下降。大多数肿瘤和炎性肿块在 T_2 加权像上呈现亮（高）的信号。在大多数 MRI 技术中，快速移动的血液显示为黑色，因为血液在被激发的质子发射射频信号之前就离开了被成像的解剖部分。与 CT 扫描相比，MRI 扫描的一大优点是可以直接进行多平面扫描。MRI 几乎可以在任何成像平面产生初级图像，包括横轴面、冠状面、矢状面或任何特定的斜位面。此外，MRI 比 CT 对软组织结构的鉴别能力更强。MRI 的一个缺点是较长的采集时间（为成像收集数据的时间）为几分钟，这导致较大的运动伪影。由于呼吸和心脏的运动，胸部和腹部的 MRI 扫描更值得关注，而头部和四肢的 MRI 扫描则不需要。与 20s 的 CT 扫描相比，MRI 检查可能需要 30～45min 才能获得所需的扫描图像数据。CT 和 MRI 图像都可以进行三维重建，但由于 MRI 显示的是没有对比剂的血管，因此可以进行无对比剂的三维血管成像（图 2-36）。

应该意识到，许多患者在 MRI 扫描仪的孔内会产生幽闭恐惧症，有些人严重到可能不得不在完成检查前中止检查。这些症状通常可以在检查前进行安慰，并通过镇静使焦虑的患者放松，从而减轻。我们强烈建议，除了认真观察 MRI 扫描外，你还要观察尽可能多的放射学检查程序，这样你就能准确地描述它们，为患者做好检查前准备。

十七、放射性同位素扫描

最后，还有核医学成像，这是放射医学的另一个分支，其基础是通过注入一种短暂存在的放射性同位素（放射性核素）来显示特定的活体器官和组织。之所以这样做，是因为所选择的与同位素附着在一起的化学物质（放射性核素标记物质）通常与该器官的生理代谢有关，或者将在那里停留足够长的时间，以便成像。因为放射性同位素会在很短的时间内释放伽马射线，所以可以获得图像。通过在伽马射线发射期间，伽马相机记录其发射的射线（图 2-37）。几小时或几天后，同位素将停止发射可检测到的射线，并恢复到稳定状态。它的恢复稳定是用其半衰期来衡量的，即它释放出最初一半的辐射之前的这段时间。选择用于标记的同位素会在器官中停留足够长的时间，以产生可用的图像，但半衰期相对较短，以减少对患者组织本身和其周围的辐射。

^{99m}Tc 已被证明是最有用的放射性示踪剂，它相对便宜，有一个短但有用的半衰期（6h），并随时可以由便携式的发生机制获得。^{99m}Tc 与各种生理物质有关，这些物质会寻找不同的器官。^{99m}Tc 高锝酸盐能被甲状腺捕获，可用于甲状腺成像。另外两个例子是用于肺扫描的 ^{99m}Tc 大聚集白蛋白（被困在肺毛细血管中）（图 2-38）和用于骨扫描的 ^{99m}Tc 亚甲基二膦酸盐（图 2-39）。还有其他放射性核素也可用于诊断成像，例如，你可能已经熟悉 ^{201}Tl 扫描可用在评估心肌血流中的应用。

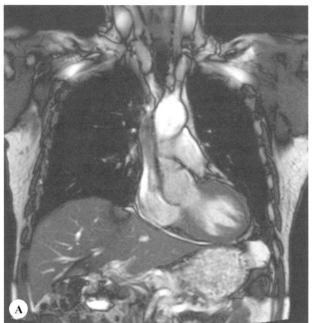
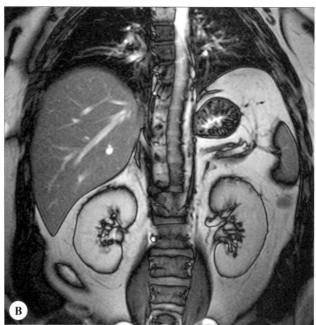

▲ 图 2-34 **A.** 胸部冠状位 **MRI**。心脏和心包清晰可见。**B.** 另一位患者后腹部冠状位 **MRI** 扫描。这名肥胖的患者有大量高 **MRI** 信号脂肪，呈白色。鉴别肝、肾、胃和脾

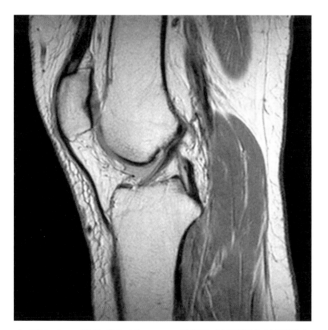

▲ 图 2-35 膝关节矢状 **MRI**。骨髓和软组织中的脂肪在使用常规的 **MRI** 设置图像中有很强的信号对比，因此由脂肪组织组成的结构呈现白色。致密的骨骼和肌腱几乎没有 **MRI** 信号，呈现黑色。信号较弱的肌肉组织呈深灰色。注意髌骨（**P**）由上方股四头肌腱和下方髌韧带悬挂在股骨远端前方

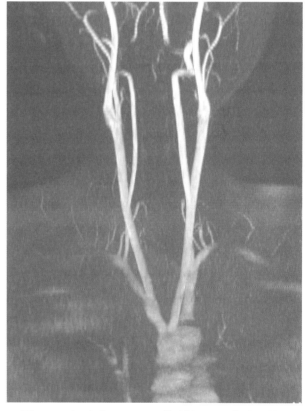

▲ 图 2-36 颈动脉 **3D MR** 血管造影。无须静脉注射对比剂来产生这些颈动脉和椎动脉图像

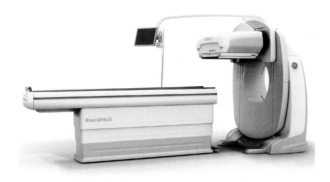

▲ 图 2-37　伽马相机
摄像机可以围绕患者旋转以获得患者的前视图、后视图、侧视图或斜视图

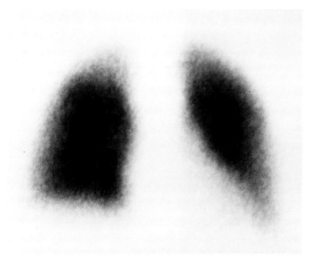

▲ 图 2-38　肺灌注扫描的前视图
检测到的放射性显影是由静脉注射的放射性同位素标记白蛋白的大量聚集物释放出来的，这些聚集物被困在肺毛细血管中。在两肺之间，心脏和纵隔的轮廓上没有活动

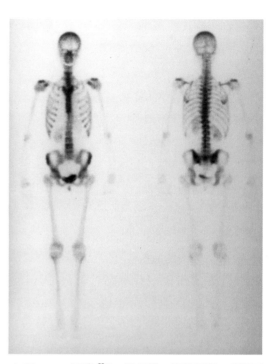

▲ 图 2-39　正常 ^{99m}Tc 骨扫描，取前视图、后视图
毫无疑问，你能正确地猜测前视图是在左边（前面的 Y 形胸骨和面骨更容易看到），后视图是在右边（后面的颅骨和脊柱更容易看到）

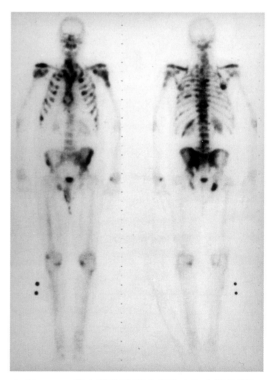

▲ 图 2-40　患有转移性乳腺癌的中年女性的 ^{99m}Tc 骨扫描
多发性骨转移显示为放射性同位素摄取增加的区域（黑色部分）在脊柱、肋骨、肩膀和骨盆

　　一种常见的放射性同位素检查是骨骼扫描。所获得的图像显示了与骨骼部分有增加代谢率相关的不同辐射强度的区域。因此，在伽马相机或整个骨骼的直线扫描上，显示骨骼活动明显增加的"热点"将被视为致密的黑色区域（图 2-40 中的骨骼扫描）。不幸的是，这些都是非特异性的，并不能告诉我们骨代谢增加的原因。例如，如果它们位于对称的关节区域，可能是由急性关节炎引起的，如果它们位于图 2-40 所示的偏心位置，可能被认为表明了患者已知或怀疑的癌症骨转移的位置。

检测代谢和化学活动变化的较新的成像技术是正电子发射断层扫描（positron emission tomography，PET）。在 PET 过程中，产生正电子的放射性同位素被静脉注射或作为气体吸入。它与各种物质结合（如葡萄糖），并通过血流到达目标器官。在那里，放射性物质衰变，导致正电子（称为阳电子，是电子的反物质当量）的发射。在与电子碰撞之前，正电子会移动 1～2mm。碰撞导致质量转化为能量，导致发射出两束方向完全相反的伽马射线。在环形 PET 扫描仪中检测到伽马射线，计算机生成放射性物质聚集区域的图像。

PET 可以通过发现代谢活性增加的区域来早期检测某些类型的癌症。例如，PET 可以在淋巴结肿大发生前检测出癌症，从而可以更早发现和更准确的分期。心脏 PET 可以用来确定流向心肌的血液，并显示冠状动脉疾病的早期迹象。对于脑部疾病，PET 可以评估疑似癫痫、阿尔茨海默病和其他痴呆的患者。最后，PET 可以在特殊的 PET-CT 仪中与 CT 结合（图 2-41），这可以更准确地定位 CT 中放射性同位素活性增加的位置（图 2-42）。

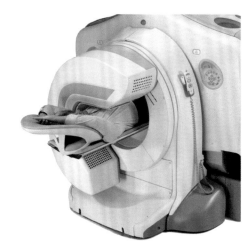

▲ 图 2-41 **PET-CT 扫描仪结合了同位素信号的检测和 CT 的定位特征**

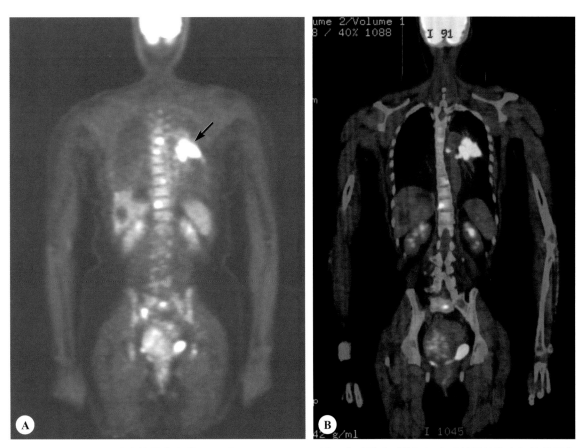

▲ 图 2-42 **A 和 B. 肺癌转移患者的 PET 和 PET-CT，PET 显示左肺肿瘤（箭）及多发性骨转移和肝转移同位素异常（A），PET-CT 通过冠状位 CT 重建显示对异常同位素信号进行定位（B）**

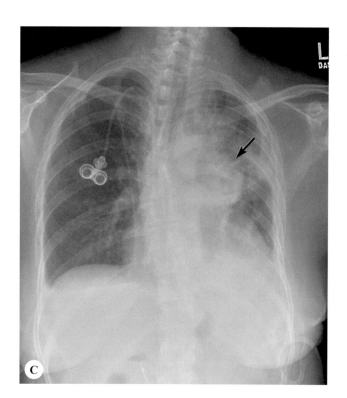

◀ 图 2-42（续）　C. 胸部 X 线片显示左肺大肿瘤（箭）并伴有左侧胸腔积液

第3章 正常放射解剖学
Normal Radiologic Anatomy

当你开始学习放射学时，复习一下常见解剖结构的正常放射学特征在后面章节的学习中会很有帮助的。请自行检查以下绘制图纸和标记的诊断图像。当然现在无须记住每个标记的结构，但可以获取一个总体的概念，并使用本章作为阅读其他章节的参考。骨骼的正常放射解剖学和胸部、腹部和骨盆的横断面CT解剖将在这里展示（图3-1至图3-49）。心脏的放射解剖学将在第10章讨论，血管放射解剖学将在第17章讨论，中枢神经系统放射解剖学则在第18章讨论。胸部和腹部的放射解剖学将在胸部和腹部章节里进一步详细讨论。

尽管CT可能被认为是一种比X线技术更高、更复杂的成像技术，但对于初学者来说，往往更容易熟悉和掌握胸、腹CT显示的横断面解剖的放射解剖学特征。

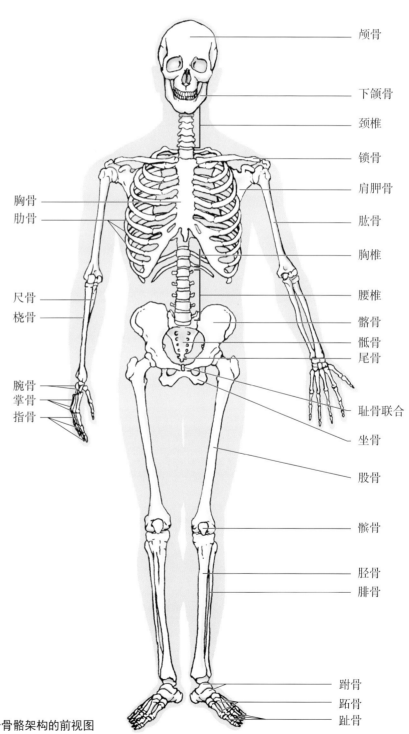

▲ 图 3-1　整个骨骼架构的前视图

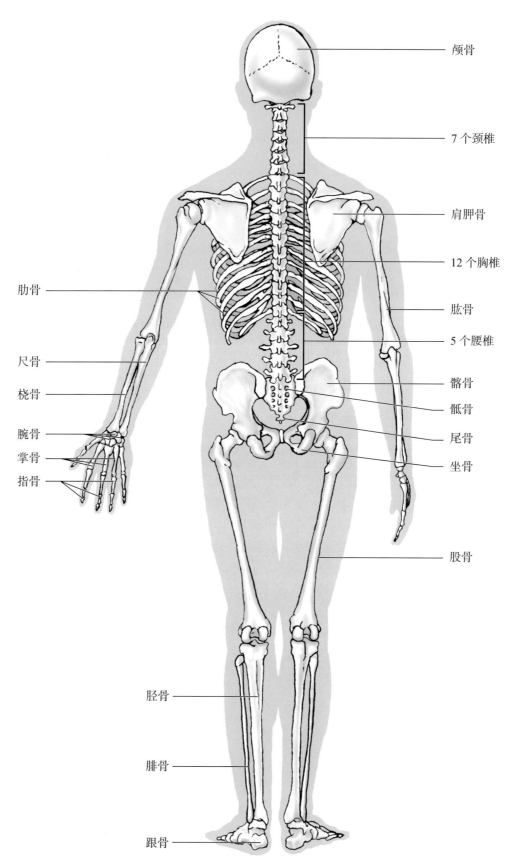

颅骨

7 个颈椎

肩胛骨

12 个胸椎

肱骨

5 个腰椎

髂骨

骶骨

尾骨

坐骨

股骨

肋骨

尺骨

桡骨

腕骨

掌骨

指骨

胫骨

腓骨

跟骨

▲ 图 3-2　整个骨骼架构的后视图

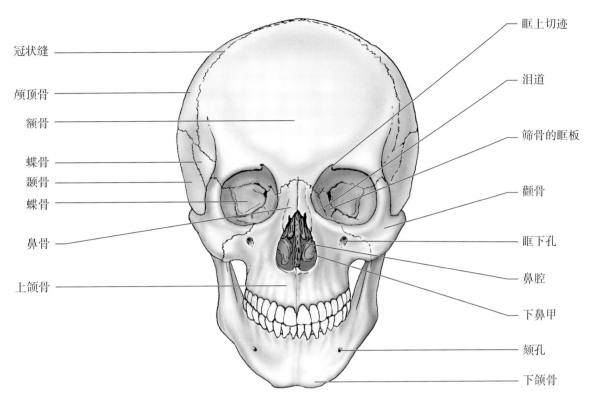

冠状缝

颅顶骨

额骨

蝶骨

颞骨

蝶骨

鼻骨

上颌骨

眶上切迹

泪道

筛骨的眶板

颧骨

眶下孔

鼻腔

下鼻甲

颏孔

下颌骨

▲ 图 3-3　颅骨前视图

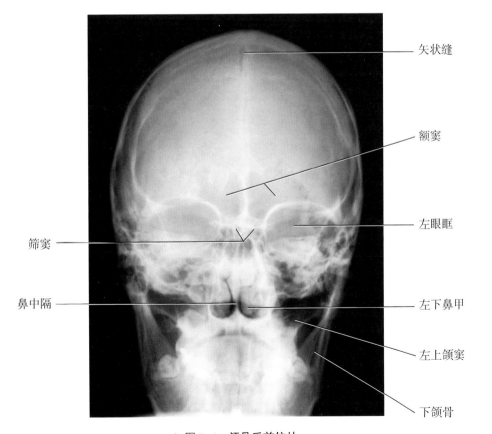

矢状缝

额窦

左眼眶

筛窦

鼻中隔

左下鼻甲

左上颌窦

下颌骨

▲ 图 3-4　颅骨后前位片

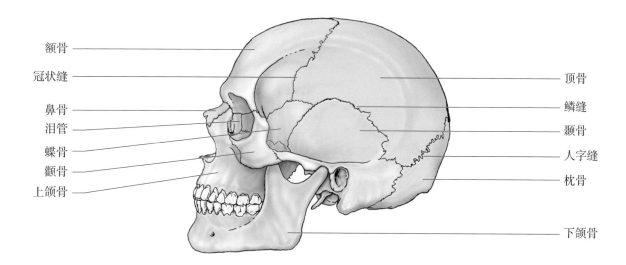

额骨
冠状缝
鼻骨
泪管
蝶骨
颧骨
上颌骨

顶骨
鳞缝
颞骨
人字缝
枕骨

下颌骨

▲ 图 3-5　颅骨侧视图

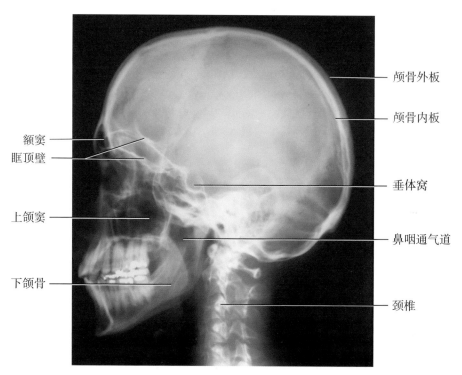

额窦
眶顶壁
上颌窦
下颌骨

颅骨外板
颅骨内板
垂体窝
鼻咽通气道
颈椎

▲ 图 3-6　颅骨侧位片

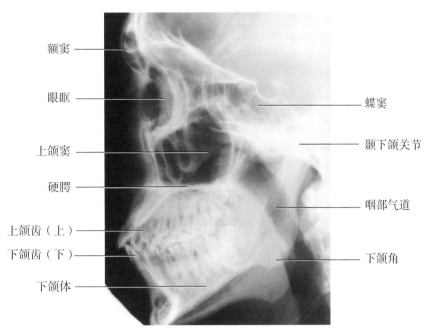

额窦
眼眶
上颌窦
硬腭
上颌齿（上）
下颌齿（下）
下颌体

蝶窦
颞下颌关节
咽部气道
下颌角

▲ 图 3-7　面部侧位片

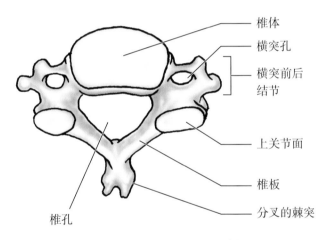

椎体
横突孔
横突前后结节
上关节面
椎板
分叉的棘突
椎孔

▲ 图 3-8　典型颈椎（C₃~₇）俯视图

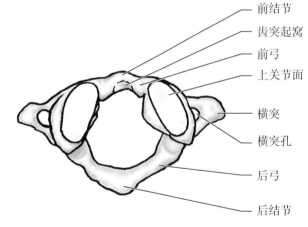

前结节
齿突起窝
前弓
上关节面
横突
横突孔
后弓
后结节

▲ 图 3-9　寰椎（C₁）俯视图

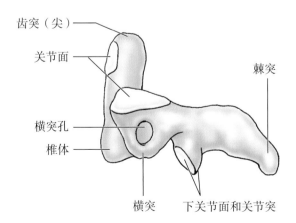

齿突（尖）
关节面
横突孔
椎体
横突
下关节面和关节突
棘突

▲ 图 3-10　枢椎（C₂）侧位图

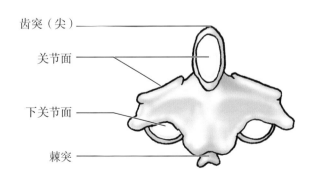

齿突（尖）
关节面
下关节面
棘突

▲ 图 3-11　枢椎（C₂）正位图

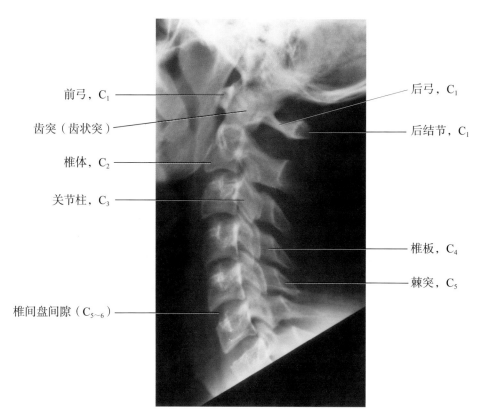

前弓，C_1

齿突（齿状突）

椎体，C_2

关节柱，C_3

椎间盘间隙（$C_{5\sim6}$）

后弓，C_1

后结节，C_1

椎板，C_4

棘突，C_5

▲ 图 3-12　颈椎侧位片

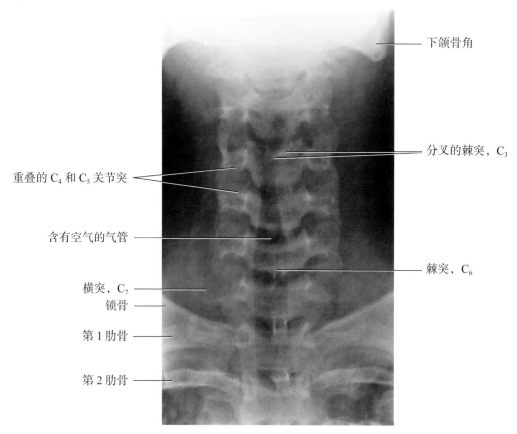

下颌骨角

重叠的 C_4 和 C_5 关节突

含有空气的气管

横突，C_7

锁骨

第 1 肋骨

第 2 肋骨

分叉的棘突，C_3

棘突，C_6

▲ 图 3-13　颈椎前后位片

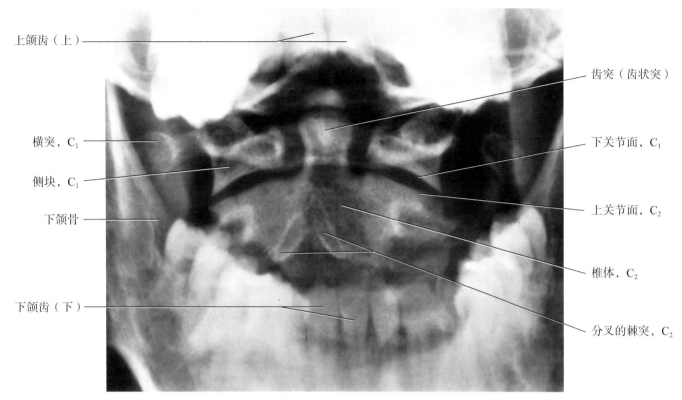

上颌齿（上）

齿突（齿状突）

横突，C₁

下关节面，C₁

侧块，C₁

上关节面，C₂

下颌骨

椎体，C₂

下颌齿（下）

分叉的棘突，C₂

▲ 图 3–14 齿状突前后位片（开口像）

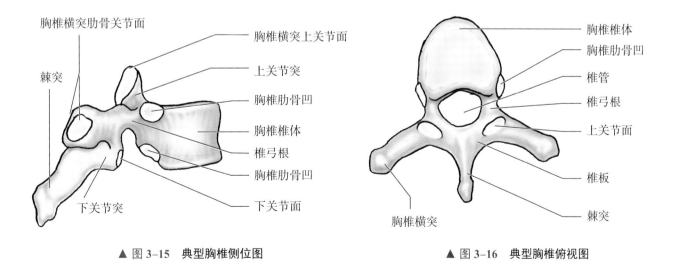

胸椎横突肋骨关节面

胸椎横突上关节面

胸椎椎体

棘突

上关节突

胸椎肋骨凹

胸椎肋骨凹

椎管

胸椎椎体

椎弓根

椎弓根

上关节面

胸椎肋骨凹

椎板

下关节突

下关节面

棘突

胸椎横突

▲ 图 3–15 典型胸椎侧位图

▲ 图 3–16 典型胸椎俯视图

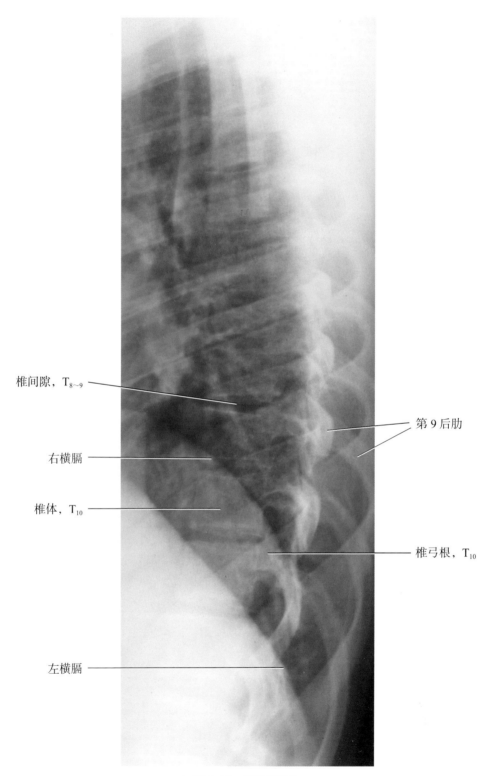

椎间隙，$T_{8\sim9}$

第 9 后肋

右横膈

椎体，T_{10}

椎弓根，T_{10}

左横膈

▲ 图 3–17　胸椎侧位片

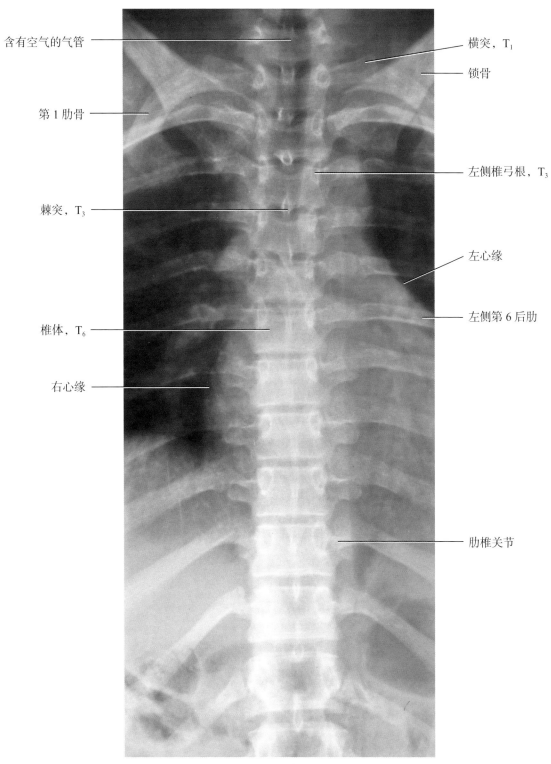

含有空气的气管

第 1 肋骨

棘突，T₃

椎体，T₆

右心缘

横突，T₁

锁骨

左侧椎弓根，T₃

左心缘

左侧第 6 后肋

肋椎关节

▲ 图 3-18 胸椎正位片

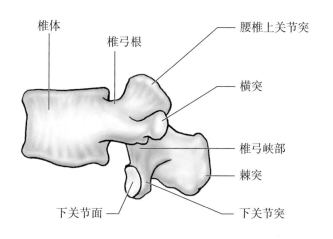

▲ 图 3-19　典型腰椎侧位图

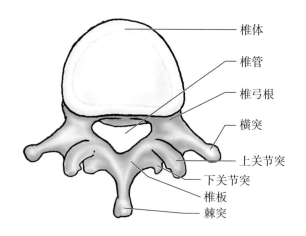

▲ 图 3-20　典型腰椎俯视图

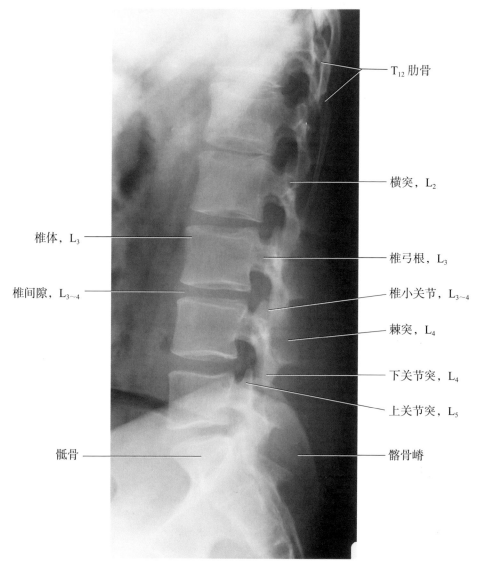

▲ 图 3-21　腰椎侧位片

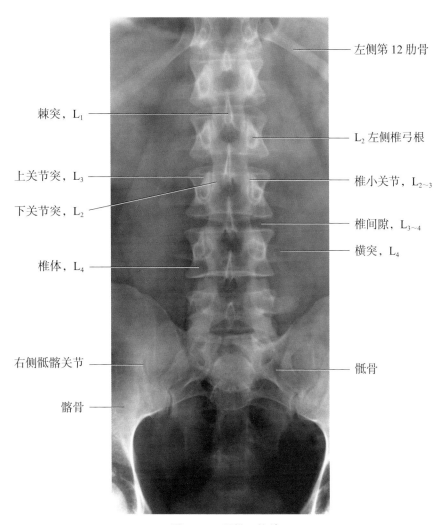

左侧第 12 肋骨

棘突，L₁

L₂ 左侧椎弓根

上关节突，L₃

椎小关节，L₂~₃

下关节突，L₂

椎间隙，L₃~₄

横突，L₄

椎体，L₄

右侧骶髂关节

骶骨

髂骨

▲ 图 3-22　腰椎正位片

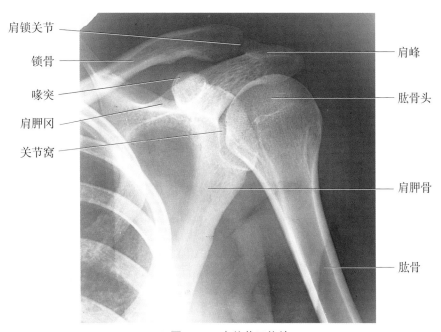

肩锁关节

锁骨

喙突

肩胛冈

关节窝

肩峰

肱骨头

肩胛骨

肱骨

▲ 图 3-23　肩关节正位片

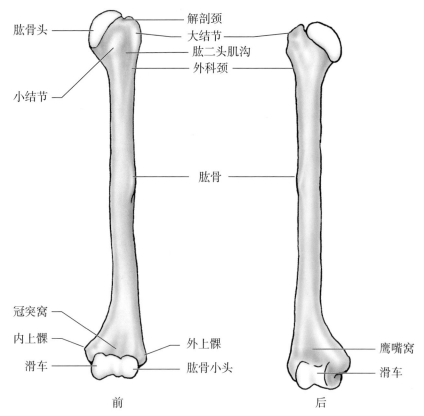

▲ 图 3-24　肱骨的前后视图

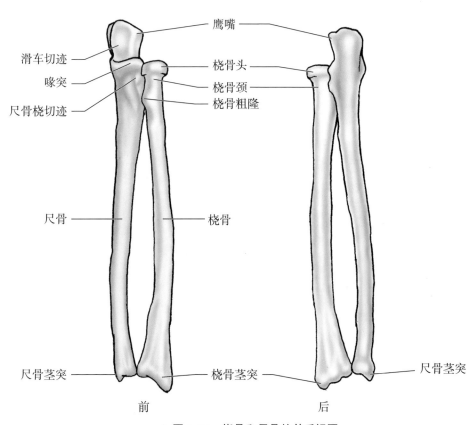

▲ 图 3-25　桡骨和尺骨的前后视图

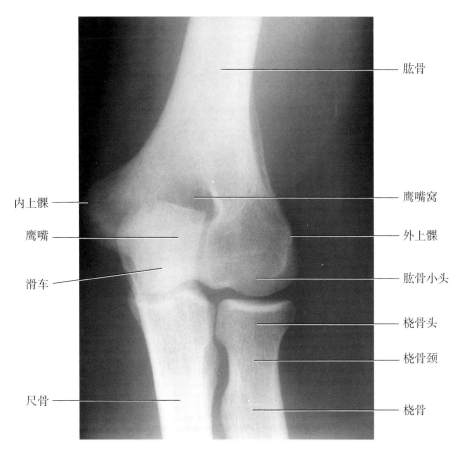

肱骨

鹰嘴窝

外上髁

肱骨小头

桡骨头

桡骨颈

桡骨

内上髁

鹰嘴

滑车

尺骨

▲ 图 3-26　肘部的前后位片（正位）

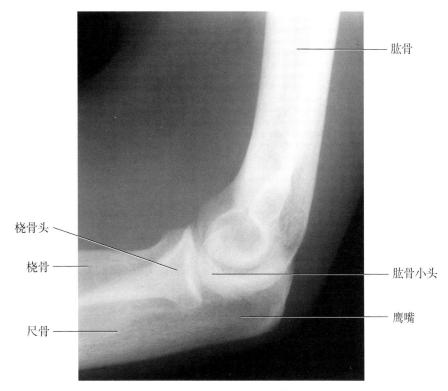

肱骨

肱骨小头

鹰嘴

桡骨头

桡骨

尺骨

▲ 图 3-27　肘部的侧位片

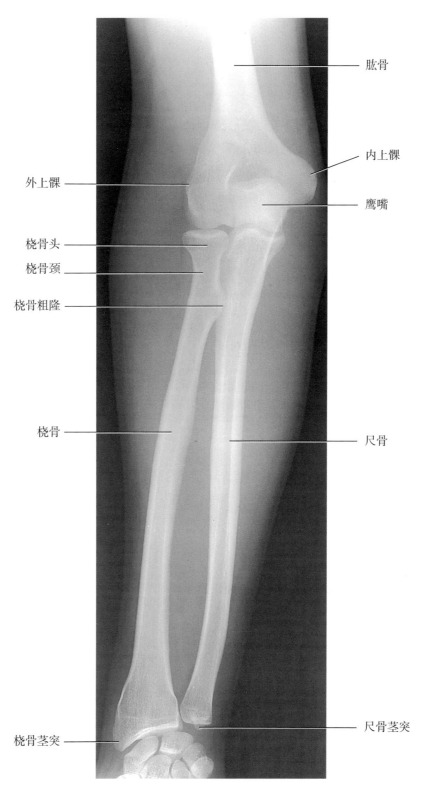

肱骨

内上髁

外上髁

鹰嘴

桡骨头

桡骨颈

桡骨粗隆

桡骨

尺骨

桡骨茎突

尺骨茎突

▲ 图 3-28 前臂的前后位片（正位）

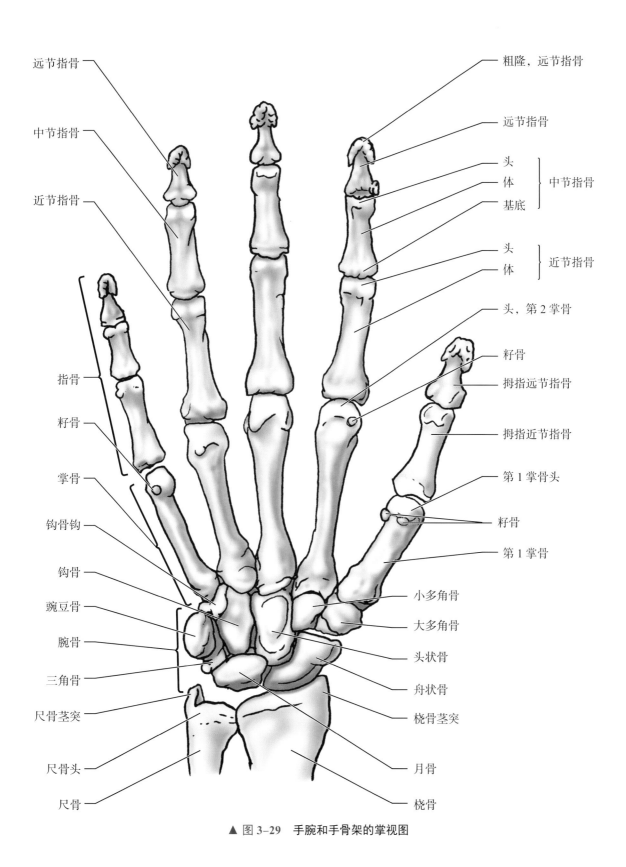

远节指骨

中节指骨

近节指骨

指骨

籽骨

掌骨

钩骨钩

钩骨

豌豆骨

腕骨

三角骨

尺骨茎突

尺骨头

尺骨

粗隆，远节指骨

远节指骨

头
体　　中节指骨
基底

头　　近节指骨
体

头，第 2 掌骨

籽骨

拇指远节指骨

拇指近节指骨

第 1 掌骨头

籽骨

第 1 掌骨

小多角骨

大多角骨

头状骨

舟状骨

桡骨茎突

月骨

桡骨

▲ 图 3–29　手腕和手骨架的掌视图

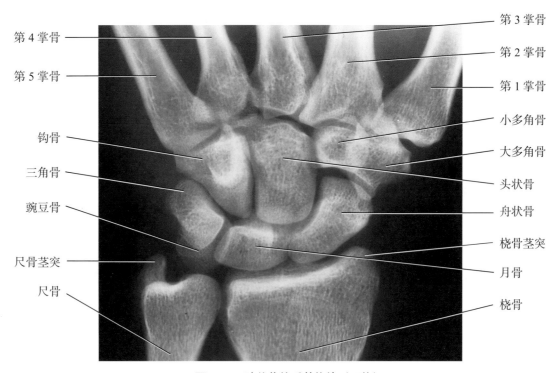

第 4 掌骨
第 5 掌骨
钩骨
三角骨
豌豆骨
尺骨茎突
尺骨

第 3 掌骨
第 2 掌骨
第 1 掌骨
小多角骨
大多角骨
头状骨
舟状骨
桡骨茎突
月骨
桡骨

▲ 图 3-30　腕关节的后前位片（正位）

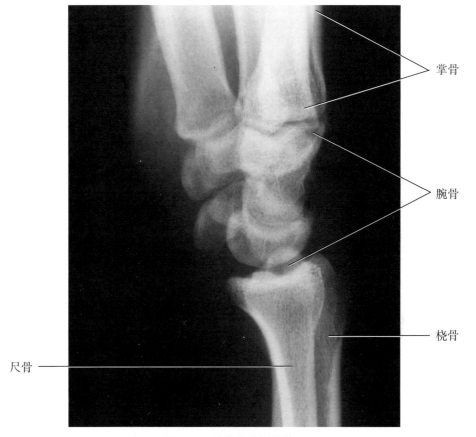

掌骨
腕骨
桡骨
尺骨

▲ 图 3-31　腕关节的侧位片

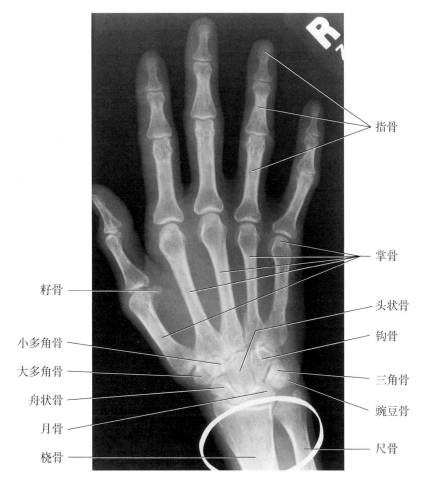

指骨

掌骨

籽骨

头状骨

小多角骨

钩骨

大多角骨

三角骨

舟状骨

豌豆骨

月骨

尺骨

桡骨

▲ 图 3-32 手腕的后前位片（正位）

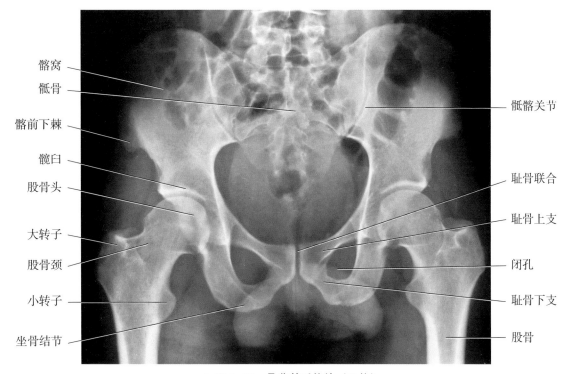

髂窝

骶骨

髂前下棘

髋臼

股骨头

大转子

股骨颈

小转子

坐骨结节

骶髂关节

耻骨联合

耻骨上支

闭孔

耻骨下支

股骨

▲ 图 3-33 骨盆前后位片（正位）

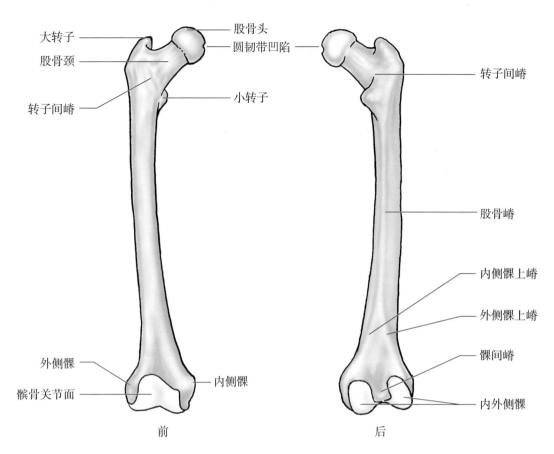

大转子

股骨头

圆韧带凹陷

大转子

股骨颈

转子间嵴

小转子

转子间嵴

股骨嵴

内侧髁上嵴

外侧髁上嵴

髁间嵴

外侧髁

内侧髁

髌骨关节面

内外侧髁

前

后

▲ 图 3-34　右股骨的前后视图

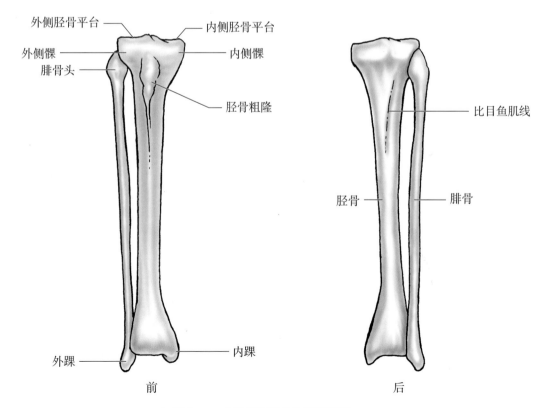

外侧胫骨平台

内侧胫骨平台

外侧髁

内侧髁

腓骨头

胫骨粗隆

比目鱼肌线

胫骨

腓骨

外踝

内踝

前

后

▲ 图 3-35　右胫骨和腓骨的前后视图

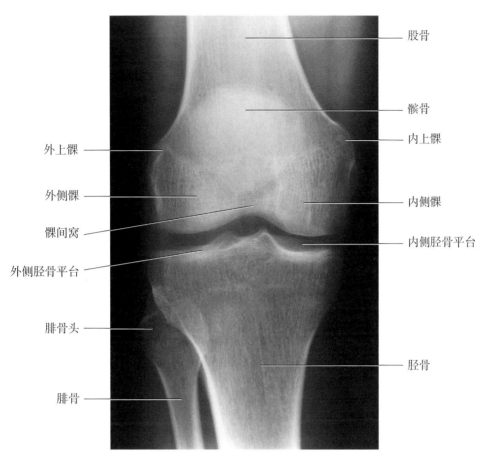

外上髁

外侧髁

髁间窝

外侧胫骨平台

腓骨头

腓骨

股骨

髌骨

内上髁

内侧髁

内侧胫骨平台

胫骨

▲ 图 3-36　膝关节前后位片（正位）

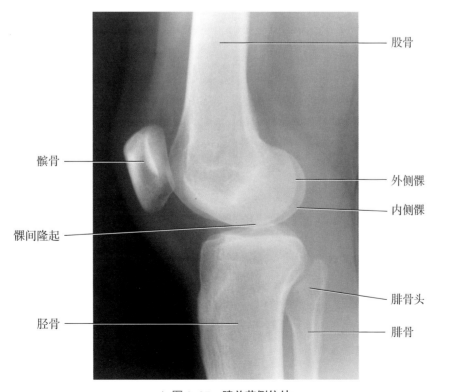

髌骨

髁间隆起

胫骨

股骨

外侧髁

内侧髁

腓骨头

腓骨

▲ 图 3-37　膝关节侧位片

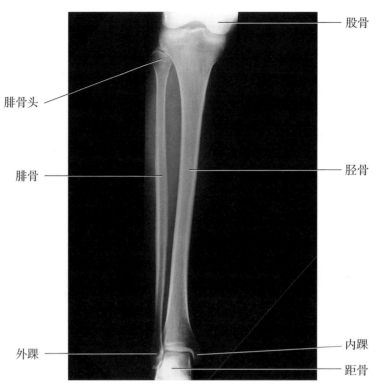

▲ 图 3-38 下肢前后位片（正位）

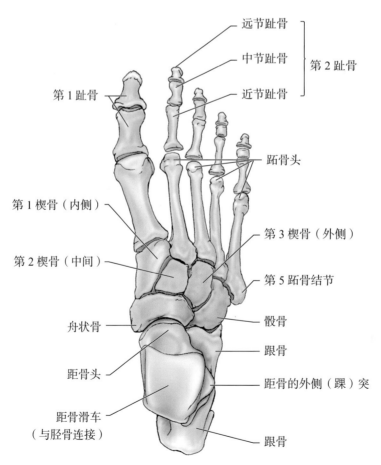

▲ 图 3-39 足部骨骼的背侧视图

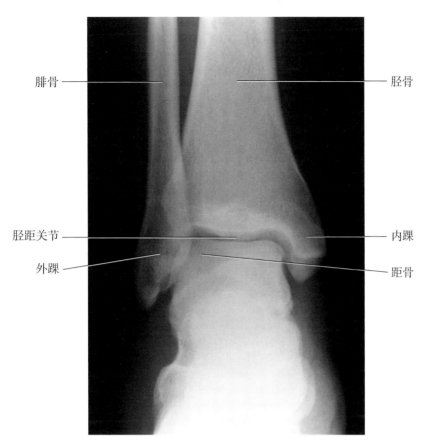

▲ 图 3-40　踝关节前后位片（正位）

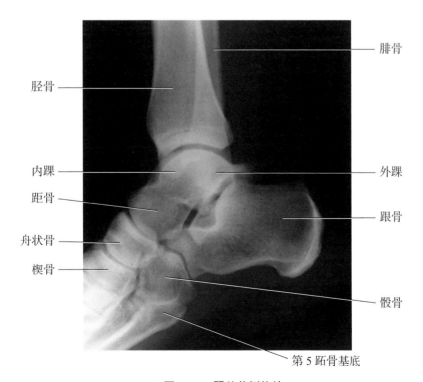

▲ 图 3-41　踝关节侧位片

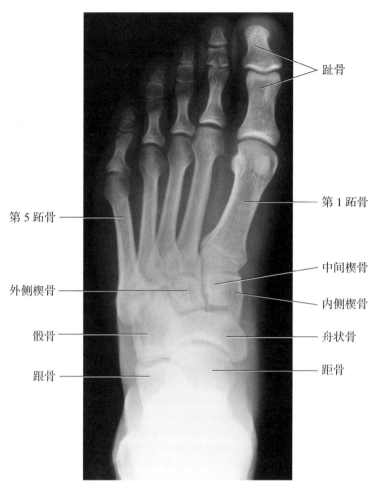

▲ 图 3-42 足前后位片（正位）

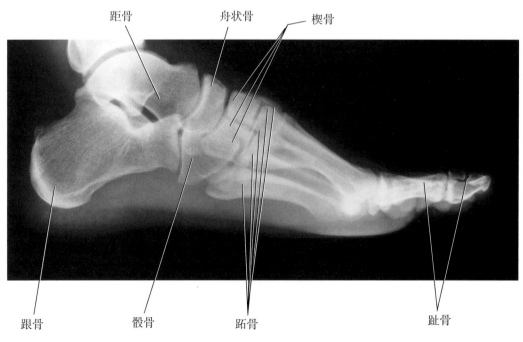

▲ 图 3-43 足前侧位片

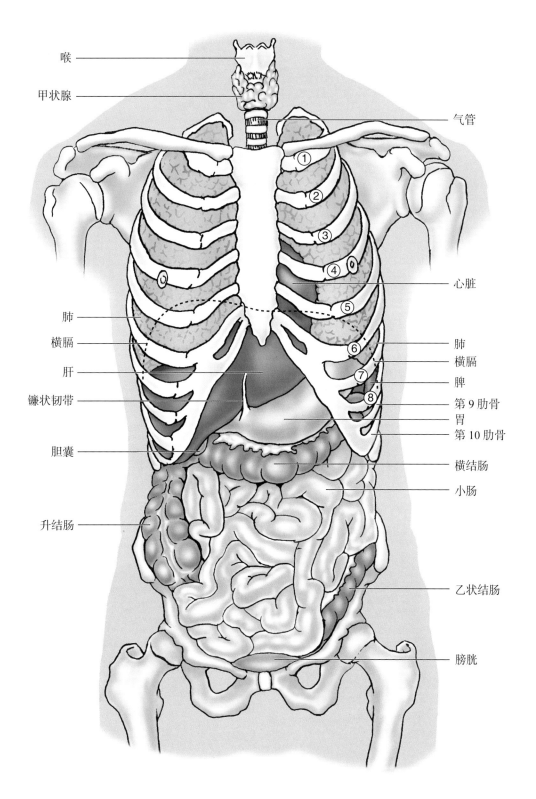

喉

甲状腺

气管

心脏

肺

横膈

肝

镰状韧带

胆囊

升结肠

肺

横膈

脾

第 9 肋骨

胃

第 10 肋骨

横结肠

小肠

乙状结肠

膀胱

▲ 图 3-44　胸腹脏器的前视图

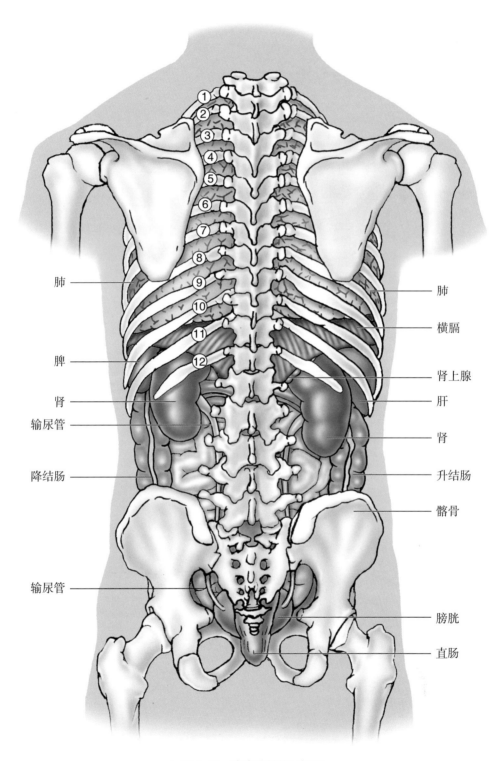

▲ 图 3-45　胸腹脏器的后视图

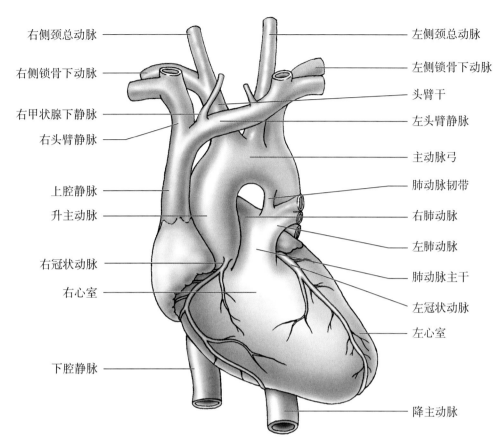

右侧颈总动脉 —
右侧锁骨下动脉 —
右甲状腺下静脉 —
右头臂静脉 —
上腔静脉 —
升主动脉 —
右冠状动脉 —
右心室 —
下腔静脉 —

— 左侧颈总动脉
— 左侧锁骨下动脉
— 头臂干
— 左头臂静脉
— 主动脉弓
— 肺动脉韧带
— 右肺动脉
— 左肺动脉
— 肺动脉主干
— 左冠状动脉
— 左心室
— 降主动脉

▲ 图 3-46　心脏和大血管的前视图

图 3-47 为一系列静脉注射对比剂后胸部 CT 图像（纵隔窗）。

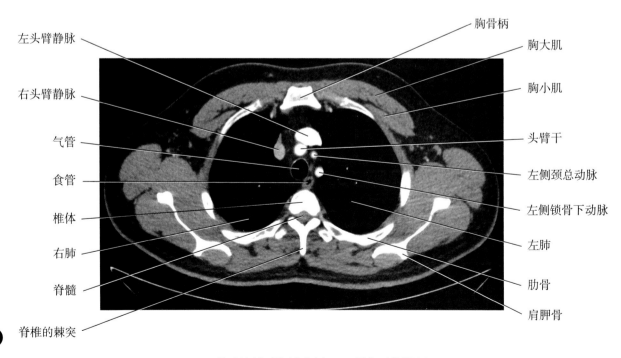

左头臂静脉 —
右头臂静脉 —
气管 —
食管 —
椎体 —
右肺 —
脊髓 —
脊椎的棘突 —

— 胸骨柄
— 胸大肌
— 胸小肌
— 头臂干
— 左侧颈总动脉
— 左侧锁骨下动脉
— 左肺
— 肋骨
— 肩胛骨

Ⓐ

▲ 图 3-47　静脉注射对比剂后胸部 CT 图像（纵隔窗）

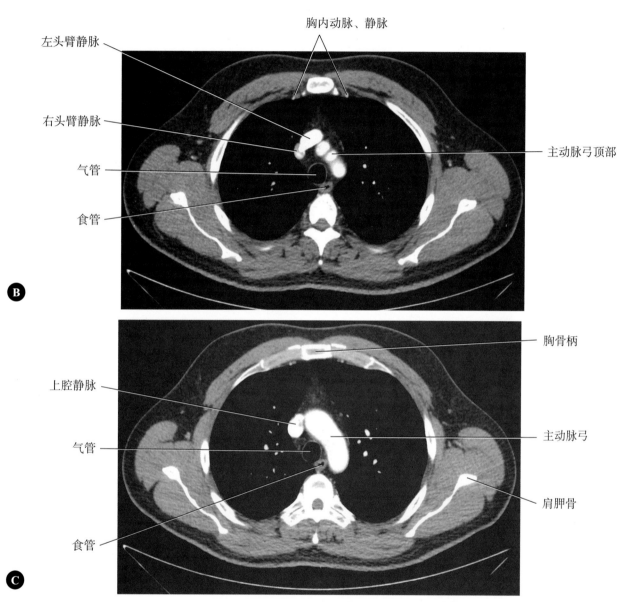

左头臂静脉

胸内动脉、静脉

右头臂静脉

主动脉弓顶部

气管

食管

B

胸骨柄

上腔静脉

主动脉弓

气管

肩胛骨

食管

C

▲ 图 3-47（续） 静脉注射对比剂后胸部 CT 图像（纵隔窗）

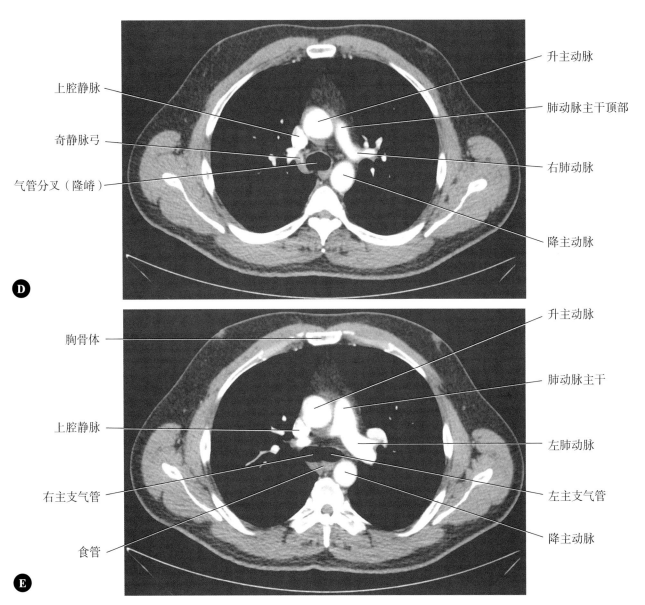

▲ 图 3-47（续）　静脉注射对比剂后胸部 CT 图像（纵隔窗）

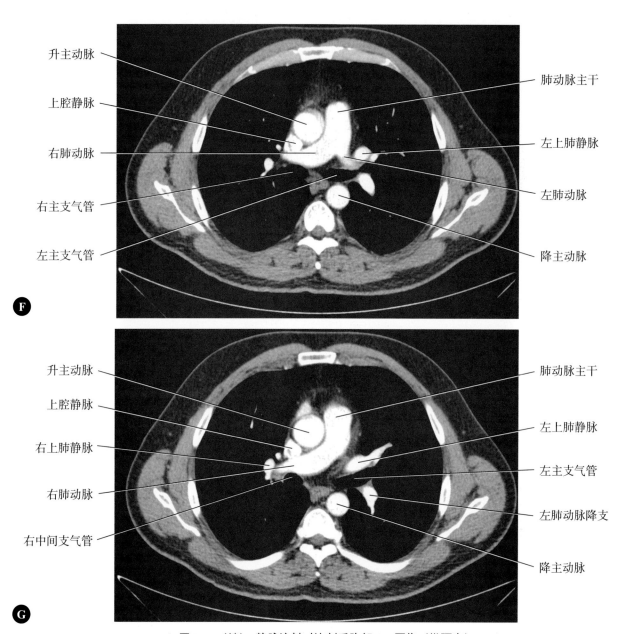

升主动脉
上腔静脉
右肺动脉
右主支气管
左主支气管

肺动脉主干
左上肺静脉
左肺动脉
降主动脉

F

升主动脉
上腔静脉
右上肺静脉
右肺动脉
右中间支气管

肺动脉主干
左上肺静脉
左主支气管
左肺动脉降支
降主动脉

G

▲ 图 3-47（续） 静脉注射对比剂后胸部 CT 图像（纵隔窗）

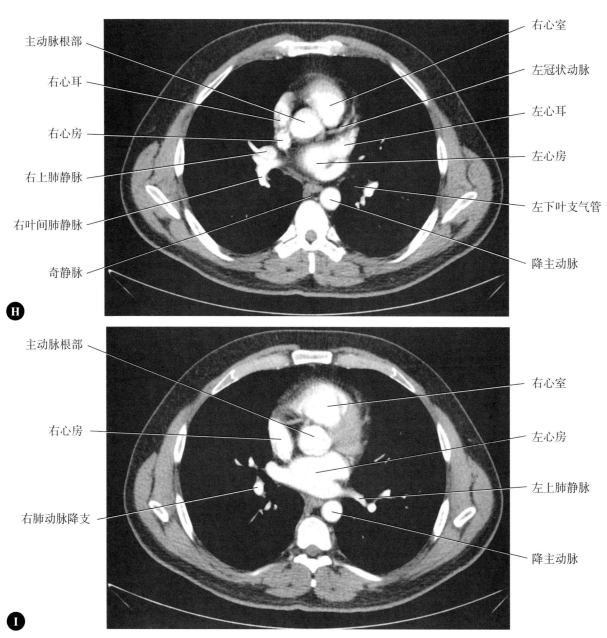

主动脉根部

右心耳

右心房

右上肺静脉

右叶间肺静脉

奇静脉

右心室

左冠状动脉

左心耳

左心房

左下叶支气管

降主动脉

H

主动脉根部

右心房

右肺动脉降支

右心室

左心房

左上肺静脉

降主动脉

I

▲ 图 3-47（续）　静脉注射对比剂后胸部 CT 图像（纵隔窗）

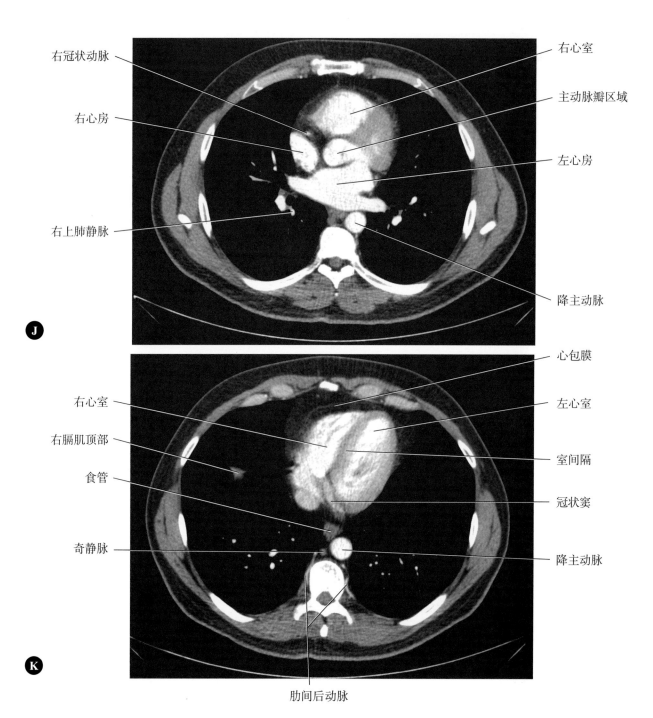

▲ 图 3-47（续） 静脉注射对比剂后胸部 CT 图像（纵隔窗）

图 3–48 为一系列胸部 CT 图像（肺窗）。

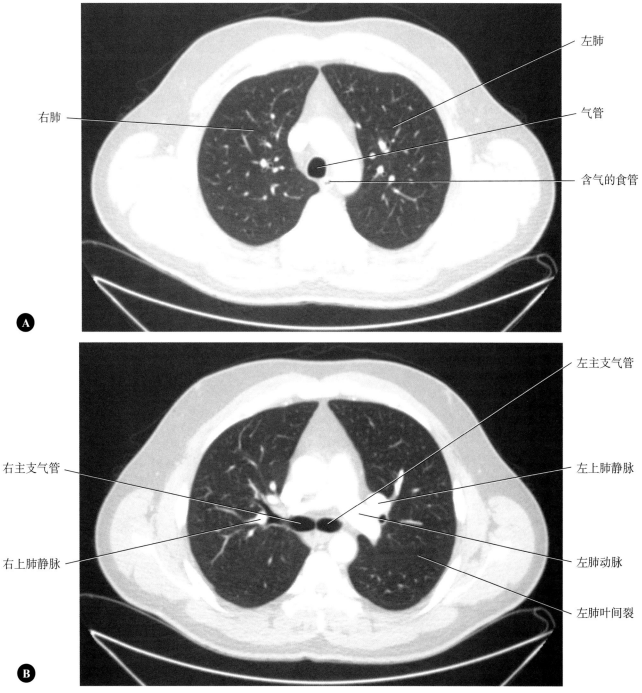

▲ 图 3–48 胸部 CT 图像（肺窗）

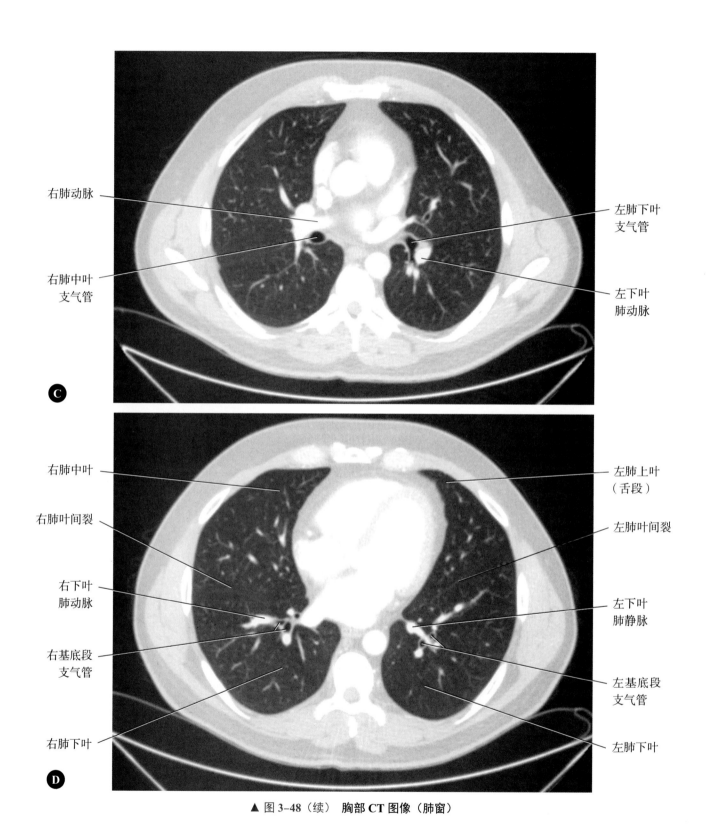

右肺动脉

右肺中叶
支气管

左肺下叶
支气管

左下叶
肺动脉

右肺中叶

左肺上叶
（舌段）

右肺叶间裂

左肺叶间裂

右下叶
肺动脉

左下叶
肺静脉

右基底段
支气管

左基底段
支气管

右肺下叶

左肺下叶

▲ 图 3-48（续） 胸部 CT 图像（肺窗）

图 3-49 为一系列口服和静脉注射对比剂后腹部 CT 图像（软组织窗）。

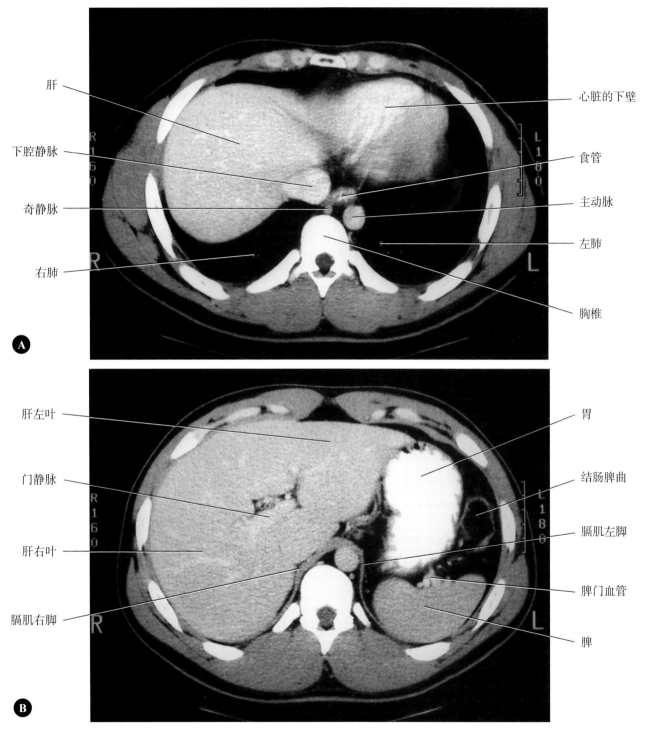

肝
下腔静脉
奇静脉
右肺

心脏的下壁
食管
主动脉
左肺
胸椎

肝左叶
门静脉
肝右叶
膈肌右脚

胃
结肠脾曲
膈肌左脚
脾门血管
脾

▲ 图 3-49　口服和静脉注射对比剂后腹部 CT 图像（软组织窗）

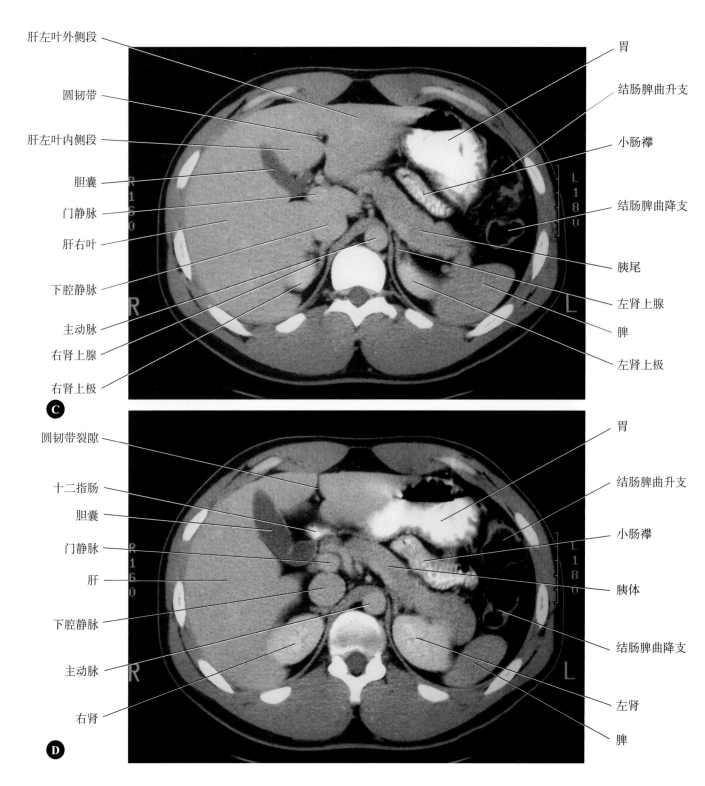

▲ 图 3-49（续）　口服和静脉注射对比剂后腹部 CT 图像（软组织窗）

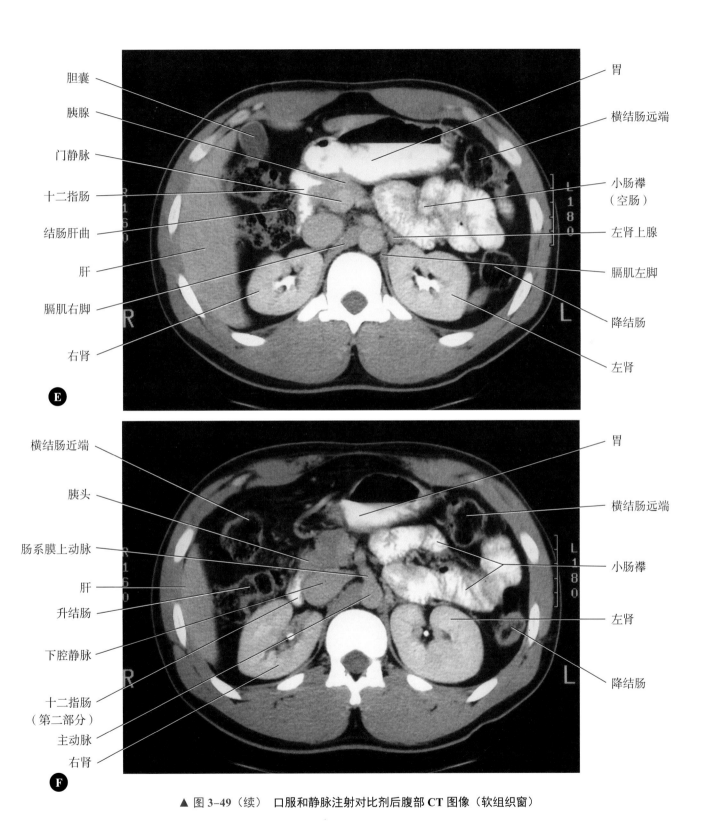

▲ 图 3-49（续） 口服和静脉注射对比剂后腹部 CT 图像（软组织窗）

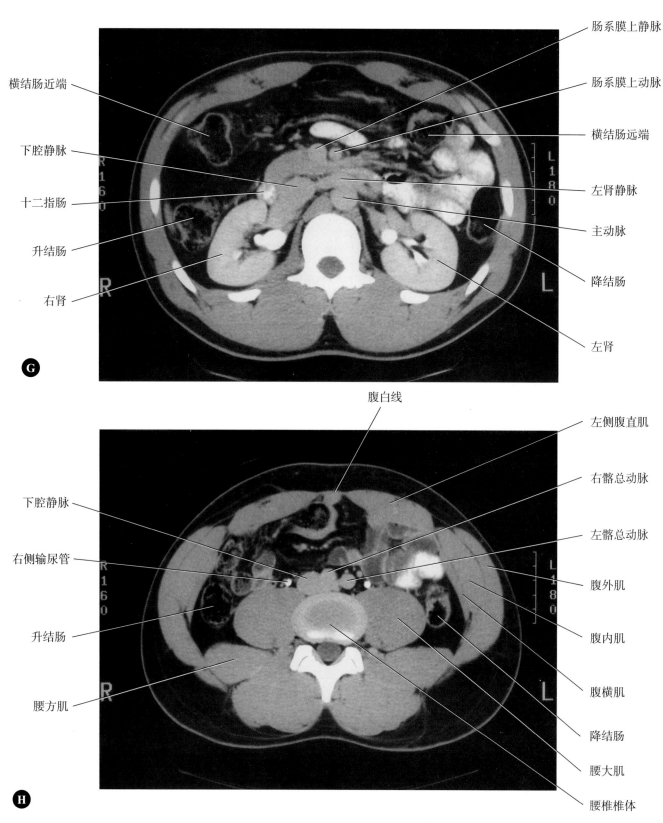

横结肠近端
下腔静脉
十二指肠
升结肠
右肾

肠系膜上静脉
肠系膜上动脉
横结肠远端
左肾静脉
主动脉
降结肠
左肾

腹白线

左侧腹直肌
右髂总动脉
左髂总动脉
腹外肌
腹内肌
腹横肌
降结肠
腰大肌
腰椎椎体

下腔静脉
右侧输尿管
升结肠
腰方肌

▲ 图 3-49（续） 口服和静脉注射对比剂后腹部 CT 图像（软组织窗）

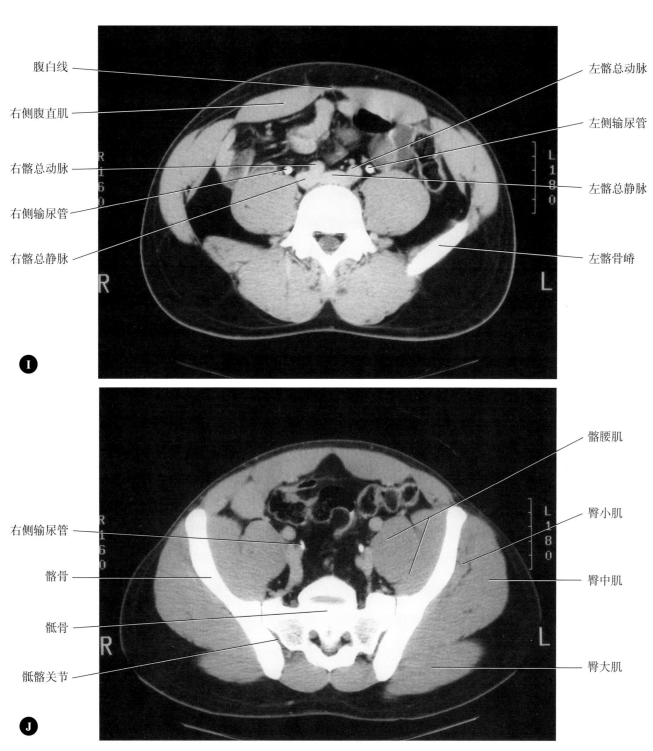

腹白线

右侧腹直肌

右髂总动脉

右侧输尿管

右髂总静脉

左髂总动脉

左侧输尿管

左髂总静脉

左髂骨嵴

I

右侧输尿管

髂骨

骶骨

骶髂关节

髂腰肌

臀小肌

臀中肌

臀大肌

J

▲ 图 3-49（续）　口服和静脉注射对比剂后腹部 CT 图像（软组织窗）

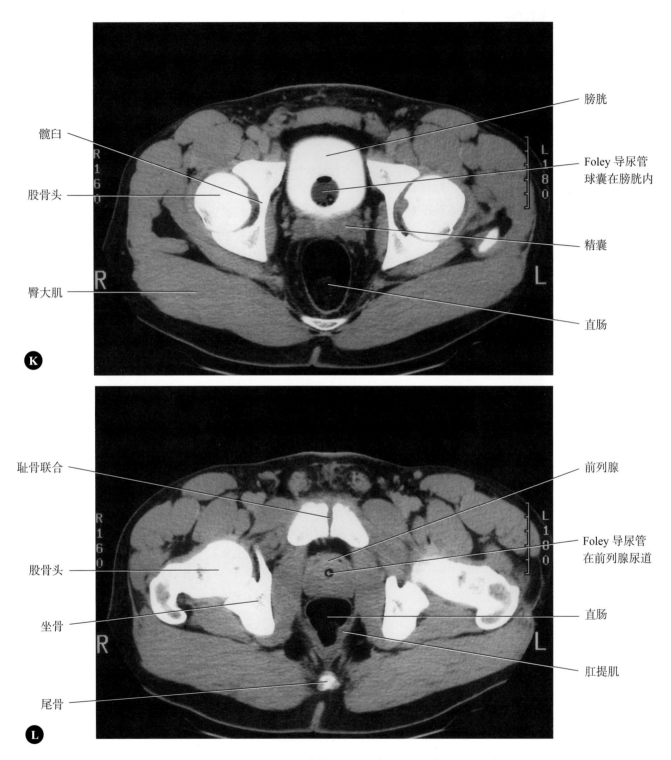

▲ 图 3-49（续） 口服和静脉注射对比剂后腹部 CT 图像（软组织窗）

第 4 章　如何学习胸部影像
How to Study the Chest

通过前几章的学习，现在你已经对正常的放射解剖学有了一个简单了解，可以开始学习影像学基础知识了。在这个过程中，你还将学习放射科医生在患者的诊断检查工作中如何使用有价值的信息。胸部 X 线片（图 4-1）除了在各种疾病的诊断中都非常重要外，它还能有机会帮助发展你的 X 线阅片技巧，包括其他类型影像诊断图像。当你阅读本章和本书的其他部分时，需要做的就是集中精力专注 X 线或其他图像上的每一个阴影，然后问自己："为什么它会是这个样子阴影呢？"

看一眼胸部 X 线片通常就足以"看到"一个非常明显的异常时，你必须尝试去推断出它的解剖和病理结构，但实际上很少这么明显，临床上常常需要根据对患者疾病临床表现来了解和推断影像学改变的性质。虽然单扫一眼的方法有其价值所在，但这对患者来说可能是危险的，因为非常明显的异常存在往往会从心理上抑制你去寻找更细微的变化。对患者来说，微妙的变化往往比明显的变化更重要。

假设你能正确地将患者胸部 X 线片上的肺部大肿块阴影（图 4-2A）解释为与你询问和检查患者时认为其可能患有的晚期癌症相一致。如果你故意忽略了可能对其骨骼继发损伤的调查，那就可能会造成漏诊。图 4-2B 采用穿透性更强的 X 线更详细地说明了这一点，显示了患者骨骼破坏的程度。

放射科医生的阅片模式通常采用深思熟虑的秩序来观察各种结构，专注于每个解剖结构，同时排除其他结构的叠加阴影。

系统化地研究任何 X 线片的最好方法是采用一种确定的秩序来观察出现阴影的结构。对于胸部 X 线片，你可以看到骨骼框架，然后，就顺理成章地透过骨骼框架观察肺组织和心脏。

从双侧肩胛骨开始，再观察胸部 X 线片上经常可见的双侧肱骨和肩关节部分，检查双侧锁骨，最后是快速地从上到下成对研究肋骨。如果可以的话，一定要比较两边是否对称。当然，脊柱和胸骨是相互叠加的，在正位视图中是纵隔结构的密集阴影。在用于肺部研究的千伏电压 X 线上，很少有 X 线穿透纵隔和脊柱，而此 X 线在中线以下的暴露程度仍然也较低。

要知道，胸部 X 线片技术是为肺部研究而设计的，胸部 X 线片上你看到的骨骼影像是次要的。研究胸椎和肋骨的影像学技术将会有很大的不同。例如，在正位胸部 X 线片中，肩胛骨和后肋骨尽可能远离 X 线，因此，它们在一定程度上被放大

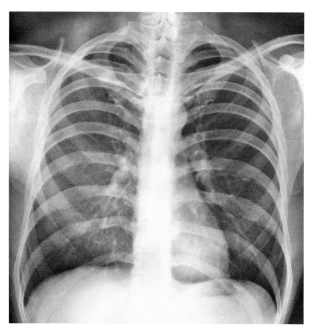

▲ 图 4-1　正常后前位（正位）胸部 X 线片

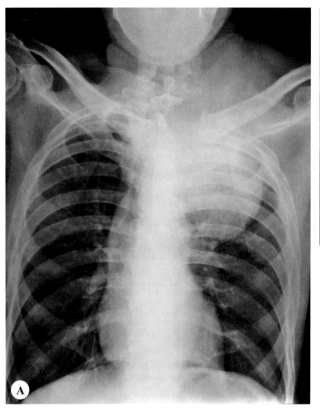

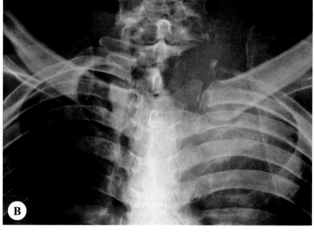

▲ 图 4-2　A. 患者正位胸部 X 线片，咳嗽，胸痛，声音嘶哑，左锁骨上区有一个拳头大小的肿块；B. 胸部入路的详细研究使用的正位胸部 X 线片具有更强的 X 线穿透性。左后第一肋骨和前两段胸椎已被肿瘤破坏。现在回过头来看就能确定 A 中的骨破坏

和扭曲。此外，在胸部 X 线片上，通过将双手放在臀部，手掌向外，肘部向前，肩胛骨被有意地旋转到尽可能多的两侧。试一试，在正位胸部 X 线片上，这种手法防止肩胛骨影在上肺野上叠加，仅能看到肩胛骨内侧边缘与上肋骨腋窝部分重叠。在图 4-1 中确定肩胛骨是否旋转正确。

一、投影

在改变远离成像平面的结构外观时，不要忽视投影因素。在图 4-3 中，有一个图解说明投影的效果，在此图中，你可以将"物体"与后前位（PA）和前后位（AP）胸部 X 线片上的心脏等同起来（图 4-4）。如图所示，当物体靠近记录平面放置时，阴影的大小与物体相似；然而，当物体远离记录平面时，阴影就会放大。你可以在胸部 X 线片上把这张图与前面放置的心脏等同起来。在正位 X 线片上，心脏的阴影与正常大小相似，因为它更接近成像平面。然而，在 AP 胸部 X 线片上，心脏与成像平面被进一步分离，并在 X 线片上被放大。注意，同一患者的正位 X 线片上的

心脏似乎更大。重症监护室患者获得的所有便携式胸部 X 线片均采用 AP 技术，所得 X 线片上的心脏将显得更大。

二、肩关节

胸部宽阔的人肩关节 X 线上肩胛带和肱骨的部分显示很少，但对于身材苗条的人，你可能会较方便地研究整个肩关节和大部分上臂。图 4-5 是前后位拍摄的肩关节 X 线片。图 4-6 是肩关节骨骼的照片，以便比较观察。注意到喙突是透过肩胛骨的脊柱来观察，因为 X 线片上它们是重叠在一起，就像你看到的肱骨头和肩峰重叠在一起一样。

图 4-7 中的患者 1 因为从马上摔下来后到医院拍 X 线片，见肱骨有多条骨折线和骨折碎片，系肱骨粉碎性骨折。图 4-8 X 线片中的患者 2 梳不了头发，伴肩关节剧烈疼痛，查体在其冈上肌腱附着面有明显压痛，X 线片中在 b 区域有钙化，肩关节周围呈密集的白色阴影，目前你所见的任何正常肩膀的 X 线片上都没有这类征象。这些表现（b）是典型的肩部钙化性肌腱炎。

请注意图 4-8 中肱骨内侧（a）的浅灰色致密三角影。它在放射学中很常见，被称为重叠影。这种情况是由于增加了相对厚重的乳房组织和上臂软组织的密度造成的。如果你记得厚度和成分决定放射密度，那么在 a 处由意想不到的阴影密度引起的混乱征象就很容易理解。虽然脂肪、皮

肤和肌肉的放射密度应该比骨骼低，但这些组织的增厚所投下的阴影可能会接近骨骼。另外，要注意的是，在 X 线片上腋窝中有少量的空气是黑色的，这可能是由 X 线末端有一个很长的空气袋造成的。

三、胸腔

图 4-9 中利用每对肋骨的双侧对称性，并从第一肋骨与第一胸椎交界处的起点开始，沿着每根肋骨尽可能向前追踪到放射状肋软骨的起点（因此是看不见的）。肋骨对放射科医生是有用的，因为他们在 X 线片上通过其接近特定的肋骨或间隙来定位异常阴影，任何阅读放射科医生书面报告的人都可以通过这种方式准确地识别正在讨论的胸部阴影。因此，图 4-9 中的 A 可以被描述为位于右侧第七间隙，靠近腋窝［即右侧第七和第八后肋间隙的外 1/3（外带）］。如果你没有找到它，就再数一遍：你可能在 1、2 和 3 肋骨的重叠中迷失方向。为了避免这种情况，仔细辨认第一肋骨，找到它与胸骨柄的前连接处，然后顺着这根肋骨向后到脊柱，再倒数后肋骨。B 被认为位于右边的

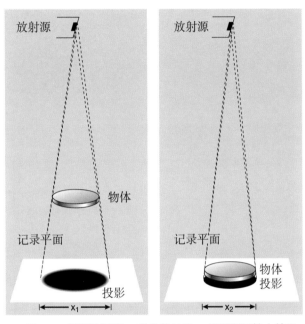

▲ 图 4-3　投影使远离 X 线的物体的 X 线阴影呈放大效果

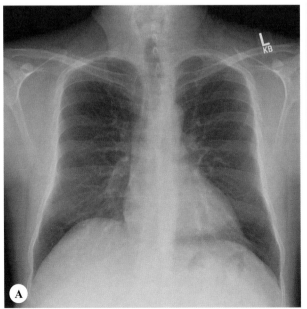

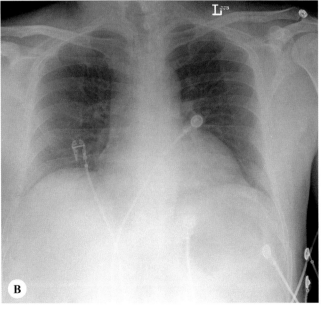

▲ 图 4-4　A. PA 直立胸部 X 线片；B. 同一患者 AP 仰卧位胸部 X 线片，靠近检测器的后肋骨。心脏则远离探测器，被投影后，看起来比正常的 AP 视图大。覆盖在胸部的金属线和圆形装置代表心脏监测电极。这位患者患有心肌梗死，正在心脏重症监护室接受监测。因此，他的胸部 X 线片必须用便携式机器使用 AP 投照。如果你已经忘记了心脏在胸腔内的位置，可以对比胸部 CT（图 3-47K）

第九间隙。注意"间隙"一词总是指相邻的后肋骨间的间隙，除非有明确的前肋间隔。试着用你的手来指定 C 和 D 的位置，用它的所有数字覆盖这个图形的左半部分和脊柱。你注意到这张 X 线片有什么特别的地方吗？有什么东西丢失了吗？请将其与图 4-1 进行比较。

虽然肋骨混淆了所有开始读胸部 X 线片的人，但是神奇的是，人们可以通过这种交叉衍生的阴影分辨出任何关于心脏和肺的有用信息。如果你

试着先把注意力集中在肋骨的后半部分，然后再集中在肋骨的前半部分，三维思维就会更容易。在图 4-10B 和 C 中，同样的胸腔被用黑丝绒填充后，从正面和背面拍摄，给你一种试图研究后肋骨而不考虑前肋骨的错觉。

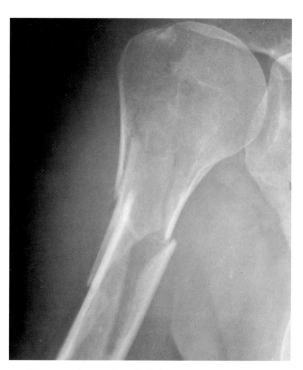

▲ 图 4-7 有明显肩关节疼痛的患者 1 的正位 X 线片

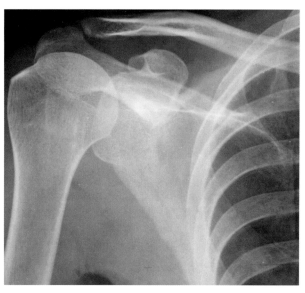

▲ 图 4-5 肩关节 AP X 线片，识别锁骨、肩锁关节、肱骨头和大结节、肩胛窝、肩峰和喙突

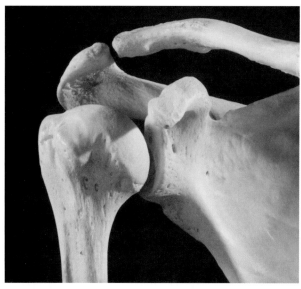

▲ 图 4-6 肩部关节骨骼的照片

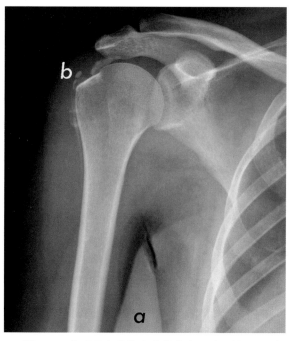

▲ 图 4-8 有明显肩关节疼痛的患者 2 的正位 X 线片

四、旋转产生的混淆阴影

由于锁骨奇怪的弯曲形状，只有在胸部没有旋转的情况下，两侧锁骨的阴影在胸部 X 线片上才会显示是对称的。在一个完全真实的 PA 胸部 X 线片中，X 线束直接穿过正中矢状面，患者的手臂和肩关节是对称排列的，双手或放在臀部或头顶上，技术人员在曝光前要纠正并检查患者体位的旋转情况。即使是转动几度，锁骨也会呈现出显著的不对称。这对你来说是非常有用的，因为看一眼锁骨就能知道光束是否穿过了正矢状面，你看到的是否是没有旋转的真正的 PA 或 AP 胸部 X 线片。

在胸部 X 线片上，即使是轻微的旋转也是不可取的，因为这时心脏和纵隔会被斜拍，它们的影子会增大和扭曲。如果你把纵隔想象成两个充气的肺之间扁平的、密度更大的圆盘，通常在正位胸部 X 线片上是末端的，很容易看到这个圆盘的旋转会产生一个更大的阴影。如果在临床上这是一个有效的发现，心脏的扩大或纵隔阴影的扩大将是一个重要疾病的 X 线片证据。因此，你必须能够忽略由于旋转而导致的胸部正常结构阴影的明显增大，而判断是否旋转的最佳线索是两个锁骨阴影的不对称（图 4-11 和图 4-12）。学会观察它们，在你的胸部 X 线片系统调查中，在心理上要注意到它们的对称或不对称。

现在再看一下图 4-9。你注意到没有锁骨吗？患者出生时没有锁骨，是一个理想的对象，你可以用它来学习计数肋骨。将这张 X 线片与任何正常的胸部 X 线片进行比较，你可以观察到，当你想要研究或计数前三根肋骨时，你可以在脑海中减去锁骨的阴影。

问题

未知 4-1（图 4-13）、未知 4-2（图 4-14）和未知 4-3（图 4-15）

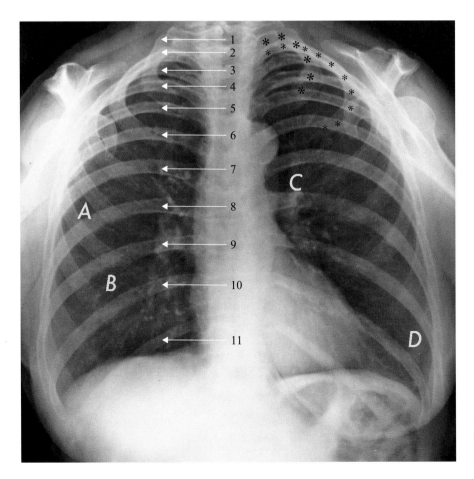

◀ 图 4-9　肋骨和肋骨间隙的计数和识别是系统胸部 X 线片检查的重要组成部分（见正文介绍）

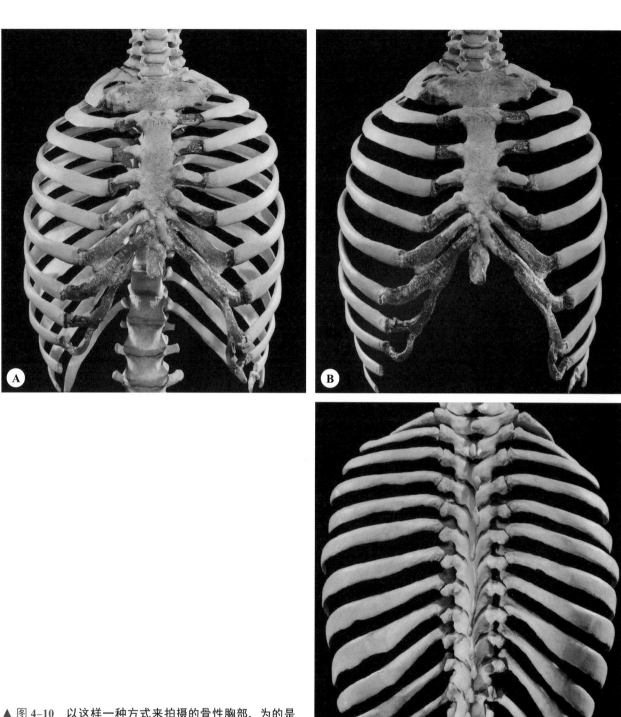

▲ 图 4-10　以这样一种方式来拍摄的骨性胸部，为的是帮助你对胸部 X 线片进行三维可视化观察。想象一下横膈在每张图中的位置。B 和 C 的胸廓被黑丝绒填充
A. 前、后肋骨；B. 前肋骨；C. 后肋骨

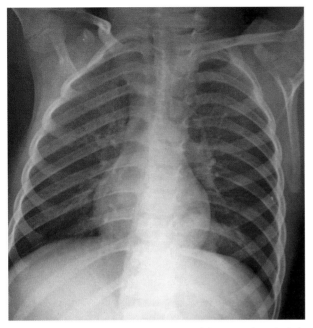

▲ 图 4–11　患者不小心旋转时拍的胸部 X 线片。请注意锁骨的不对称

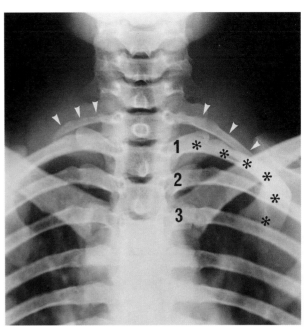

▲ 图 4–13　未知 4–1。如果你认为肋骨在这里的标记是正确的，你如何解释白箭头所示的结构

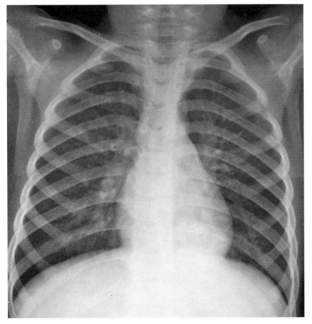

▲ 图 4–12　为同一患者精确地拍了 PA 胸部 X 线片肋骨和锁骨研究中的几个问题

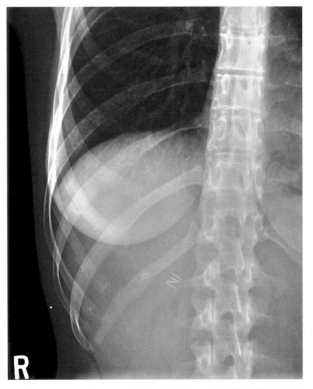

▲ 图 4–14　未知 4–2。这位患者在一次车祸后接受了 X 线检查，是哪根肋骨骨折了

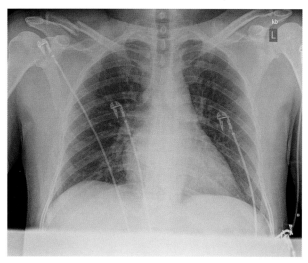

▲ 图 4–15　未知 4–3。这是另一位外伤患者的正位胸部 X
线片。你能辨认出是什么骨损伤

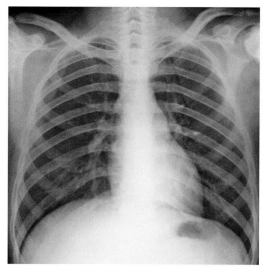

▲ 图 4–16　患者站立位拍摄的常规 PA 胸部 X 线片

五、曝光条件的重要性

　　胸椎在你一直在看的胸部 X 线片上是看不清
楚的，因为胸椎本身的密度加上纵隔结构和胸骨
的密度几乎吸收了所有射线，很少能到达检测器
使它变黑。这是真实的胸部常规 X 线摄影技术，
通常用于研究肺。透过身体非常密集的部位看细
节需要一种不同的技术。更多的渗透可以通过几
种方式实现，一种方法是通过增加曝光因素（千
伏、毫安和曝光时间）来产生一束波长较短的 X
线，即所谓的较硬的射线。当然用这种方法拍摄
的 X 线片通常被称为过度曝光 X 线片，故意过
度曝光以增加致密结构的穿透。胸椎的 AP 视图
（图 3–18）不过是过度曝光的胸部 X 线片，射线
束锥向下指向脊柱，而不是曝光整个胸部。

　　图 4–16 中的 PA 胸部 X 线片是为了研究肺
而特意制作的，图 4–17 采用高曝光骨技术 AP 投
照，用于评估胸椎。请注意，你可以很好地看到
椎骨的解剖结构及其中间的椎间盘间隙，这在常
规的胸部正位片上应该是几乎看不到或不可见的。
你是否发现以 $T_{4\sim5}$ 间隙为中心的胸椎轻度脊柱侧
弯？注意这里你可以看到横膈下的肋骨，在大多
数普通胸部 X 线片上几乎看不到。这张 X 线片
对研究肺部毫无用处，因为所有的细微细节都丢
失了。

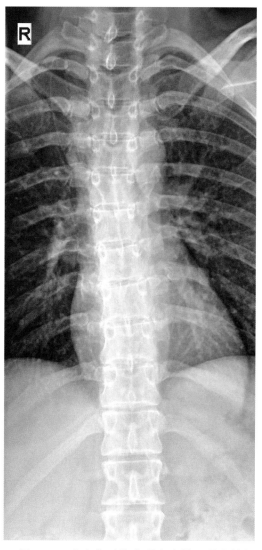

▲ 图 4–17　患者仰卧位为研究脊柱而曝光拍摄
的 AP 胸部 X 线片

因此，当你看胸部 X 线片的时候，你应该试着估计它是否正确曝光了，还是曝光过度了，还是曝光不足了。在常规胸部 X 线片中正确暴露 PA 可以看到许多 X 线透射线的椎间隙，但不能看到椎体的详细解剖。这一点很重要，原因如下：如果一张 X 线片曝光不足，你可能会过度解读肺部的血管阴影，而在一张曝光过度的 X 线片中，你可能会错过重要的微小细节，因为它们被"烧毁"了。请注意图 4-18 的肋骨视图中骨和肋骨的清晰显示。

六、软组织

胸椎 X 线片中就像肺部被这些技术"烧毁"一样，胸腔外的软组织也被"烧毁"了。完成骨骼的调查后，你现在应该看看这些软组织影，研究乳腺组织、锁骨上区域、腋窝，以及胸部两侧的皮下组织和肌肉。你可以通过任何用于肺部研究的 X 线片来研究软组织，它们通常会给你患者的重要信息。软组织稀疏，也许说明患者体重减轻了？锁骨上区域正常对称的暗脂肪三角形是否受到了干扰？一定要检查是否有两个乳房：胸部 X 线片显示一个乳房缺失，通常意味着应该检查患者的胸部 X 线片，以寻找癌症复发的证据，你应该仔细检查骨骼和肺部，以寻找癌症转移的证据。缺失乳房下的肺野看起来比其他的肺野要暗一些，因为缺失了乳房组织，有时在乳房切除时也会缺失胸肌。

那么，研究胸部 X 线片的第一步就是对骨骼和软组织的系统调查。现在你可以透过骨骼和软组织看肺本身的阴影了。

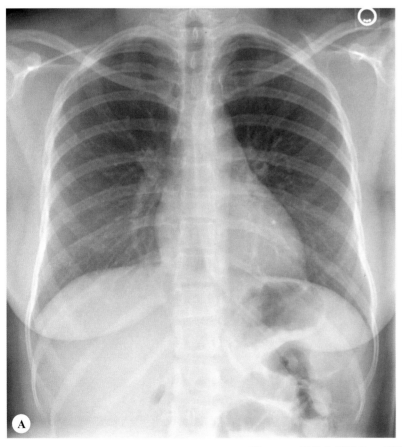
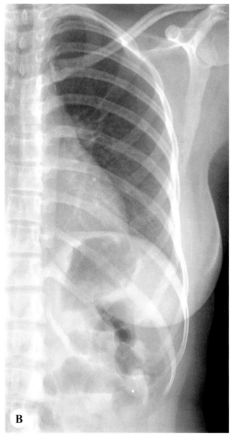

▲ 图 4-18　正常左侧肋骨 X 线片

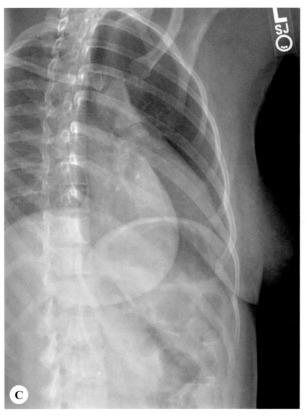

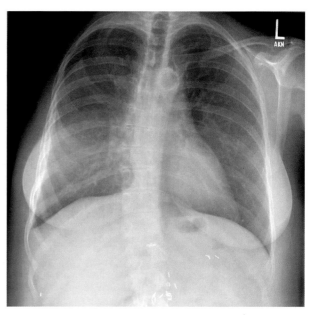

▲ 图 4-19　未知 4-4

C

▲ 图 4-18（续）　正常左侧肋骨 X 线片

问题

未知 4-4（图 4-19）

分析一名无症状女性的 X 线片，判断 X 线片是否正常。

未知 4-5 至未知 4-7（图 4-20 至图 4-22）

比较这三名无症状女性 X 线片中的骨骼和软组织。你如何解释这种差异？

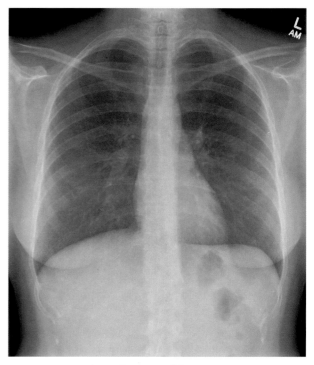

▲ 图 4-20　未知 4-5

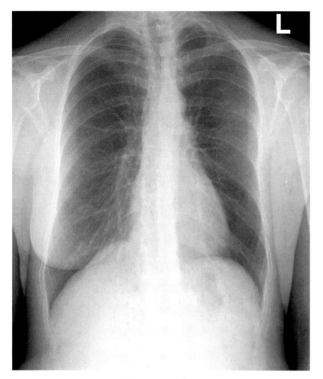

▲ 图 4-21 未知 4-6

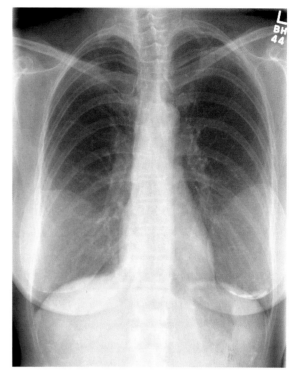

▲ 图 4-22 未知 4-7

第5章 肺
The Lung

一、正常肺

现在，在胸部的X线影像中，看看那些容易分散我们注意力的肋骨和软组织阴影，正如前文所说，由于肺含有空气，正常扩张的肺大部分是透光的，但在图5-1中你可以看到许多分支的灰色线性阴影。它们到底是什么？它们代表肺动脉和肺静脉上的阴影。

任何放射密度较大的结构悬浮在像肺这样的具有透光特性结构中间，都会吸收一些X线，并在X线片上投下灰色阴影。

如果这个结构是球形的，并且密度均匀，它会投出一个圆形阴影。如肿块表面呈不规则结节状，轮廓上可见结节，如图5-2所示，表现为肺肿瘤。如果悬浮的致密结构是圆柱形的，就像充满血液的血管穿过肺部物质，就会产生逐渐变细的线性灰色阴影；如果血管分支，阴影也会分支。

除左右主支气管位于中央外，正常支气管在胸部X线片上通常不可见。为了更好地了解支气管树，研究图5-3A，它是以往进行的一种称为支气管造影的操作。采用一种不透光的对比剂，通过气管导管将对比剂注入患者肺部，患者随后咳嗽或吸收并排出不透光物质，从而使气管支气管树显影。现今观察病理条件下的气管支气管树采用的是CT，而不是支气管造影。

当一根血管以大致平行于X线（并垂直于X线）的方向穿过肺部时，它的变细和分支将在X线片上准确地显示出来。但如果它以更接近矢状的方向穿过肺部，它就会与光束对齐，吸收更多的X线，这样它的影子就会呈现为一个密集的圆形点。在任何胸部X线片上都能看到这种末端血管。

因此，正常的"肺不透光区"是血管，而不是支气管和细支气管，这是相当符合逻辑的。支气管树，由于充满空气和薄壁，在正常情况下很少或没有阴影。因此，将正常的"肺不透光区"视为全血管是切实可行的。图5-4和图5-5显示肺动脉、肺静脉造影。注意肺动脉和肺静脉的不同形态和分布，我们在胸部X线片上看到的肺部的这种情况实际是这两种血管的叠加。

研究肺内的血管影时，通过任何简单的PA胸部X线片都可以获得一些不那么引人注目但却很重要的信息，这些信息仅以血管影所含的血液为标志。首先请注意，肺门最大的血管投射出最重最宽的阴影。右肺门血管似乎比左肺门血管延伸得更远，但这只是因为左肺门血管的一部分被更突出的左心阴影所掩盖。从脊柱中心测量，除了

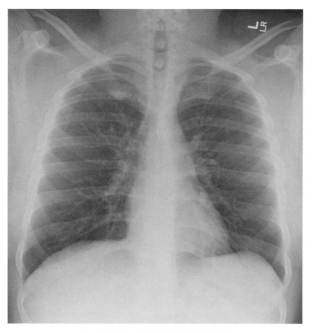

▲ 图 5-1　正常的胸部 X 线片

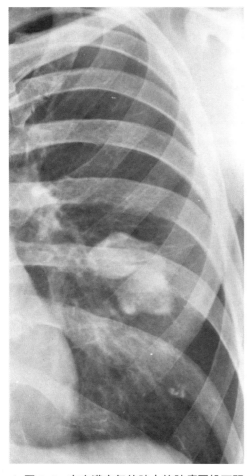

▲ 图 5-2　在充满空气的肺中的肿瘤团投下阴影，记录其多形性的轮廓

左肺动脉起点稍高外，它在主动脉上方突然弯曲，其余血管对称（图 5-6）。左肺门在任何正常胸部 X 线片上都比右侧高一点。

二、肺血管的变化

图 5-5 中正常肺门与少量异常肺门影比较，肺门可能因静脉充血而增大，例如，含氧血液从肺返回心脏左侧受阻，这种情况存在于心肌梗死后的急性左心衰竭。在慢性病程的情况下，二尖瓣狭窄也存在同样的情况，二尖瓣逐渐变窄导致左心房压力和肺静脉压力增加。图 5-7 显示的是中度二尖瓣狭窄晚期的肺门外观，与图 5-1 肺门血管比较，注意肺门血管的扩大。

左向右分流相关的各种先天性心脏病也会出现肺动脉口径增大。心房或室间隔缺损导致血液从左心室回流到右心室并进入肺循环，从而使右心和肺动脉负荷过重。动脉导管未闭的患者也有从主动脉到肺动脉的血液分流。图 5-8 显示的是明显肺动脉充血的先天性心脏病患者伴有房间隔缺损和分流血管。图 5-9 和图 5-10 显示不同程度心力衰竭时的肺门。

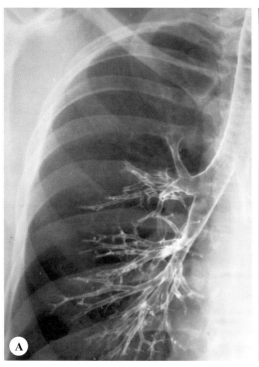
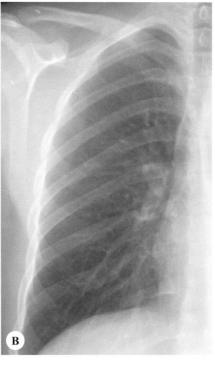

◀ 图 5-3　A. 支气管造影显示气管支气管树被不透明物质覆盖。充满血液的血管只能依稀可见。B. 一张标准的胸部 X 线片。注意气管和右主支气管可见气柱，但气管支气管树的其余部分完全不可见。注意微弱的血管阴影

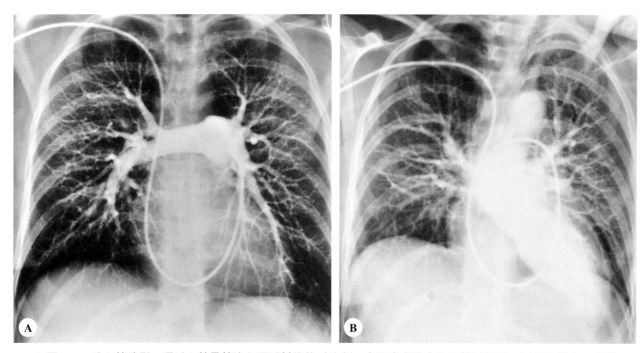

▲ 图 5-4　肺血管造影。通过血管导管注入不透射线的对比剂，实现患者肺内的血管树显影，因此血管比 X 线片更清楚。通过位于肺动脉主干树的血管导管注入不透射线的对比剂，同时通过一系列的 X 线成像令肺动脉和肺静脉显像

A. 对比剂注射后早期 X 线片，显示肺动脉成像；B. 对比剂注射几秒后拍摄的图像，显示肺静脉成像，左心房、左心室和主动脉成像。注意，肺静脉在肺动脉离开纵隔的下方流入左心房

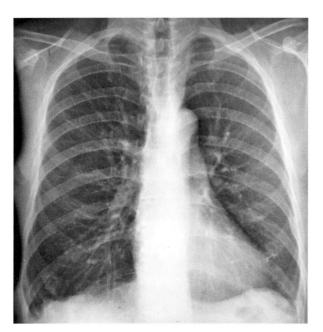

▲ 图 5-5　正常胸部 X 线片。请注意，在没有注入对比剂的 "X 线片" 上，要确定哪些血管是动脉，哪些是静脉是比较困难的

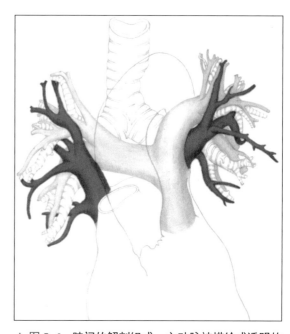

▲ 图 5-6　肺门的解剖组成。主动脉被描绘成透明的（请找到它）。气管支气管树显示有软骨环；肺动脉颜色浅，肺静脉颜色深。注意左肺动脉为高位，因为它跨过左主支气管

正常情况下肺血管逐级分支并逐渐向肺部各个部分延伸。它们在靠近胸壁的外周肺实质时非常细小，有时可能看不到。如果你先用两张纸遮住肺门和肺内半部分，然后观察肺外半部分，你

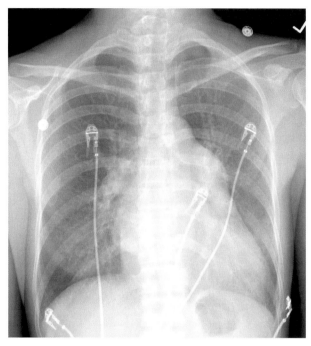

▲ 图 5-7 胸部 X 线片提示肺门影增大：二尖瓣狭窄所致的肺门充血影。注意肺血管，对比图 5-1 胸部 X 线片中的肺血管影，二尖瓣病变时肺血管影增大，心影也增大

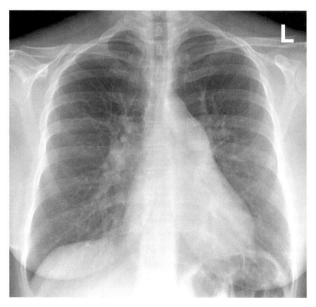

▲ 图 5-8 胸部 X 线片提示肺门影增大：为房间隔缺损患者肺门扩张伴肺动静脉扩张 1 例。从腔静脉返回右心房的正常血液量由左心房的缺陷分流而来，结果是血液通过肺再循环，肺循环超负荷，同时注意心影增大

就会发现肺外可见血管数量减少了，但这不会让你感到惊讶。当你回想起肺内侧与纵隔接壤的地方比它的外侧要厚，而且在 X 线片上肺内侧有更多的血管相互叠加。如果你在 X 线片上把肺分成上下两半，你可以立刻看到肺下半部分的血管分支比上半部分的要多。这也是一个厚度的函数，从三维角度考虑肺内的血管树就会想起肺的金字塔形状，宽基底抵着横膈，顶点到达第一肋骨的弓下。此外，站立位患者的下叶血管血流量增加，这导致其口径增加。

通常，扩大的肺门在本质上并不一定是血管。肺门和纵隔有许多淋巴结，在较厚的血管阴影中会被掩盖，正常情况下淋巴结太小是看不见的。然而，它们可以单独或成群地扩大并可见（例如，当它们对肺部的炎症过程做出反应时，或被肿瘤继发侵袭时）。它们可以被看作是重叠的圆形阴影，或者，当它们肿大融合在一起时，它们可以投射出一个汇合的阴影。

原发性肿瘤发生在肺门附近是常见的。如果你在 X 线片上从三维角度考虑肺门，你也会意识到肺门前后、肺门上方或下方的周围肺组织中的肿瘤可能会投下阴影，这些阴影会叠加在 PA 胸部 X 线片的肺门阴影上。图 5-11 和图 5-12 就是这类问题的例子。图 5-11 肿块位于左肺门上方，当下 CT 结合静脉对比剂是首选的方法评估肺门结构。CT 给你一个横切面，它会告诉你这个肿块是在肺门的前面还是后面，是在肺门的上面、下面，还是在肺门内。

肿瘤引起的肺门肿大在轮廓上往往是圆而光滑的，通常为单侧。事实上，单侧肺门增大应首先怀疑是癌症的表现，直到有其他证据。双侧肺门淋巴结可出现在非恶性情况如结节病或恶性情况（如淋巴瘤）。你会发现，肿块被证明是一串增大的肺门淋巴结，看起来像 X 线照出的一串葡萄，有许多重叠的圆形阴影。另外，血管性肺门增大，逐渐变细进入肺，而且几乎总是双侧的。CT 造影中，肿瘤或淋巴结引起的肺门肿大与血管性肺门肿大可常规区分（图 5-13）。

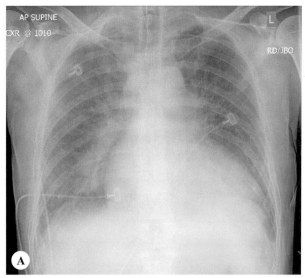

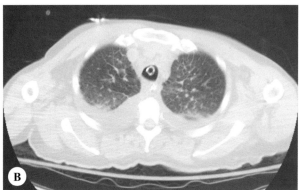

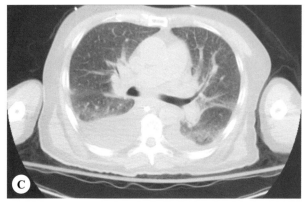

▲ 图 5-9　A. 双侧肺门增大伴充血性心力衰竭。注意肺间质纹理增多、增厚和心影增大；B 和 C. 同一患者的 CT 显示间隔线、间质纹理增多、增厚和双侧胸腔积液

三、肺部微循环

在图 5-14 中，可以看到动脉造影显示的整个肺动脉和肺静脉系统。通过将动脉导管进一步推向肺外周，我们可以看到肺部微循环。该图显示注射对比剂后正常的肺循环，以及三种异常的

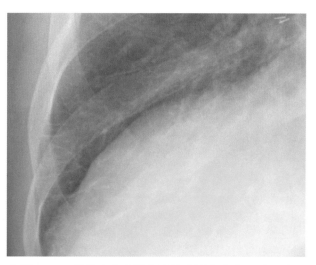

▲ 图 5-10　轻度心力衰竭患者的心膈角和右下肺。当见到肺门充血静脉阴影叠加在动脉上形成一种缠结，使肺门和肺看起来浑浊而增厚时，应注意此处的小叶间隔线（Kerley B 型线）：水平、横向排列的线性阴影，表示小叶间隔水肿

肺动脉模式，异常模式表现为末端动脉分支的细微变化。在图 5-15 中，可以看到肺动脉高压伴多个末端小动脉分支闭塞，形成修剪树状外观。相比之下，在图 5-16 中，你可以看到左向右分流的患者血流量增加，所有小分支明显增大，这是通过肺的血液量增加的结果。根据你的病理学和生理学知识，你可以预测到这些变化，正如你可以预测到图 5-15 患者的胸部 X 线片显示的血管比正常情况下要少一样，尤其是肺外周，而图 5-16 患者的胸部 X 线片显示的肺血管床充盈，血管增多。图 5-17 则提示多发肺栓塞阻塞小口径动脉。

四、肺内播散性病变

现在我们来看看肺实质。先简单地看一下图 5-18 和图 5-19 的四张 X 线片，然后回到正文。有正常的吗？哪些肺部的变化有如此广泛以至于你立刻想到一些涉及所有肺组织的一般性病变演变过程？哪些显示是独立的异常？

现在我们逐张看这些片子。图 5-18 是正常的胸部 X 线片可以作为参照。在图 5-19A 中，可见条纹状线性不透光影和管状不透光影，代表为扩

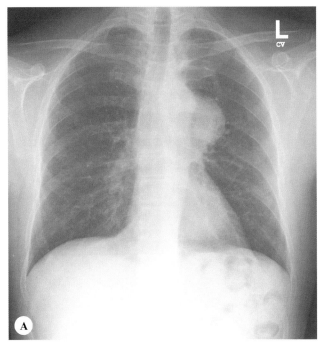

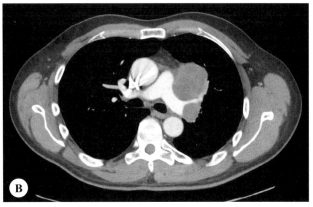

▲ 图 5-11　左肺门肿块患者的 X 线片和 CT，CT 显示为左肺门肿瘤。注意左肺动脉被肿瘤包裹

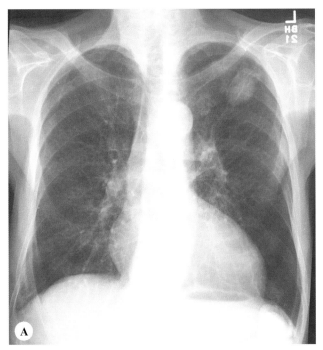

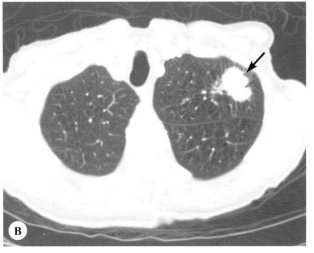

▲ 图 5-12　咳嗽咯血的患者
A. 正位胸部 X 线片显示左肺上叶肿块；B. CT 示针状肿块（箭）。此肿块证实为支气管癌

张和管壁增厚的支气管。同时请注意由于肺过度膨胀导致的横膈变平。如果你了解这名年轻人的临床慢性疾病病史，而且他的此次胸部 X 线片检查结果与之前的 X 线相比没有变化，你会明确地判断这个患者患有肺囊性纤维化。

图 5-19B 示弥漫性斑片状气腔浑浊不透光阴影，类似于充血性心力衰竭。然而，当了解到这名年轻人是一名险些溺水的受害者时，你可以正确地判断，这些浑浊不透光阴影确实代表了肺泡内的液体，是因为吸入水及险些溺水发生的肺水肿导致的。这名患者康复了，1 周后他的胸部 X 线片就变得清晰透光。

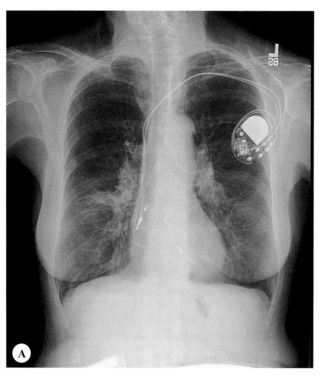

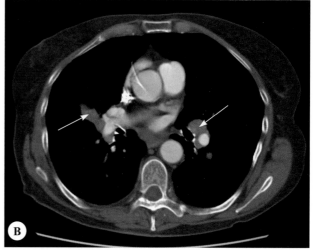

▲ 图 5-13　结节病伴双导起搏器植入的双肺门淋巴结肿大
请注意正位胸部 X 线片（A）肺门增大影。CT 静脉注射对
比剂（B）可区分不透光的肺动脉和透光的肺门肿大淋巴
结影（箭）

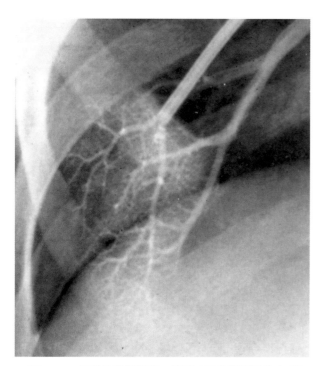

▲ 图 5-14　正常的肺微循环。楔形动脉造影显示肺内毛细
血管床

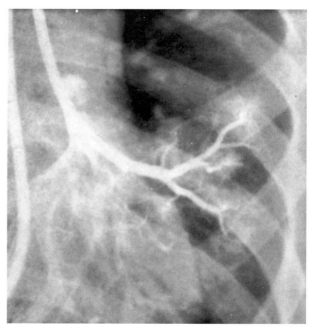

▲ 图 5-15　肺动脉高血压。由于末端小动脉变窄，分支稀
疏，这被称为修剪树状动脉造影。肺血流量减少 50%

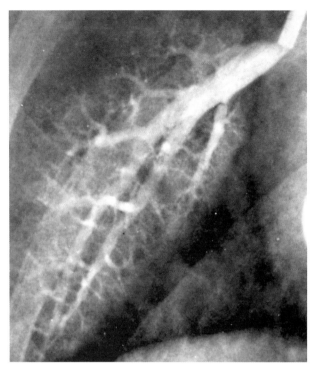

▲ 图 5-16　房间隔缺损患者的楔形动脉造影，左向右分流的血管增生，分流非常广泛，以至于肺流量增加到全身流量的 **470%**

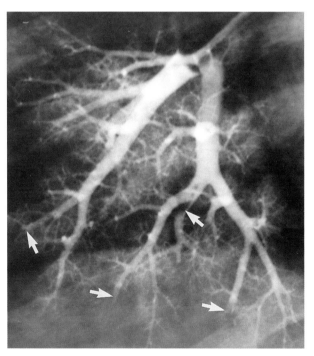

▲ 图 5-17　多发肺动脉栓塞。球囊闭塞型肺动脉造影显示底部多个小栓子，如腔内充盈缺损或尖锐截断（箭）

图 5-19C 示双肺内多发大结节性阴影。这些可能代表肿瘤类疾病的肺转移或由于静脉药物滥用导致的多发性肺脓肿。了解到患者有舌鳞状细胞癌的病史，这种肿瘤经常会转移到肺部，而且没有感染的临床表现，你就会正确地判断出这些大结节代表着转移性疾病。

五、肺气腔和肺间质疾病

肺内两种基本疾病在 X 线表现上确实有显著差异。

(1) 肺泡气腔病累及的是肺泡，也称为肺泡病，肺泡内充满液体或渗出物，取代了其中的空气。这些肺泡充盈的区域（无论是大而单一，多个或合并，随着疾病的进展）在胸部 X 线片上呈现白色且不透光阴影。各种各样的肺炎均表现出肺泡疾病，但不具有特异性，因为肺炎的 X 线片和许多其他的疾病过程都可以产生类似的 X 线片。当充血性心力衰竭时肺泡充满水肿液，当创伤性肺挫伤或肺出血肾炎综合征（Goodpasture 综合征）

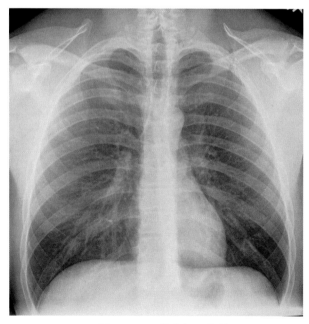

▲ 图 5-18　正常胸部 X 线片

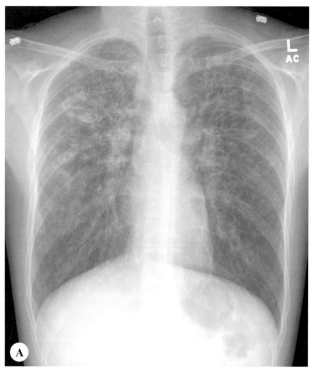

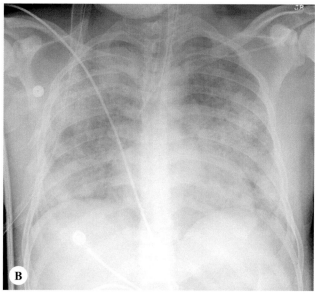

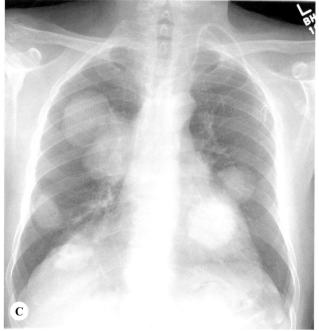

▲ 图 5-19 不透光影

时肺泡充满血液，或在误吸病例中充满胃内容物时，也可以看到肺泡呈白色且不透光阴影。

（2）肺间质病变通过其他相对通气良好的肺组织分布。任何肺间质病变最终都会产生或大或小的线状或球状致密影，并叠加在正常的肺内放射状小血管主干影上。

不幸的是，这两类病程都不能被解释为独立于患者临床信息外的病征表现，影像学上阳性诊断通常依赖于整个临床表现。结合患者的病史、体格检查和实验室数据，放射学检查结果将帮助你做出正确的诊断。

要注意，不要过于依赖胸部 X 线片显示的是肺气腔性病变，还是间质性病变的 X 线表现，因为在一些病理状态下，它们可能是共存的。例如，在伴有或不伴有肺水肿的心力衰竭时，胸部 X 线片上的异常阴影，最初是由增多的肺间质液包围小血管干并沿间质面推进至肺而产生的。随着时间的推移，这种液体溢出到肺泡，并产生逐渐合并的不透光的浑浊阴影团。因此，在心力衰竭中，肺间质性疾病与肺气腔性疾病表现常同时出现。

记住，双侧弥散性肺间质病变在胸部 X 线片上是非特异性的。事实上，有一百多种疾病都可能产生这种影像学征象。通常情况下，影像学和临床数据加在一起就有很大的可能性涉及一个特定的疾病的演变过程。放射科医生的报告除了按要求可以提供的胸部 X 线片的信息外，还需要尽可能多地了解相关临床信息。

现在，在你进入后文之前，试试对本部分的 X 线片做出一个最有可能的诊断。

六、临床信息的重要性

对于双侧弥散性肺间质病变患者，了解临床病史和表现非常重要，有助于缩小鉴别诊断。前文所述的 4 例患者均有双侧弥散性肺间质病变。虽然它们确实表现出差异，但没有一种是特异性表现。图 5-20 可见为条纹状线性病变阴影。图 5-21 可见更多的结节性间质病变阴影，图 5-22 也可见线状不透光阴影，主要是由肺门向外扩展。图 5-23 显示线性间隔影和斑片状肺泡不透光阴影。

然而，当你告诉放射科医生，图 5-20 中的这个人曾在充满硅砂，没有呼吸道保护措施的环境中工作多年，硅肺病就成了最有可能的解释。

你应该在对图 5-21 所示患者的申请中告知放射科医生，他已经因前列腺癌接受了几年的治疗。当你知道这一点（以及早期的胸部 X 线片是正常的），前列腺癌转移到肺部就成了几乎肯定的解释。

图 5-22 患者 X 线片提示，左乳缺失，注意左肺通透性增加。这种放射状自向肺门周围分布有时可见于乳腺癌由纵隔向肺外的淋巴管扩散，使淋巴管被肿瘤阻塞。这不是一种特异性表现，因为其他肿瘤也可以通过先转移至纵隔，然后沿淋巴向外进入肺部而产生相同的结果。这类患者常表现为突发的极度呼吸困难。这是图 5-22 中患者的主诉，虽然她在 5 年前做了乳房切除术，但来自乳腺癌的淋巴管扩散成为最可能的诊断。

最后，图 5-23 中的年轻男性也有双侧弥散性肺间质病变，并伴有斑片状肺泡浑浊影。他没

有明显的工业暴露史。但他病得很重，咳嗽发热。然而，当我们了解到他的人体免疫缺陷病毒（human immunodeficiency virus，HIV）血清检测呈阳性时，就很有可能诊断为卡氏肺囊虫肺炎（pneumocystis carinii pneumonia，PCP），并伴有获得性免疫缺陷综合征。这一诊断是推断的，也经临床证实。

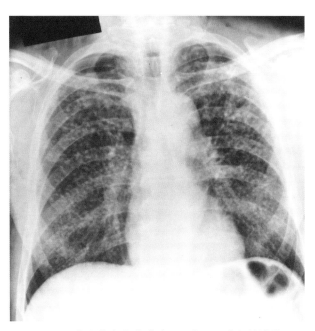

▲ 图 5-20　患者曾在充满硅砂且没有呼吸道保护措施的环境中工作多年

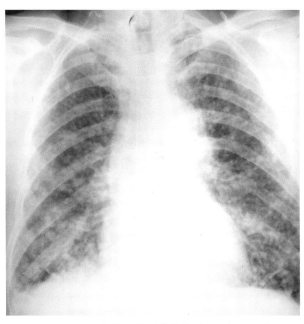

▲ 图 5-21　患者因前列腺癌接受了几年的治疗

记住，当你准备申请影像学检查时，要包括所有相关的临床信息，这样放射科医生才能给你最好的建议。

七、肺的高分辨率 CT

肺本身（即肺实质）的 CT 已被证明是弥漫性

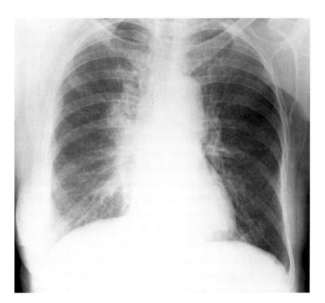

▲ 图 5-22　患者 X 线片提示，左乳缺失，注意左肺通透性增加

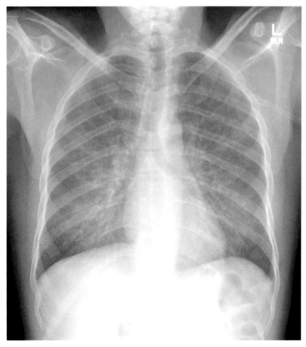

▲ 图 5-23　年轻男性双侧弥散性肺间质病变，并伴有斑片状肺泡浑浊影

肺疾病最有用的影像诊断手段。由于 CT 对细节的分辨力和对影像叠加的实质结构的分类能力，当胸部 X 线片显示正常或模糊时，CT 可以显示更明确的肺异常证据；当胸部 X 线片有异常时，CT 可协助放射科医生对患者的确切肺部状况做出更明确的诊断。

用于检查肺部的 CT 技术被称为高分辨率 CT（high-resolution CT，HRCT）。在患者深吸一口气后，可以获得非常薄的切片（厚度＜1.0～1.5mm）。图 5-24 显示的是使用肺窗查看的正常范例。值得注意的是，HRCT 的图像在支气管、血管、间质结缔组织和空气间隙的图像上的可视化要优于 X 线。图 5-25 再现一名特发性肺间质纤维化患者的胸部 X 线片和 HRCT。CT 可见支气管壁增厚和间质纹理浑浊影，也就是胸部 X 线片上见到的纹理增厚。

四种不同的肺类型 HRCT 比 X 线片更好地观察。网格状浑浊阴影是由于液体、纤维组织、炎症细胞或肿瘤细胞使间质纤维网络增厚而产生的。常见的 CT 表现为气道和血管周围组织增厚，称为支气管血管壁增厚。HRCT 也能更好地显示结节性阴影，尤其是小结节。这些可能代表炎症性疾病，如结节病和结核病，或转移性疾病。与 X 线片相比，HRCT 能更早地发现肺实变，如肺实质不清晰。常见的 CT 表现为"磨玻璃样"影，肺实质密度朦胧增加，但不遮盖其间的血管。肺实质磨玻璃样浑浊的识别非常重要，因为它们可能代表持续的急性疾病，如肺炎和肺水肿。肺实质浑浊减少的病灶可见于空气滞留的患者，或因肺部疾病而遭受肺破坏的患者。肺气肿的特征是远端气腔异常增大，常伴有气腔壁的破坏。肺囊肿直径可达 1.0cm 或更多，囊壁厚度＜3.0mm。

回顾 4 例弥漫性肺疾病患者的 HRCT，如图 5-26 至图 5-29 与正常 HRCT 比较。对每例患者重新进行了两种不同水平的扫描，并在图 5-27 和图 5-29 中显示了患者的 X 线片。1 例患者患有急性肺炎，伴有肺实质磨玻璃样改变；1 例为支气管周围明显增厚的网格状改变；1 例为结节性改变伴

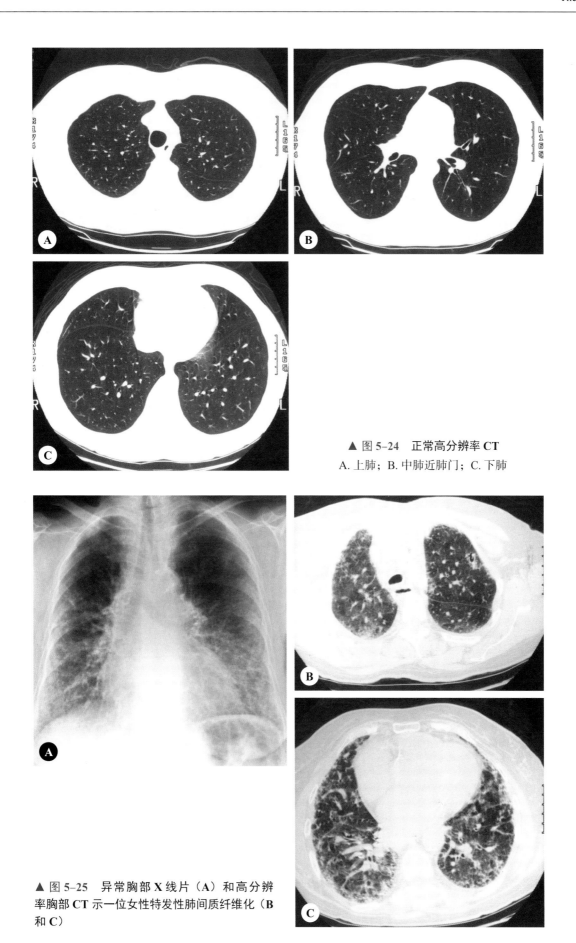

▲ 图 5-24　正常高分辨率 CT
A. 上肺；B. 中肺近肺门；C. 下肺

▲ 图 5-25　异常胸部 X 线片（A）和高分辨率胸部 CT 示一位女性特发性肺间质纤维化（B 和 C）

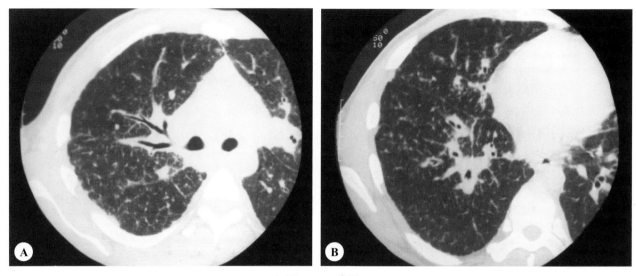

▲ 图 5-26　病例 1

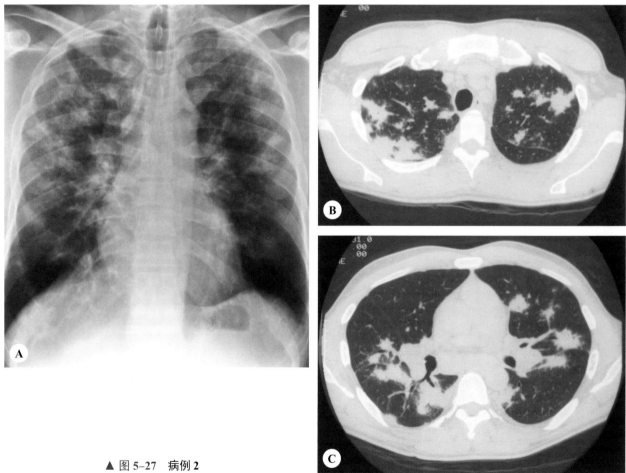

▲ 图 5-27　病例 2

双肺门淋巴结肿大；1 例为终末期肺疾病，伴有肺间质纤维化和病灶性肺实变减少（肺破坏区和肺囊肿）。在翻页之前，决定哪一组 CT 检查分别与这 4 例患者相匹配。

CT 检查 1（图 5-26）为以支气管周围明显增厚为特征的网格状改变，即如图 5-25 所示，与正常 HRCT 比较支气管壁增宽。本例已证实为结节病，胸部 X 线片表现为肺间质征。

CT 检查 2 为结节性肺改变及双肺门淋巴结肿大。图 5-27A 为患者的 PA 胸部 X 线片。CT 检查更容易看到肺结节（图 5-27B 和 C），因为它们不像 X 线片上那样相互叠加。这位患者的疾病已经有转移。

CT 检查 3 为以磨玻璃样肺实变为特征的急性肺炎。图 5-28A 和 B 可见两肺散在的模糊灰色阴影。这些区域代表富含空气肺泡空间内的炎性液体和细胞的渗出；它们呈现灰色阴影而非黑色，因为受影响的富含空气肺泡空间的密度因炎性液体的存在而增加。此患者被证实患有卡氏肺囊虫肺炎并伴有获得性免疫缺陷综合征。临床高度怀疑肺囊虫肺炎的患者一定具有高 HIV 暴露的风险，即使是患者的胸部 X 线片可能是正常，或者是临床已怀疑是肺炎胸部 X 线片的患者，HRCT 能够会提供更"戏剧性"的图像。

最后，CT 检查 4（图 5-29）属于终末期肺部疾病，以广泛纤维化和肺实质破坏为特征。在患者的正位胸部 X 线片上（图 5-29A），间质异常区域（网格状改变）穿插着肺实变减少区域（肺破坏区和肺囊肿）。其为多年慢性特发性肺纤维化患者。

图 5-26 至图 5-29 HRCT 检查 4 例弥漫性肺部疾病患者。

现在你已经看到了卓越能力的 CT 显示肺实质异常的例子，你可能想知道应该多长时间要求患者做这种检查。显然，对于胸部 X 线片正常或接近正常且临床表现与肺部疾病相符的患者，应要求进行 HRCT 检查。此外，当胸部 X 线片显示异常，但需要进一步明确肺类型时，HRCT 是有帮助的。

问题

未知 5-1（图 5-30）

一名已知为静脉注射吸毒者（海洛因）的年轻人以高热、出汗和咳嗽入院。你的结论是什么？

未知 5-2（图 5-31）

一名 65 岁吸烟男子因劳累性呼吸困难寻求医疗帮助。看 CT 你考虑是什么情况？

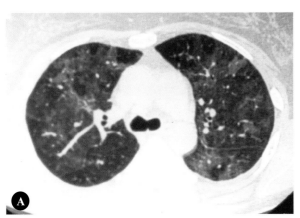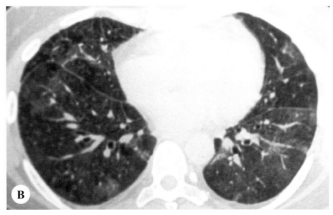

▲ 图 5-28　病例 3

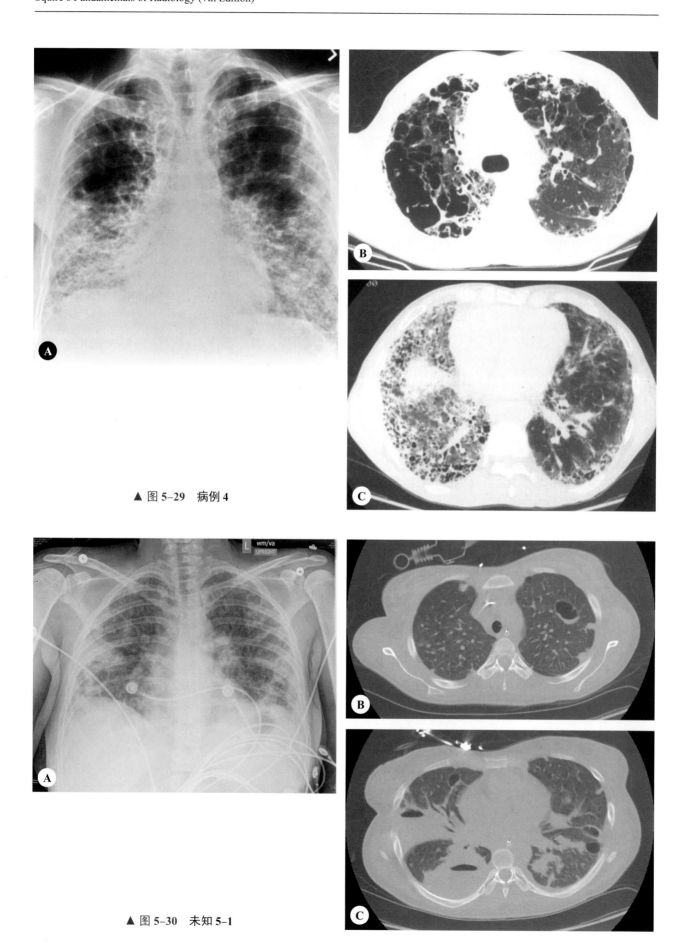

▲ 图 5-29　病例 4

▲ 图 5-30　未知 5-1

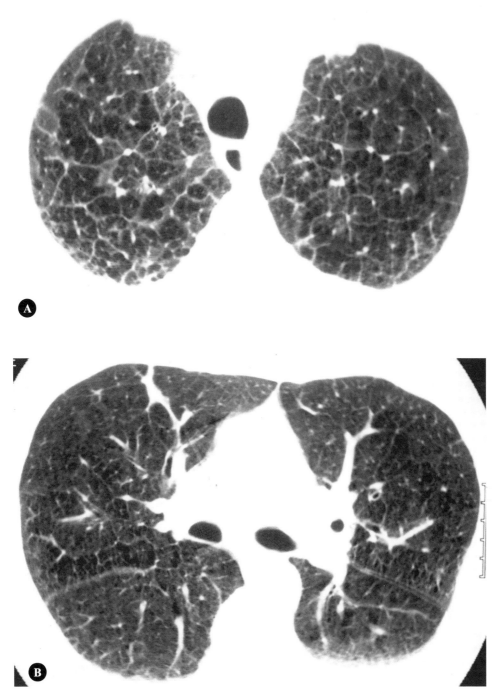

▲ 图 5-31　未知 5-2

第6章 肺实变和肺结节
Lung Consolidations and Pulmonary Nodules

一、全肺实变

在实际应用中，我们所说的大面积肺实变是指整个肺、整个肺叶或至少整个支气管肺段已经达到软组织密度，并且由于病理过程而基本上变得无空气。肺达到软组织密度或不透明的部分会形成与心影密度大致相同的均匀阴影，其投影显示的不透明阴影与所涉及部分的形状有关。本章的主要目的是了解全肺实变和单叶实变的 X 线表现。

在图 6-1 中，我们为你绘制了 X 线检查结果，当其中一个或另一个整个肺变成不透光阴影，但大小或形状没有改变时，你必须预料到。首先注意图 6-1A 中，正常的心影（白色）被两侧正常通气的肺（黑色）所遮蔽。因此，覆盖肝脏和脾脏的两个圆顶膈影也清晰可见，因为它们上方的肺有空气。在直立患者左膈内侧下方的胃泡，可见为在水平液面以上的胃底内部的透光空气影。

现在假设整个左肺实变，见图 6-1B。心脏、纵隔结构和致密肺的密度相同（白色），它们的阴影重叠融合在一起，因此左心边界消失。它们还与脾脏和肝左叶的阴影重叠融合，因此失去了左横膈的轮廓，只有通过胃中的空气到达 X 线的射线才能显示其位置。回顾第 2 章的尸体剖面图，检查胃、脾、膈的这些关系。

如果左肺保持正常，右肺实变，胸部 X 线片显示为 C 型。肝脏、右肺和心脏密度几乎相同，它们的阴影重叠融合。右心和右膈的边界不再可见。

通常在胸部 X 线片上看到的边界或界面消失意味着邻近肺部的实变，因为常见的空气 – 固体 X 线界面不再存在。有趣的是，即使肺部布满了

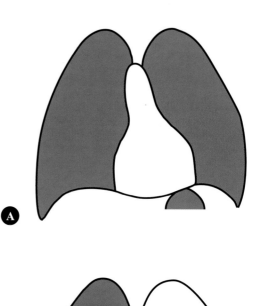

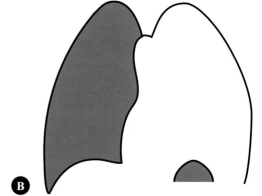

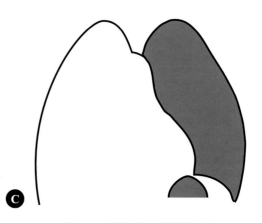

▲ 图 6-1 肺实变 X 线检查结果

小的弥散性肿瘤结节，仍然含有足够的空气，结节的边界上表现得像通气良好的肺。图 6-2 的患者尸检证实双肺转移性肿瘤结节；由于弥散性病变周围的肺泡中有空气，所以可以看到心影和两侧膈肌。

　　X 线与图 6-3 对比，肺炎使整个右肺上部实变，导致纵隔和心脏上部边界不清。但是右膈和右下心脏的边界被保留了下来。

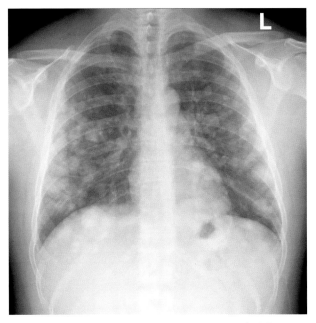

▲ 图 6-2　患者尸检证实双肺转移性肿瘤结节

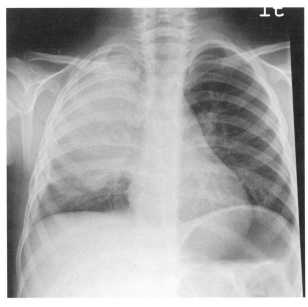

▲ 图 6-3　与图 6-2 对比

　　任何针对纵隔的实变都会导致部分纵隔边界丧失，肺基底的任何实变都会抹去横膈的边界或其中的一部分。因为心脏在胸部的前半部分，肺实变会消除了心脏的边界，当然也是位于肺的前部。因此，你不会感到惊讶的是第一次亲自观察到这种现象时，尽管一侧的横膈没有出现，而此侧肺下部显得致密，但通过它可以清楚地看到心脏的边界，并被并置的充满空气的前肺衬托出来。当你看到这个现象时，你会准确地推断出，与横膈接触的下肺叶是实变的，而肺的其余部分则充气良好。

二、单一肺叶的实变

　　在透视的肺图中，你可以清楚地看到为什么实质的下肺叶抹去了横膈的阴影，以及上肺叶，不接触横膈，如何充满空气，在胸部前部的心脏上，并在 X 线上保持它的轮廓。你也可以马上看到，随着右上肺叶和中肺叶的实体，右心界会消失，但横膈的轮廓会被通气良好的下肺叶保留。请记住透视图中这两个主要裂缝的斜面是很重要的，因为它们的位置在横斜向视图中通常是可见的，并且与异常区域有着重要的关系。胸膜裂通常包含两层接触的肺胸膜，在正常胸部 X 线片上，只有胸膜切线在两侧被肺勾画出密度细线时才能看到。右边的小裂缝应该被认为是大致水平的，从大裂缝的中间向前方和外侧延伸，形成右上叶底和右中叶顶。在 PA 透视图上，常可见一条细线向肺门侧向延伸。

三、单一肺叶仅一部分实变

　　当大面积的实变涉及整个肺或整个肺叶时，你就有一定的线索来判断肺实变的程度，有时这些线索也能帮助你确定肺中实变斑块的位置，它并不占据整个肺叶或支气管肺段，而只占据一个肺叶或支气管肺段的一部分。所有肺组织相对于膈肌面的实变会导致膈肌轮廓完全消失，但对膈肌面外侧的致密实变只会导致其轮廓的外侧部分消失，留下内侧部分仍然可见（图 6-4 至图 6-11）。

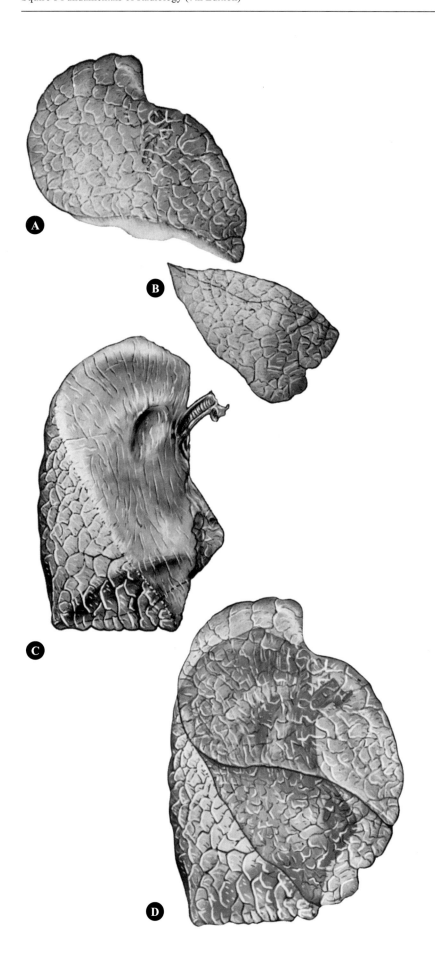

◀ 图 6-4 右肺透视图，从侧面看，分为上叶、中叶和下叶（**A** 至 **C**）和组合在一起的图（**D**），患者面向你的右侧。彩图示右肺单叶的透视图

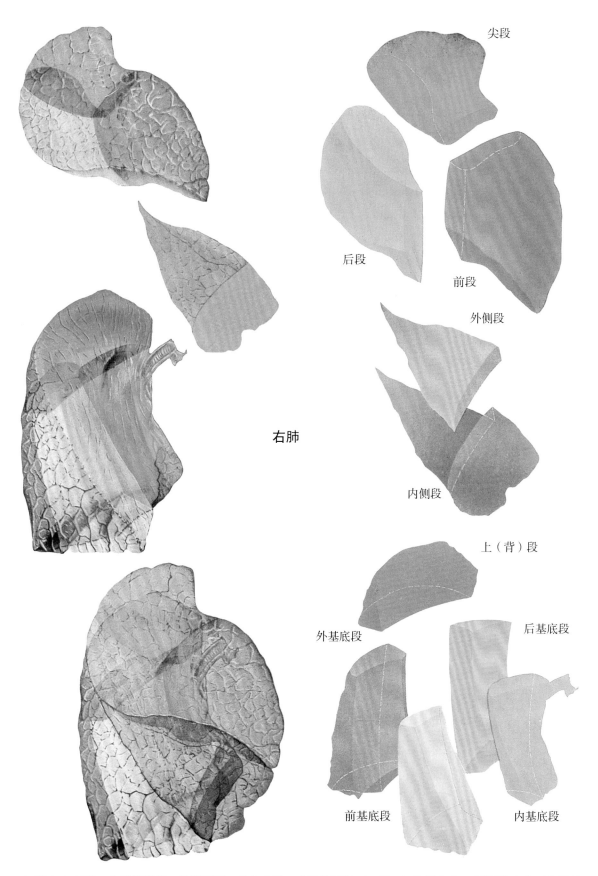

尖段

后段

前段

外侧段

内侧段

右肺

上（背）段

外基底段

后基底段

前基底段

内基底段

▲ 图 6-4（续）　右肺透视图，从侧面看，分为上叶、中叶和下叶（**A** 至 **C**）和组合在一起的图（**D**），患者面向你的右侧。彩图示右肺单叶的透视图

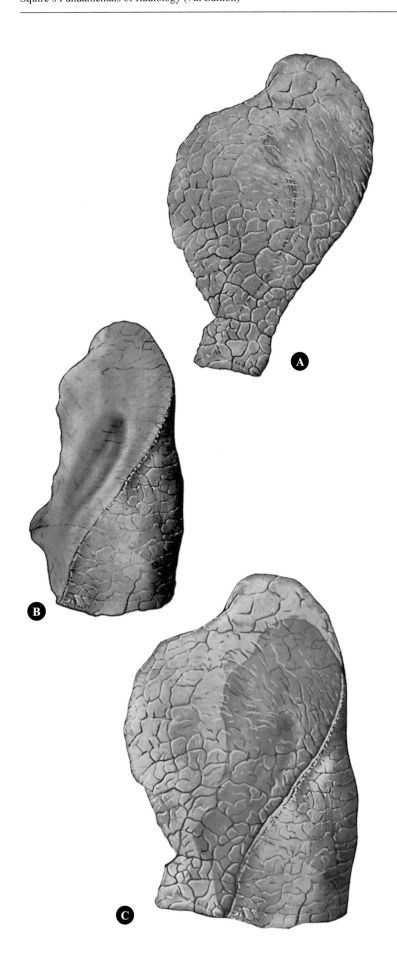

◀ 图 6-5　左肺透视图，从侧面看，分为上下两个肺叶（A 和 B）和组合在一起的图（C），患者面向你的左侧。注意左右两肺之间的异同在于右肺中叶与左肺上叶舌段（即上叶尖段部分）。在 PA 透视图上，两肺的不透光导致心脏轮廓下方模糊。彩图示左肺单叶的透视图

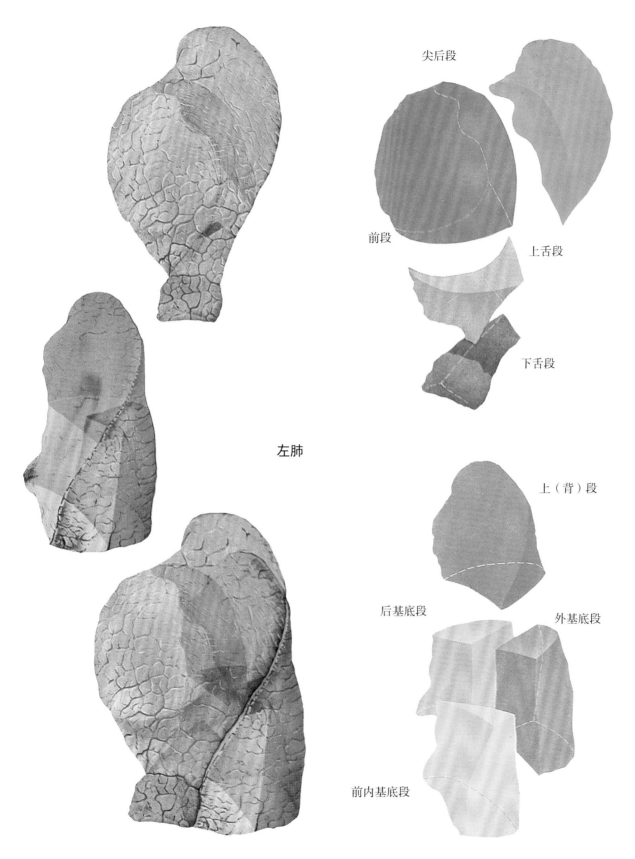

尖后段

前段

上舌段

下舌段

左肺

上（背）段

后基底段

外基底段

前内基底段

▲ 图 6-5（续）　左肺透视图，侧面看，分为上下两个肺叶（**A** 和 **B**）和组合在一起的图（**C**），患者面向你的左侧。注意左右两肺之间的差异在于右肺中叶与左肺上叶舌段（即上叶尖段部分）。在 **PA** 透视图上，两肺的不透光导致心脏轮廓下方模糊。彩图示左肺单叶的透视图

（一）右肺诸叶

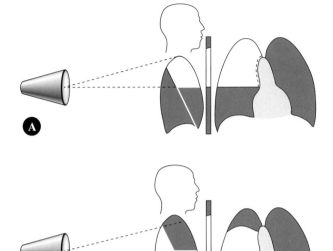

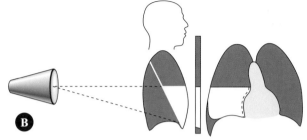

▲ 图 6-6　右侧三个肺叶各自投影
A. 右肺上叶实变，其下边缘被位于叶间裂下的充满空气的肺中叶所勾画；B. 只有右肺中叶实变。注意，在 PA 透视图中，它并没有延伸到横膈外侧插入处的肋膈沟；C. 右肋膈沟因右下肺叶实变，可见的实变肺组织轮廓不清。在这些图中，心影被渲染成灰色，以明确肺实变阴影的形状，但在实际的 X 线中，心影的不透明度会与 B 中肺叶的不透明度合并，虚线勾勒出消失的边界

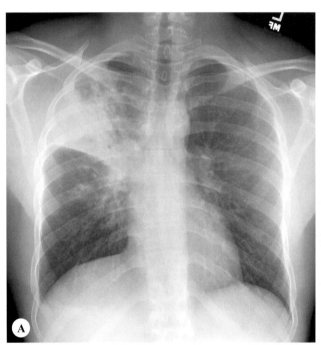

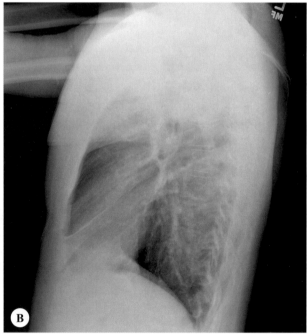

▲ 图 6-7　右上肺肺炎患者的 PA 和侧位片，同一患者的轴位（A 和 B）和矢状位 CT（C 和 D）。在正位图和侧位图及矢状位 CT 上，实变的下边缘位于叶间裂处

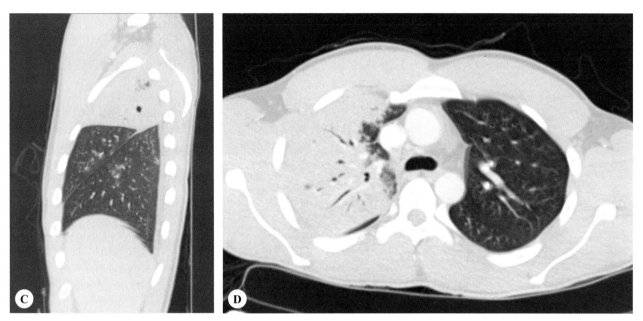

▲ 图 6–7（续）　右上肺肺炎患者的 PA 和侧位片，同一患者的轴位（A 和 B）和矢状位 CT（C 和 D）。在 PA 和侧位图及矢状位 CT 上，实变的下边缘位于叶间裂处

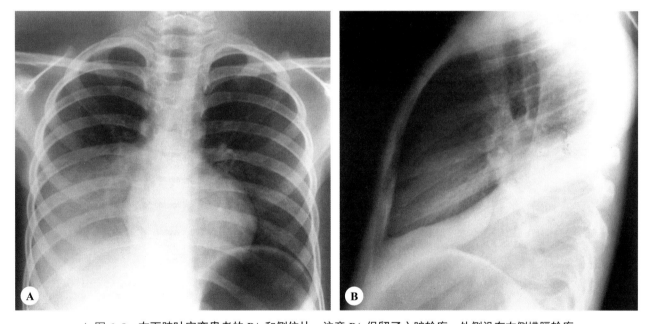

▲ 图 6–8　右下肺叶实变患者的 PA 和侧位片。注意 PA 保留了心脏轮廓，外侧没有右侧横膈轮廓

（二）左肺诸叶

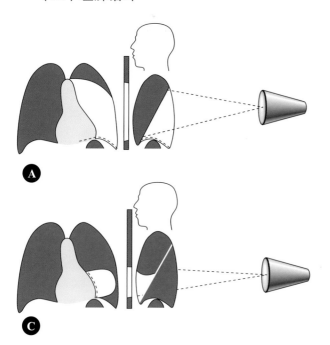

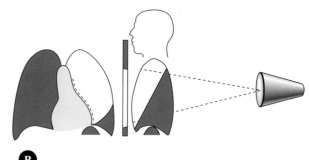

▲ 图 6-9　左肺两叶的投影

A. 左肺下叶实变。膈边界消失（虚线），因为左肺下叶实变和脾脏不透光影合并。如果存在胃泡，左膈的大致位置可由胃泡指示。左心缘并没有消失，但通过不透光的下肺叶可以看到，因为在左上肺叶前部舌叶的空气仍然使它变得清晰；B. 整个左上肺叶巩固，左心边界消失，但由于下肺叶上方有空气，可见膈肌；C. 只有左上肺叶舌叶部分实变合并，使左心缘消失。预测左肺上叶实变患者可在 PA 和侧位片的影像学有所表现

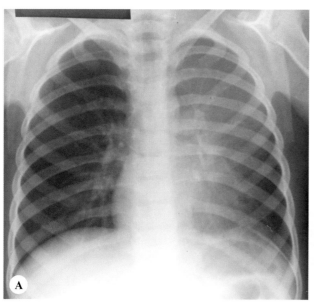

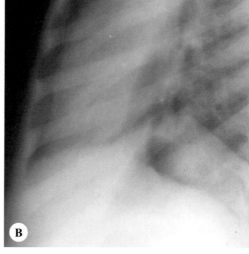

▲ 图 6-10　PA 和左侧位片上肺炎患者的左上肺叶实变。侧位片上的实变后缘代表左肺的叶间裂

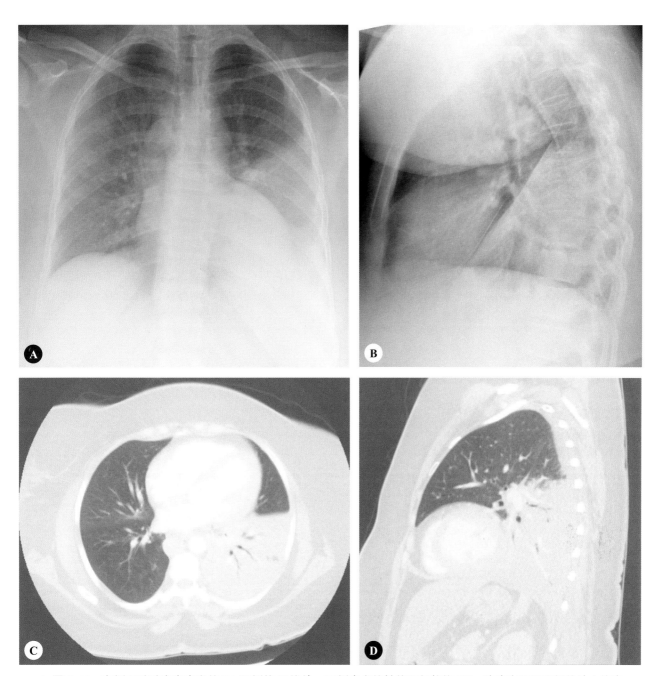

▲ 图 6-11　左侧下肺叶实变患者的 PA 和侧位 X 线片，同例患者的轴位和矢状位 CT。注意左膈肌和侧位片上均未见左膈肌。侧位片上的实变前缘代表左肺的叶间裂。左心影可见，因为病变没有涉及左上肺叶的舌叶

　　某一天你可能会在胸部 X 线片上看到左下肺看起来不透光，但如果你能看到整个横膈边缘，你就会知道下肺叶内一定含有空气。然而，如果你看不到横膈边缘的任何部分，但仍然可以通过致密实变的肺看到左心缘，你就会知道，相对于对着致密的心影上肺叶一定含有空气。这两张图都不能称为全肺实变。

　　在图 6-12 中，你也不会把图 6-12 中所示的一片局部实变称之为涉及整个肺叶的实变；相反，你会认为它涉及胸腔后部的一个或多个支气管肺段的大部分，因为此时心脏边界显示较好。

　　现在你已经可以从解剖学上识别并定位肺内

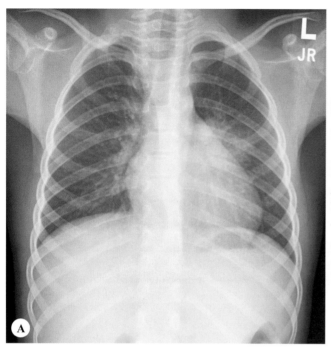 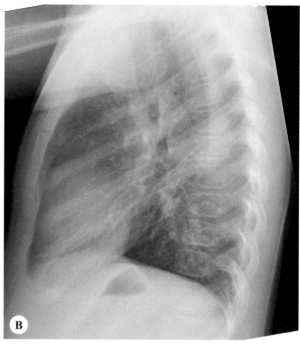

▲ 图 6-12　PA 和侧位片上肺炎患者只显示左肺下叶的上（背）段实变。注意侧位片上提示脊柱中部的不透光程度
增加。隔膜边界保持不变。你知道从 PA 上来看，这片实变斑块不是靠前部分的，因为心影非常清楚

的大片实变区域，与前文中看到的分散的小的不
透光区域相比，你可能有些急切地想知道如何标
记它们。正如我们所说的，肺炎和肿瘤都可以在
肺中产生实性改变的区域，从而产生上述结果。
目前的说法是，与肺间质性疾病相对的是肺气腔
性疾病，并试图在胸部 X 线片上彼此区分。的确，
大叶性肺炎的实变应该被认为是纯肺气腔性疾病。
另外，肺的其他异常，即整个病理改变都是肺间
质性的，在 X 线上确实会产生线状密度影。然而，
任何严格试图从 X 线表现将所有疾病归类为肺气
腔性疾病或肺间质性疾病的人，都会经历令人非
常失望和沮丧的经历，因为只有一部分疾病在病
理上表现为纯粹的肺气腔性改变或纯粹的肺间质
性改变。而其他情况，如肺水肿合并充血性心力
衰竭和肺结核，可同时累及肺间质和肺泡。

　　肺因萎陷而无空气，除了有证据显示受累肺
的大小和形状发生改变外，其外观与实变基本相
同。当然，胸腔积液也会在胸腔内产生不透光
影，使其所包裹的健康肺模糊不清，并导致膈肌

轮廓消失。

　　此外，在肺炎和肿瘤中，除了肺本身的原发
性实变外，一些肺不张和胸腔积液也是常见的。
你必须记住，这些过程在病理上是一起的，因为
它们都可能会产生非常相似的阴影，通常不可能
通过只研究最初的 X 线来区分彼此。在接下来的
章节中，你将学习如何确定胸腔积液的存在，以
及如何分析判断肺叶萎陷的特殊信息。将它们添
加到我们上面所述的实变迹象中，并在每个层面
系统地解释胸部 X 线片的改变。

　　在第 4 章中，你建立了一个系统，通过测量
骨骼结构和软组织来开始研究胸部 X 线片。在第
5 章中，你增加了对肺门及其逐渐变细的血管和肺
实质本身的系统调查。在本章中，你增加了一项
检查，以确保是否有大的肺块不透光阴影，心脏
边界和两侧的横膈轮廓都存在。你正在逐渐建立
对胸部 X 线片的仔细分析，这将帮助你现在使用
X 线数据，并在了解你自己的患者的 X 线片方面
的信息为你的患者服务。

问题

未知 **6-1**（图 **6-13**）和未知 **6-2**（图 **6-14**）。

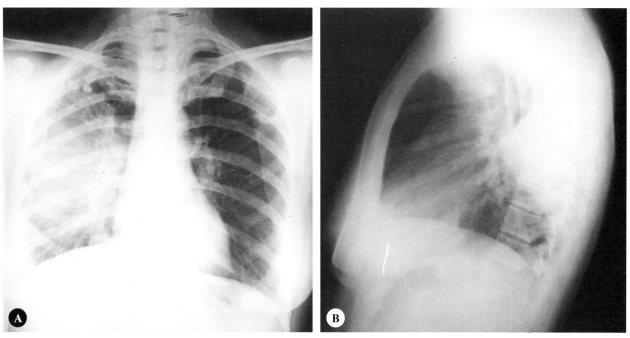

▲ 图 6-13　未知 **6-1**。临床上这名年轻女患者被诊断患有肺炎。请判断到底是右肺的哪个部分有实变呢？是肺气道性疾病还是肺间质性疾病

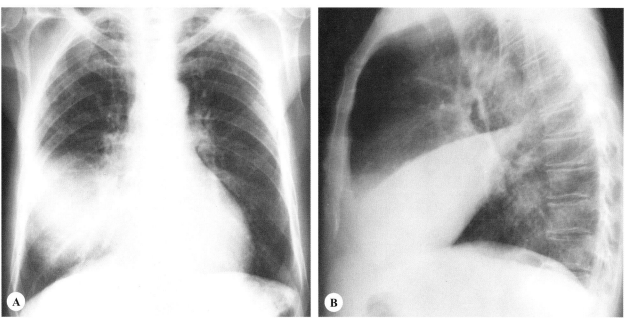

▲ 图 6-14　未知 **6-2**。这里又是哪个部分的肺实变

四、单发和多发肺结节

当胸部 X 线片检查偶然发现孤立性肿块密度（肺结节）时，就会出现特殊的处理问题。在患者的胸部 X 线片上发现任何这样的阴影都必须经过认真的思考和诊断检查（图 6-15）。孤立性肺结节可能不是很重要的，如以前的组织胞浆菌病或结核病引起的陈旧肉芽肿，或像肺癌那样严重的东西（图 6-16）。如果一个结节是肿瘤，它可能是良性或恶性肿瘤；如果是恶性的，可能是原发性肺癌，也可能是远处原发性肺癌的单一转移（图 6-17）。

当你在胸部 X 线片上看到单个肺结节时，最经济和最有效的处理方法是检索患者既往的胸部 X 线片进行比较。如果该肺结节在既往 2 年或更早的 X 线上可见，并且结节没有变化，则可以认为该结节为良性的陈旧性肉芽肿，可继续每隔 3～6 个月连续复查。如果肿块中含有密集颗粒状的钙，也可能是良性肉芽肿。如果没有旧的 X 线，或者如果结节在早期 X 线上没有出现，那么必须

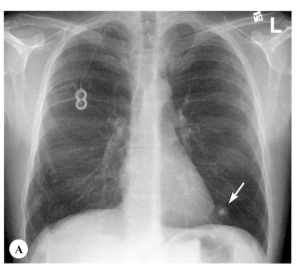
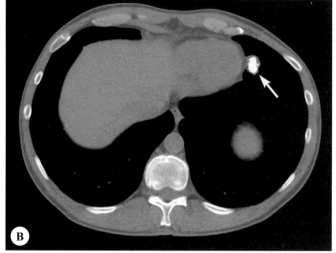

▲ 图 6-15　正位片和骨窗轴位 CT 提示左下肺单发钙化结节（箭）。CT 可见致密的白色钙化

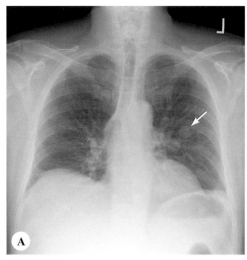
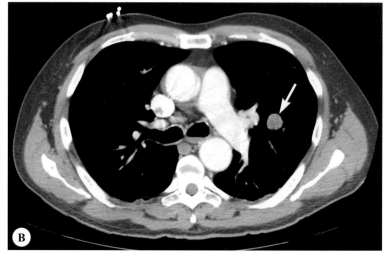

▲ 图 6-16　A. 孤立性肺结节患者（箭）。1 年前的 X 线显示正常，结节未见钙化。B. 图 6-16A 患者 CT 显示结节（箭）为软组织密度，经活检证实是肺癌

对此结节进行独立诊断评估。

首先要确定肿块是否确实是单个肺结节，因为如果存在多个结节，那么临床检查必须集中于寻找转移性疾病或与多个结节相关的炎症条件，如结节病或组织胞浆菌病。胸部 X 线片本身应仔细检查是否有其他结节，如果没有发现，则应要求进行胸部 CT 检查。CT 可显示较小的而 X 线无法显示的结节，或者位于 X 线难以或不可能识别的位置的结节。此外，当结节是原发性肺癌时，CT 可显示其是否已转移至纵隔，而这些在胸部 X 线片上时常是看不到的。如果 CT 未见其他结节，也未发现纵隔淋巴结，则需要进行组织诊断。如果结节位于肺外周，可以在 CT 引导下经皮穿刺活检获得组织样本。可以抽取材料进行细胞学和细菌学检查。这部分内容将在第 19 章中进行更详细的讨论。

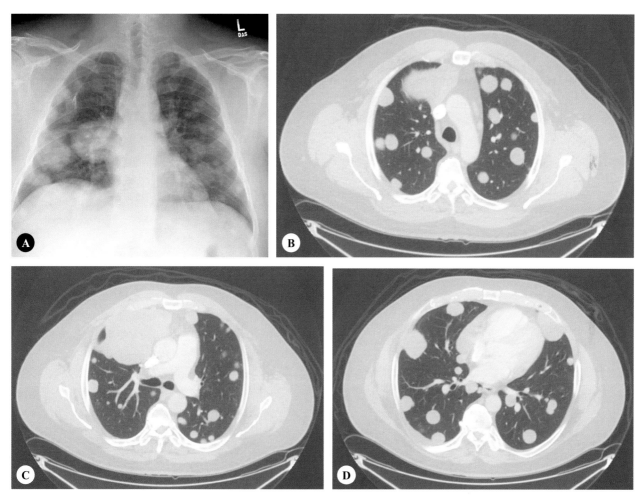

▲ 图 6–17 男性患者，下肢软组织肉瘤转移性多发肺结节
A. 正位片示多发肺结节；B 至 D. 三个不同水平的 CT 显示结节比胸部 X 线片更清楚

第 7 章 横膈、胸膜腔和肺栓塞

The Diaphragm, the Pleural Spaces, and Pulmonary Embolism

就像你在影像上看到的心脏轮廓阴影样，它位于两侧透光的肺阴影之间呈现为软组织密度影，所以你能看到横膈的圆顶，因为充气的肺与隔膜和腹部的软组织密度影并存。在 X 线上横膈穹窿下方的综合密度影中包括肺后部的一部分，以及紧邻的肝或脾密度影，它们坚实地贴在其下凹面上。在横膈穹窿以上，X 线只穿过空气密集的肺。因此，在胸部 X 线片上，横膈及其附属器官的轮廓清晰可见，在上方肺野透光的衬托下呈白色（图 7-1）。

在 X 线解剖学上，我们指的是"横膈"是由一块附着在剑状软骨和其下方的六个肋软骨、肋骨和上腰椎上的薄肌肉组成，横膈本身对胸部 X 线片上的白色密度几乎没有贡献。如图 7-2 所示，腹膜腔内有自由空气，仅可见薄肌层，其上下均有空气。通常当一个弯曲的壳状结构被 X 线照射时，你看到的是横膈的一部分，它被光束以切线的方式穿过。虽然它看起来是线性的，但你会从 X 线密度的角度思考，知道它是一个圆顶壳，把胸部和腹部分开。

在大多数患者站立拍摄的正位胸部 X 线片上，可以看到胃底高靠膈肌，通常含有吞咽的空气、液体和食物物质。一个典型的胃泡（图 7-1）显示了一条标记气液位的直线，在这条直线的上方空气提供了一个透光袋，更多的射线可以通过它。

同样的 X 线，如果 X 线束流仍然指向矢状方向，则不会显示出液面，因为 X 线束流会垂直撞击液面。请注意，在图 7-1 中，似乎看到隔膜本身的厚度，因为它的上方和下方都有空气，但你实际上看到的是隔膜和胃底壁。

花点时间考虑一下在 X 线摄影中你可以用

空气和流体水平做什么。任何包含气体和流体的中空结构，无论是正常的还是异常的，只要光束穿过流体平面，就会显示出一个流体平面。因此，通过将患者向多个方向倾斜，并始终将光束

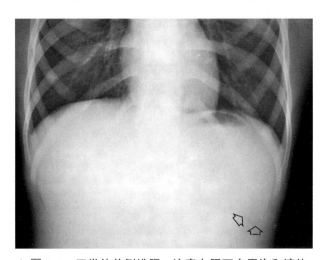

▲ 图 7-1 正常的单侧横膈。注意左膈下有胃泡和液体。箭标明脾尖。只看到与 X 线切线方向的左膈肌穹窿。它的胃壁贴着其下表面。横膈前后倾斜弯曲的部分是斜向横梁的，因此根本看不到。右膈肌则紧贴肝脏

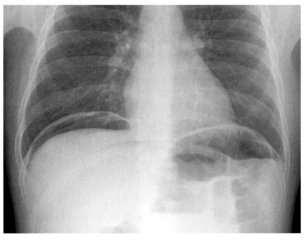

▲ 图 7-2 站立位时横膈 X 线片显示患者在钝性创伤和肠破裂时，导致大量腹腔内游离空气。注意肝和右膈之间聚集的游离空气

水平投射在空气 – 流体界面的表面，放射科医生可以一块一块地看到腔体的整个内部。这项技术可以应用于胃的内部，脓肿腔的内部，或胸膜腔的内部，当它包含液体和空气，空气因此成为一个有用的对比介质，形成一个 X 线成像形成的

中空投射影。

　　将呼气时的胸部 X 线片与同一患者深呼吸时的胸部 X 线片进行比较（图 7-3 和图 7-4）。通气不良的肺泡和拥挤的血管自然会降低肺的透光性。需要注意的是，在呼气时，弹性纵隔和充满液体

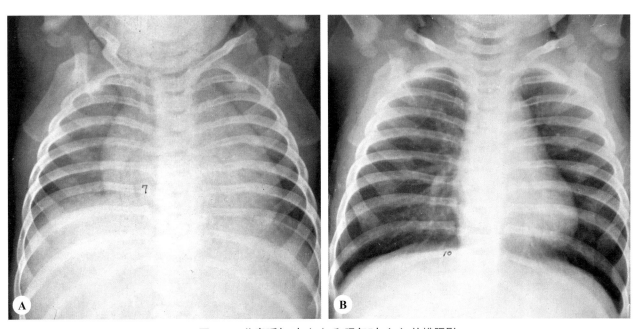

▲ 图 7-3　儿童呼气时（A）和吸气时（B）的横膈影

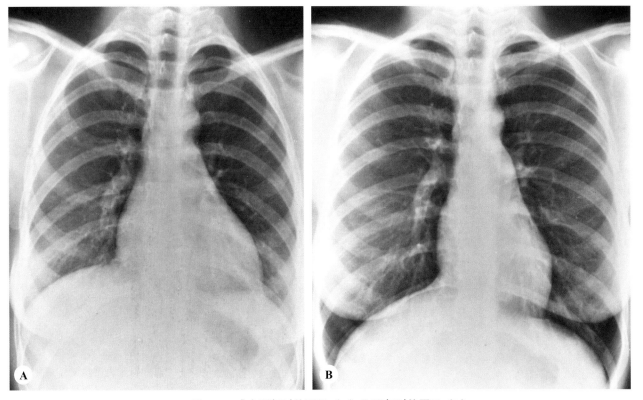

▲ 图 7-4　成人呼气时的膈肌（A）和吸气时的膈肌（B）

的心脏被升高的横膈向上压缩，因此它们投下了一个明显更宽的阴影，似乎心影被放大了。这也适用于在不同期相时拍摄的任何 X 线，这也是为什么在你对任何 X 线的观察过程中确定膈肌水平对你很重要的另一个原因。如果患者有能力的话，一定要劝其深吸一口气。在你试图从胸部 X 线片上得出任何结论之前，你必须检查横膈的位置，判断患者是否已经这样做了（图 7-5）。如果呼气时拍的胸部 X 线片不被认为是呼气时拍的胸部 X 线片，一个心脏大小正常的患者就有可能被误诊为心脏增大！

因为胃泡（只有在胃中有空气的情况下才会出现）通常紧挨着左膈肌下的表面，所以它应该包括在你的胸部 X 线片检查中。横膈和胃底之间的任何东西都会使气泡向下移位。例如，当胸部出现大片高密度影时就在左膈肌上方会导致正常膈肌轮廓消失，正如前文看到的，胃泡的位置可能会告诉你膈肌的位置。在侧位片上，一个横膈阴影下的胃泡的存在决定了哪个是左横膈（图 7-6）。虽然解剖学家认为并将横膈看作是一块单独的肌肉和肌腱，将胸部和腹部分隔开，但放射科医生在胸部 X 线片和透视机上看到的是位于心脏两侧的两个弯曲的软组织密度影。放射科医生称之为"左右膈肌"。用这种方法来描述双侧横膈是很方便的，因为它们往往会独立地对胸上或腹下的单侧疾病做出反应。

因此，在成人胸部 X 线片上看到的双侧横膈，通常是两条平滑的曲线，从第十或第十一肋骨的中线出发。你应该练习倒数靠近脊柱的后肋骨，以确定横膈的水平。在你看过的几张胸部 X 线片上尝试一下（确保从胸锁连接处逆向追踪第一肋骨）。如果你在临床的一天中，在几个实际患者的 X 线上确定膈肌的水平，你会发现住院患者往往在该水平上表现出相当大的变化。健康人做胸部 X 线片检查时认真地听从技术人员的"深呼吸"要求，但是生病、疲惫、痛苦困扰的患者可能无法做到这一点。此外，健康人通常是站立着接受 X 线检查，而患者可能会不能这样做；在 X 线检

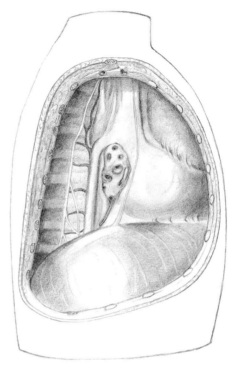

▲ 图 7-5　横膈和肋膈沟右侧胸壁被切除。需要关注的是在更前的横膈穹窿水平以下的肺下叶有较大的后空间。在正位片上，这部分肺可能被横膈遮挡

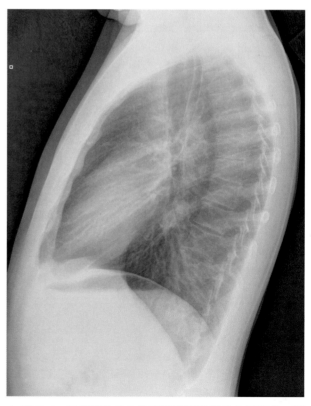

▲ 图 7-6　正常侧位片上的双侧横膈轮廓均向后弯曲。哪个是左侧膈肌？这里很容易判断，左边膈肌稍高，因为胃泡靠近它的下方

查设备上，当你站立时做深呼吸要比仰卧时容易得多。不深呼吸的结果当然是靠近横膈的肺下部充气不足，因此在胸部 X 线片上表现的密度稍大，给人一种不正常的表象，而实际上是并不存在。

膈肌可能因腹腔积聚大量液体而抬高，如腹水患者。由于肠梗阻导致大肠或小肠的许多肠襻膨胀，隔膜通常会处于高位，也可能被限制其向下运动，即对腹痛做出的反射性反应。出于同样的原因，腹部手术后几天，它通常会处于高位，并在运动中呈"夹板"样固定。你同样也可能会认为在妊娠晚期时横膈会很高，事实也确实是如此（图 7-7）。

膈肌在任何情况下都可能被压扁，从而大大增加胸廓内结构的体积。因此，在肺气肿中，随着不可逆的空气滞留在肺中，并逐渐增加过度膨胀，横膈低而平。它的边缘呈锯齿状，因为插入到肋骨下部的部分变得清晰可见。膈肌也可能因大量胸腔积液或肺肿瘤肿块而导致胸腔容积增加而受到抑制（图 7-8）。

一、胸腔积液

胸膜是一个封闭的空包膜，其中一侧［肺（脏层）胸膜］覆盖在肺表面，浸润肺叶间裂隙，另一侧（壁层胸膜）贴在胸廓内表面。由于胸膜炎症和瘢痕增厚而在正常情况下不易被 X 线发现，当 X 线切线照射到胸壁时，胸膜可以被发现。肺叶间裂的两层胸膜厚度通常在正位片上表现为一条细白线，从右肺门直向外侧延伸，因为肺叶间裂通常是水平的。在侧位片上，只要它们恰好与 X 线束平行，左右两侧大的叶间裂隙和右侧的小的肺叶间裂隙都可以看到。大的肺叶裂隙如果太斜，在正位胸部 X 线片上看不到，但在 CT 上可以很好地看到（图 7-9 和图 7-10）。

胸膜间隙，虽然通常是空的和塌陷的，但可能包含液体或空气或两者兼而有之，任何一种都会改变胸部 X 线片的外观。一侧大量积液会使纵隔移位到另一侧，使横膈受压，使部分肺萎陷，使整个一侧胸腔致密发白。大量或少量的空气可

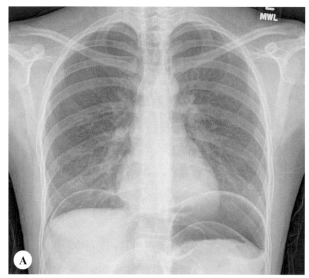
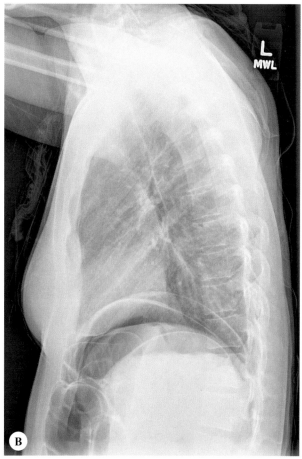

▲ 图 7-7　未知 7-1。为什么这位患者的膈肌升高了

能通过胸膜表面破裂进入胸膜腔，或者在肋骨断裂末端刺穿肺部创伤后进入。如果胸膜空气量大，可以看到部分肺向纵隔侧塌陷。小气胸的诊断依赖于观察肺胸膜边缘，它与胸壁分离，超过胸膜边缘找不到肺纹理的延伸。

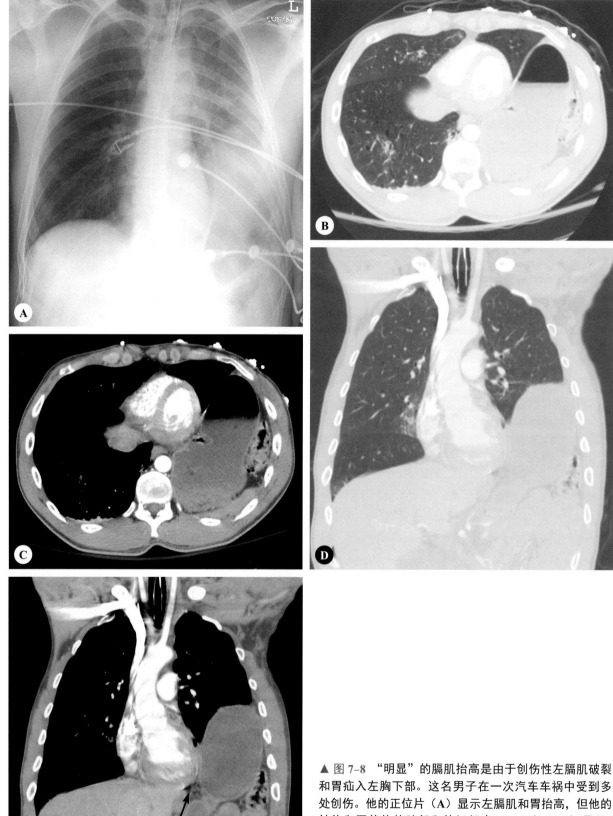

▲ 图 7-8 "明显"的膈肌抬高是由于创伤性左膈肌破裂和胃疝入左胸下部。这名男子在一次汽车车祸中受到多处创伤。他的正位片（A）显示左膈肌和胃抬高，但他的轴位和冠状位的肺部和软组织窗口 CT（B 至 E）显示，横膈已经破裂，胃通过横膈撕裂疝入左下胸部。注意肺窗轴位扫描（B）上胃气液水平。箭（E）表示创伤横膈的开口

大量胸腔空气或液体是很容易观察到的，但小剂量则要困难得多。如果你再看正位胸部 X 线片中任何正常的膈肌边界，你会看到它横向倾斜与胸壁形成一个尖锐的角度。下叶的基部在横膈上凸起成杯状，从侧面伸入凹处，向后伸深。肋膈沟（或窦）是在胸壁和横膈之间形成的一条连续的沟，在正位片上只出现其侧面。当患者坐下或站立时，该沟的最低部分位于脊柱的两侧，正如你从侧位片上看到的那样。每个下肺叶的基部都伸入这条沟里，紧贴隔膜的后段，胸膜腔液体就被吸引进去。因此，在成人胸部 X 线片上，＜100ml 胸膜腔液体在侧肋膈沟中可能看不到，但在侧位片上可以看到，使横膈后部模糊不清。当有足够的液体填充后沟时，沟的外侧部分开始填充，这将在正位片上显示为一侧肋膈角钝化或闭塞（图 7–11 和图 7–12）。

随着越来越多的液体聚集，液体的密度完全掩盖了横膈的圆弧形阴影，它将被视为紧贴胸壁向上弯曲的阴影（图 7–13）。除非有空气进入胸膜腔，否则不会形成水平的气液平面。

当你看到横膈被遮挡时，你一定想知道横膈上方是否有液体，并仔细观察靠近侧胸壁向上的密度曲线或液面。另一种可能是膈肌边界被肺基底的突起所遮蔽，如下肺叶肺炎或肺不张，这增加了与膈肌接触的肺密度。不要把单纯积液中的曲线流体称为"液面"。无论何时你在胸部看到一个真正水平的液面，你也必须检查气胸，因为在胸膜间隙中一个真正的直线液面表明液体和空气同时存在（气液胸）。当你看胸腔积液患者的胸部 X 线片时，你一定不要忘记要想法了解在被积液阴影掩盖的那部分肺部可能发生了什么，并安排用 CT 更好地显示实质病变。胸腔积液里有可能有隐藏的肺炎、肺肿瘤或其他肺病变（图 7–14）。

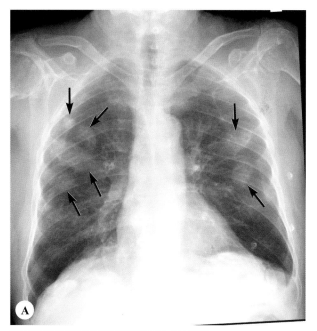

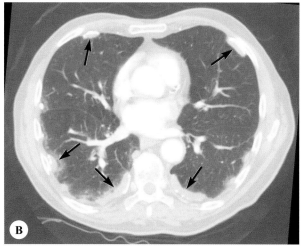

▲ 图 7–10　胸部 X 线片和 CT 见多发钙化胸膜斑片影，患者有石棉环境暴露史。在 X 线上，斑块表现为多发模糊斑块样致密影。钙化斑块（箭）在 CT 上表现更好

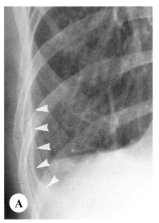 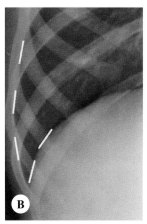

▲ 图 7–9　A. 胸膜增厚被 X 线从切线位投照时捕捉到，实际上看到的是一束瘢痕组织，在肺表面向外延伸，又向内弯曲靠近你，代表着壁层胸膜和脏层胸膜紧密地黏在一起。此时这个区域的胸膜腔和肋膈角也被填平，不要与少量的胸腔积液混淆。B. 一个正常的肋膈角作为对照

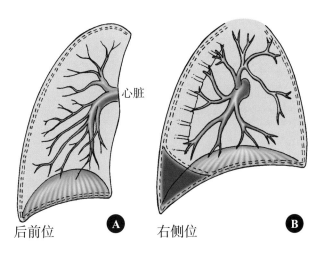

后前位 **A** 右侧位 **B**

心脏

▲ 图 7-11 侧位片显示但正位片上未见的少量胸水。虚线表示胸膜的壁层和脏层，液体位于两者之间。如果在准备从背侧行诊断性胸腔穿刺术时，实习医生要求患者坐在椅子上，身体前倾，那么液体会发生什么变化？当患者身体前倾时，液体会向前流进侧沟，使液体难以或无法抽出

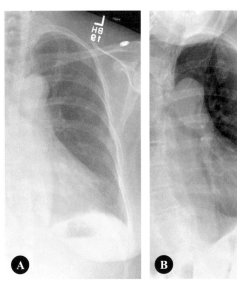

A **B**

▲ 图 7-12 平卧位显示少量胸腔积液的价值

A. 患者呈站立位时，未见胸腔积液；B. 患者左侧卧位。胸膜腔间隙内游离的液体（箭）流入肋膈角，在那里很容易看到胸腔积液

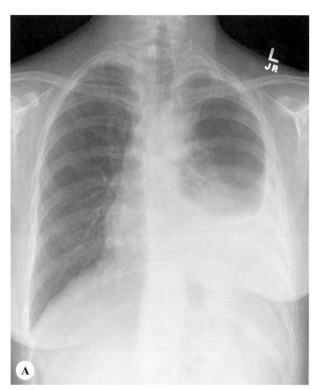

A

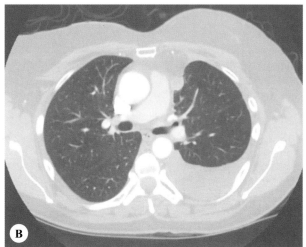

B

▲ 图 7-13 胸部 X 线片和 CT，左侧胸腔积液。正位 X 线片显示胸腔液体掩盖了左侧膈肌，包围左肺，并向肺门侧挤压致左肺下叶。同时患者在仰卧位的 CT 时显示积液在左肺后方并呈分层样

二、气胸

虽然少量胸腔积液在膈肌后方远处聚集，但在直立患者中，仍有少量胸腔空气在肺尖顶部和上外侧胸壁处聚集。由于重叠的骨骼影干扰，空气影可能很难看到，而且你很容易错过含有较少量气体的气胸，除非你仔细寻找（图 7-15）。轻度（小量）气胸在站直立 X 线上比仰卧 X 线能更

好地发现，因为空气聚集在肺尖上方。在创伤患者不能站立拍 X 线的情况下，CT 可以描绘出 X 线上看不到的气胸。这样的气胸（图 7-16A 和 B）被称为隐蔽性气胸。气胸在 X 线上看不到，因为胸膜腔内的空气在前胸壁下向前漂浮，而仰卧位 X 线片无法发现气胸。当肺通气不充分时，气胸也很明显。因此，完全呼气时拍摄的 X 线可以证

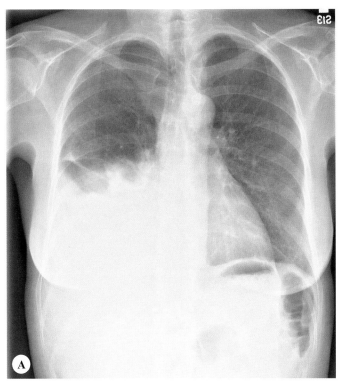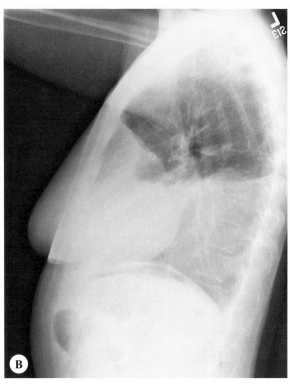

▲ 图 7-14　正位（A）和侧位（B）X 线片示患者右侧中度胸腔积液。在侧位片上发现左膈肌，可以通过右侧胸腔积液看到。它位于胃气泡的正上方。右膈肌看不到，因为它的界面被胸腔积液遮挡

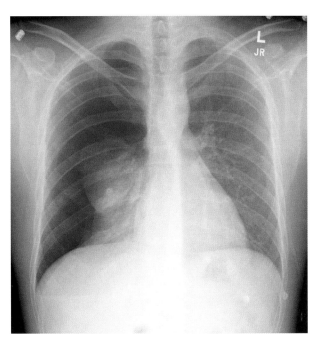

▲ 图 7-15　重度气胸。肺已经向肺门侧萎陷

实或证明轻度（小量）气胸，这在完全吸气 X 线上是可疑的或不可见的（图 7-16C 和 D）。

另一种显示轻度（小量）气胸的方法是患者侧

卧位水平拍摄胸部 X 线片（图 7-17）。胸膜腔内的空气会聚集在肺和胸壁之间，在那里很容易看到。

显然，侧卧位胸部 X 线片对发现胸膜间隙的肺下积液很有用。当患者被安置于受累侧体位时，积存在肺底部下方、紧贴膈的液体可以通过现在依赖的侧胸壁排出胸腔，如图 7-18C 所示。如果没有这种操作，横膈在胸部 X 线片中可能会被理解为"升高的右横膈"，而实际上横膈是正常的，只是因为有胸腔积液。侧卧位胸部 X 线片对诊断不能直立拍摄的患者的轻度（少量）积液也很有用。

右肺叶间裂中也可见液体。请记住，右肺两大叶间裂的平面从高到低斜抵着胸壁的后壁，同样，右侧小叶间裂的平面通常是水平的，从右肺主裂隙的中间向前方和外侧延伸，与右肺门相对。这些裂隙中的液体聚集将位于相同的平面上，你可以在那里寻找它们。通常情况下，当积累了足够的自由流动流体时，你可以看到液体浸入大叶间裂和小叶间裂中，如图 7-18C 所示。

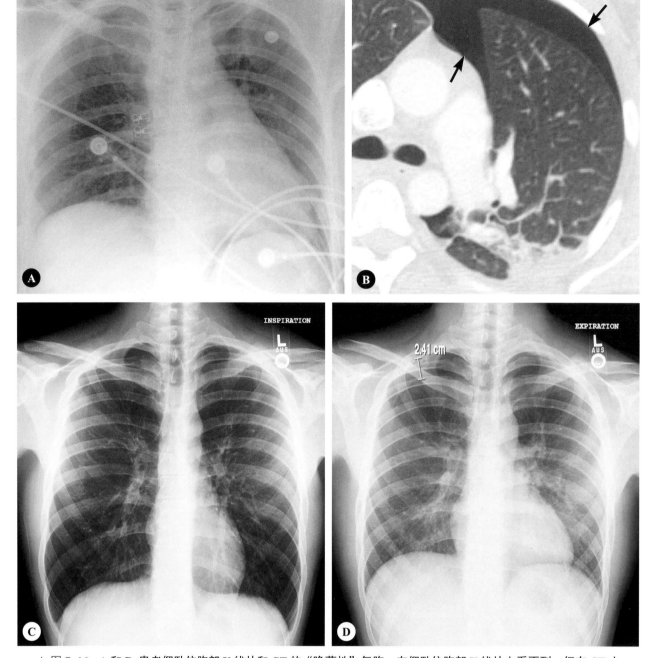

▲ 图 7-16 **A** 和 **B.** 患者仰卧位胸部 **X** 线片和 **CT** 的"隐蔽性"气胸，在仰卧位胸部 **X** 线片上看不到，但在 **CT** 上很容易看到（箭）；**C** 和 **D.** 另一位患者为右侧轻度气胸，患者的吸气和呼气站立位胸部 **X** 线片，在呼气时 **X** 线上显示得更好

张力性气胸是一种特殊的气胸，它与一种球阀机制有关，这种机制允许越来越多的空气被困在胸膜腔内。胸部 X 线片上可以发现同侧膈肌、纵隔移位和凹陷（图 7-19）。这种情况是极其危险的，因为纵隔移位会影响血液回流到心脏的静脉。为了挽救患者的生命，紧急处理排出滞留空气可能是非常必要的。

三、肺栓塞性疾病

急性肺栓塞的早期诊断和最佳治疗可显著降低患者的死亡率。放射学检查，如 CT、通气 / 灌注放射性同位素肺扫描和静脉超声在该病的诊断

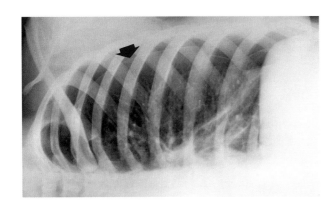

◀ 图 7-17　右侧卧位后前位胸部 X 线片见气胸（患者呈右侧卧位，水平拍摄 X 线片）。空气上升到胸腔的最高点。由于肺的弹性反冲，肺呈被动的肺不张，肺不张在气胸存在时从胸壁脱落。箭表示被压缩的肺边缘

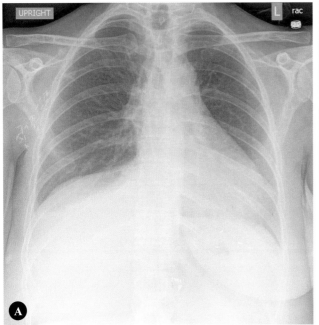

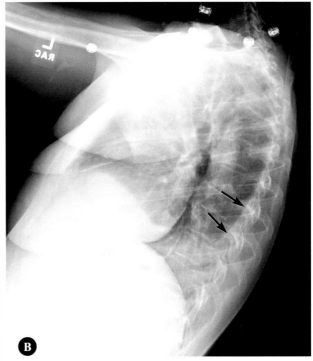

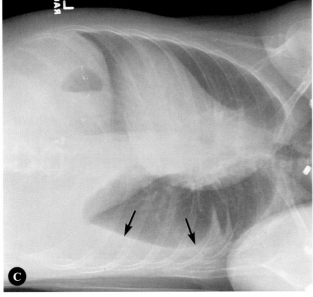

▲ 图 7-18　A. 正位片示右肺底部胸膜下胸腔积液表现类似于右膈肌抬高；B. 侧位片显示液体沿后胸壁向上弯曲（箭）；C. 右侧下卧位 X 线片将液体移至侧胸壁，可见液体流入肺叶间裂（箭）

工作中起着重要作用。但是胸部 X 线片通常是首先进行的影像学检查，你应该熟悉肺栓塞在这些 X 线上的表现。

大多数患有这种疾病的患者胸部 X 线片异常，尽管完全正常的 X 线也可以被视为急性肺栓塞。最常见的表现是肺容积减小的征象（图 7-20），如线性或斑片状肺不张，即受累侧膈肌升高。局限性周围少血症伴有或不伴有近端肺动脉扩张（Westermark 征）。当新发胸痛和呼吸困难的患者胸部 X 线片显示正常，提示可能有肺栓塞时，胸部 X 线片的主要作用是排除其他引起急性胸痛和呼吸困难的原因，如充血性心力衰竭、肺炎、气胸和肋骨骨折。

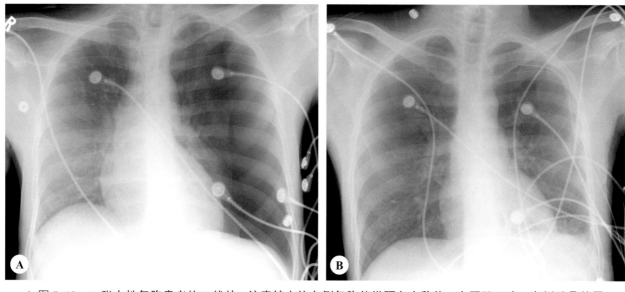

▲ 图 7-19　A. 张力性气胸患者的 X 线片。注意较大的左侧气胸伴纵隔向右移位，左膈肌凹陷，左侧肋骨伸展；B. 同一患者左胸管和抽吸治疗后的 X 线片。纵隔移位已经解决，左膈肌不再凹陷，左肋骨不再张开

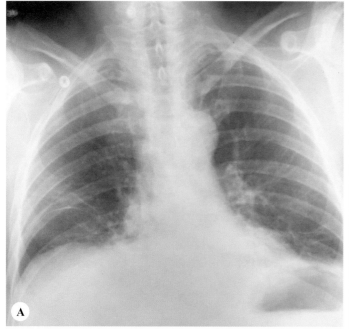
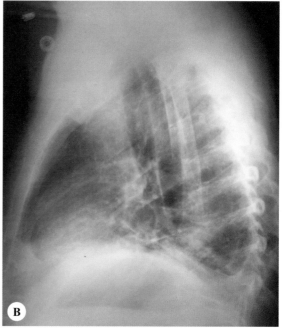

▲ 图 7-20　X 线显示急性肺栓塞患者最常见的胸部异常。肺容积减少的证据，通常表现为基底部的肺不张，可见减少的肺容积和肺基底部线状不透光阴影，在正位片（A）和侧位片（B）均可见

在大约 10% 的病例中，肺栓塞导致肺梗死，在放射学上表现为靠近胸膜基底肺的透光度减低或胸腔积液。由于梗死代表近胸膜处的肺缺血，可以预见，当肺泡内出血时，胸部 X 线片上的肺外侧边缘会出现透光度的减低，随后出现肺组织改变。但是请记住，有很多近胸膜肺毗邻裂隙甚至纵隔，所以胸部 X 线片上的梗死并不总是在侧面出现。在膈肌上方的肋膈角附近更常见，常表现为圆形阴影（"Hampton 峰"征）（图 7-21）。临床上疑似肺栓塞的患者，通常影在肺动脉栓塞最佳显示期进行静脉增强胸部 CT 检查。然而，由于肾衰竭或对比剂过敏而不能进行静脉对比剂的患者可以进行放射性同位素通气 / 灌注肺扫描检查。

四、放射性同位素灌注和通气肺扫描

放射性同位素灌注肺扫描是通过静脉注射经 ^{99m}Tc "标记"的人血白蛋白大团聚颗粒进行的。颗粒略大于红细胞，腔径与肺毛细血管相同（大于 8μm）。因此，当它们向肺灌注时，它们被困在贯穿肺动脉树的毛细血管分支中，在那里放射伽马射线直到分解完成。这些粒子在几小时内就不活跃了。在这一间隔期间进行的扫描技术产生了肺部的图像（就动脉床而言），该图像由伽马相机从患者的前、后、侧和斜方面记录下来。捕获的

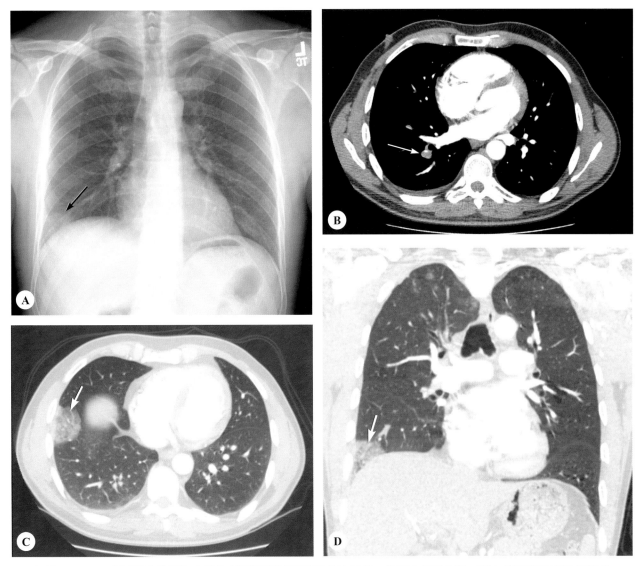

▲ 图 7-21　A. 右下叶肺栓塞和右肺外侧基底部肺梗死患者的 X 线。注意右侧肋膈角（箭）不正常的不透光阴影；
B. 轴位 CT 显示右下叶肺栓塞（箭）；C 和 D. 轴位和冠状位 CT 显示右侧肋膈角"驼峰状"胸膜基底部肺梗死

发射颗粒通常在整个肺内均匀分布；因此产生的图像应该是两个肺状阴影之间有一个不对称的心阴影（图 7-22）。

这个检查能非常有用的诊断肺栓塞，因为栓塞阻塞了肺动脉分支。因此，相应的周围肺组织没有同位素灌注，扫描时产生一个"充盈缺损"区域（图 7-23）。

如果疑似肺栓塞的患者扫描显示无灌注缺损，则认为扫描正常，可推定患者无栓塞。当灌注扫描异常时，可进行通气扫描。这个过程是通过吸入放射性气体（通常是 ^{133}Xe）来进行的。这样就可以成像肺各部分的通气程度。许多肺部疾病确实会引起通气改变（肺炎、肺气肿、肿瘤），但无并发症的肺栓塞不会。因此，临床怀疑有肺栓塞的患者灌注扫描（Q）有缺损（图 7-24），但正常的通气扫描（V）（图 7-25）很可能还是有栓子（即

V/Q 不匹配）图 7-26 为抗凝治疗后的肺灌注扫描。

在患有肺气肿的老年患者中，往往在胸部 X 线片上表现不明显，需要用以诊断肺栓塞就会带来特殊的问题。在这些患者中，匹配灌注和通气扫描（V/Q 匹配）通常显示为一段异常的肺，导致两种扫描的缺损，并表明该段肺在灌注和通气的情况下，可能不是栓子。但即使是肺气肿患者也可能发生有肺栓塞（图 7-27）。

当你推荐患者做肺部扫描时，有四种不同的检查结果可以帮助你计划患者的下一步检查。完全正常的灌注扫描排除了肺栓塞，因此没有必要进行通气扫描。阴性或低概率扫描显示通气 / 灌注匹配的一个或多个轻微灌注异常或缺损（V/Q 匹配），这被认为不是栓塞，而是与其他肺部疾病相

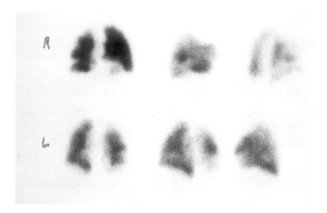

▲ 图 7-24 临床怀疑肺栓塞的患者的一系列肺灌注扫描
R. 前斜，右侧斜，右后斜；L. 后侧，左后斜，左侧。注意周围肺灌注的大量缺损

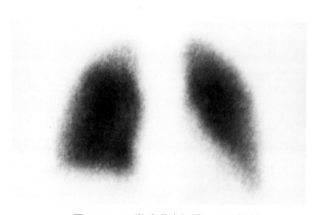

▲ 图 7-22 正常肺灌注扫描，正面投影

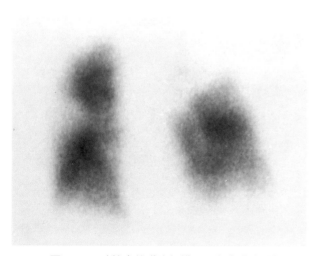

▲ 图 7-23 肺栓塞的灌注扫描显示多个灌注缺损

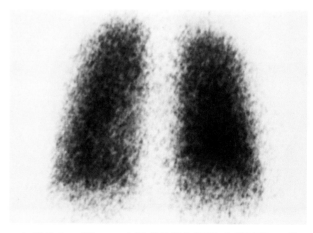

▲ 图 7-25 图 7-24 中患者的通气扫描（后视图）正常

关的异常。阳性或高概率扫描显示两个或多个大或中等大小的节段性灌注 / 通气不匹配（V/Q 不匹配）。中间（或不确定）扫描显示低概率和高概率扫描的特征。

CT 和肺动脉造影对肺栓塞的诊断比放射性同位素肺扫描更准确。然而，肺动脉造影是一种侵

入性更强、更昂贵的手术，现在很少进行。相反，CT 已成为诊断急性肺栓塞的首选检查。

五、肺栓塞的 CT

CT 检查肺栓塞需要使用多排探测器和双能 CT 扫描仪进行高速扫描。这些扫描仪的速度非常快，可以在极短的时间内用薄切片对两肺进行扫描，此时肺动脉在静脉注射对比剂后能得到最佳的显示。栓塞表现为不透光的肺动脉腔内充盈缺损栓子（图 7-28）。注意双侧肺动脉多发充盈缺损，对比图 3-51 和图 3-53 正常左右肺动脉。

CT 对于因肺气肿、充血性心力衰竭或其他肺部疾病而导致胸部 X 线片异常的患者尤其有用。通气 / 灌注肺扫描的准确性会因潜在的肺异常而降低，但这些异常不会干扰肺栓塞 CT 检查。

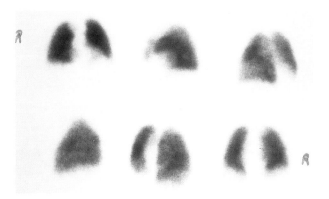

▲ 图 7–26 图 7–24 和图 7–25 的患者抗凝治疗 16 天后的图像。灌注扫描（顺序与图 7–24 不同）正常。栓塞已经消除

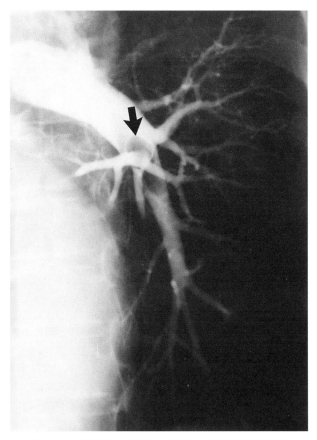

▲ 图 7–27 左肺下叶动脉有大栓子（箭）的患者的肺动脉造影

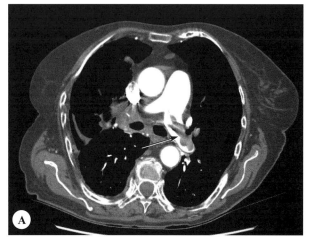

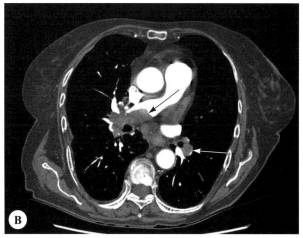

▲ 图 7–28 肺栓塞 CT。箭指向多发肺栓塞

使用多排探测器 CT 评估疑似血栓栓塞性疾病的另一个好处是，可以在同一次 CT 检查中使用相同的静脉对比剂对腿部静脉进行检查（图 7-29 和图 7-30 ）。多排探测器扫描仪的速度非常快，在扫描完肺部后，它们可以在深静脉还被对比剂填充的时候扫描腿部。这部分检查被称为 CT 静脉成像，在一些医疗中心这些可能被包括为肺栓塞检查的一部分。图 7-29 显示了这样一个阳性的例子。请注意右腿深静脉的充盈缺损，血栓栓子取代了对比剂，相比于左腿正常的静脉，右腿深静脉实际上有增粗。

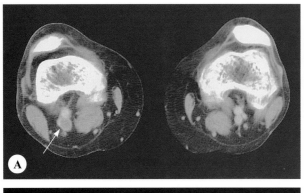

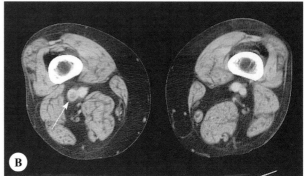

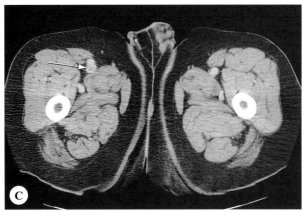

▲ 图 7-29　静脉增强 CT 显示右腿深静脉血栓（箭）

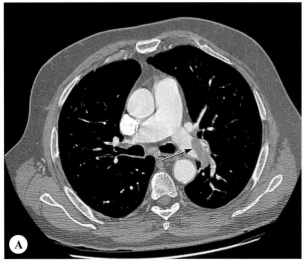

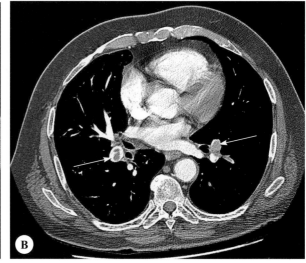

▲ 图 7-30　轴位 CT（A 和 B）显示多发肺栓塞（箭）和左右肺动脉冠状位重建（C 和 D）

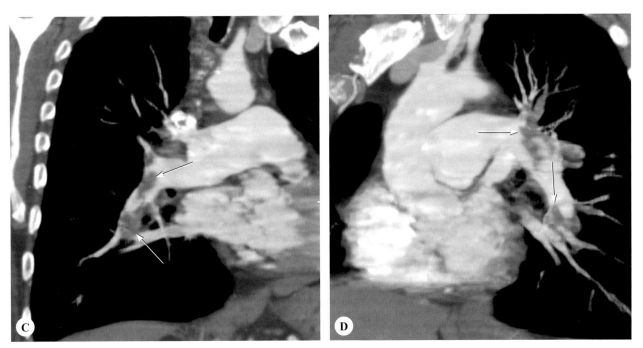

▲ 图 7-30（续）　轴位 CT（A 和 B）显示多发肺栓塞（箭）和左右肺动脉冠状位重建（C 和 D）

第8章 肺过度扩张、肺萎陷和纵隔移位
Lung Overexpansion, Lung Collapse, and Mediastinal Shift

当肺组织的空气含量超过正常含量时，它就会变得比平常更透光。正如你所预料的那样，过度扩张的肺 X 线片会显示出更高的透光性，肺在胸部 X 线片下显得更黑。此外，由于过度膨胀的肺泡将血管分隔得越来越远，血管也会分散开来。在局限于肺某一节段的阻塞性肺气肿中，这种表现可能被夸大以至于与气胸相混淆。

另外，肺不张代表肺泡泄气，导致肺的透光性比平常低。因此，你会在肺中发现一个无法解释的致密区域，通常在肺基部，表现为线性或斑片状阴影。在前文中已向你展示了基底部的肺不张的例子（图 7-20）。

你可以在图 8-1 中看到一个从未呼吸过的死产婴儿的 X 线片。肺和骨性胸廓在心脏和纵隔结构周围塌陷，在胸腔内形成一个均匀致密的软组织阴影，并与致密的腹部结构的阴影融合。气管支气管树充满了羊水。

在图 8-2 中，一个肺标本的动脉树被注射了不透光的液体并被封闭好，通过一根连接到支气管的管子进行肺的膨胀和收缩。在图 8-2A 中，你可以看到肺在动脉树周围塌陷，其低氧程度与完全呼气时横膈附近的低氧程度大致相同。在图 8-2B 中，标本已充气以接近深吸气时膈肌附近的肺。

在图 8-3 中，你可以看到一位女性呼气和吸气时的肺。呼气时，右膈位于第九肋骨水平，吸气时位于第十肋骨水平。吸气 X 线片显示肺通气改善，尤其是肺基底部。在本章中，你将了解到当双肺扩张不足和双肺扩张过度时胸部 X 线片外观的变化。我们将观察当一个半胸的容积改变到足以引起纵隔从中线位置偏移时所看到的变化。

一、肺气肿

肺气肿可被定义为远端细支气管的异常和永久性的肺腺泡空间扩大，并伴有肺泡壁的破坏。肺气肿时，双肺通常过度扩张，横膈变低、扁平，常呈锯齿状（图 8-4）。在胸部 X 线片中，你会看到许多病例的透光率明显增加。较小程度的肺气肿可能不那么明显。如果这类患者接受透视检查，放射科医生会看到膈肌仅在吸气时轻微向下移动，而在强制呼气时只能非常缓慢地返回。局限性肺气肿大疱在肺的任何地方都可以看到，像巨大的空气囊肿，周围环绕着密集的薄壁肺泡壁（图 8-5）。这种大疱破裂，产生自发性气胸并不罕见。由于肺

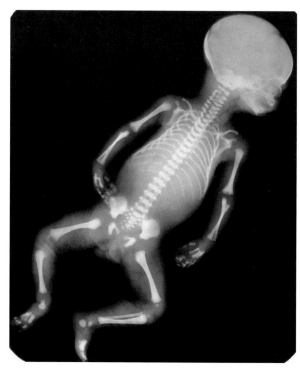

▲ 图 8-1 死胎的 X 线片

请注意肺部、心脏和腹部结构融合成一个均匀的软组织密度影。肺部和肠道中没有空气

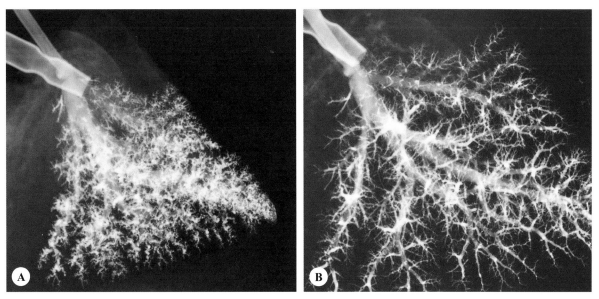

▲ 图 8-2 肺动脉树标本
A. 呼气相；B. 吸气相

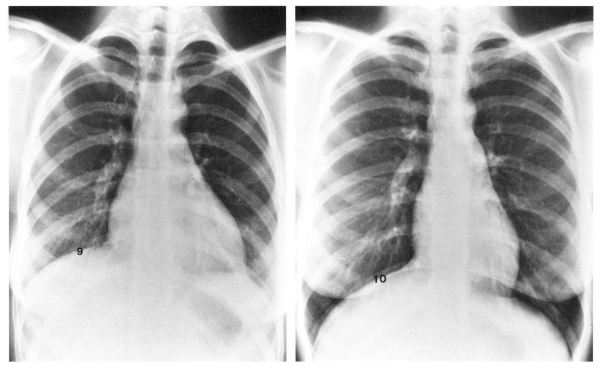

▲ 图 8-3 女性 X 线片
A. 呼气相；B. 吸气相

气肿通常是多年来大量吸烟的结果，因此肺癌与肺气肿相关的情况并不少见（图 8-6）。

有时很难从正位片上确定肺是否过度膨胀。但是，当你看侧面时，情况变得更有说服力，显示出隔膜变平的胸部过度膨胀的膈肌变平和胸部前后直径的增加。

薄层 CT 检测肺气肿的模式选择，CT 能清晰描绘肺实质，可用于确定 X 线疑似肺气肿的存在（图 8-6B 和 C），识别肺大疱，并对肺气肿类型进行分类。

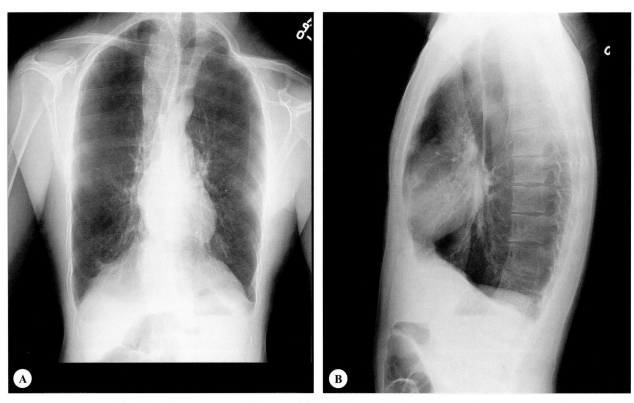

▲ 图 8–4　严重肺气肿患者的 PA（A）和侧位（B）胸部 X 线片。双肺过度膨胀，膈肌变平。横膈展平在侧位片上尤为明显，比较图 7–6 中正常膈肌的圆顶曲线。该患者的 PA 片偶然发现上胸椎脊柱侧弯，曲线的凸侧指向右侧

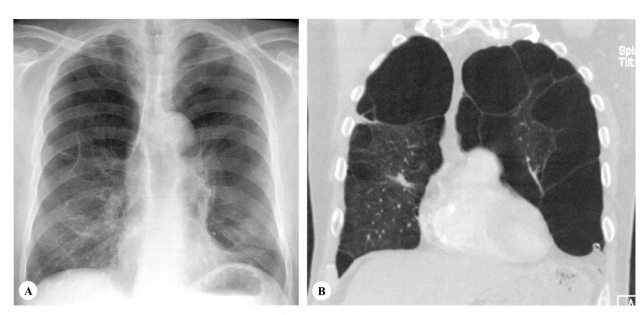

▲ 图 8–5　严重大疱性肺气肿患者的 X 线片和冠状位 CT。X 线片上可见多发肺大疱增加右上肺及整个左肺透光度

　　有三种肺气肿的形态学模式。图 8–7 病理素描图与相关 CT 比较。最常见的形式是小叶中心性肺气肿，主要位于肺上区。这种类型在 CT 表现为局灶性透光性改变（肺泡性肺气肿）（图 8–7A 和

B），位于次级肺小叶内，直径可达 1cm。还可见中央或外周点样不透光影，代表中央支气管血管束。小叶性肺气肿，相比之下，影响整个次级肺小叶（图 8–7C 和 D）和更明显的肺区。间隔旁肺

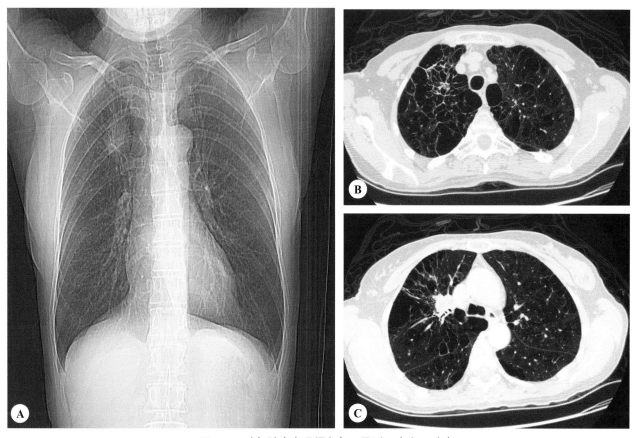

▲ 图 8-6　肺气肿患者吸烟多年，最近又患上了肺癌

A. 胸部 X 线片显示肺部过度膨胀，右肺上叶有肿块；B. 上肺 CT 示双肺囊性变，图 3-58 同水平正常肺的比较；C. 右肺 CT 显示结节性肿瘤肿块毗邻上腔静脉。肺气肿性变化同样能够观察到

气肿影响次级肺小叶的边缘部分（图 8-7E 和 F），通常位于毗邻胸膜面。它可以导致胸膜下气泡的形成和自发性气胸。

二、正常纵隔的位置

有些人把纵隔称为一个区域，还有一些人则认为它是夹在两个充气的肺之间胸腔中部的一块解剖区域，其中除了充满空气的气管和主支气管外，所有这些结构都具有相同的放射密度，并在 PA 投影 X 线上合并成均匀的阴影叠加在脊柱上。因此，纵隔结构的阴影不能彼此分离，除非使用各种特殊的检查，如使用对比剂、CT 和 MRI。在常规胸部 X 线片上，只能识别两侧充满空气肺部勾画出的纵隔侧缘。

随着两肺含气量的改变，或单侧胸膜腔里大量积存气体或液体，纵隔腔会像弹性横膈一样向

一侧弯曲。如果你想在常规胸部 X 线片上识别纵隔移位，你需要沿着纵隔影边缘识别几个解剖标准点，并知道它们的正常位置。在常规胸部 X 线片上有三个特征性的解剖标志点（图 8-8）。

第一个能见到是呈柱状含气的主气管，在正位片上表现为一个垂直的阴影，通常在接近隆嵴的时候略偏向中线的右边一点。第二个是白色的突起在脊椎左边第五根肋骨后面，这个类球形样阴影是由主动脉弓形成的阴影边缘，主动脉弓向后方移动并向下变为降主动脉。在有透光肺组织紧挨着它时，你能看到它，如果肺组织变得不透气或者有致密的阴影块挨着主动脉弓，它就会消失。

找到气管和主动脉弓的正常位置，就能了解到上纵隔的位置。例如，当右肺上叶的空气量明显减少时，就会发现气管向右肺一侧偏移（图 8-9）。主动脉弓将与主动脉一起被拉向中线，当主动脉

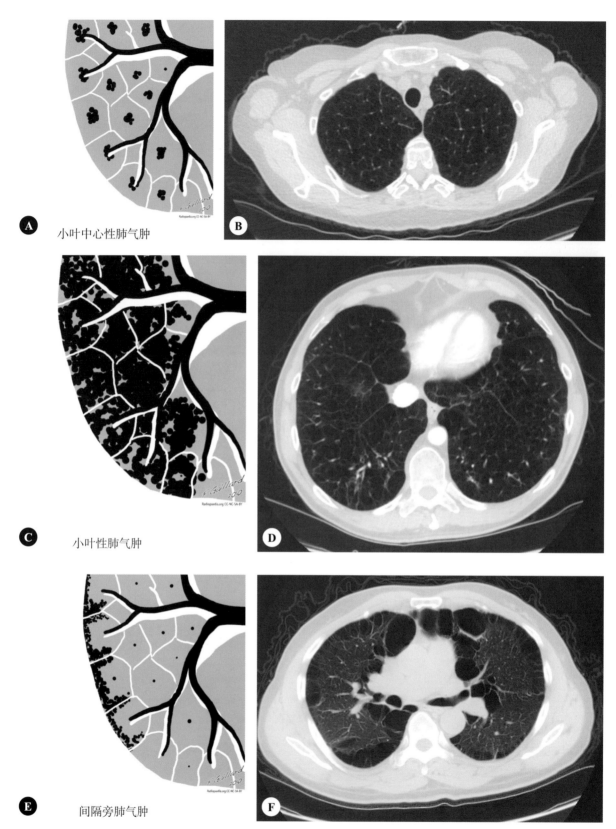

▲ 图 8-7　病理的素描图和轴向 CT 说明肺气肿的三种形态

A 和 B. 小叶中心性肺气肿；C 和 D. 小叶性肺气肿；E 和 F. 间隔旁肺气肿。图中显示肺破坏位于分隔支气管肺段的多角形次级肺小叶内。它们的直径为 1～3cm，包含 3～5 个末端细支气管（最小的传导小管）和许多呼吸性细支气管、肺泡导管和肺泡

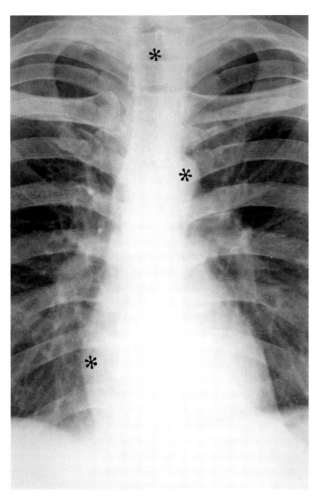

▲ 图 8-8　曝光良好的 X 线片可以很好显示气管、支气管树。图中标明了三个标志点，通过这些标志点你可以确定纵隔的位置：主气管、主动脉弓和右心缘

弓的影子叠加在脊柱的影子上时，它的影子就消失了。同理，当左上肺叶含气量减少时，气管和主动脉弓也可能向左移位。如果你回顾主动脉弓的解剖关系，你会发现通常上叶和下叶都毗邻主动脉弓。因为这个原因，如果在左上肺叶没有空气，左上肺叶就会萎陷向前纵隔上，其密度会略增大，左上肺叶会明显缩小，你可能仍然可以看到主动脉穿过它，被扩张的下肺叶上段衬托显现。观察气管和主动脉弓的位置在胸部 X 线片上非常重要。

　　确定纵隔解剖位置的第三个标志点是右心界的阴影。任何一个下肺叶大小的重大变化都会使心脏向一侧倾斜，看起来就像移位了。你可能认为既然我们还没有讨论心脏和心脏扩大，你就

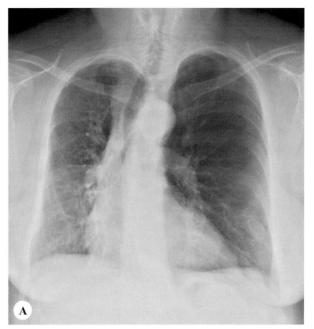

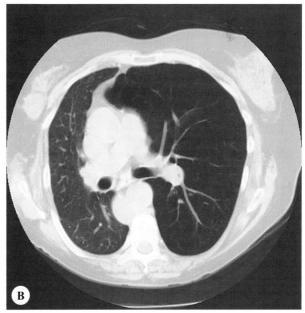

▲ 图 8-9　A. 纵隔向右移位患者的胸部 X 线片。这位患者因肺气肿接受了右肺移植手术。仍有肺气肿和过度膨胀的左肺将纵隔移向现在正常的右肺；B. 此患者的 CT

不能很放心地使用右心边界。到目前为止，我们已经向你展示的很少有异常心脏病变，大都为正常的胸部 X 线片。心脏的右边界是当心脏向下弯曲到横膈的曲线。当你认真地阅读了十几张左右的 X 线片后，你应该会确信在胸部 X 线片上正常的右心阴影的边界通常比脊柱的右边界多出1~2cm。

膈肌抬高从下方向上压迫心脏的患者，致心脏两侧边界向横向扩展，有可能致心脏被夸大。你已经在呼气胸部 X 线片中看到了这一现象（图 7-16D）。因此，纵隔位置的准确性取决于你对肋骨的计数，这样你就能很好地确定横膈所在位置。很明显，如果靠近右心缘的右肺中叶被固定，这样其边界就会消失难以用来标记下纵隔的位置。此外，即使是轻微的脊柱侧弯，患者的标志点也会出现移位。

但是，如果你认为横膈低，锁骨和肋骨是对称的，没有旋转，右心边界在正常位置，那么你就可以说下纵隔没有明显的移位。

如果是一侧的整个肺萎陷，所有三个标志点都将显示位置的改变，因为整个纵隔会摆动到那一侧。如果只是上肺叶受累，你可能会发现气管和主动脉弓移位，而右心缘没有移位。

三、纵隔移位

纵隔可能永久移位（如手术切除整个肺，如图 8-10 所示），或纵隔暂时的移位（如大量胸腔积液发展时），或者是短暂的移位（一个主要支气管内的异物在呼吸时影响了该部分肺的膨胀或收缩）。从胸部 X 线片上看，纵隔永久性和暂时性的移位通常是可察觉的，每次在系统胸部检查中通过检查三个解剖标志点时，你都会发现它们。

因为任何一张胸部 X 线片都能反映患者的胸部在某一特定时相内的状态，所以，当纵隔处于中间位置时，即使在呼吸的其他时相有明显的纵隔移位时，也是很有可能未表现在曝光的胸部 X 线片。在吸气时拍的单张 PA 片可能完全没有显示在呼气时纵隔有短暂的移位。如果你怀疑可能有，你应该要求患者在吸气和呼气时拍 X 线，这是一种常用的记录短暂纵隔移位的方法。图 8-11 显示为吸气和呼气的 X 线，协助诊断类似止回阀样异物（一个小乐高玩具）卡在左侧主支气管中。

如果一侧的胸腔内各种正压、负压容积相互抵消，使异常的单侧胸腔的容积保持与正常一侧相等，纵隔可能就不会移位。例如，在图 8-12 中，

你看到一位患有大面积气胸的患者。胸腔内的空气增加了左胸的容积，但同时左肺萎陷至正常容积的 1/3，请注意纵隔仍然在中线。当然，如果是张力性气胸纵隔会从患侧移开。

纵隔可能被过度扩张的肺的压力推到一边，如阻塞性肺气肿（图 8-13），当空气每次呼吸都被吸入肺的该部分，但没有完全排出。

如果你习惯把纵隔想象成一个柔软的圆盘状的结构，当双侧胸部的容积和压力相当时则处在中线上，这样你就会发现、理解和记住纵隔移位是如何发生的并不困难。当一侧胸部的纵隔容积发生明显变化时，纵隔必须移位。大量胸腔积液使纵隔移位到另一侧。全肺切除术后，或整肺大面积不张时，也会发生明显的纵隔移位。

单一萎陷的肺叶倾向于以一种特有的方式向纵隔侧扇形折叠，这些不张模式和用来识别它们的 X 征象，就是人体解剖学上应用在放射影像密度改变的逻辑变化模式应用。例如，你可以预测，由于右肺上叶的肺不张，你可以越来越清楚地看到右肺水平裂的位置，它将肺上叶与中叶隔开，因为肺上叶通气不良的肺组织和下面通气良好的肺组织之间的对比增强了。此外，由于水平裂在肺门处固定，因此当上肺叶不张时，很自然地会看到水平裂从固定的点向上倾斜。当完全不张时，像煎饼一样肥厚的上肺叶会紧贴于上纵隔，并将其阴影与其他纵隔结构合并。气管的阴影会被拉向右边，主动脉弓也会被拉向右边。右肺门会稍微向上抬高。

现在把左肺下叶不张的迹象用同样的逻辑组合起来。由于肺叶间裂仅在侧位片上与 X 线平行，而在正位片上总是与 X 线相对斜行的，因此当左肺下叶开始不张时，正位片上看不到正常肺组织和不张肺组织之间的清晰界限。然而，心脏则逐渐向左移动，这样你就能看到越来越少的脊柱右边心脏边缘。尽管此时膈肌边缘的外侧仍然清晰，是因为左肺上叶舌段的代偿性扩张的结果，但你也可以看到左膈肌在中间越来越不清楚的稍微升高了一点，这是因为左肺下叶不张的结果。左肺

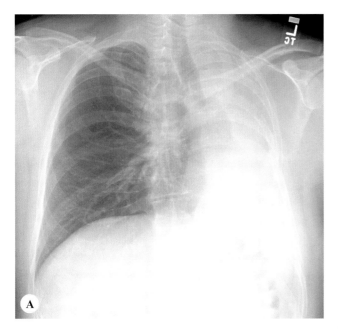

◀ 图 8-10 左肺全切除术后纵隔移位

A. PA 片显示一例肺癌患者，左肺切除术后纵隔和心脏明显移位至左胸。所有三个解剖标志点都向左偏移。右心缘覆盖在脊柱右侧。左心缘贴着左胸壁，看不到。注意气管偏移。扩张的右肺穿过中线进入左胸。B 至 E. 肺和软组织窗的 CT 在大血管和心脏水平显示心脏和大血管移位到左胸。注意右肺过度扩张以补偿左胸容积的减少，右肺的前部实际上穿过中线延伸到左胸

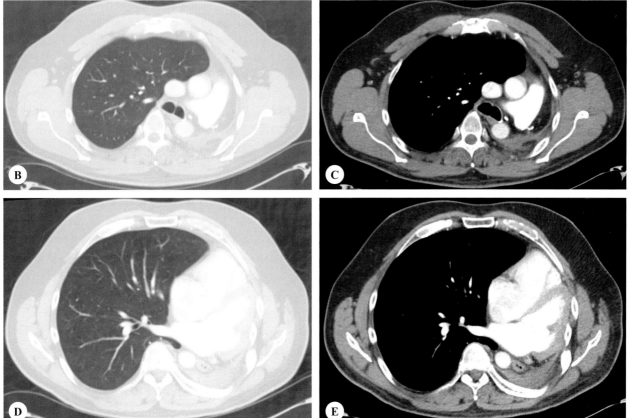

门萎陷，逐渐消失于心脏左缘后方，这是左肺下叶不张的重要且常被漏诊的 X 线征象；同时还要关注左肺上叶的血管呈分散状，肺组织较右上肺叶透明的征象。最后，下肺叶完全不张，在纵隔后方形成楔形阴影。通过心影可以看到它的外边缘，在侧位片上见与正常肺组织的空气形成对比，也就是在过度扩张的上肺叶。你可以通过 CT，帮助记住左上叶和下叶是如何萎陷的。

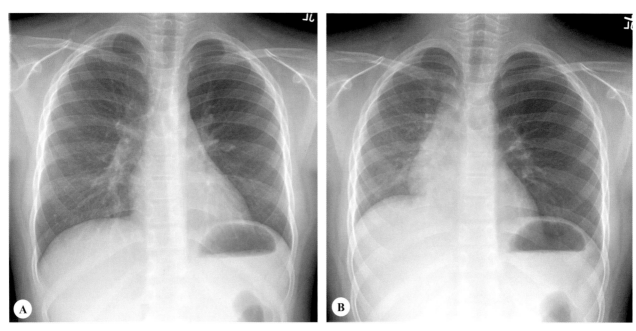

▲ 图 8-11　一过性纵隔移位，见透 X 线的左侧主支气管内异物

吸气时（A）气管影通常位于脊柱中线右侧。主动脉和右心缘位置正常。呼气时（B）左肺不能放气，右肺可以放气。困在左肺里的空气把纵隔推到另一侧。注意左肺透光性增强。左肺的大小在两张 X 线片之间没有改变。呼气时左心缘向脊柱靠拢。在左主支气管中发现了一个小塑料乐高玩具

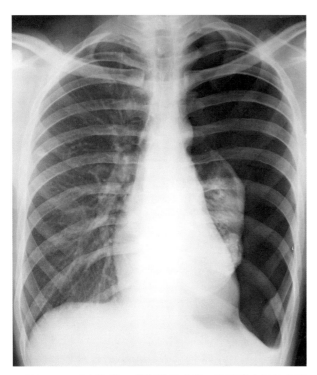

▲ 图 8-12　左侧气胸，纵隔位于中线。胸膜腔空气的容积在这里由左肺不张程度来补偿

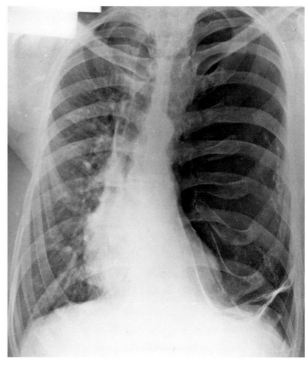

▲ 图 8-13　左肺梗阻性大疱性肺气肿，导致纵隔向右移位，未见气胸。注意你没有看到的肺外表面，就像你在图 8-12 中看到的那样

（一）整侧肺异常导致的纵隔移位

具体见图 8-14 和图 8-15。

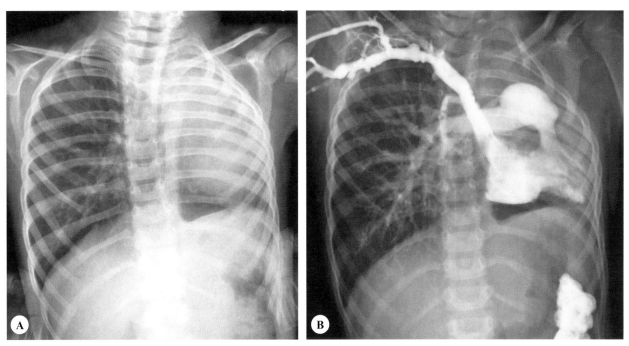

▲ 图 8-14　永久性纵隔移位，患儿 4 岁，左肺发育不全，右肺代偿性扩张，从前面横跨中线

A. 左侧胸腔的致密团块是心脏；B. 注射到右臂静脉的静脉对比剂会使手臂静脉、右锁骨下静脉、上腔静脉、右心房、右心室和肺动脉循环变暗。注意没有左肺动脉

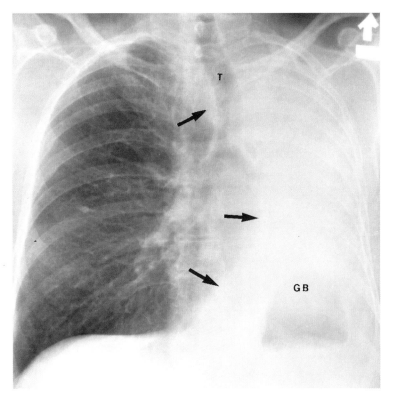

◀ 图 8-15　左肺萎陷伴有右肺代偿性扩张的患者。注意位置抬高的胃泡（GB），表示左膈高。所有纵隔结构明显向左移位，并右肺向左侧突出（箭）。T 是气管。支气管镜检查显示癌阻塞左主支气管

（二）右肺叶萎陷导致的纵隔移位

具体见图 8-16 至图 8-22。

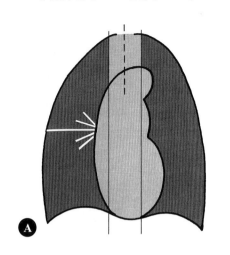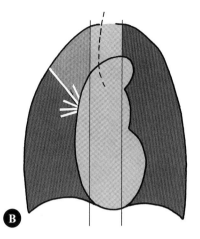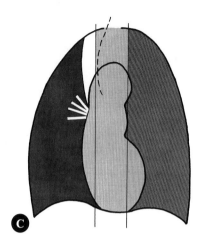

▲ 图 8-16　右肺上叶萎陷

A. 胸部正常，水平裂（水平实线）、右肺门、气管、主动脉弓、右心缘位置正常，各肺叶通气均等。B. 右肺上叶萎陷 50%。水平裂向上偏移，气管向右轻微移位，右心缘没有变化。C. 右肺上叶完全萎陷，在上纵隔上可见扁平楔形不透明区（显示白色部分）。气管和主动脉弓向右倾斜。右肺门向上拉。右下叶和中叶代偿性的过度通气，会导致透光亮增加

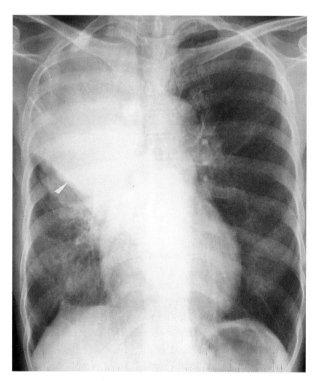

▲ 图 8-17　支气管肺癌远端右上肺叶不张患者。箭头表示抬高的水平裂。注意气管被拉向右侧

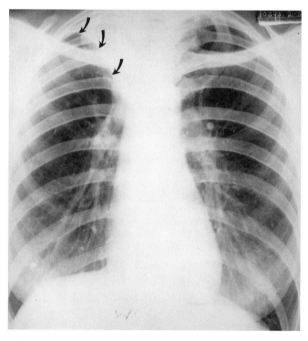

▲ 图 8-18　右上肺叶几乎完全萎陷，患者有 10 年咳嗽症状，偶有咯血。箭表示隆起水平裂的弯曲边缘。在术中发现右上肺叶支气管阻塞因支气管腺瘤引起，并行肺叶切除。注意抬高的右肺门升高和右肺下叶的血管

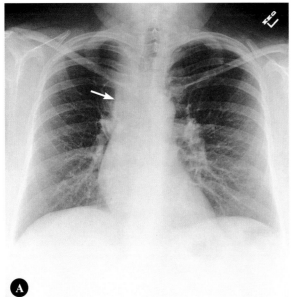

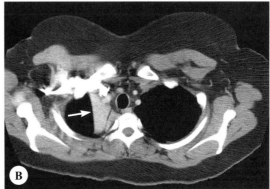

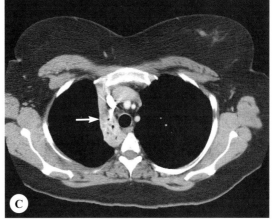

▲ 图 8-19　另一名右上肺叶萎陷患者的胸部 X 线片
（A）和 CT（B 和 C）

A. 右肺上叶倒向纵隔几乎完全萎陷（箭）；B 和 C. CT
片上，右肺上叶倒向上纵隔并相对变得扁平，位于气
管的右侧（箭）。注意纵隔向右轻微偏移

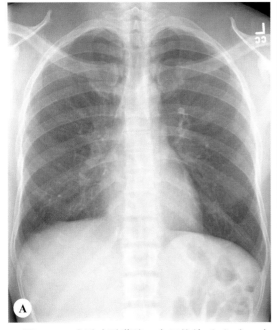

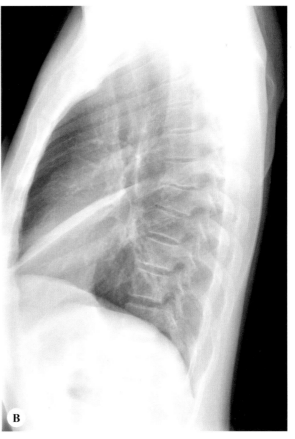

▲ 图 8-20　右肺中叶萎陷。在正位片（A）上，右
心缘部分被右肺萎陷的中叶所遮蔽，对比清晰的左
心边界，右肺中叶萎陷部分紧贴着右心缘。侧位片
（B）显示萎陷的右中叶呈盘状不透明，覆盖心脏。
在正位片上，纵隔没有移位，因为右肺中叶的体积
损失太小，无法改变纵隔的位置

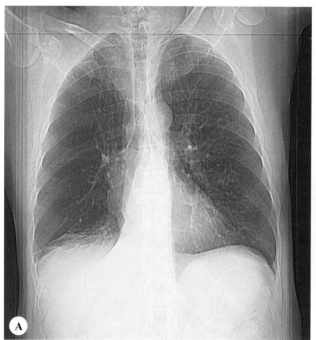

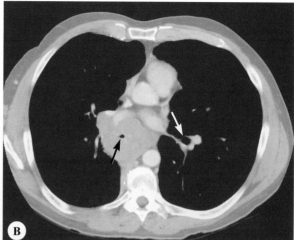

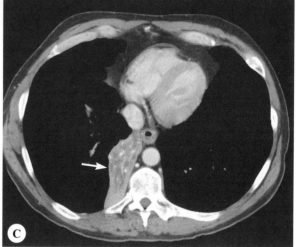

▲ 图 8-21　右下肺门癌导致右肺下叶萎陷，右肺下叶（箭）支气管（B，黑箭）被肿瘤包围并变窄。比较正常的左下支气管（B，白箭）。CT（C）最能看到不张的右肺下叶（箭）

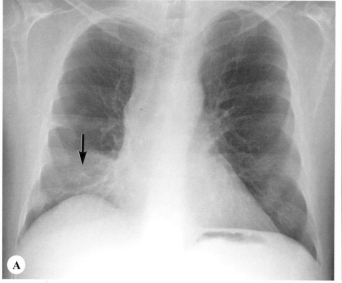

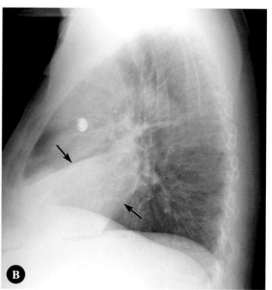

▲ 图 8-22　右肺中叶萎陷的 X 线（A 和 B）和 CT（C，箭）。正位胸部 X 线片上右心缘模糊，左心缘因左心脂肪垫突出而看不清。然而，在侧位片上很容易看到右肺中叶萎陷，在 CT 上也很容易看到，显示了右肺中叶相对右心缘的萎陷

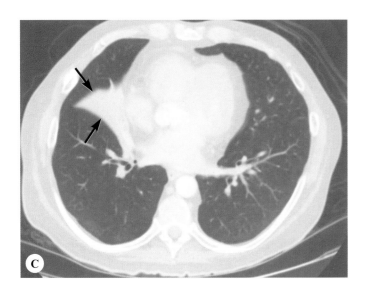

◀ 图 8-22（续）　右肺中叶萎陷的 X 线（A 和 B）和 CT（C，箭）。正位胸部 X 线片上右心缘模糊，左心缘因左心脂肪垫突出而看不清。然而，在侧位片上很容易看到右肺中叶萎陷，在 CT 上也很容易看到，显示了右肺中叶相对右心缘的塌陷

（三）左肺叶萎陷导致的纵隔移位

具体见图 8-23 至图 8-26。

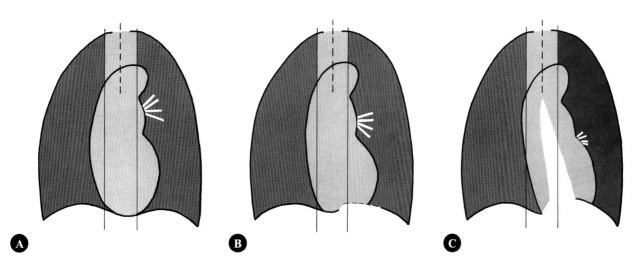

▲ 图 8-23　左肺下叶萎陷

A. 左肺正常分布和纵隔解剖标志点。B. 左肺下叶萎陷的早期征象：脊柱右侧心影减少，左下肺透光模糊减少，保留左膈，但向内侧轻度隆起。C. 左肺下叶大面积萎陷。脊柱右侧很少或看不到心影。左膈肌的中间部分消失。左肺下叶呈楔形不透明（白色图），穿过心脏，观察紧贴脊柱旁。左肺门萎陷

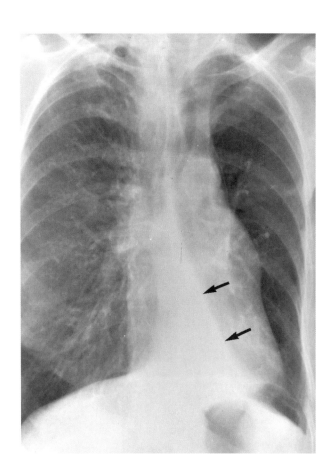

◀ 图 8-24　左肺下叶萎陷，可见楔形密度影穿过心脏。箭表示萎陷肺叶的边缘。左肺上叶过度膨胀，左膈内侧边界消失。脊柱显露，左下肺门被心脏向左移位所遮蔽。脊柱右侧右心缘消失

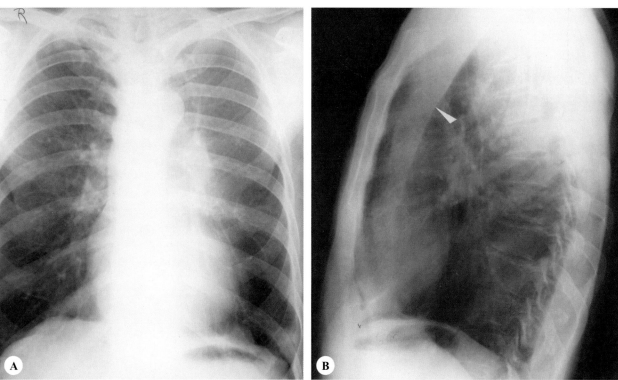

▲ 图 8-25　左肺上叶因癌性梗阻而萎陷。请注意正位片上左肺密度增加，与右心缘比较左心缘模糊，主动脉明显突出，被拉向左侧，表明上纵隔移位。在侧位片（B）上，箭头指示左肺上叶萎陷时肺叶间裂向前弯曲，见到沿胸前部一细长的楔形不透光影

（四）左肺叶萎陷

具体见图 8-27 至图 8-29。

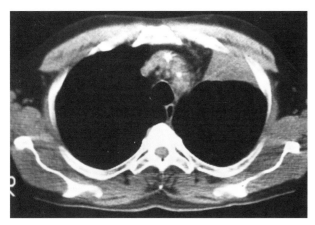

▲ 图 8-26　CT 显示另一名患者的左肺上叶的萎陷，该患者的胸部 X 线片类似于图 8-25。左肺上叶可见一个楔状影，位于左前胸壁，极度膨胀的左肺下叶向后下表面隆起

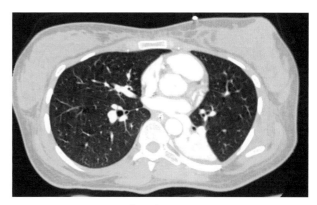

▲ 图 8-27　左肺下叶萎陷患者的 CT。对比图 8-26 中的患者。左肺下叶向胸部内后侧萎陷，呈楔形浑浊不透光影。极度膨大的左肺上叶向左下肺叶突出。注意心脏和纵隔向左侧轻微偏移

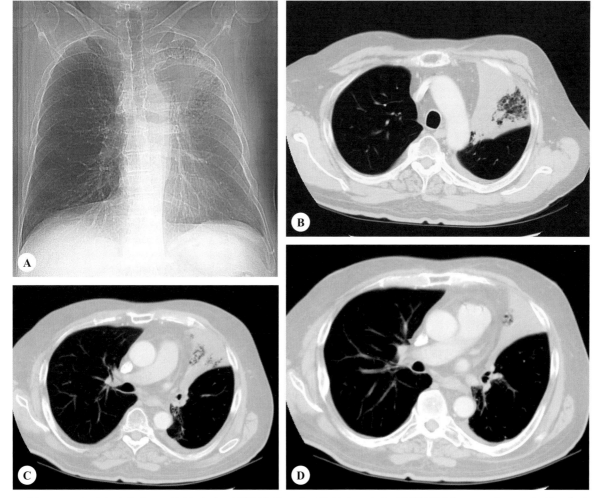

▲ 图 8-28　左肺上叶萎陷。正位片（A）示纵隔左移，左肺门抬高，左上肺浑浊不透光。CT（B 至 D）显示左肺上叶在三个不同的水平上对纵隔和前胸壁萎陷。患者被证实左肺上叶有梗阻性肿瘤

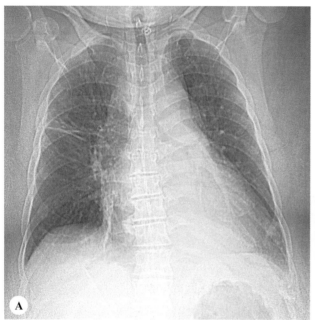

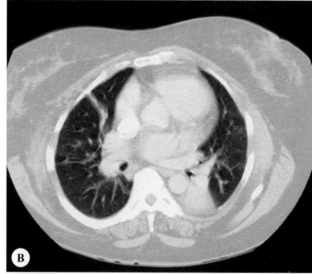

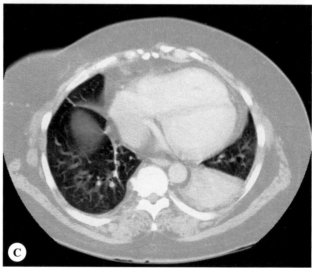

▲ 图 8-29　左肺下叶萎陷。正位片（A）显示心脏后方浑浊影，使左膈肌内侧模糊不清。CT（B 和 C）显示萎陷的左肺下叶令左后胸部呈浑浊不透光影。萎陷的左肺下叶与过度扩张的左肺上叶交界面代表左肺叶间裂向后侧移位。B 示右肺亚段肺不张线性不透光影

第9章 纵隔
The Mediastinum

心脏是纵隔结构中最大的器官，在正位胸部X线片上，所有在两侧脊柱阴影外凸现出的突起都代表心脏或其大血管的一部分。可以把这些正位解剖剖面想象成九条相交的弧线（图9-1）。可以根据心血管造影证明前面说的特征。正位胸部X线片上一些产生阴影的结构可能是在胸部的稍后方（6. 主动脉弓）和其他更后方（2. 升主动脉；7. 肺动脉主干）。还要注意，心血管造影图上心脏和大血管的边缘比图9-2的X线上更向侧面延伸。之所以出现这种情况，是因为心血管造影是正位成像时，患者是躺在血管造影台上，因此与正位胸部X线片上的纵隔轮廓相比，心脏和血管位置更靠前。

当对比剂与血液混合在一起注入心脏某个特定的腔室时，它的影子在形状上可能与根据粗略的心脏检查和表面标志所了解到的腔室完全不同。在血管造影中，腔室最厚的地方，它的阴影密度就会最密集，而当腔室逐渐变薄时，就会产生密度小得多的阴影。如图9-3右前斜位片所示，右心房、室影。造影时右心室室腔呈细长扁平样，在右心室腔位上向左侧延伸，紧贴室间隔，形成似乎不属于心室其他部分密集的巨大阴影。还要注意的是，在这张图中，只能模糊地看到三尖瓣的位置，因为右心房和右心室部分重叠。在左心造影图（图9-4）中，尽管知道左心房位于心脏的后表面，而升主动脉在其前方，但通过升主动脉的阴影，可以看到蟹状左心房致密的上缘。它们像是不透光的空洞样投射出的不同影子。

胸部的正位X线片显示，从脊柱两侧透光的肺背景基础上可见一些自纵隔膨出的影，均都是

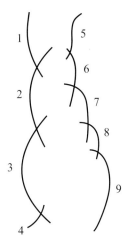

▲ 图9-1 将图9-2分解为9条相交弧线

1. 右侧头臂血管；2. 升主动脉；3. 右心房；4. 下腔静脉；5. 左侧头臂血管；6. 主动脉弓；7. 肺动脉主干；8. 左心耳；9. 左心室

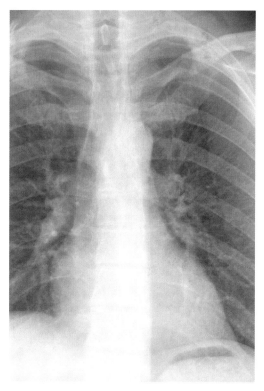

▲ 图9-2 正常纵隔剖面图均为血管

血管影。此外，通常可以在气管中看到空气，但所有其他的纵隔结构则彼此合并，它们的阴影都叠加在脊柱、心脏和胸骨的阴影上。不能识别食管的阴影，也不能区分淋巴结、胸腺或神经；胸导管与其他软组织和血管的阴影合并。除了边缘轮廓和进入透明肺的分支外，大血管其他部分也与其他阴影合并。

图 9-5 为一个常规的 X 线断层摄影，该图像是用一种传统的技术获得的，包括在 X 射线管和探测器在相反的方向移动时进行射线投照，扫描图像只是在沿着运动轴的结构才是成像的焦点。今天，传统的 X 线断层摄像已经被 CT 所取代。

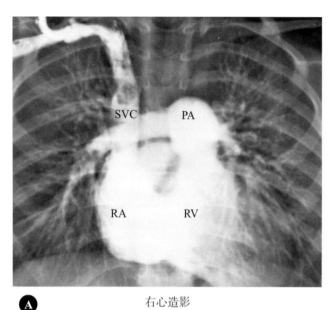

右心造影

Ⓐ

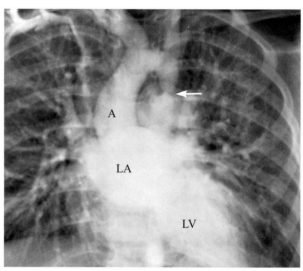

左心造影

Ⓐ

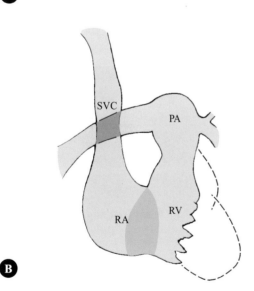

Ⓑ

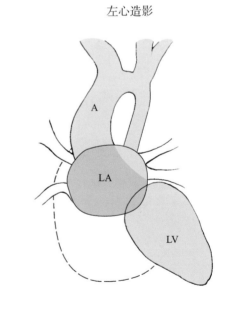

Ⓑ

▲ 图 9-3　**A.** 右心造影；**B.** 右心造影线图。右心造影，从一系列的 X 线中提取，在通过右前臂静脉注射对比剂通过心脏后，右心不透光的时相称为右心相。你可以看到右心房（**RA**）和右心室（**RV**）及肺动脉（**PA**）。**SVC** 表示上腔静脉

▲ 图 9-4　**A.** 左心造影；**B.** 左心造影线图。同一患者的左心造影，为注射对比剂 3s 后拍摄，此时右心已基本清除对比剂。可以看到进入左心房（**LA**）、左心室（**LV**）和主动脉（**A**）的肺静脉里不透光的对比剂影。很容易看到静脉门略低于动脉门。这位孩子有主动脉缩窄（在左心造影片上有显示，但在线图上没有）；注意近端降主动脉（箭）的狭窄，位于主动脉弓下方

该技术消除了其他结构在选定冠状面前后的叠加图像的影响。在图 9-5 中，提供了一个更精确的气管支气管解剖视图。同时帮助识别所有可见的上纵隔结构，并方便与目前所常见的胸部 X 线片进行比较。上纵隔移位是很明显的，正如前文所学到的，在正位 X 线片上见到气管移位。气管通常位于中线略右的位置，因为它紧紧地贴在主动脉弓上。由于动脉粥样硬化导致主动脉弓变大（扩张）的老年患者，气管常向右偏一点，并非提示纵隔移位。食管位于气管后方，常因肿块而随气管发生偏转，如图 9-6 中的主动脉瘤，由于患者吞下钡剂，可见食管的移位。请一定要注意，某些纵隔结构（食管和气管，而不是整个上纵隔）发生了移位。

在气管受压或狭窄的检查，X 线断层摄影已被 CT 所取代，尤其是冠状位和矢状位 CT 重建气管和其周围纵隔的结构。图 9-7 和图 9-8 中的患者因气管插管时间延长而出现气管狭窄。注意图 9-8A 中的狭窄，并将其与图 9-7 中的正常气管段直径进行比较。CT 重建显示狭窄的位置（图 9-8B 和 C）。

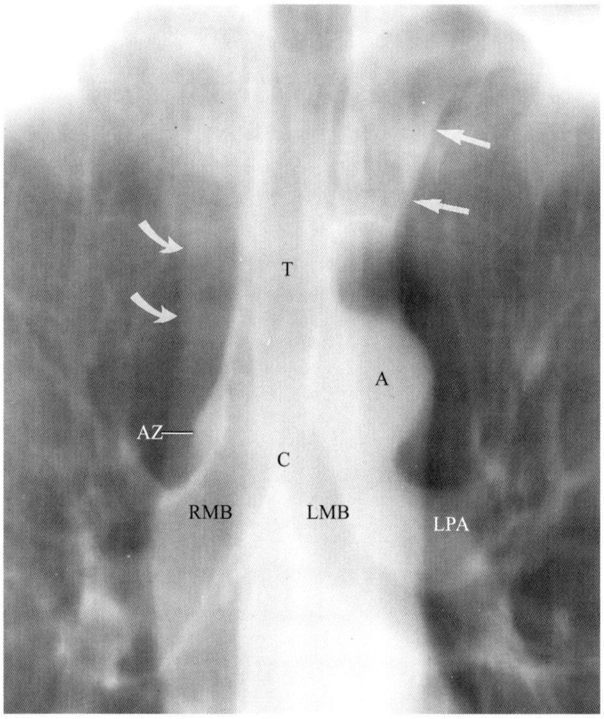

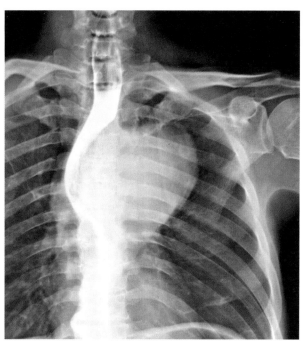

▲ 图 9-6　患者的主动脉弓长有大动脉瘤，导致气管和食管（钡剂填充）移位

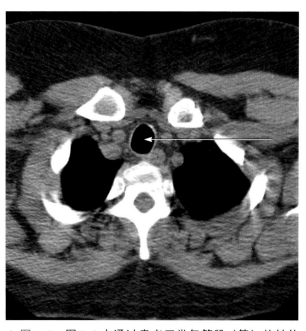

▲ 图 9-5　正常气管支气管冠状位常规 X 线。注意主动脉弓（A）、奇静脉弓（AZ）、隆嵴（C）、左主支气管（LMB）、左肺动脉（LPA）、右主支气管（RMB）和气管（T）。弯箭表示上腔静脉，直箭表示左头臂血管（左锁骨下动脉和静脉）

▲ 图 9-7　图 9-8 中通过患者正常气管段（箭）的轴位 CT，气管直径为 10mm

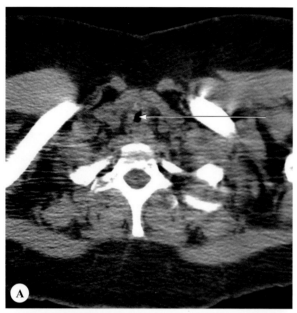

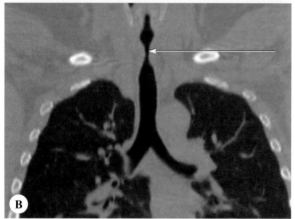

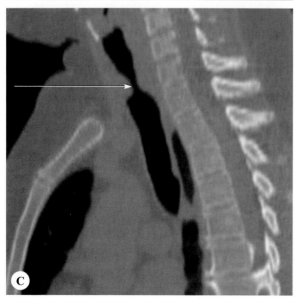

▲ 图 9-8　既往气管插管所致气管狭窄

A. 通过狭窄的轴位 CT（箭），气管直径 3mm；B 和 C. 气管冠状位和矢状位 CT 重建，箭指向狭窄段

一、纵隔的 CT 断层解剖

图 9-9 为胸主动脉造影。通过插入股动脉的导管将大量对比剂注入升主动脉。注意首先从主动脉弓发出的是头臂干，然后其分为右锁骨下动脉和右颈总动脉。接下来，左颈总动脉和左锁骨下动脉依次从主动脉弓升起。纵隔血管的 CT 和 MR 扫描也显示良好。纵隔血管的解剖关系如图 9-10 所示。

请观察一下正常患者的连续胸部 CT 扫描，静脉注射对比剂增强后 CT 显示四个不同层面的纵隔解剖结构里不透光影。在图 9-11A 中，CT 层面是通过头臂血管在主动脉弓的正上方，可以很容易地识别出非常明亮显影的右（RBV）和左（LBV）头臂静脉，在其扫描层面的下方（图 9-11B），可见上下连接形成的上腔静脉（superior vena cava，SVC），可识别的主动脉弓（A）。右侧头臂静脉比左侧静脉要亮得多，因为静脉对比剂是被注射

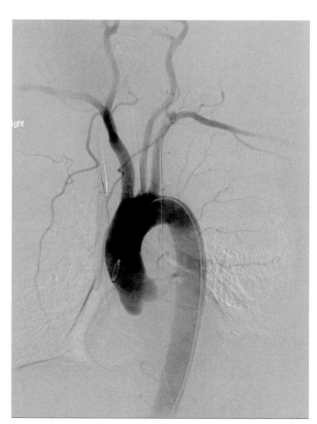

▲ 图 9-9　正常主动脉弓和头臂干的胸主动脉造影。对比剂经股动脉导管注入升主动脉。患者已向右旋转，完全显示主动脉弓的轮廓影，使其分支不再重叠

到右臂静脉。在图 9-11A 中找到充满空气的气管和食管中的空气，就在它的后面。主动脉弓在图 9-11B 中最明显；在图 9-11C，主动脉弓分为前面的升主动脉和后面的降主动脉。

在图 9-11C 中可以看到左右肺动脉的延伸和分离。这个位置在气管分叉或隆崎以下，能找到充满空气的左右主支气管吗？下一层面的图（图 9-11D）显示了四个心房室不透光影的心脏。在右心房和右心室可见较亮的对比剂。请注意左心室很厚的壁，最后面的腔是左心房，位于降主动脉的前方。心脏周围可见薄的心包边缘。

二、纵隔解剖结构的组成和纵隔起源的肿瘤

纵隔，在正位片上可被认为是在两个膨胀的肺之间的一个圆盘状结构，在侧位片上看到的是正面而不是它的切线位，侧位片上我们可以将其分为前、中、后三个区域来讨论每个部分的解剖结构和病变（图 9-12）。有趣的是不同理解对于纵隔的分区有不同的看法，有些专家把心脏放在前纵隔上，也有专家把心脏放在中纵隔的位置。为了我们工作的方便，我们不需要把这些看得太细，因为前纵隔肿物通常起源于心脏前方的区域，在侧位片上可以看到，它填充了心脏前方透光的区域里。这些肿块包括甲状腺肿从胸腔入口处向下延伸、胸腺瘤、畸胎瘤和淋巴瘤。最后一项淋巴瘤经常会向后延伸，占据中纵隔区域，当然也可能包括纵隔的任何部分，因为淋巴结可以位于所有的纵隔区域里。

中纵隔肿物一般起源于心脏后方的结构：食管（贲门失弛缓症和硬皮病时食管本身的扩张）、气管支气管树（支气管源性癌和囊肿）及位于其周围的淋巴结。后纵隔肿物通常来源于神经（神经节神经瘤、神经纤维瘤），主动脉弓后部和降主动脉的动脉瘤也属于后纵隔肿物。

在横膈附近，你也会看到与通过横膈疝的腹部结构相关的肿块（前面的 Morgagni 疝，后面的 Bochdalek 疝，以及那些我们称为食管旁疝的疝，

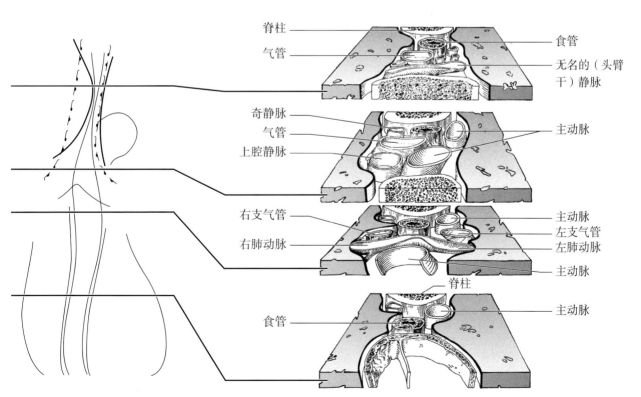

▲ 图 9-10　纵隔的关系。剖面线图上的粗线是指胸膜反折。记住，这里你是从前到后看顶部，而在所有的 CT 中你是从患者的脚向上看的，脊椎朝向你

这些通常都是有症状的）。心包囊肿最常发生于右心旁角。在正位片上可见重叠融合部分的右心影，则在侧位片上可见正位胸部 X 线片上叠加的心影。

在上纵隔或胸廓入口处的肿块常常（但不总是）为甲状腺肿大，其中甲状腺肿大在纵隔内延伸。比较一下正位片中图 9-13B 与图 9-13A 正常胸廓入口处就一目了然，请注意图 9-13B 中的气管（箭）因体格检查可触诊到的甲状腺肿大而令其向右移位。

分析图 9-14 中的案例。这是另一个甲状腺肿大的患者，甲状腺肿大延伸到左纵隔。胸部 X 线片（A）显示甲状腺肿为气管左侧旁肿块。胸椎气管移至主动脉弓上方的右侧。上纵隔的三层 CT 显示甲状腺肿大压迫气管并移位邻近的纵隔结构。

并不是所有的上纵隔增宽都是由这样或那样的肿瘤块引起的。对比图 9-15 至图 9-17 中胸部视图。图 9-15 为正常情况，显示了右侧气管旁间隙（或气管旁胸膜皱褶）的正常厚度和气管中线

略偏右的位置。

然而，图 9-16 和图 9-17 显示了这个区域的明显扩大。图 9-16 中的患者在创伤性的插入锁骨下静脉导管后出现纵隔血肿（白箭）。导管被移除，取而代之的是右臂中心静脉压管，如图所示，图 9-17 中的患者表现为胸痛和高热。随着纵隔炎的发展，她有咽后脓肿并向下延伸到纵隔。X 线显示上纵隔增宽，CT 显示主动脉正前方前纵隔脂肪淤积和多发胀肿。这个病例提醒我们纵隔是颈部软组织的延续。感染和其他过程可以从一个区域向另一个方向延伸。

胸腺在婴儿期通常是增大的，在成年时逐渐退化，常被脂肪所取代。图 9-18 是正常婴儿胸腺的 X 线，从纵隔边缘延伸出一个帆形阴影，呼气时比吸气时看得更好。在正常的成年人，特别是超过 25—30 岁的人，胸腺通常在 X 线或 CT 上是看不见的。相反，胸腺的前纵隔部位被一个脂肪密度三角形影所取代。在青少年和年轻人中，CT 可以在同一位置看到少量胸腺组织。

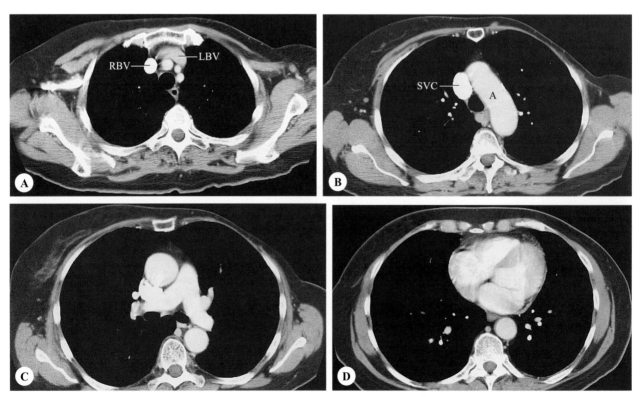

▲ 图 9-11　A. 充满空气的气管和食管；B. 主动脉弓最明显；C. 主动脉弓分离为前面的升主动脉和后面的降主动脉；D. 显示了四个心腔不透光影的心脏

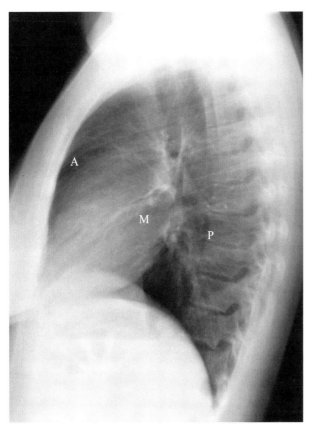

▲ 图 9–12　纵隔区：**A.** 前纵隔；**M.** 中纵隔；**P.** 后纵隔和脊柱旁区域

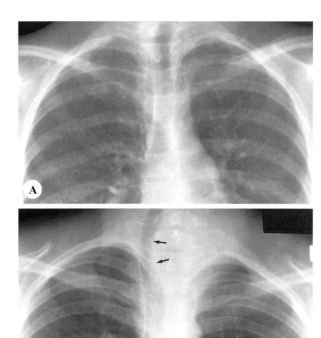

▲ 图 9–13　**A.** 正常的上纵隔，注意气管的中线位置；**B.** 气管移位（箭）即因肿大甲状腺肿所致

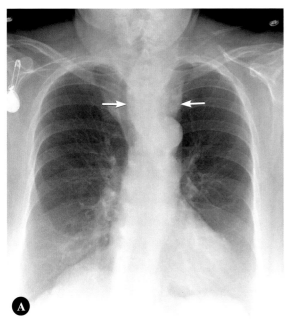

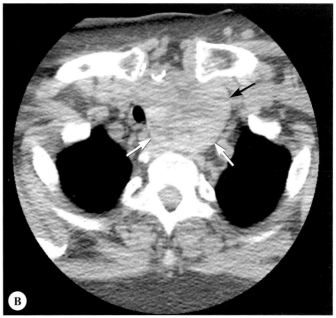

▲ 图 9–14　甲状腺肿患者的胸部 X 线片（**A**）和 CT（**B** 至 **D**）见到肿大的甲状腺延伸至左纵隔。请关注气管受压迫向右侧移位

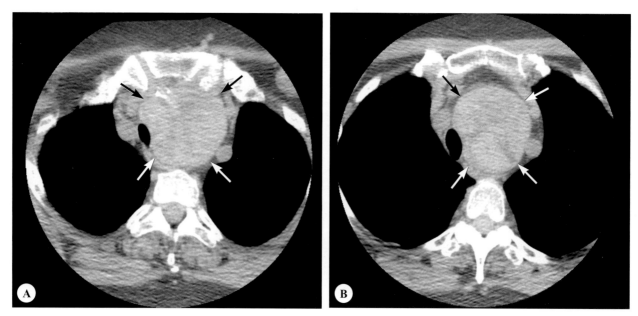

▲ 图 9–14（续） 甲状腺肿患者的胸部 X 线片（A）和 CT（B 至 D）见到肿大的甲状腺延伸至左纵隔。请关注气管受压迫向右侧移位

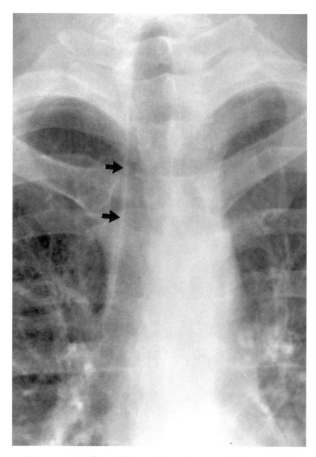

▲ 图 9–15 正常上纵隔 X 线片与图 9–16 和图 9–17 比较。黑箭表示右侧气管旁间隙 / 胸膜反折

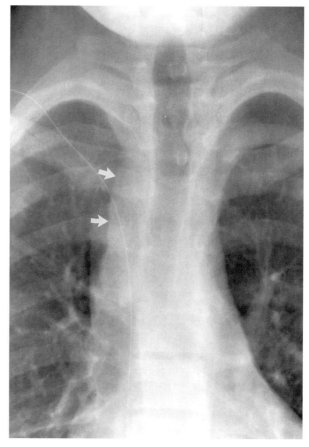

▲ 图 9–16 右侧气管旁间隙增宽系右侧锁骨下静脉外伤性导管（白箭）插入后纵隔出血导致右侧气管旁间隙增宽

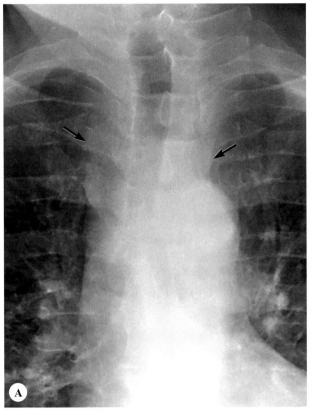

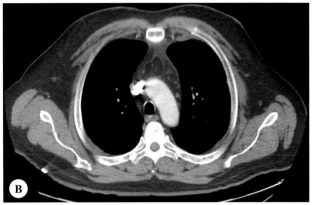

▲ 图 9–17　A. X 线显示纵隔炎上纵隔阴影变宽（黑箭）；B. CT 显示炎症滞留和在主动脉前的纵隔脂肪组织脓肿形成

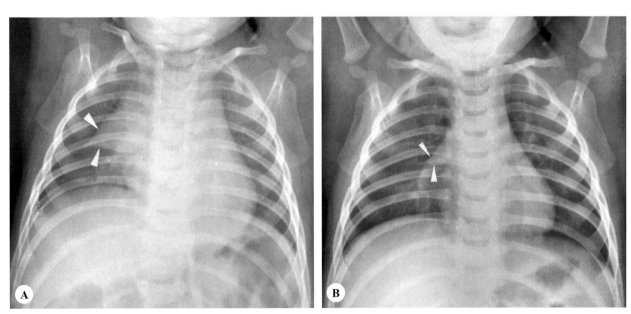

▲ 图 9–18　胸腺在婴儿期通常是增大的，显示为三角形的、帆状的阴影（白箭头）与肺门影重叠，因为它从前纵隔外侧突出。呼气（A）时比吸气（B）时更容易看到

三、前纵隔肿瘤

位于心脏前纵隔的肿块通常有四种：异位甲状腺（甲状腺肿大延伸至胸骨后）、畸胎瘤（良性或恶性）、胸腺瘤或淋巴瘤。图 9-19A 患者胸部 X 线片上的肿块（短箭）是无症状的。请注意，它紧贴在心脏的右侧，融合在右心影中，就像肺炎或肺叶段的肺不张一样。然而，这个肿块位于水平裂的位置并向外凸起，因此它在解剖学上不符合上述两种诊断。即使仅从后前位胸部 X 线片上的观察，也知道肿块应该位于心脏前方，因为心脏边界的上缘已经消失，还可以看到它的左心缘与主动脉远侧的后弓和降主动脉（长箭）不同。因此，它最有可能是上面列出的四个肿瘤之一。

现在看图 9-19B CT，并决定肿块的组织组成可能是什么。血管结构的密度改变表明此 CT 使用过静脉强化，这就使肿块与较高的透光度血管结构形成鲜明对比，肿块一定大部分是由脂肪组成的。然而，它内部有几个圆形的钙化密度，所以它不完全是脂肪。因此，从逻辑上讲，它应该是一个畸胎瘤，最终它确实被手术后组织病理证实，致密区为钙化的软骨部分。

注意上腔静脉、升主动脉和肺动脉的后移位（对比图 9-20 的胸部 CT，较之正常扫描水平高度稍高，可以从气管分叉处看出）。降主动脉通常位于椎体前方。

胸腺瘤也表现为前纵隔肿块，通常无症状，有时与重症肌无力的症状和体征同时发生。图 9-21 中的肿块（箭）是无症状的，因此可能是四种肿瘤中的任何一种，尽管它在胸部的位置较低，是异位甲状腺。注意肿块在正位片（A）上看不见，但在侧位片（B）上很容易在前胸看到，并且在 CT 上刚好在升主动脉前面（C 和 D）。

注意，在 X 线胸部正、侧位片上，能提供前纵隔肿瘤的信息比刚刚在图 9-19 中所研究的要少得多。因为这个原因，较小的前纵隔肿瘤确实不会遮盖掉心影的边缘。将图 9-21C 和 D 中的 CT 结果与图 9-19B 和图 9-20 中的扫描结果进行比较，图 9-21 中位于前方的肿块向后偏转压向主动脉和上腔静脉，但移位量比图 9-19 中的大畸胎瘤小得多。术后病理证明是胸腺瘤。

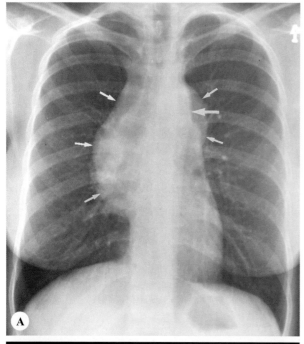

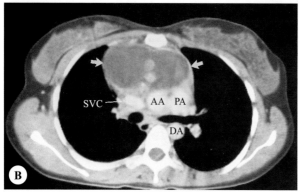

▲ 图 9-19　前纵隔畸胎瘤

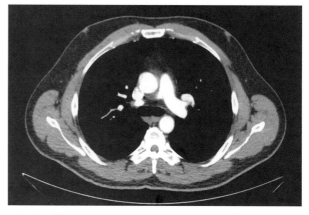

▲ 图 9-20　正常 CT，以便于与其他病例比较

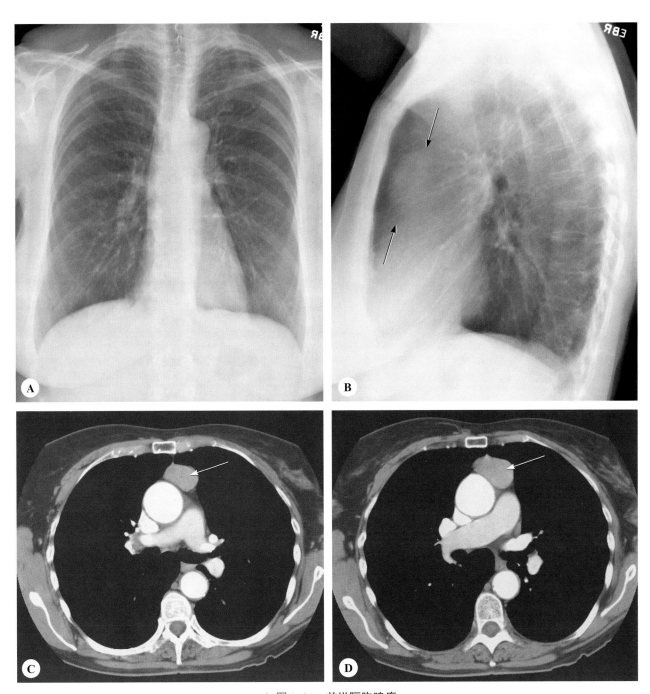

▲ 图 9-21　前纵隔胸腺瘤

四、前和中纵隔肿瘤

具体见图 9-22 至图 9-25。

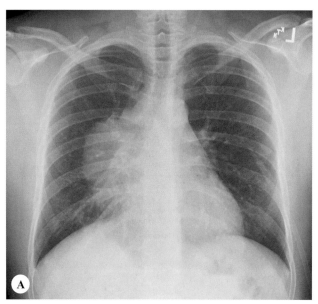
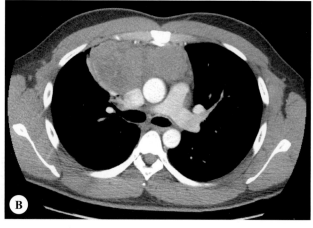

▲ 图 9-22　A. PA 胸部 X 线片显示一个巨大的前纵隔肿块，它覆盖了右心，结果显示淋巴瘤；B. CT 显示前纵隔大肿块将相邻纵隔向后移位

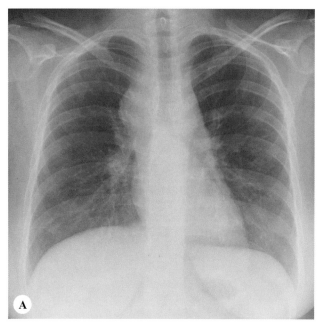
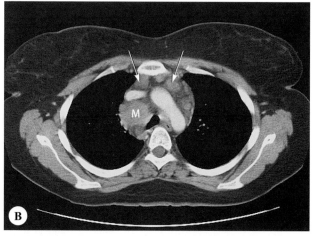

▲ 图 9-23　霍奇金淋巴瘤

PA 胸部 X 线片（A）和 CT（B），实际表现为中纵隔小肿块（M）伴前纵隔淋巴结肿大（箭）

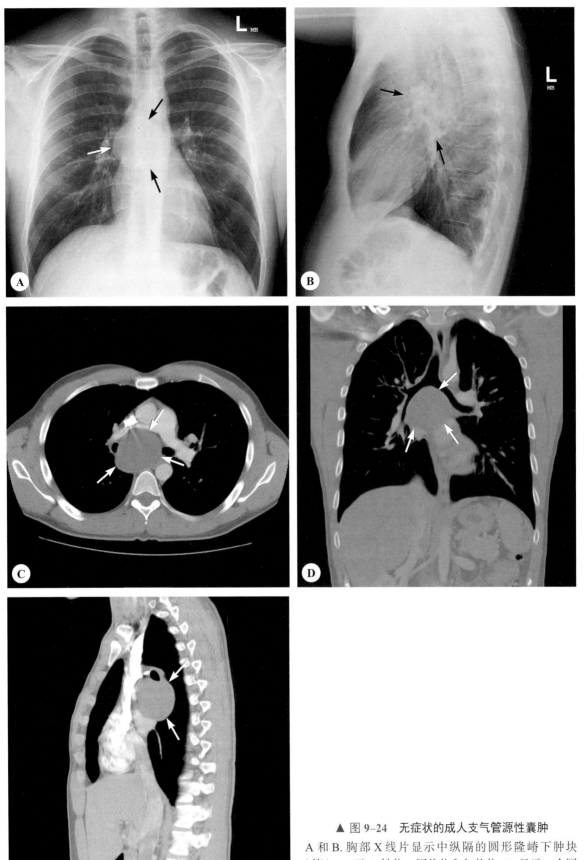

▲ 图 9–24　无症状的成人支气管源性囊肿

A 和 B. 胸部 X 线片显示中纵隔的圆形隆嵴下肿块（箭）；C 至 E. 轴位、冠状位和矢状位 CT 显示一个圆形、边界清楚的囊性肿块（箭）向隆嵴方向延伸

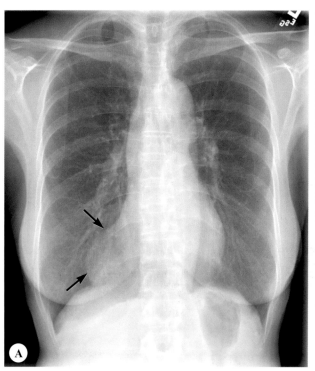

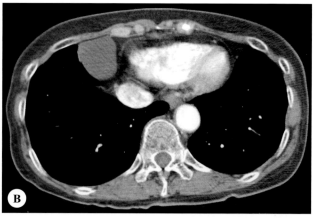

▲ 图 9-25　心包囊肿
A. PA 胸部 X 线片显示右心膈角（箭）有一个圆形肿块；
B. CT 显示其囊性的特征。该患者无症状

五、后纵隔肿瘤

通常发生在脊柱旁或后纵隔区域的肿瘤是起源于脊髓中的神经肿瘤。因为它们紧贴着肋骨和脊柱，经常会造成骨质侵蚀和背部疼痛。在图 9-26 中可见一个椭圆形肿块透过第四肋骨间隙向脊柱右侧延伸。注意第四和第五根后肋骨（白箭）下方有侵蚀，每根肋骨的下内侧缘均有致密的反应性骨。第四、第五和第五、第六根肋骨之间的间隙比脊柱另一侧的对侧间隙稍宽。肿块边缘向下延伸至心脏后方，左侧挤压了充满钡剂的食管（黑箭）。知道这个不是前纵隔肿块因为它没有覆盖心脏边缘。此外，它还侵蚀了肋骨后部。手术病理证实是神经节瘤。

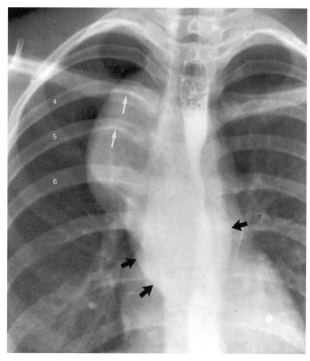

▲ 图 9-26　后纵隔神经节瘤

图 9-27 中的患者在后前位胸部 X 线片上的心影上有一个非常大的肿块。如果这样的肿块有空气 - 液体平面在里面，会考虑心脏后面有大裂孔疝的可能性。但这个肿块看起来是实性的并在 CT 检查中也证实了这一点。CT（图 9-27B）显示一个较大的心后包块，降主动脉（箭）的含对比剂的腔穿过其中。降主动脉动脉瘤发生在这个位置，并可能出现这样的肿块，但这个肿块后被手术病理证明是一种非常罕见的主动脉肿瘤，即主动脉肉瘤。

患神经母细胞瘤的儿童（图 9-28）和患神经节瘤的成人（图 9-29）。

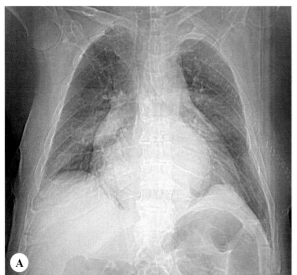
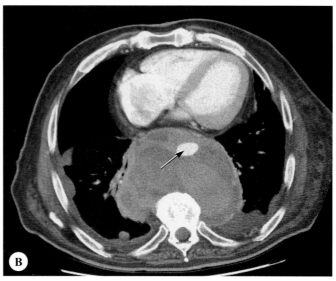

▲ 图 9-27 胸部 X 线片（A）和 CT（B）示大的主动脉肉瘤

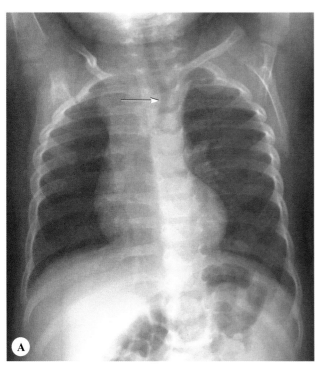
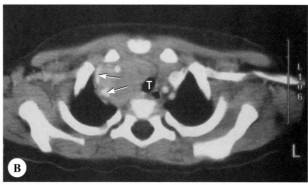

▲ 图 9-28 儿童患有神经母细胞瘤。虽然这个肿瘤病理上发生在后纵隔，起源于椎管，但在这个病例中它起源于上方，从胸椎来看是上纵隔肿块。注意，在 PA 胸部 X 线片上（A）上，气管移位到左侧（箭）。在 CT（B）上，气管（T）移位的位置再次显示在左侧，而右侧头臂干和静脉（箭）被移至右侧

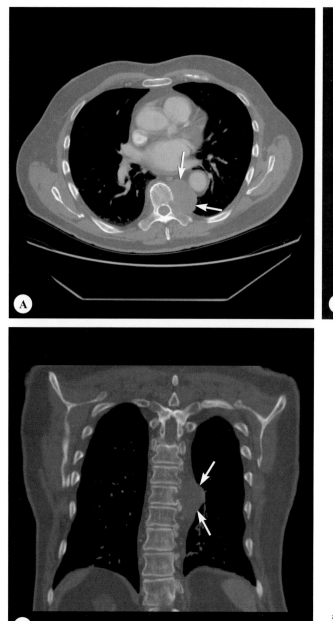

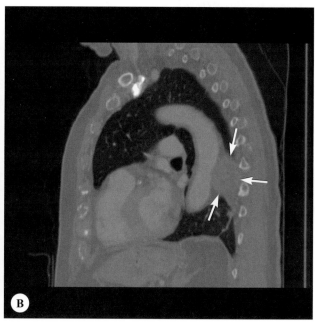

▲ 图 9-29　成人患有神经节瘤，表现为背部疼痛
轴位、矢状位和冠状位 CT 显示界限清晰的左侧椎旁肿块
（箭）侵入胸椎体和椎弓根

第 10 章 心脏
The Heart

目前，各种各样的成像技术可以提供关于心脏结构和功能的详细信息。这些检查包括普通X线片、超声心动图（心脏的超声波检查）、CT、放射性同位素示踪成像（心脏核素成像）、血管造影（心血管造影）和MRI。

一般来说，心脏病的影像学诊断仅限于确定心脏扩大（总体大小，有时确定特定心房、室扩大），肺血管异常，心脏钙化和充血性心力衰竭（congestive heart failure，CHF）。其他成像技术可以提供心肌厚度和运动的详细信息，精确的心室大小，有无瓣膜疾病、冠状动脉疾病或心包疾病。超声心动图和MRI也能提供心功能的信息。

在本章中，我们首先讨论心脏疾病的医学影像学发现，然后展示更复杂的心脏检查的范例。

一、心脏大小的测量

虽然横断面成像能提供更多关于心脏整体大小和单个心房、室大小的信息，但在日常临床实践中，对于胸部X线片上心影的评估可能有帮助，不仅仅是使用后前位X线片上的测量结果（通过投影小于5%的方式放大心脏），可以粗略评估心脏的总体大小，同时左侧位片是胸部常规X线检查的一部分，可提高胸部X线片测定心脏大小的准确性。

在评估心脏大小时，要记住观察心脏扩大时的可能方式：如仿生状态（如在不全的吸气时相的胸部X线片上）或在有遮盖物的状态下的胸部X线片上（如在大量的左侧胸腔积液的时候）。更重要的是，必须对特定心房、心室增大引起的心脏形状的变化有一定的了解，因为心房、心室形

状的变化，无论是否增大，有时都可能表明所患心脏病的类型。

总之，必须能够通过X线片推测出心脏的总体体积大小，同时也要接受此类评估重要的局限性，即要排除X线片有可能发生仿生心脏增大的影响，并意识到因各种疾病过程对心脏轮廓形状产生的变化。

X线片上测量心脏大小最简单的方法是确定它与胸部最宽处接近横膈水平处宽度的关系，即所谓的心胸比，可以从PA片计算获得（图10-1）。测量左、右心脏轮廓上最突出的点两条垂直切线之间的距离。右侧隆起的突出部分通常比左侧剖面的顶点略高。在成人中，从胸腔内最宽处测量，心脏的宽度应该小于最大胸径的一半（图10-2）。

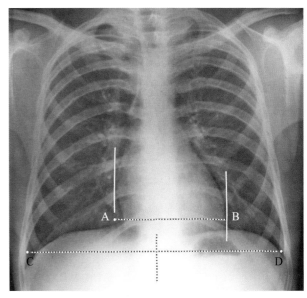

▲ 图 10-1　年轻男子在例行体检中发现心脏杂音而拍X线片。图中 **A**～**B** 是心脏宽度。**C**～**D** 是胸廓宽度。对于大小正常的心影来说，心影的宽度应小于胸廓影宽度的一半

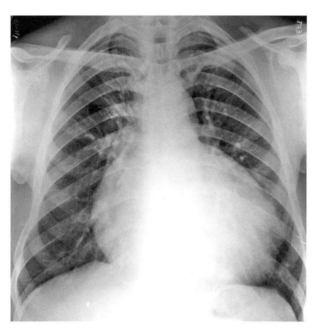

▲ 图 10-2　患者的心影扩大

左侧位片（图 10-3）可以很好地检查心脏后前方向的外形，当左侧位片心脏后前观察，左心脏明显增大。任何左心室体积增大都将使心脏的边缘向后、向下延伸，至横膈（图 10-4）。相反，在侧位片观察右心室的体积增大，填充了胸骨后方间隙的下部，但不会向后方延伸。

毫无疑问，测量图 10-1 中的心脏，发现它的大小是正常，但是把它和前几章的任何一张胸部 X 线片相比，你肯定会被扁平的几乎消失的主动脉弓所震惊。这位年轻患者被发现患有高血压，考虑到他的腿部无法承受压力，提示患有主动脉缩窄的可能。对他的胸部 X 线片复查显示，他的肋骨下缘有碟状的侵蚀（肋骨凹陷），此扩张的肋间动脉形成的侧支循环形成的压迹。手术成功矫正了他的主动脉缩窄。图 10-5 为图 10-1 中胸部 X 线片的肋骨细节。缩窄的放射学表现很少出现在年龄小于 10 岁患者。此外，必须记住，许多情况也会导致肋骨凹陷，神经纤维瘤是其中之一。

二、心脏测量的受限因素

在 X 线片上识别心影大小，正常情况下心影形态的不正常是有价值的，在心脏外形有或没有形态变化的情况下，心影也可以增大，失代偿的

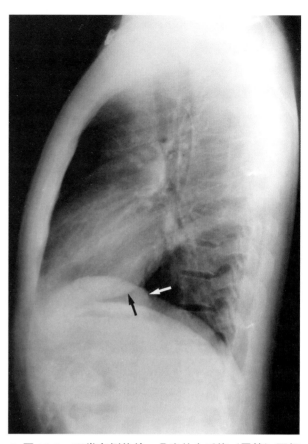

▲ 图 10-3　正常左侧位片，凸出的心后缘（黑箭）不超出下腔静脉后缘（白箭）

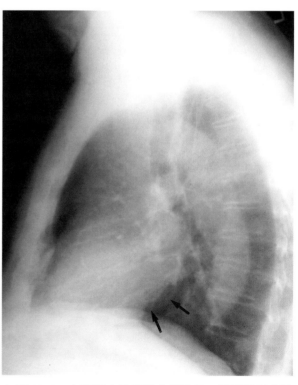

▲ 图 10-4　心脏扩大患者的左侧位片。黑箭表示心脏后缘

心脏可能会发生外形的扩大和变形。

心脏也可能只是由于各种各样的需要忽略的原因而明显增大，前面已经知道一些使非病理性心脏增大的方法。呼气时的胸部 X 线片中看到（图10-6A），呼气时升高的横膈使心脏向上倾斜，使

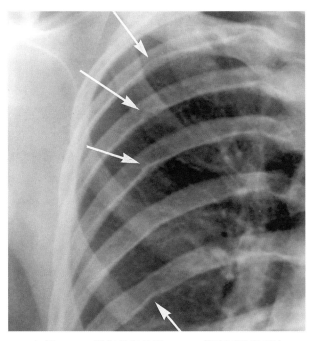

▲ 图 10-5　详细信息见图 10-1。箭表示肋骨切迹

其顶点更接近侧胸壁。此外吸气时肋骨的伸展更大，呼气时减小，进一步影响心胸比率。当你认为患者横膈偏高时，应该预料到明显增大的心影，所以当腹胀时（晚期妊娠、腹水、肠梗阻），将无法准确评估心脏大小。

便携式胸部 X 线片投照的前后位片，因为心脏离成像探测器较远，所以明显放大心影。如果患者仰卧位，横膈可能会更高。从重症患者床边胸部 X 线片获得的有价值的数据，心脏大小的估计不在其中。

下一个检查点是患者有没有旋转体位，在前文中，已经看到旋转程度可能会导致心脏和纵隔阴影的扩大，锁骨和肋骨的对称，是体位没有旋转的证据。后面会详细讨论有意旋转的斜位 X 线片，更精确地研究旋转对心影的影响。

当然，胸廓畸形通常会导致无法测量心脏的大小，对于骨性脊柱侧凸的患者来说，就不可能测量心脏大小。凹陷性胸骨（漏斗胸）通常会使心脏向左侧移位，因此当发现没有心影右侧缘会怀疑漏斗胸，配合侧位 X 线片解决这个问题。

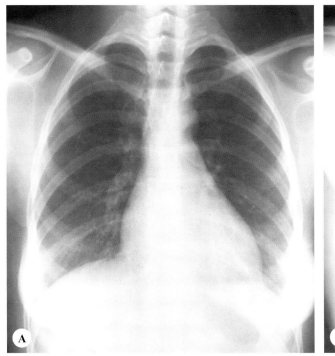
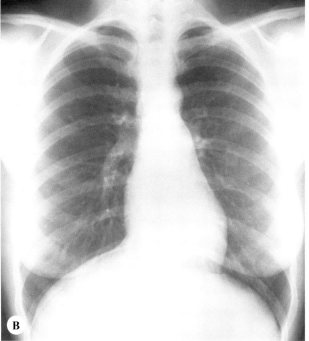

▲ 图 10-6　A. X 线片显示心脏扩大，但这只是一个呼气相正常的心脏；B. 同一位患者吸气相心脏

或许想知道，拍摄在舒张末期时 X 线片，心影的大小是否会增大，而在收缩末期时，心影的大小是否会减小。在心动周期的两个极端，心影略有不同，但这种差异通常不足以影响心胸比率的粗略估计。

这重要的一点，在对婴儿胸部 X 线片看到心脏明显增大时，你要提高谨慎度，特别是在 1 岁以下婴儿（图 10-7）。因为婴儿不能要求深呼吸，此外不同点因为腹部与胸部比例。正常婴儿膈肌水平高于成人。婴儿的 X 线通常采用前后位和仰卧位。他们还没有发育成成人、稍大儿童的心胸比率特征。婴儿巨大胸腺覆盖在心脏上也可能类似心脏增大。在 1 岁以下患者中，要始终注意提示心脏增大的 X 线表现。

过度膨胀的肺会从两侧挤压心脏和纵隔结构，使后前位片上它们的影子变窄，因此，在膈肌较低的呼吸困难患者和肺气肿患者中，后前位片上测量心脏大小可能小的令人不可相信，不能表示心脏的状态。在慢性肺气肿患者，尸检时常常发现心脏因右心室肥厚（肺心病）而体积增大，但在 X 线上未从发现心脏增大。

非心脏疾病可能掩盖真正心脏增大，回顾前几章，将不难理解纵隔或肺部疾病使心脏的尺寸变得难以捉摸，任何掩盖心脏边缘的密度都使估计心脏的大小变成徒劳。因此，对于有大量胸腔积液、肺前部实变影或前纵隔大肿块的患者，从胸部 X 线片上无法研究其心脏的大小和形状。

真正的纵隔移位通常是由于胸腔内动力学的一些重要变化（如整个肺的不张）造成的，并且可能会极大地改变心脏的位置，因此测量是没有意义的。

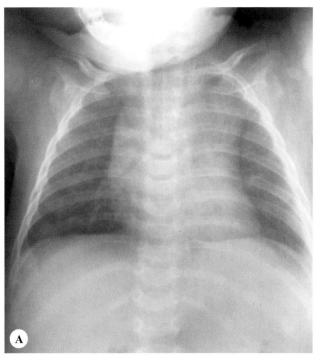

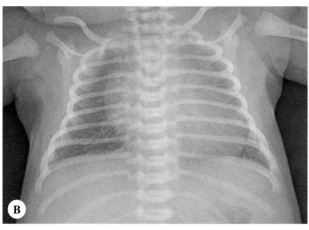

▲ 图 10-7　A. 婴儿正位胸部 X 线片。心影看起来很大。由于这名 6 月龄的患儿无法配合深呼吸，所以未能在完全吸气时投照 X 线。同时，这是用前后技术拍摄的，孩子仰卧在 X 线台上。在这个年龄的孩子中，上纵隔增宽（正常胸腺）向下延伸到左、右上心脏的边界。B. 另一名由于胸腺正常而导致纵隔轮廓增大的婴儿。胸腺的形状可能变化很大

三、心脏大小明显异常和测量困难的例子

见图 10-8 至图 10-13。

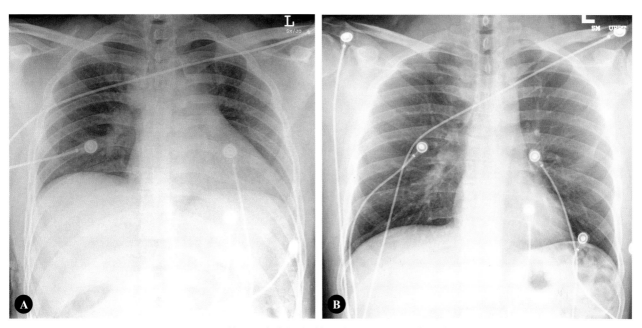

▲ 图 10-8　**A.** 平卧前后位片使心脏看起来扩大；**B.** 同一患者站立时的正位片

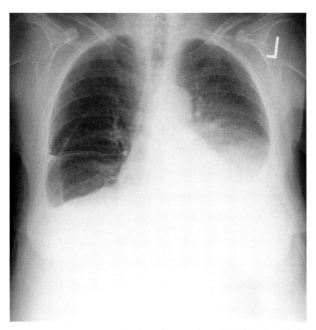

▲ 图 10-9　由于双侧胸腔积液，无法估计心脏大小。左侧较多的胸腔积液几乎完全淹没了左心边界

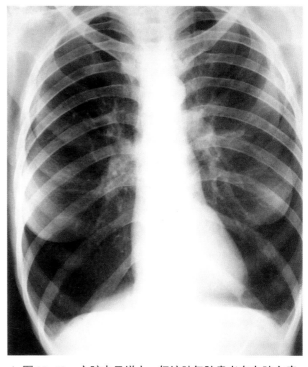

▲ 图 10-10　心脏未见增大，但该肺气肿患者存在肺心病。低水平的膈肌和肺过度充气可能使心脏病理变化难以发现

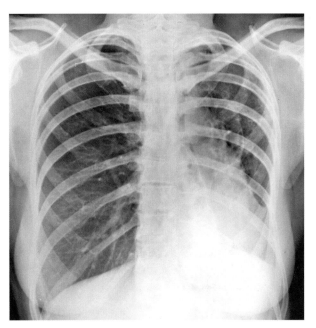

▲ 图 10–11 左肺下叶（或整个左肺）不张时，心脏不明显

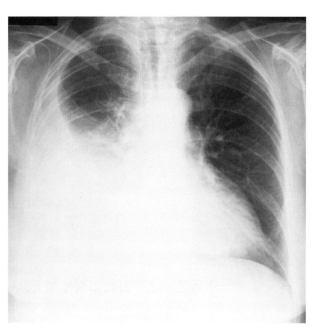

▲ 图 10–12 右侧大量胸腔积液无法估计心脏的大小

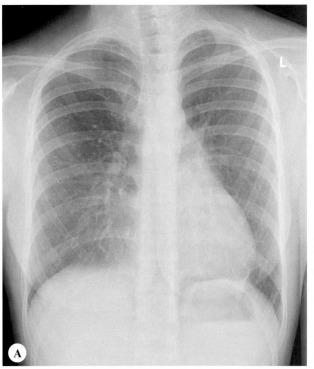

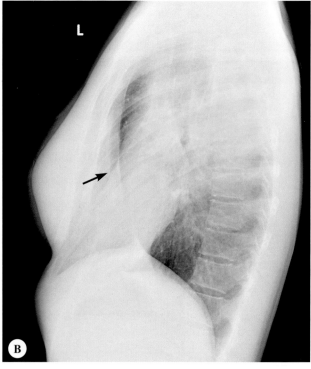

▲ 图 10–13 A. 漏斗胸。在正位片心脏轻微向左移位，外形增大。B. 同一患者的侧位片显示胸骨在心脏水平处明显凹陷（箭）。胸部在心脏水平的前后径减小，受压的心脏向后移位

四、测量扩大的心影的解释

在胸部 X 线片上，在剔除所有潜在的误导因素后，发现测量心影超过允许的心胸比率，如何进一步区分心肌肥大、心脏扩张和心脏周围的心包积液所造成的阴影？

图 10-14 给出一个病例，急性化疗毒性患者心影明显增大，从病理学学习中知道鉴别诊断包括心肌损伤、心肌炎和心包积液。这种心脏病被称之为化学心脏毒性，由于心功能不佳，导致心脏腔室扩及心包积液，两者可能导致这么大的心影。

心脏增大患者前后位片及胸部侧位片上，一些发现将有所帮助，左心室增大，在后前位上室前壁向左侧延伸，在侧位上向后延伸；右心室增大侧位片上未见向后延伸，但可以显示前部间隙下部充盈。胸部 X 线片可以显示心室增大，但不能区分心室肥厚和扩张。

如果心脏处于失代偿状态，在前后位片上，其形状将趋于无形状并向左右两侧延伸，提示心力衰竭或心包积液。心包积液通常有超声心动图显示，超声显示在心壁和心包间液体声波反射

（图 10-15），CT 和 MRI 也可发现心包积液（图 10-16）。在临床实践中，回顾患者以前的 X 线可能是评估心脏扩大发展的最佳方法。突然出现无形状或球形增大应提示心包积液。

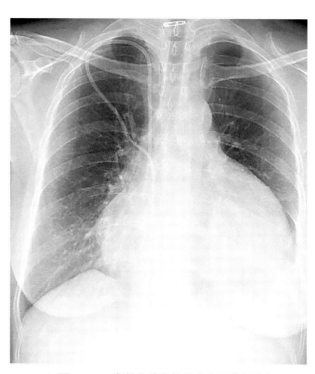

▲ 图 10-14　急性化疗毒性患者心影明显增大

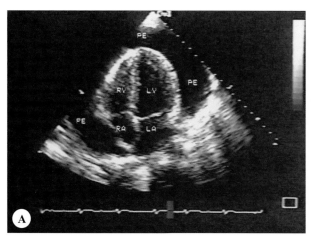
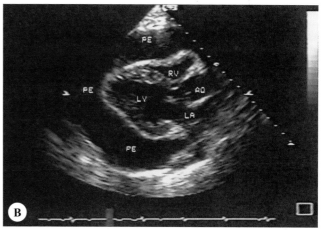

▲ 图 10-15　超声心动图显示心脏周围大量心包积液（PE）
A. 四腔心切面显示右心室（RV）、左心室（LV）、右心房（RA）和左心房（LA）周围有一环无回声（无回声）液体；
B. 长轴切面，显示左心室（LV）和升主动脉（AO）之间的主动脉瓣，可见大量心包积液

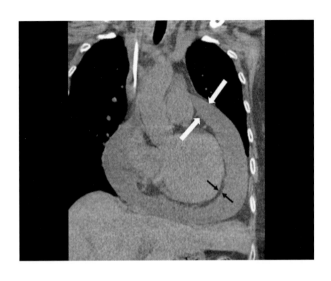

◀ 图 10-16　图 10-14 中的化疗患者的平扫冠状位 CT 重建证实了大量的环状心包积液，广泛分布于心包的脏层和壁层（可见白箭之间的积液密度）。请注意心外膜脂肪组织（在黑箭之间），CT 显示其厚度不一，密度较低。这种心外膜脂肪在房室沟中较厚，并围绕着心外膜冠状动脉和心静脉。心肌位于这层脂肪的深层。心包隐窝高至主动脉弓（心包上隐窝，与主动脉相邻）

五、左心室或右心室扩大：侧位 X 线片的帮助

具体见图 10-17 至图 10-19。

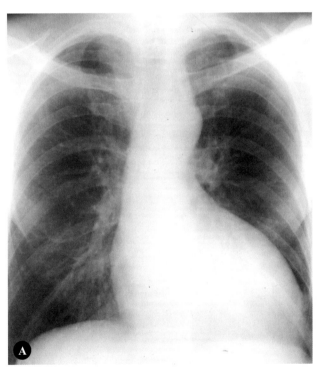
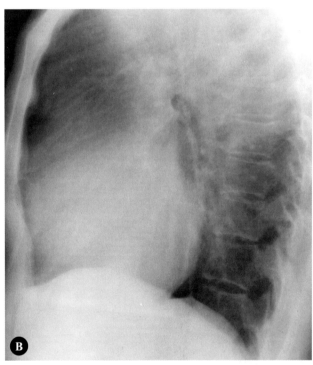

▲ 图 10-17　A. 左心室增大，左心缘左移；B. 侧位片，同一位患者。左心室的向后延伸

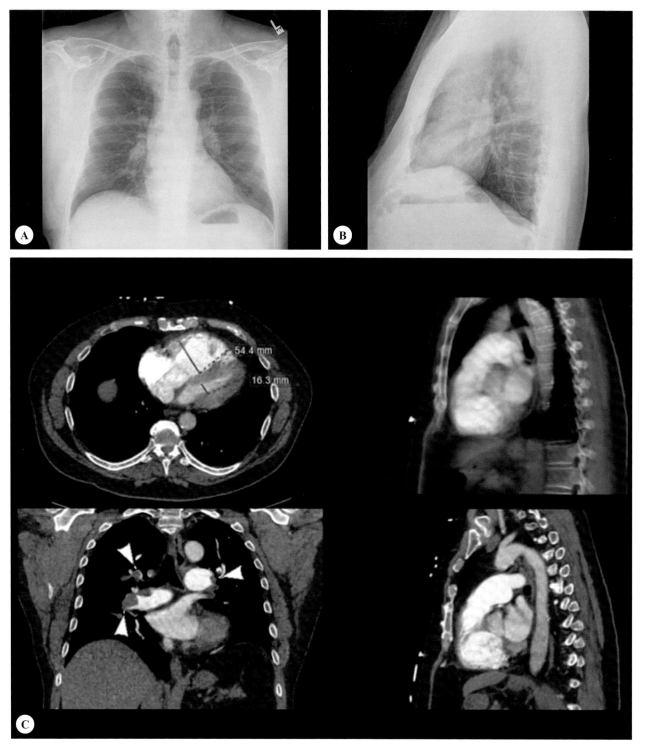

▲ 图 10-18　右心室扩大的患者

A. 正位片显示心脏广泛扩大；肺动脉显得很突出；B. 侧位片显示扩大的右心室向前上升，心前间隙变窄。与图 10-17B 相比，心脏仅轻微向后移位；C. 同一患者的 CT 肺动脉造影显示了急性右心扩大的病因，即大面积肺栓塞伴双侧血栓负荷增加。轴位图像显示右心室与左心室直径比明显增大（正常≤1），矢状位图像证实右心室及右心室流出道扩大是侧位 X 线片增大的原因；矢状位多平面重建图像证实主肺动脉明显扩张；冠状重建图像显示双侧多发肺栓塞，表现为肺栓塞缺损（白箭头）

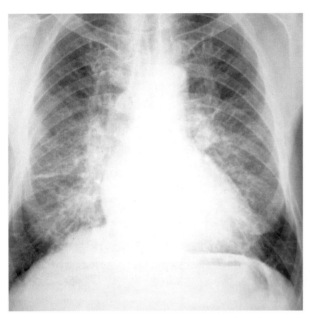

▲ 图 10-19　中度充血性心力衰竭。原发性间质性肺水肿患者，肺血管纹理增多、肺门充血、间质阴影（**Kerley B 线**）和水平裂积液

六、心力衰竭

肺门及肺血管外观是心脏生理状态的一个良好的指示标志。在心力衰竭的心脏中，除了观察心影增大和心外形失常，还要注意寻找肺静脉瘀血的证据，肺血管比正常情况下更向肺野外侧延伸，支气管壁较薄，其周围可见液体渗出模糊影，以此区别支气管。由于肺水肿，肺部显示模糊，透过度减低，肺间质不透亮，出现 Kerley B 线，在肺的外带接近肺边缘水平走行白色线状高密度影，它们是充满液体、增厚、水肿的小叶间隔。图 10-20A 和 B 显示 X 线上 Kerley B 线。图 10-20C CT 可见心力衰竭患者肺间隔增厚。当看到支气管轴位时显示白色环征（图 10-21A），通常被称之为支气管套袖征，随着患者在治疗过程中的改善和肺间质水肿的吸收，套袖征会减少（图 10-21B）。心力衰竭时胸腔积液可以双侧或单侧，以右侧胸腔积液多见。

通常，快速肺间质水肿会溢出到肺泡中，导致肺泡（气房）肺水肿，如图 10-22 所示大面积心肌梗死导致急性左心衰竭患者 X 线。肺水肿也可发生在非心源性疾病（液体过量、肾衰竭、海

洛因过量和吸入性损伤或烧伤），在这些情况下，胸部 X 线片显示肺水肿，但心脏大小正常。

肺水肿通常是双侧对称磨玻璃影，但也可以是双侧不对称；肺水肿可以在急性左心衰竭后迅速出现，也可以渐进性心力衰竭的 X 线表现。在图 10-22 中肺门血管浸在肺间质渗出液中，并和肺泡渗出液体重叠，故显示不清，比较图 10-19 中的肺门血管，它们变模糊；图 10-21A 所示患者肺门血管影消失，在图 10-21B 中，患者治疗良好，肺门血管影再次从渗液中显示出来。类似的反应见图 10-23B。

连续的胸部 X 线片是随诊心力衰竭患者病情的极好的方法，并且你会发现它和其他临床症状体征相吻合。

七、肺部血流变异

（一）正常肺血管

在正常站立时，肺底的血流量比肺尖多，这在正常胸部 X 线片上显示的很明显，部分原因是肺呈金字塔形，更多的肺组织和肺血管重叠在靠近膈肌的底部（图 10-24A）。

（二）肺静脉高压

肺静脉高压见于肺静脉压升高的患者，通常由左心衰竭或左心房流出道梗阻引起，如二尖瓣狭窄。这种情况在胸部 X 线片上表现为上部肺叶血管增粗、增厚，下部肺叶血管稀疏，同时肺门血管模糊（图 10-24B），肺下部血管稀疏，在其他三种情况下几乎不可见。在心力衰竭患者中，不同程度的肺间质水肿和肺泡水肿，均可见肺静脉高压。

（三）肺血管增多

在心脏疾病及非心脏疾病中都可以出现肺血流量增加。在患有先天性心脏病和左右向分流的患者中，由于左心血液回流到右心，导致肺循环负荷增大，这种情况多见于房间隔或室间隔缺损，少见于肺动脉导管未闭。非心源性肺血流量增多的疾病，如动静脉瘘或身体其他部位的畸

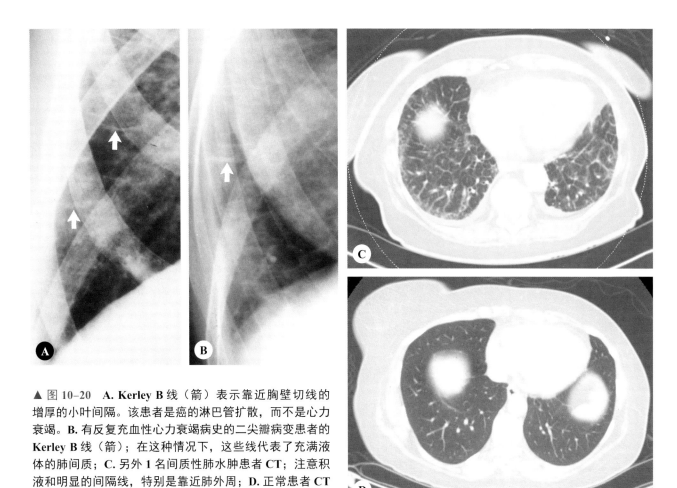

▲ 图 10–20　**A.** Kerley B 线（箭）表示靠近胸壁切线的增厚的小叶间隔。该患者是癌的淋巴管扩散，而不是心力衰竭。**B.** 有反复充血性心力衰竭病史的二尖瓣病变患者的 Kerley B 线（箭）；在这种情况下，这些线代表了充满液体的肺间质；**C.** 另外 1 名间质性肺水肿患者 CT；注意积液和明显的间隔线，特别是靠近肺外周；**D.** 正常患者 CT 作比较。注意周围间隔线的缺失

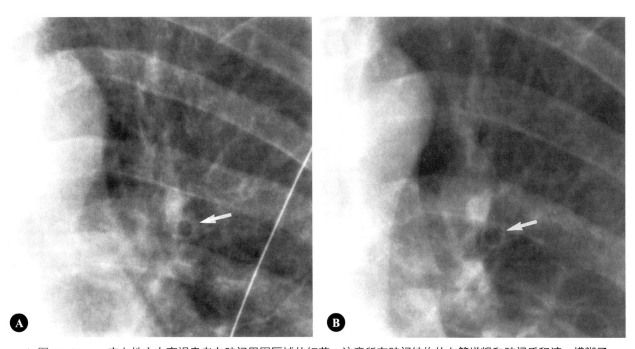

▲ 图 10–21　**A.** 充血性心力衰竭患者左肺门周围区域的细节。注意所有肺门结构的血管增粗和肺间质积液，模糊了血管主干的轮廓并产生 "支气管周围袖套"（箭）；**B.** 治疗后消失，注意同一个支气管周围的高密度环变细很多

形。胸部 X 线片（图 10-24C）显示在肺中叶、外周区域肺上部、下部肺血管在管径和外突方面均增加。

（四）肺动脉高压

肺动脉高压是由通过肺毛细血管床的血流量减少引发的，一个常见原因是肺气肿。肺中血管床体积的减少可能是特发性的，也可能是大量肺栓塞、血管收缩状态和长期心内分流引起的。在图 5-17 中显示收缩的动脉床的截断状外观，这是一张楔形血管造影图。这类患者的肺野显示肺血减少（图 10-24D）。由于肺动脉床收缩和肺动脉压力增大，导致肺门肺动脉干极大扩张。钙化的动脉粥样硬化斑块也可见于肺动脉高压扩张的近端肺动脉。

八、心脏钙化

心脏的各个部位都可以发生钙化，包括瓣叶、瓣环、冠状动脉、室壁动脉瘤和心包。左心室的血栓和心脏肿瘤也会钙化。在 X 线片上经常可以看到大面积的钙化，但大多数钙化很小，只能通过透视下搏动的心脏或 CT 检查中发现。图 10-25A 和 B 显示缩窄性心包炎患者心脏周围的心包钙化壳。CT 检查不仅能更好的显示心脏钙化（图 10-25C），还能计算出疑似冠状动脉疾病患者的冠状动脉粥样硬化斑块钙化程度。

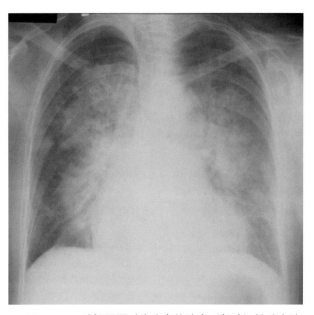

▲ 图 10-22 肺门周围对称分布的肺泡（气腔）性肺水肿

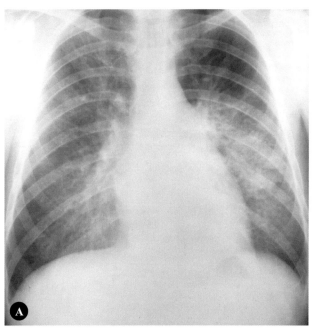
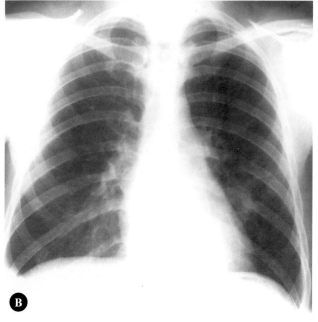

▲ 图 10-23 A. 充血性心力衰竭发作期间的肺间质性和肺泡性肺水肿；B. 5 天后吸收

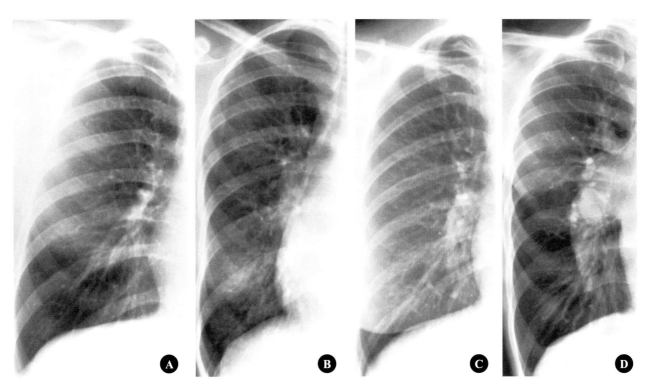

▲ 图 10-24 **A.** 正常肺血管；**B.** 肺静脉高压；**C.** 肺血管增加（左向右分流）；**D.** 肺动脉高压

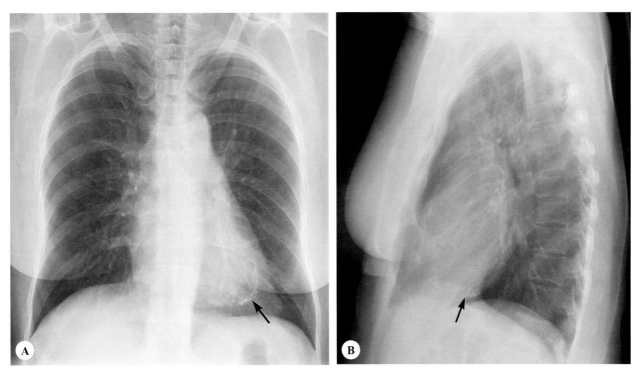

▲ 图 10-25 胸部 X 线片（**A** 和 **B**）和 CT（**C** 和 **D**）显示缩窄性心包炎患者心脏下缘的心包钙化（箭）

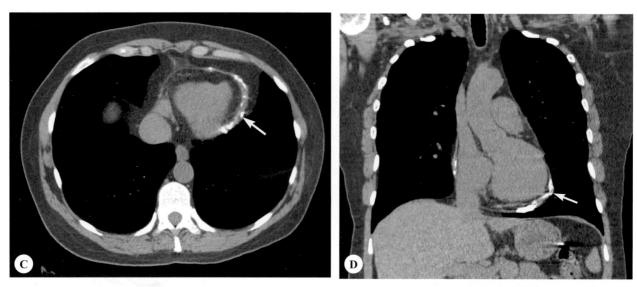

▲ 图 10-25（续） 胸部 X 线片（A 和 B）和 CT（C 和 D）显示缩窄性心包炎患者心脏下缘的心包钙化（箭）

九、心脏表面的解剖

见图 10-26 至图 10-30。

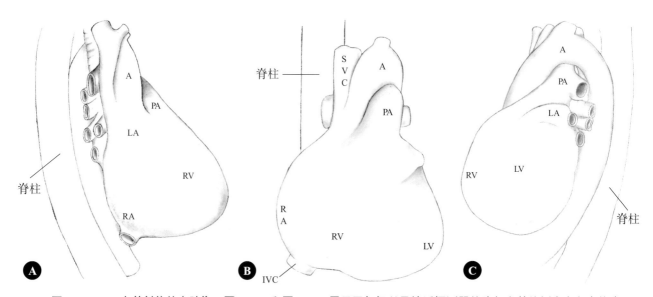

▲ 图 10-26 A. 右前斜位的心脏像。图 10-27 和图 10-28 展示了如何以最接近探测器的胸部右前外侧为方向定位患者。B. 在常规的胸部正位片上所显示的心脏像。C. 左前斜位的心脏像。图 10-29 和图 10-30 展示了如何以最接近探测器的胸部左前外侧面为方向定位患者

（一）右和左前斜位

以往胸部 X 线片左右前斜位常用于评估心腔大小，现今由于这些心脏成像还在临床应用，所以研究和掌握它们还是必要（图 10-31）。本页上的示意可以帮助理解这两个投照方位。在心脏造影（图 10-32），可以更好理解在正面视图中各个充满不透明物质的腔室，首先，不透明造影团通过右心腔，然后，经过肺部后返回左心腔。

（二）右和左前斜位的鉴别

在正常的右前斜位 X 线片上，心脏突出到脊柱的左侧，呈三角形，后缘平坦；在左前斜位 X 线片上，心脏向脊柱右侧突出，形状呈球形，后缘圆隆。在图 10-31 的两个斜位图（同一患者的3 张图片），食管充盈钡剂对比剂。

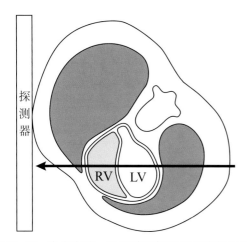

▲ 图 10-27　患者定位，以最接近探测器的胸部右前外侧为方向

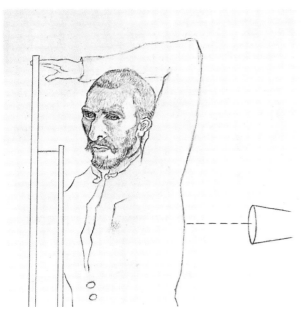

▲ 图 10-28　以最接近探测器的胸部右前外侧为方向定位患者

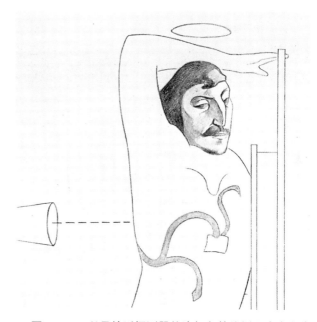

▲ 图 10-29　以最接近探测器的胸部左前外侧面为方向定位患者

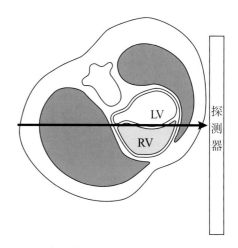

▲ 图 10-30　患者定位，以最接近探测器的胸部左前外侧面为方向

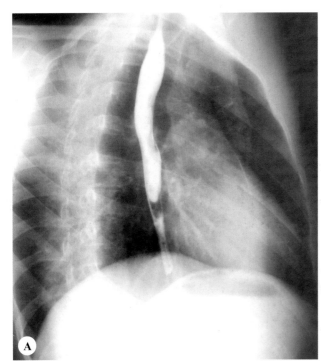

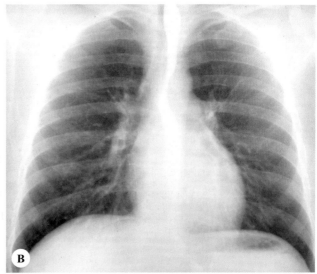

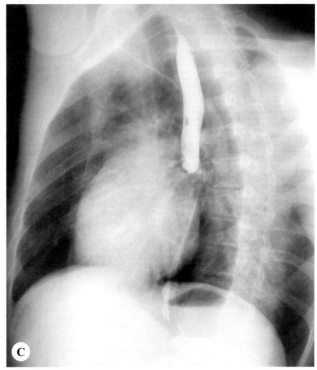

▲ 图 10-31　A. 右前斜位；B. 后前位；C. 左前斜位

十、心脏内部解剖

图 10-32 所示的心脏造影，能帮助更好地了解心脏内部解剖结构，图中心腔被对比剂填充。在此过程中，从经皮股静脉入路，插入静脉导管，导管尖端进入右心房，后注入对比剂，在此期间连续正面投照，获得心脏造影。对比剂填充右侧心腔的时间称之为右相，此时得到图像为右心图（图 10-32A），箭所指肺动脉的分支供给左肺下叶。右心房壁较薄，组成右心缘的大部分。右心

腔轮廓内凹陷的部位为肌小梁。右心室的肌小梁比左心室多，比较一下这 2 张图。仔细观察，可以找到肺动脉瓣的位置。

当对比剂通过肺循环回到心脏（左相），使左心室充盈，并进行左心 X 线投照。箭所指向肺静脉引流左肺下叶，它直接进入左心房。在这个循环阶段，升主动脉轻度充盈。左心室构成左心边缘。左心室、主动脉瘤也可以通过动脉（如股动脉）插管而充盈，血管造影导管逆行穿过主动脉，

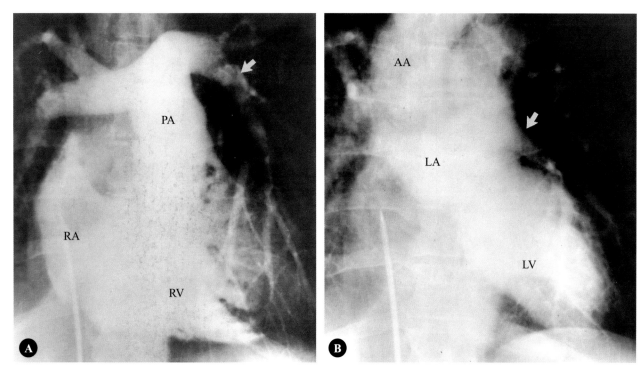

▲ 图 10-32　A. 右心造影；B. 左心造影

经过主动脉弓，穿过主动脉瓣，进入左心室，通过注射对比剂，左心室解剖和功能的详细情况被记录下来。在患者心肌梗死后，左心室造影技术可以显示心室壁运动减弱（运动减退）、心室壁运动缺失（运动失能）、心室壁运动异常（运动障碍），甚至出现左心室室壁瘤。

十一、冠状动脉造影术

冠状动脉造影术（通常称为"心脏导管"）用于有心肌缺血性心脏病症状的患者，可用于确定心绞痛的解剖原因，用于评估无症状且运动耐受力测试异常的患者，用于评估心脏手术前和冠状动脉搭桥手术后患者。确定患有冠状动脉疾病的患者是否适合进行球囊血管成形术介入治疗及是否适合冠状动脉支架置入术治疗冠状动脉狭窄。而今，许多患者在冠状动脉 CT 显示明显的冠状动脉疾病后，被转诊做心脏导管。

冠状动脉造影：在透视控制下，用柔性血管造影导管对双侧冠状动脉进行选择性插管，注射对比剂并成像，可以很好地观察到动脉。图像以标准投照方式获得，并根据需要变化角度，以

最好地显示动脉行程和动脉粥样硬化狭窄或闭塞。血管断面狭窄 75% 才能使血流量明显减少，管腔直径减小 50% 对应着横断面减少 75%。当狭窄程度大于 85% 时，往往会建立侧支血流。图 10-33 至图 10-37 所示正常和变异冠状动脉造影。

十二、心腔扩大的典型形态变化

图 10-31B 中的心影，显示：心脏的整体大小是正常的，心脏的形状也是正常的。

随着左心室逐渐增大，心脏的大小和形态会发生什么变化？通过主动脉瓣流出的长期阻力：如主动脉狭窄、主动脉缩窄或全身高血压，来预测心脏形态的变化。在后前位片上左心室阴影向左侧突出（图 10-38B），而在侧位片上则向后方延伸，心脏后缘正常情况下能清楚看到位于脊椎前方，但在左心室增大的晚期患者，特别是失代偿期患者，可见心脏后缘与脊柱有一定程度的重叠。左心室增大常与主动脉心脏和慢性高血压相关，两者均可导致主动脉增粗或迂曲（图 10-38B，2 和 6）。主动脉瓣狭窄可能是由升主动脉狭窄后扩张所致。

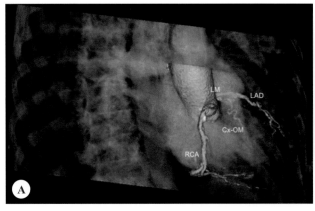

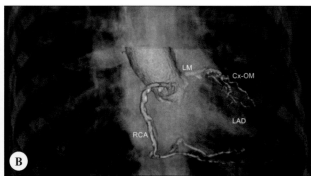

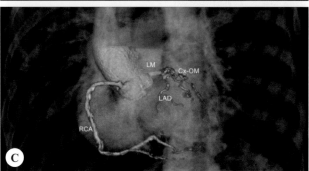

▲ 图 10-33　A. 冠状动脉解剖，右前斜投影。这是冠状动脉 CT 血管成像的容积渲染图像；突出主动脉根部和冠状动脉（粉红色表面阴影的血管解剖，白色的动脉粥样硬化钙化），而心脏、纵隔和胸部的其余部分呈浅灰色。左主干（LM）、左前降支（LAD）、左回旋支及其钝缘支（Cx-OM）重叠；右冠状动脉（RCA）在该患者中占主导地位，供应心脏下壁。B. 冠状动脉解剖，头侧投影。C. 冠状动脉解剖，左前斜投影

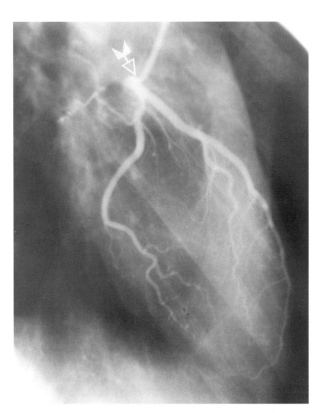

▲ 图 10-34　正常左冠状动脉造影（右前斜视图）。在图 10-34 至图 10-37 中，一个开放的箭表示在动脉起始处的导管尖端

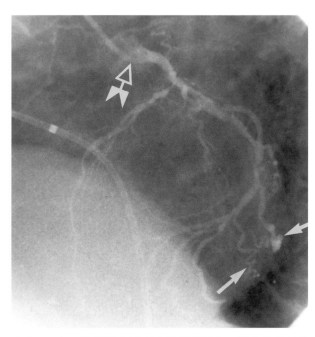

▲ 图 10-35　弥漫性左冠状动脉粥样硬化。整个动脉树的管腔多个部位的狭窄及形成纡曲的侧支（实性箭）

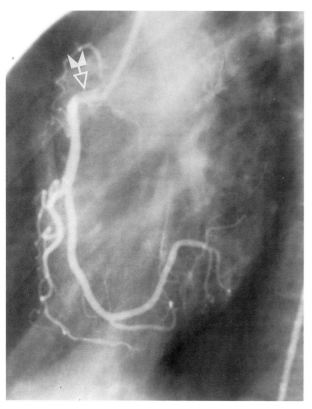

▲ 图 10-36　正常右冠状动脉造影（左前斜位）

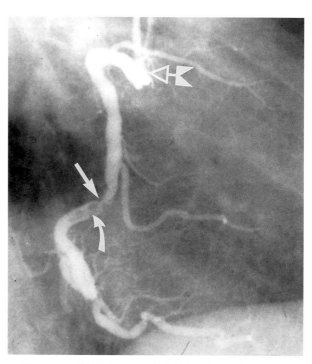

▲ 图 10-37　急性心肌梗死患者的右冠状动脉动脉粥样硬化狭窄，有狭窄（实性直箭）和腔内血栓（实性弯箭）

左心房增大，如二尖瓣瓣膜疾病（二尖瓣狭窄和二尖瓣功能不全）患者，在后前位片上会对心影有何影响？左心房位于气管隆嵴后下方，高于心室（图 10-39）。当它增大时，他会在心腰处局部膨隆，如图 10-38C 所示形状。在左前斜位片中，升降主动脉间的主动脉窗被扩大心房填充。在透过性良好后前位片显示含气支气管隆嵴呈上抬、呈张开状，通常隆嵴下角的扩大主要是由左侧主支气管被扩张的左心房抬高所致。

在右前斜片中，食管受压后移，如图 10-40 所示，患者吞厚的钡剂，勾勒出食管形态，位于心脏后方，正常情况下，在侧位片中食管位于脊柱正前方中线，食管将胸部一分为二。

在后前位片中，当二尖瓣病变时左心房增大，首先左心腰有凹形变为凸形，然后心房向右延伸，在右心缘可见左心房缘影子，两者重叠，常被称为左心房增大的经典征象"双弧形"（图 10-41）。

从图 10-41 中可以观察到，左心房除了扩大外，还有左心室扩大，如图 10-38D 所示，显示长

期二尖瓣疾病导致左心室增大。这可能是左心室超负荷工作，克服因二尖瓣关闭不良导致血液回流至左心房。主动脉和二尖瓣联合瓣膜疾病的患者因主动脉瓣膜阻力和功能不全，增加左心室额外工作，也可出现左心室增大。侧位片（图 10-41B）显示左心室增大为左心室阴影在向脊柱后方延伸，右心室增大，填充心前间隙。

问题

在阅读正文之前先尝试分析后文展示的心脏 X 线片。

现在对左心室扩大为主的心影和左心房扩大为主的心影在形状上的基本区别有了一定的了解。它们能够识别最重要的特定腔室扩大。当从后前位片怀疑心影有问题，应该通过侧位片来确认你的判断。

图 10-42 中患者心脏明显增大，其形状一定表明左心室增大，注意到左侧心腰部凹陷和心尖向左侧延伸，在侧位片上心室后缘投影得以证实。

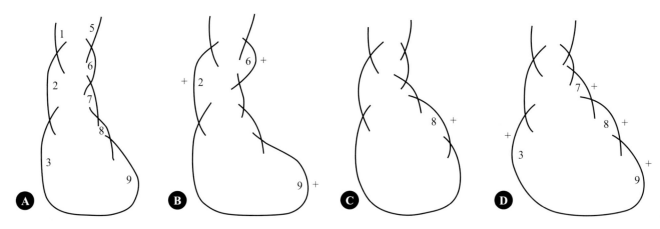

▲ 图 10-38 心脏形状的变化与特定的腔室扩大，表现为 9 个交叉弧的变化，对应心脏和大血管的后前位正常轮廓（与图 9-2 比较）。注意：弧 6 和弧 9 之间的正常凹斜率通常被称为心腰

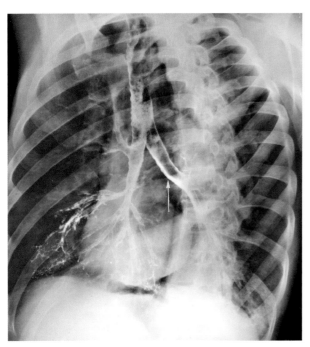

▲ 图 10-39 支气管造影中显示正常隆嵴下角的左前斜片。隆嵴位于左心房上方；当腔室扩张时，左主支气管（箭）将被抬起，因此隆嵴下角增大

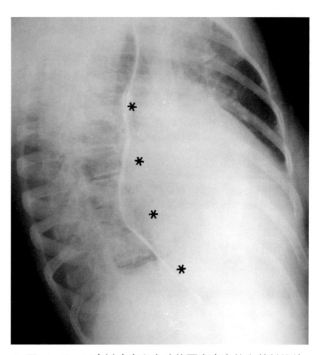

▲ 图 10-40 二尖瓣病变和心功能不全患者的右前斜位片，显示扩张的左心房使充满钡剂的食管向后移位

*. 食管的正常行程

这位患者有典型的主动脉狭窄杂音。由右心室增大导致心脏形态改变是很难辨认的。Ebstein 综合征是一种先天性心脏缺陷，三尖瓣的间隔瓣和后瓣移位到右心室的顶端。这里就不举例子。右心室随着肺血管阻力的增加而增大，这种情况发生在各种肺部疾病中，如肺气肿（肺心病）和肺瓣膜狭窄。当右心室扩大时（图 10-18），后前位片可能显示心脏假性正常或显示正常左心室向左移位（因为右心室位于左心室前面，没有看到右心室任

何部分）。然而，当侧位检查时，你会被心前间隙的填充和心脏后缘的平坦所震惊，不是左心室增大时心脏后缘圆隆。当然，在现今的医学和放射学实践中，不能仅仅依赖 X 线所提供的信息。

图 10-43A 中的患者在前后位片中能清楚观察到心脏增大，这是应用过度曝光技术所获得图像，可以看到含气的隆嵴和随左主支气管升高而增大隆嵴下角，本患者有二尖瓣狭窄、二尖瓣功能不全和左心房明显扩张的心脏杂音。这是一个典型

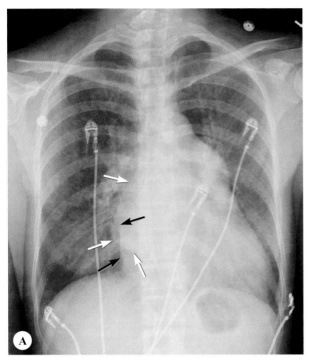

▲ 图 10-41　**A.** 二尖瓣关闭不全患者的正位片，左心房巨大（白箭所示），左心房和右心房同时突出。右心房的轮廓由两个黑箭表示。这就形成了重度二尖瓣关闭不全患者右心边缘的双重阴影。**B.** 侧位图显示心脏扩大

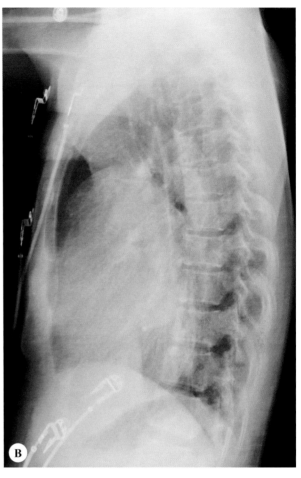

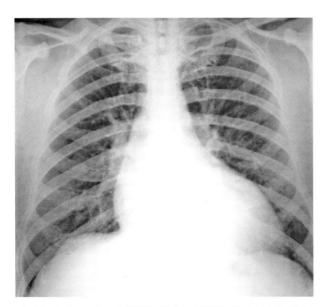

▲ 图 10-42　患者心脏明显增大，其形状表明左心室增大二尖瓣型心脏。

左心缘变直也可能是正常表现，并不总是意味着左心房增大。通常凹陷的心腰膨隆可能是由

于后方的充盈（如左心房扩张）或前方的充盈（如任何原因的肺动脉扩张，例如，肺动脉狭窄后扩张或动脉导管未闭造成的扩张）。

图 10-43B 中的患者也有二尖瓣狭窄和功能不全，在单一平面图可见心脏增大，左主支气管位于左侧第八肋骨上方，右心缘可见双边影，这些都是二尖瓣疾病导致左心房增大的典型征象，尽管比图 10-43A 中的患者不明显。图 10-44 中的患者患有心肌炎，CT 显示多腔室心脏增大和心包积液。图 10-45A 中的患者呼吸急促是因为她有长期的哮喘发作病史。可以肯定的是，心脏左缘轻微平直，但没有心脏增大，也没有心脏疾病的临床征象。左心缘平直可能是由肺动脉主干轻微充盈所致，这可能是正常现象，尤其在年轻女性。相比之下，图 10-45B 和 C 的患者心脏大小正常，但左心房增大，肺动脉主干突出，是由于房间隔缺损，肺血流从左向右分流增加，肺血流增加。

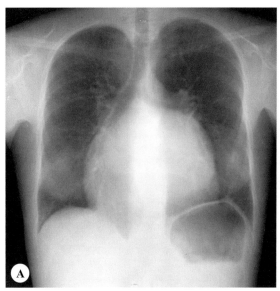 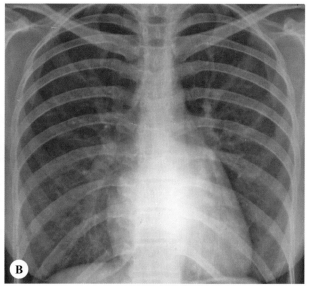

▲ 图 10-43　A. 患者在前后位片中能清楚观察到心脏增大；B. 患者有二尖瓣狭窄和功能不全

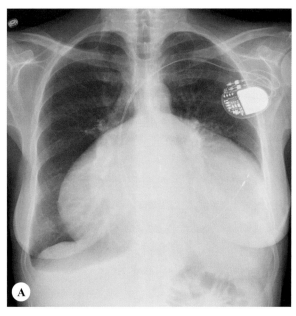 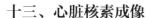

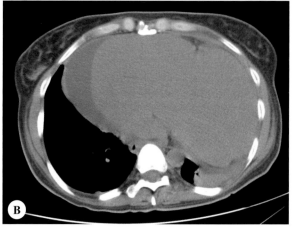

▲ 图 10-44　A. 患者患有心肌炎；B. CT 显示多腔室心脏增大和心包积液

十三、心脏核素成像

目前几种无创反射性同位素技术被用于心脏病的诊断。心脏灌注成像使用放射性同位素来确定心肌在运动中发生缺血的区域。它是最常见的技术，对缺血性心脏病的早期发现很有价值。放射性铊被用来评价冠状动脉灌注。铊和钾一样，在静脉注射后的几分钟内，会在灌注良好、氧合良好的肌肉细胞中积累。正常心脏显示出放射性铊在整个心肌的均匀分布，而缺血心脏显示出铊活性降低的区域，或"冷点。"

在图 10-46 中，可以看到异常灌注和传统平面成像融合扫描而成。当患者静息时，狭窄远端心肌的灌注通常是正常或接近正常。当心脏出于压力之下时，对心肌的需求增加就会通过增加氧气和灌注的需求反映出来。在这种情况下，狭窄的冠状动脉储备减少是最好的证明。因此，在运动时（通常在跑步机上）进行铊扫描（或者最接近的低辐射剂量合成类似物，赛司他比或四氟氧胺，两者都标有 ^{99m}Tc）。铊是在运动高峰期注射，之后不久，用伽马相机进行扫描，在正常患者体

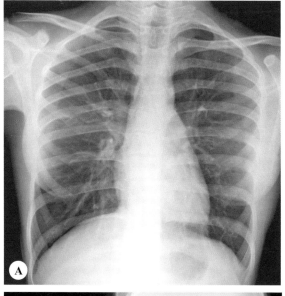

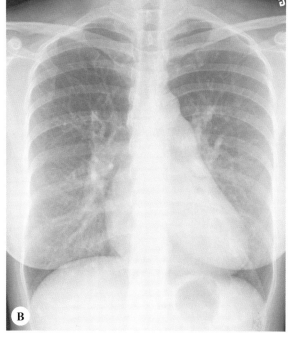

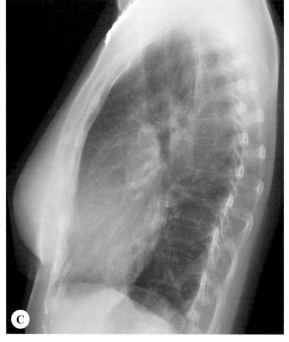

▲ 图 10-45　**A.** 患者呼吸急促是因为她有长期的哮喘发作病史；**B.** 心脏大小正常；**C.** 左心房增大，肺动脉主干突出

内，铊很容易集中在功能良好的心肌中。图 10-46（箭）所示的灌注异常在延迟相上没有改善，该缺失确定一个没有铊进入肌肉细胞的部位，因为这部分心肌灌注不足，氧合不足。随后的冠状动脉造影证实左冠状动脉狭窄。

铊负荷成像已被证实是一种检测冠状动脉疾病的高灵敏度和高特异度检查，实际上，比运动心电图更敏感，然而，铊负荷成像不应被认为是负荷心电图检查的替代检查，相反，它应该保留应用给那些心电图不能诊断的患者。

目前用于心脏灌注成像的技术是 SPECT，它产生心脏的断层放射性同位素图像。图 10-47 显示注射性铊后的正常扫描。最上面一行短轴位断层图像，是左心室腔的一系列断层图像，从心尖开始，一直延伸到心底部。第二行纵向长轴的断层图像，显示从左心室前壁为 U 的上半部分，下壁为 U 的下半部分。最下面一行是水平长轴断层图像，显示左心室外侧壁是 U 的右半部，室间隔是 U 的左半部。异常扫描（图 10-48）显示室间隔和下壁灌注缺损（箭）。

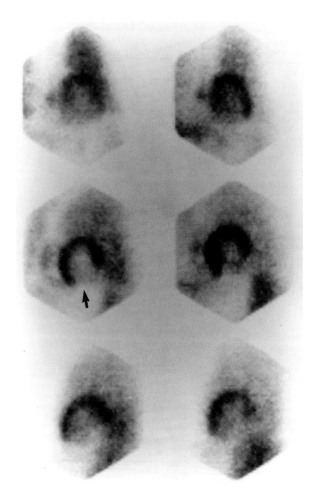

▲ 图 10-46　在前（上）、45°（中）和 70°（下）的左前斜投射中，用伽马相机成像获得了异常的铊灌注扫描。左列：初始视图；右列：延迟视图。箭表示下壁的灌注缺损

十四、心脏 MRI

为了了解四腔心和其相关大血管的三维解剖，先回顾一系列 MR 扫描上标记的解剖结构。心脏的成像平面和身体其他部分的不同，因为每个人的心脏排列略有不同，而且心脏方向会随着年龄和疾病进一步改变（除了呼吸）。心脏 MR 扫描在很大程度上是通过心脏门控获得的，最好是通过和心电图同步，通过容积扫描技术（脉冲门控）与心脏周期同步是第二种可能的方法。理想情况下，通过精确的屏气进行扫描，一些脉冲序列可以通过"导航仪"技术进行，其中患者自由呼吸，扫描仪持续运行，但 MR 图像数据只有在呼吸定位和心脏周期发生理想重叠时才能获得。虽然这些序列需要更长运行时间，但与屏气序列相比，呼吸困难者通常可以更容易适应这一序列。扫描仪的硬件和软件不断进步，但并不是所有类型的检查都可以在自由呼吸模式下进行，在心率稳定的患者中，通过精准的呼吸和心脏门控技术获得理想的图像。

心脏 MRI 的优点包括能够在不受限制任意平面成像，获得高对比噪声图像（使用或不使用对比剂造影），不同特性组织，并且没有辐射，可以重复进行图像获取。心脏 MRI 也承担一般 MRI 所有技术挑战，增加心肺门控技术，增加检查的复杂性，并延长检查时间。通常，心脏 MRI 过程还有很大一部分工作是大量的图像后处理（如计算射血分数或测量电影相位对比图像来测量血流）。

相关心脏平面为轴位、矢状位、冠状位（通常为定位目的保留），以及左心室的二腔、四腔、三腔和短轴图像（图 10-49 至图 10-52）。心室中流动的血液可以在梯度回波序列（图 10-52B）上显示为亮色，而在自旋回波序列上显示为暗色（图 10-52C）。"亮血"序列是最好的显示解剖和功能的成像；"暗血"描述静态解剖，并用于组织特征描述。

十五、心脏 CT

在早期，CT 心脏成像并不成功，因为当时的 CT 机速度较慢，扫描时间较长，无法清晰地看到运动的心脏。时至今日，使用多探测器和双能量 / 双源 CT 扫描仪的超高速 CT 扫描，产生了优异的心脏分辨率（图 10-53）。当使用心脏门控进行扫描时，使用患者的心电图追踪数据，CT 扫描可以在心脏周期的不同阶段对心脏进行成像。回顾如图 10-54 所示的心脏 CT。冠状动脉钙化在 CT 上可以很好地显示（图 10-55），非增强 CT 可用于筛查原因不明的胸痛患者是否存在冠状动脉疾病。CT 无冠状动脉钙化基本上排除冠状动脉疾病。当疾病出现时，软件程序利用 CT 数据将冠状动脉钙化量表示为钙化积分。心脏 CT 还可以显示其他情况，图 10-56 所示患者的 CT 检查显示右心房肿瘤。注意右心房壁的厚度，该肿瘤被证实为血管肉瘤。

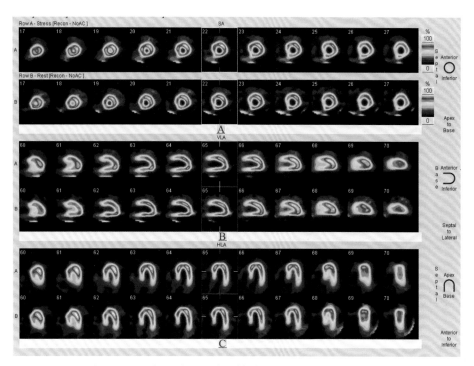

▲ 图 10-47 采用 SPECT 技术获得正常的铊灌注扫描，产生一系列左心室壁各成像平面的断层图像。上 2 排（**A**），水平短缩视图：左心室心肌呈甜甜圈状，前壁在顶部（**12 点钟方向**），下壁在底部（**6 点钟方向**），侧壁在右边（**3 点钟方向**），间隔在左边（**9 点钟方向**）。中间 2 行（**B**），垂直长轴观：心肌呈水平 **U** 型；**U** 型的上臂是左心室的前壁，下臂是左心室的后壁。下 2 排（**C**），水平长轴观：心肌呈倒 **U** 型；左心室的侧壁是右边的 **U** 型臂，而室间隔是左边的 **U** 型臂

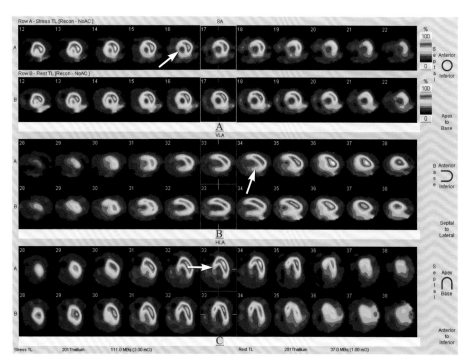

▲ 图 10-48 SPECT 技术获得异常铊灌注扫描。该患者的室间隔、心尖和左心室下壁均有灌注缺损

A. "甜甜圈"的底部和左边；B. U 的底部；C. U 的左臂，比较图 10-47

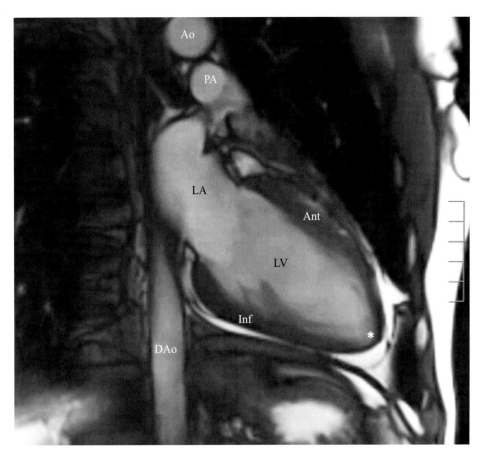

◀ 图 10–49　左心室二腔平面平衡稳态自由进动（bSSFP，一种基于梯度回波的"白细胞"MR 序列）非对比图像。这种视图在其他心脏成像模式（如心脏核医学检查）中也被称为垂直长轴视图。此切面描绘了左心室（LV）的前壁（Ant）和下壁（Inf），以及左心室心尖（*）。主动脉弓（Ao），左肺动脉（PA）和降主动脉（DAo）

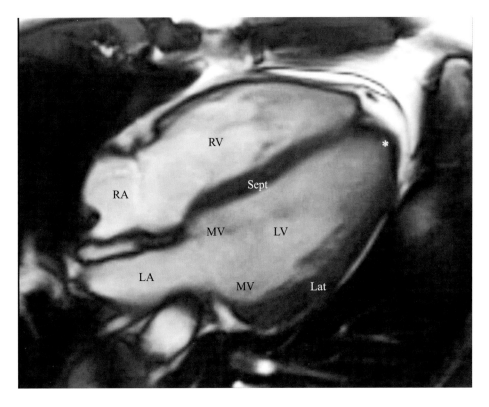

◀ 图 10–50　左心室的白血四腔观（也称为"水平长轴观"）显示室间隔（Sept）和侧壁（Lat）和左心室心尖（星）。此切面还显示右心室（RV）、右心房（RA）和左心房（LA）。在所有长轴切面上，有两个共同的方向点是二尖瓣平面的中心和左心室心尖。在这张图像中，二尖瓣叶是开放的，表明处于舒张期

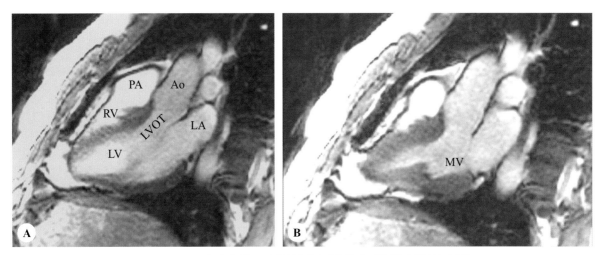

▲ 图 10-51　左心室的三腔长轴切面（也称为"间隔旁长轴切面"）

A. 舒张期图像，左心室腔比 B 大；B. 收缩期图像，注意二尖瓣前后叶与 B（MV）的一个中心点的对合，表示收缩期

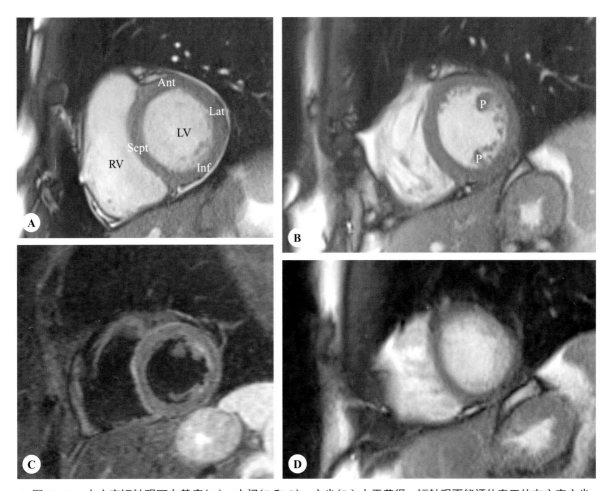

▲ 图 10-52　左心室短轴观可在基底（A）、中间（B和C）、心尖（D）水平获得，短轴观不能评估真正的左心室心尖。短轴观准确地描绘了前壁（Ant）、侧壁（Lat）、下壁（Inf）和间隔壁（Sept）及右心室（RV）。这些壁具有不同的冠状动脉供血，在评估运动或组织特征异常时应考虑到。双乳头肌（P）的存在定义了心室中部水平（B 和 C）；在心尖水平（D），只有翼状小梁被识别，而没有乳头肌被识别。比较和对比 B 和 C 的相同解剖结构的外观；两种图像都是在没有静脉对比的情况下获得的，"白血"图像（B）获得更快，但不能区分组织特征，而"黑血"图像（C）由于血液运动而在心室腔内缺乏信号（这张 T_2 加权像没有描绘心肌信号，证实没有心肌水肿）

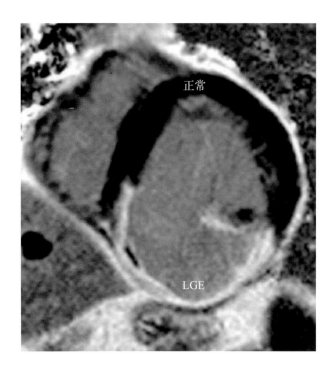

◀ 图 10-53　静脉注射钆对比剂 **10min** 后，在心室中部短轴视图中获得反转恢复的 **T₁** 加权像，显示下壁（**RCA** 供血区）的全层"透壁"梗死，而不是正常的前壁、侧壁和间隔壁。这种"异常延迟钆增强"（**LGE**）的完全透壁范围表明，即使恢复了右冠状动脉供血区血流，心肌瘢痕也不会恢复功能，这种情况被称为"不可存活心肌"

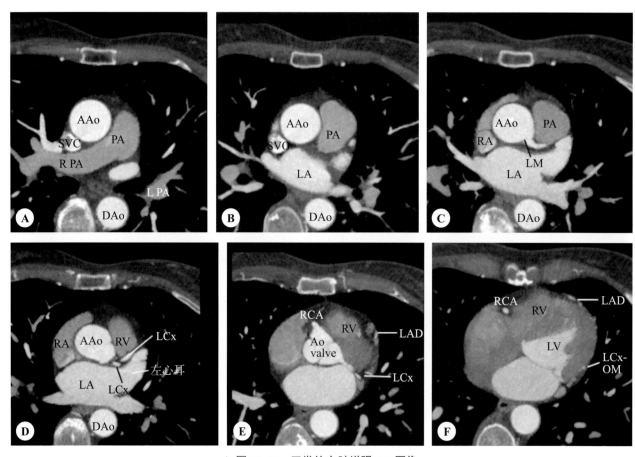

▲ 图 10-54　正常的心脏增强 CT 图像
A 至 G. 轴位图像

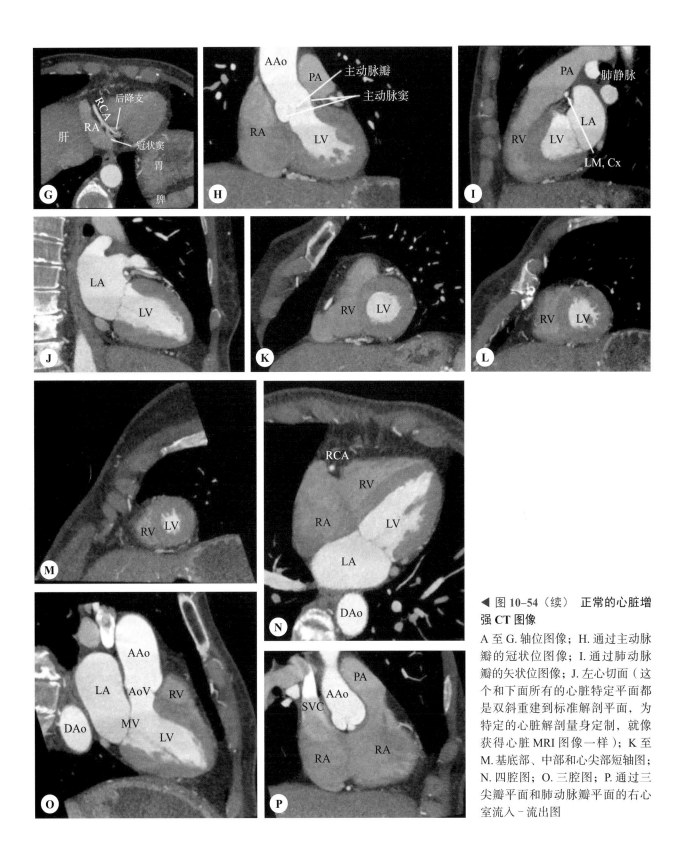

◀ 图 10-54（续）　正常的心脏增强 CT 图像

A 至 G. 轴位图像；H. 通过主动脉瓣的冠状位图像；I. 通过肺动脉瓣的矢状位图像；J. 左心切面（这个和下面所有的心脏特定平面都是双斜重建到标准解剖平面，为特定的心脏解剖量身定制，就像获得心脏 MRI 图像一样）；K 至 M. 基底部、中部和心尖部短轴图；N. 四腔图；O. 三腔图；P. 通过三尖瓣平面和肺动脉瓣平面的右心室流入 - 流出图

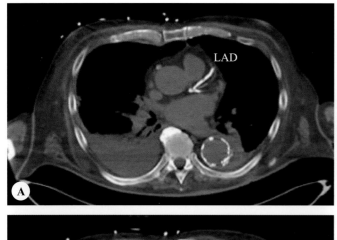

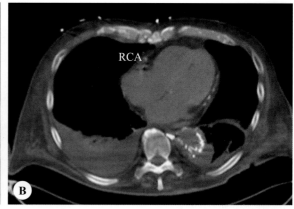

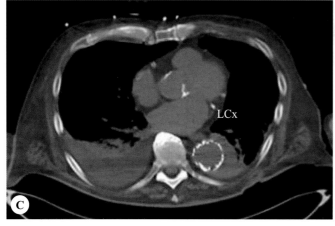

▲ 图 10-55　胸部 CT 平扫显示广泛的冠状动脉钙化
A. 左前降支；B. 右冠状动脉；C. 左回旋动脉

十六、冠状动脉钙化积分

冠状动脉钙化积分是一种 CT 技术，用于检测冠状动脉钙化的存在，并在评估钙化程度。这项检查前提是冠状动脉钙化可以诊断冠状动脉粥样硬化，因此冠状动脉的钙化程度与冠状动脉粥样硬化数量直接相关。这种钙化积分技术可以很好地筛查出冠状动脉疾病的存在。冠状动脉疾病是美国公民死亡和残疾的主要原因。冠状动脉钙化积分快速、无痛、无创。在具有心脏门控的高速 CT 扫描仪出现之前，该技术不可能完成，因为它可以减少由于心脏运动引起的 CT 伪影。心电门控允许 CT 扫描仪仅在心脏静止的舒张期（心室收缩期之间）成像。图 10-57 为门控扫描仪冠状动脉的四轴向切片，几乎没有心脏运动伪影。心脏扫描完成后，CT 数据被传输到工作站，在那里冠状动脉钙化的数量被计算为钙化积分。在心脏 CT 检查中不需要患者准备，也不使用对比剂。

钙化积分与将来发生心脏事件的风险直接相关。钙化积分 0～10 分，表明心血管风险非常低，无症状者无须进一步检查。钙化积分 11～100 分，表明存在中度动脉粥样硬化疾病的风险。钙化积分 101～400 分，表示中度高风险，钙化积分大于 400 分，表示未来发生心脏事件属于高风险。得分高的患者应采用积极的风险减低策略，包括高血压治疗、戒烟、饮食和锻炼，以及用其他心脏成像技术进一步评估，如心导管的冠状动脉造影术、用于治疗的冠状动脉成形术和支架。对于高危患者，建议 1～2 年复查一次，以监测治疗反应。

冠状动脉钙化积分适用于有冠状动脉疾病风险的个体，具有高胆固醇血症、心脏病、糖尿病、高血压家族史、吸烟史、高压力生活方式、肥胖及缺乏运动的因素的 45 岁以上男性和 55 岁以上女性人群。

十七、冠状动脉 CT 血管造影

配备了心脏门控的高速 CT 扫描仪还可以观察心腔、心脏瓣膜、心肌和冠状动脉。经静脉注入

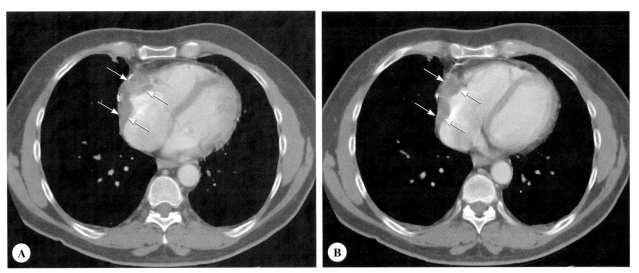

▲ 图 10-56　心脏肿瘤。箭表示右心房壁增厚，右心房血管肉瘤

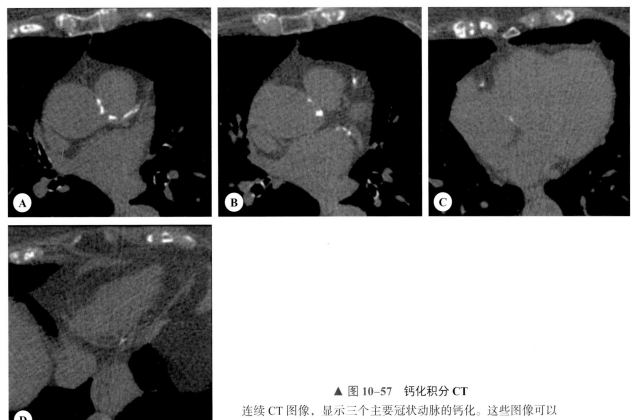

▲ 图 10-57　钙化积分 CT
连续 CT 图像，显示三个主要冠状动脉的钙化。这些图像可以
以标准化的方式进行量化，提供冠状动脉钙化（CAC）积分

对比剂后 CT 扫描，并在舒张期采集 CT 数据，形成冠状动脉图像，可以观察到上述解剖结构。心脏 CT 最大好处是将冠状动脉可视化，这种技术称之为冠状动脉 CT 血管造影（冠状动脉 CTA），在图 10-58 至图 10-61 中，可以看到一些例子。尽管 CT 对冠状动脉的显示还不能像传统的导管冠状

动脉造影那样提供精细的细节和分辨率，但 CT 检查可以快速、轻松地进行，而没有传统冠状动脉造影的风险和费用。利用目前的 CT 扫描仪，可识别冠状动脉前 2/3 的狭窄病变，其图像与常规冠状脉造影产生的图像相吻合。虽然对 3 支冠状动脉远端病变 CT 表现不佳，但该部位的狭窄的治疗很少。

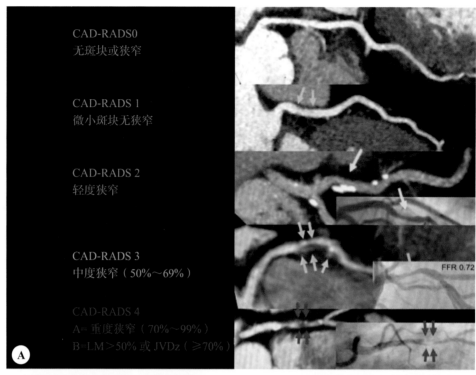

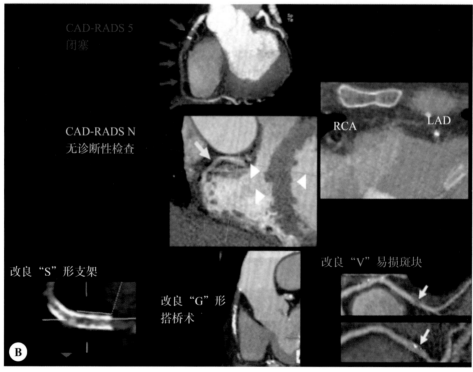

▲ 图 10–58　冠状动脉造影的狭窄程度分级。狭窄分级的 **CAD-RADS** 命名方法根据严重程度的等级分类对冠状动脉狭窄（直径为 **1.5mm** 的血管）进行分类，从 **0**（表示无斑块或狭窄）到 **5**（表示闭塞）。由于大的血管供应（**A**），对左冠状动脉主干（**CAD-RADS 修正 4B**）进行了区分。为每个狭窄级别提供了曲面重建图像；根据 **CAD-RADS2～4** 级，将所描绘的图像嵌入相应的侵入性血管造影图像。在非诊断性（不确定，需要进一步研究）（**N**），以及支架（**S**），搭桥术（**G**）和易损斑块特征（**V**）的情况下提供了额外的特征，表明斑块破裂的风险增加，如 **B** 所示

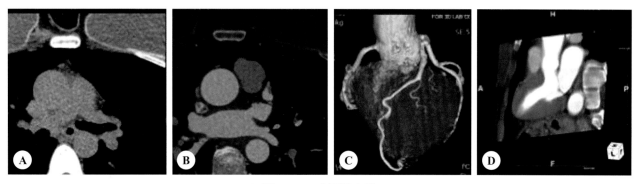

▲ 图 10-59　全面的心脏 CT

非对比剂钙化积分（A）、CT 血管造影（B）、3D 容积再现血管造影图像（C）和三腔观功能图像（D）是检测冠状动脉钙化、斑块、狭窄和功能异常的全面 CTA 检查的部分

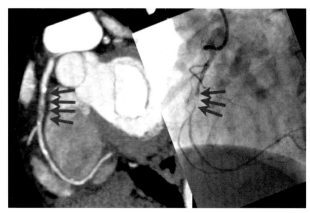

▲ 图 10-60　右冠状动脉中段次全闭塞患者的 CTA（左）和侵入性冠状动脉造影（右）的相对应造影图

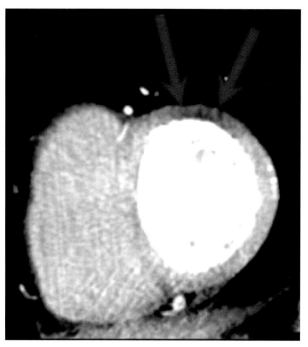

▲ 图 10-61　CT 灌注：左心室短轴重建图像（8mm 厚的重建）显示急性冠状动脉综合征患者的对角支前壁心内膜下灌注缺损（红箭）

第 11 章　如何学习腹部影像学
How to Study the Abdomen

一、腹部 X 线片

观察胸部 X 线片时，胸部结构的天然对比为放射影像提供轮廓和边缘，很容易被看到和理解。然而，在腹部 X 线片时，腹部组织器官肿块和大血管可能合并成一个融合灰色阴影，因此器官边界和轮廓消失。只有当某种密度不同的结构与想要观察的组织结构有巨大差别时，才能发现它的边界（图 11-1 和图 11-2）。

肠管中的气体可以产生某种边界和轮廓，可以通过腹部 X 线来评估腹部内器官和肿块的大小和形状。例如，所有含气结构被严重增大肝脏推向腹部和盆腔的左侧部，其被视为一个巨大灰色阴影，但其边缘通常被结肠中的气体勾勒出来（图 11-3）。充满液体的胃部，与脾脏的阴影融合在一起，看不到它的大小，但如果胃充满空气，它可以出现左侧壁凹陷，并被增大脾脏推移到腹腔中间。所有含气肠管都可以被卵巢良恶性肿块或膨胀的膀胱推移出骨盆腔。

尽管胃肠道中的空气含量是可变的，但它在鉴别腹部器官大小和形状的异常时仍然是非常有用的。你会对肠道内空气数量和位置有个视觉基本预期。正常情况下，胃里有少量气体，结肠各处分布适量的空气。在健康、有活力的成年人，如果不是刚刚吃过食物，小肠通常只有很少量或者没有气体。正常的婴儿和卧床不起的成年人经常会出现大量的小肠气体，而没有任何腹部病理征象。

根据定义，"腹部 X 线片"是指没有人为引入任何对比剂的 X 线。所谓的 KUB（肾 - 输尿管 -

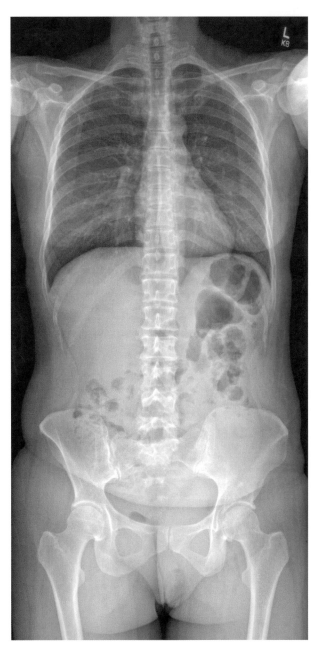

▲ 图 11-1　轻度肥胖患者的胸部、腹部和骨盆正位 X 线片。下腹部和盆腔的皮下软组织褶皱

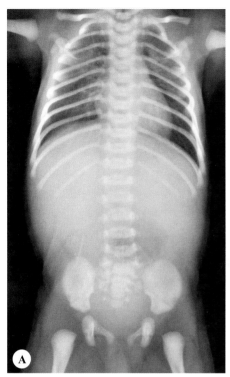 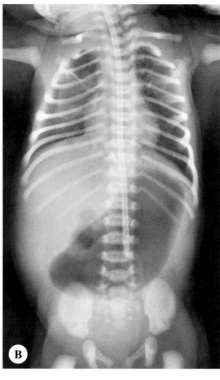

◀ 图 11-2　**A.** 出生 4 天女婴，腹部未见气体，出生后一直呕吐。所有的腹部器官分界不清，形成一个混杂的灰色阴影。**B.** 同一患者，胃里充满了空气。请注意胃管的高密度影，它远端位于胃内。胃的右侧靠在肝上，勾画出肝的边缘

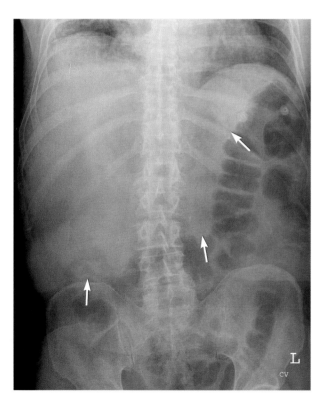

▲ 图 11-3　结肠内的空气勾画出肝脏的边缘（箭）。结肠襻被肿大的肝脏向左下方推移。右膈肌升高，也可见肝大

膀胱）是腹部 X 线片另一个通俗名称。然而，这是不准确的，因为从来没在 X 线上看到输尿管。

在本章中，将首先讨论腹部 X 线，在胃肠道部分充满钡剂或其他肠道对比剂后，可以更好地勾画出含气肠管的位置和外观（图 11-4）。在肠道造影检查中，胃肠道管腔是可以看到的，但在 X 线片中，只能依靠肠管瞬时含气量来获取信息。肠道的许多部分通常是看不到的，因为肠管含有液体、食物或粪便，或者局部萎陷。有时结肠的某些部分是由混入了气泡半固体的粪便内容物勾勒出来的。它投射出独特的斑点状阴影，在显示出邻近结构的位置或确定肠管本身的位置方面，可能和充气肠管一样有用。这种粪便斑点阴影通常可以识别结肠，在正常情况在小肠肠管内见不到气体，在小肠梗阻时可能会看到。在临床工作中，腹部 X 线片的使用在减少。在本章和后续章节中将了解到许多通过 CT、超声、MRI 直接成像这种目前最好的诊断方法诊断的腹部疾病（图 11-5）。

二、通过腔内钡剂和肠管含气识别胃肠道各部分

胃肠道不同部位的钡剂在 X 线上产生白色阴影，能清晰显示各段胃肠道黏膜的特征。胃部皱襞明显不同于光滑的小肠黏膜皱襞，宽大结肠袋。

腹部肠管内气体的分布取决于这几个结构的固定程度。胃的大小可有很大差异，但它固定在膈肌和十二指肠之间，十二指肠部分位于腹膜后。

小肠可以自由分布在中腹部的肠系膜周围，横结肠的位置差异较大，它悬挂在横结肠肠系膜上，升结肠、降结肠部分是相对固定的，位于腹部外侧，构成腹腔的两侧。下面将学习通过它们的位置及它们独特的黏膜形态来识别充气肠道的不同部分（图 11-6 至图 11-9）。

三、识别作为正常标志的切线位上的脂肪

腹部脂肪的分布可以衬托出腹腔结构。肾周脂肪的透光带勾画出深色的肾脏。同样在卧位 X 线片上可以显示腹壁腹膜旁的脂肪层，矢状位 X 线片照射到它，成为腹膜腔的外侧界限。在脂肪层向后转向患者背部每一侧，光束切向投照到它，X 线片上产生的暗带成为侧腹条纹（图 11-10）。

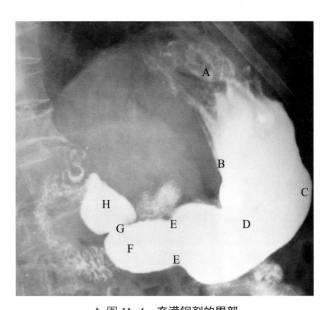

▲ 图 11-4　充满钡剂的胃部

A. 胃底；B. 胃小弯；C. 胃大弯率；D. 胃体；E-E 为蠕动波的压迹；F. 幽门窦；G. 幽门管；H：十二指肠的第一部分（十二指肠帽或十二指肠球）

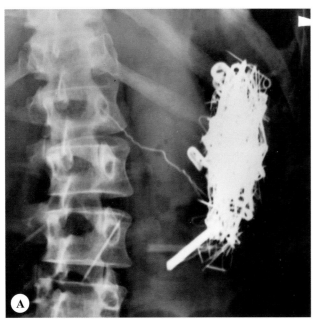

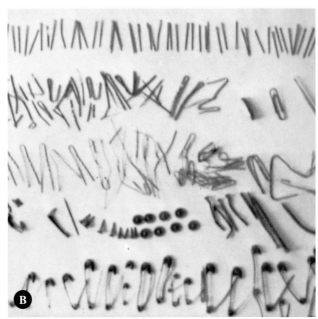

▲ 图 11-5　精神病患者自称"吞下了一根针"，并主诉腹痛

X 线（A）显示许多金属物体重叠缠绕。在胃切开术中，287 个金属和玻璃物体被取出（B）

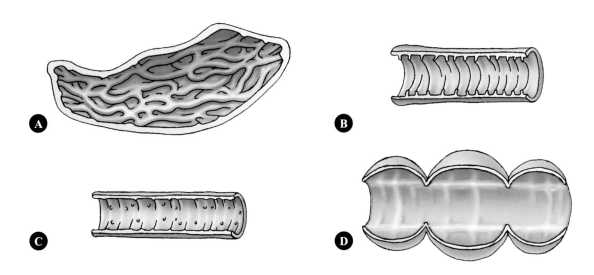

▲ 图 11-6　胃肠道各段的黏膜在解剖学上不同，可以从它们各自的空气阴影的外观中识别出来。比较胃（**A**）、空肠（**B**）和回肠（**C**）的环状襞和结肠（**D**）袋的黏膜皱褶模式。记得充满钡剂（图 **11-4**）的中空器官看起来与充满空气或轻涂钡的相同器官截然不同

A. 胃的黏膜皱襞；B. 空肠肠襻；C. 回肠肠襻；D. 结肠袋

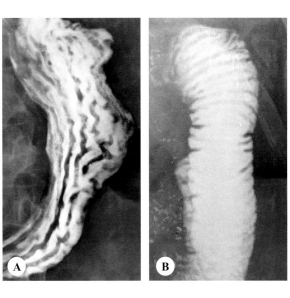

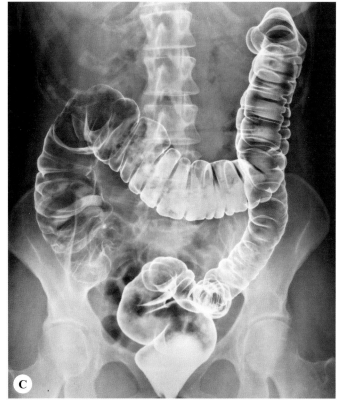

▲ 图 11-7　**A.** 胃皱褶被看作是黑色的波浪状阴影，高密度的钡从它们之间的沟中流过；**B.** 空肠内的特征性肠襻表现为薄的横脊，它们之间充盈对比剂；**C.** 空气对比钡剂灌肠。正常的结肠内部涂满了钡剂，并充气膨胀

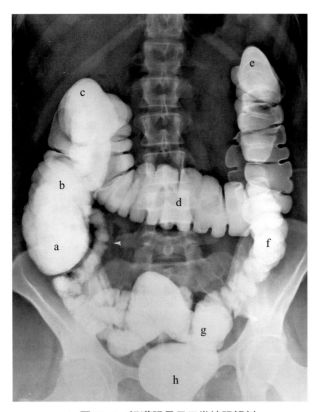

▲ 图 11-8　钡灌肠显示正常结肠解剖

a. 盲肠；b. 升结肠；c. 结肠肝区；d. 横结肠；e. 结肠脾曲；f. 降结肠；g. 乙状结肠，h. 直肠。注意在正面视图的曲折处的重叠，患者翻身时，可以将它们展开。小箭头指的是末端回肠，在钡灌肠检查时末端经常会显示

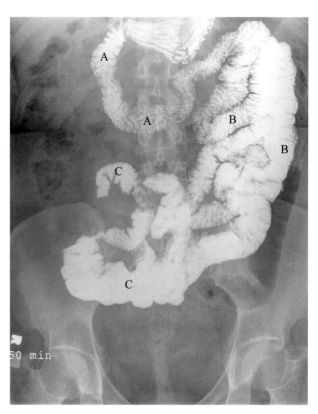

▲ 图 11-9　正常小肠解剖，50min 上消化道 X 线所示

A. 十二指肠；B. 空肠；C. 回肠。胃的皱襞指向十二指肠的"C 形"肠曲。空肠的黏膜比回肠的黏膜更多。注意，空肠位于左上腹部，回肠位于下腹部

当侧腹条纹本身出现水肿会使侧腹条纹消失，因为液体渗入到脂肪中，使其在 X 线下的密度与相邻的肌肉组织密度一样大。当腰部附近有炎症时（如阑尾脓肿），一侧的腰部条纹可能会消失，而另一侧的腰部条纹仍保持正常。同样，肾盂肾炎可能引起的肾周炎症和水肿也会使肾周脂肪消失。

如果卵巢皮样囊肿或腹膜后脂肪肉瘤内聚集大量脂肪，在 X 线上产生局部透光阴影，是因为脂肪密度与周围软组织密度形成较大差异所致。

正如前面看到的，正是因为组织器官周围的透光脂肪使得腹部组织器官和肿块在 CT 和 MRI 上很容易被识别。肥胖患者临床检查比较困难，但他们的腹部器官在 CT 和 MRI 检查上比瘦的患者腹部器官显示的更好（图 11-11 至图 11-14）。

四、腹部各种不透光物的鉴别

各种类型的钙化灶，在腹部 X 线上很容易识别，胆结石比肾结石钙化成分少得多，但两者都有特定的位置，而且常常有独特的 X 线结构。胆囊结石（图 11-15）常显示呈分层和光滑切面。胆结石比肾结石更常见，它是在代谢成分缓慢变化胆汁中经过漫长的一段时间形成，因此在 X 线上可见分层。通常是多发，在胆汁收缩时结石互相摩擦，形成类似切割面。典型的肾结石（图 11-16）遍布整个肾盂和肾盏。

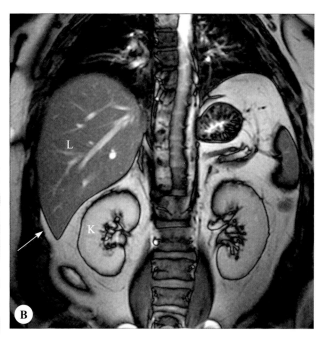

▲ 图 11-10　A. 腹部 X 线片显示右侧直线（较长的箭）。紧靠它的是升结肠，这在 X 线片上常见，升结肠表现为粪便与空气混合的特征性斑点阴影。肝脏下缘清晰（较短的箭），弧形箭表示右肾，被肾周脂肪包围；B. 肥胖患者后腹部冠状位 MRI 脂肪在 T_1 加权像上有高信号，呈白色。注意肝（L）和右肾（K）周围的脂肪。在肝下和外腹壁的肌肉之间可以看到一小部分的条带影（箭）

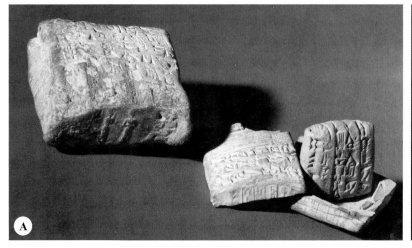

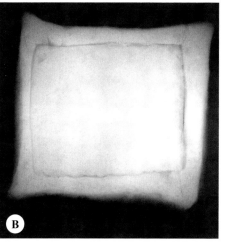

▲ 图 11-11　A. 来自苏美尔古城乌尔的泥板。商业交易记录在这样的写字板上，由于写字板易碎而记录珍贵，所以在外层加了一个黏土信封，上面有两份相同的信息；B. 这张完整泥板的 X 线照片很好地显示了烘烤黏土的内层和外层之间的空气腔隙，脂肪包绕或气体包绕的密度较大组织结构之间的腔隙显而易见

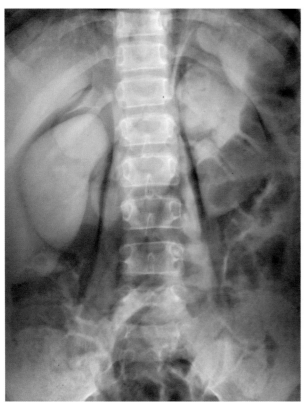

▲ 图 11-12　注入腹膜后间隙的气体（一种今天已不再进行的操作）对肾脏和腰大肌边缘的勾画，甚至比通常在 X 线片上依靠的脂肪包膜来定位它们的轮廓还要明显。右肾上极上方可见正常的右肾上腺。对比图 11-13

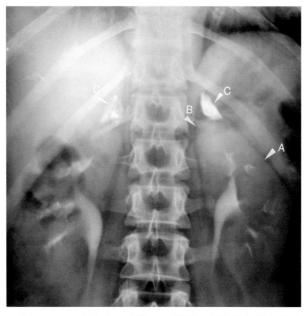

▲ 图 11-13　在这张 X 线片中，看到正常脂肪勾勒出肾脏和腰大肌边缘
A. 左肾边缘；B. 左肾上极；C. 钙化的肾上腺。该患者患 Addison 病。经静脉注射由肾排泄的对比剂，使肾盏和肾盂呈高密度

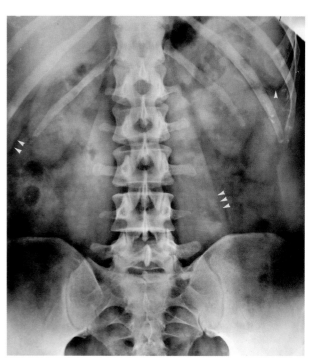

▲ 图 11-14　软组织在腹部 X 线片上异常清晰。单箭头表示脾脏的下极。双箭头表示肝脏的下缘，斜向上与肾脏影重叠。三箭头表示左侧腰大肌边缘。腰大肌影通常是对称的，因为腰肌鞘周围有脂肪，所以可以清晰地看到。这里右侧腰大肌的下部被同样密度的东西挡住了。注意胃内黑色的空气覆盖在左肾的上极。右肾的整体轮廓清晰可见。注意左边的腹脂线

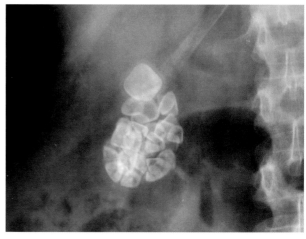

▲ 图 11-15　胆囊内一簇多面结石。它们的外表面比中心部分含有更多的钙

　　器官的钙化包膜类似蛋壳的 X 线，在 X 线照射的切线位置密度更大（图 11-17 和图 11-18）。空心器官的钙化也可能类似于蛋壳的 X 线，在老年患者的主动脉钙化中可以看到这种类型。有时

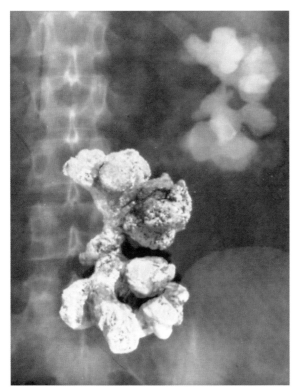

▲ 图 11-16　左肾鹿角形结石。手术标本的照片被叠加在腹部 X 线片上

提示主动脉瘤（图 11-19）。如果在切线位上可显示一个由钙化斑块所形成的不连续白色轮廓。管径较小的动脉，当其管壁钙化时，显示线样白色边缘，如果走行迂曲，则可为蛇形（图 11-20）。

五、腹部 X 线的系统研究

腹部 X 线片的临床价值在于它易于获得，在大多数医疗中心容易获得的影像检查，对患者没有任何不适，而且对某些疾病提供重要的诊断资料，X 线能迅速发现腹膜腔内的游离气体、肠梗阻、器官增大、异常肿块、异常钙化（图 11-19 至图 11-25）。然而，现在很多急腹症的诊断是由 CT、超声和 MRI 提供。疑似阑尾炎、憩室炎、尿路结石患者和腹部创伤将直接用 CT 检查，而不拍摄 X 线片。同样，疑似急性胆囊炎和急性妇科疾病的患者也会直接用超声检查。孕妇可能会因急性症状（如疑似阑尾炎）而被转到医院接受急诊 MRI 检查避免胎儿辐射。

然而，通过仔细研究腹部 X 线，可以获得有

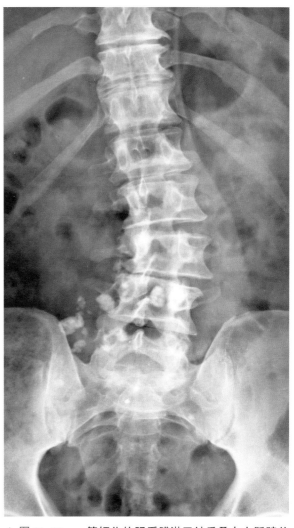

▲ 图 11-17　一簇钙化的肠系膜淋巴结重叠在右骶髂关节上缘附近的右输尿管的走行区。该患者在仰卧位时已尽可能躺正的体位，脊柱侧凸导致了腰椎侧弯。由于脊柱侧凸，只能看到左侧腰大肌

价值的信息和经验。要养成一个阅片习惯，首先在腹部（脊柱、下肋骨、骨盆）的 X 线上看骨头，排除脑海中看到的所有其他结构（如果不先看骨头，可能会忘记看它们）。

然后仔细检查一系列较小区域的软组织，包括左上象限，右上象限，两侧腹部，中腹部和骨盆，按此顺序。在每个软组织区域，应该检查边界指标、器官肿块和脂肪线，寻找钙化，以及所看到和识别的结构的任何位置移位或形状变化。

然后检查胃肠道，按顺序排列它的各个部分，确定它们是否充满气体或只含有少量气体，并根据固体或半固体粪便的含量来识别结肠的某些部分。

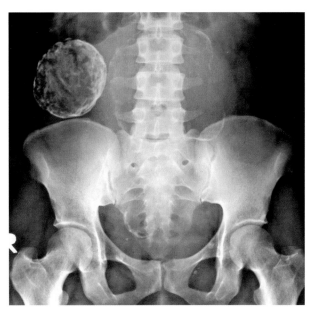

▲ 图 11-18 主诉便秘和排尿困难的 42 岁女性多发性巨大子宫平滑肌瘤（子宫肌瘤）手术切除标本可见许多浆膜下和黏膜下的有蒂的类纤维瘤，伴有不同程度的钙化。唯一可见的充气肠襻被巨大的子宫肿瘤移位到上腹部

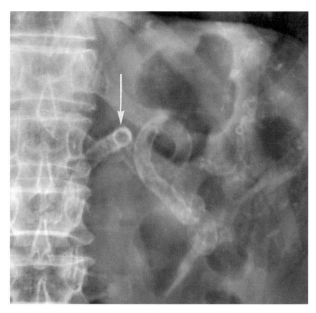

▲ 图 11-20 脾动脉钙化迂曲，表现平行的、蜿蜒的白线。箭表示前后走行的节段，因此在 X 线片上表现为白色环

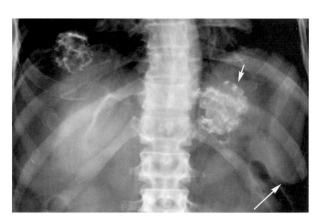

▲ 图 11-21 肝内钙化的阿米巴脓肿。长箭表示脾下极，未增大。短箭指的是肝左叶的一个大钙化脓肿。肝右叶可见另一个脓肿

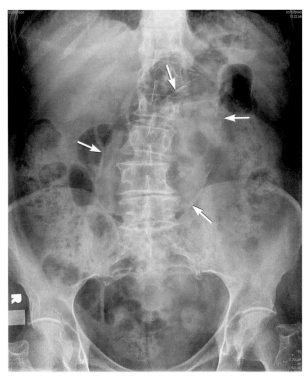

▲ 图 11-19 一个巨大钙化的腹主动脉瘤患者的 X 线。请注意覆盖脊柱左侧并延伸至左腹部的蛋壳钙化肿块（箭）

（一）首先观察椎体

腰椎的影像在第一眼看到的时候可能会觉得很混乱，但通对它们进行了各部分逐步分析，它们就很容易理解和记住了（图 11-26）。首先，盒子状的椎体（图 11-27A）向前延伸，如果它能单独成像，它的影像结构就会非常简单，而不是叠加在复杂的后侧关节突上。因为它实际上是一个扁平的圆柱形盒子，里面充满了松质骨，所以会看到在 X 线上切线位可见的（密度更大的）骨骼外壳，内部有许多重叠的细长的白色小梁，它们之间有黑色的骨髓间隙（图 11-28 至图 11-30）。

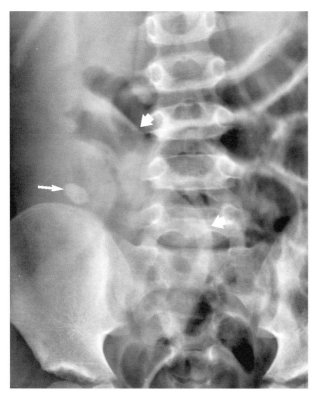

▲ 图 11-22　5 岁男童腹部。充满气体的肠管被一个巨大的软组织肿块（粗箭）从右侧腹壁移位，肿块内可见卵圆形致密的钙化（细箭）。钙化被证实为阑尾周围脓肿内的阑尾粪石。注意，由于患者向疼痛的一侧弯曲，脊柱侧凸凹面向脓肿处

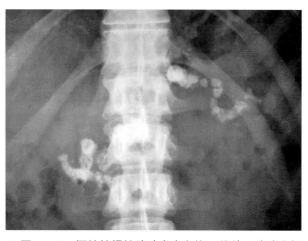

▲ 图 11-24　酒精性慢性胰腺炎患者的 X 线片。胰腺走行上的不规则钙化灶，与胃气影重叠。慢性胰腺炎的胰腺钙化可能位于胰管内或代表胰腺实质的钙化

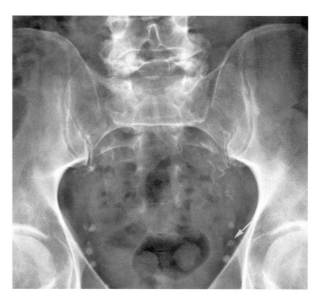

▲ 图 11-25　骨盆 X 线片显示双侧静脉石簇。箭所示为中心透亮，表明静脉结石的再通。静脉结石比输尿管结石更圆更光滑

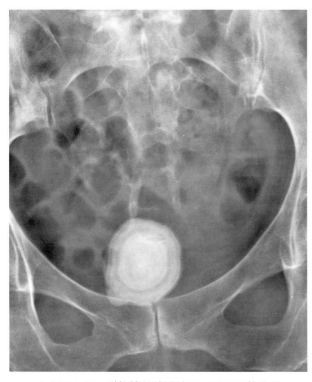

▲ 图 11-23　时间较长膀胱结石，可见环状分层

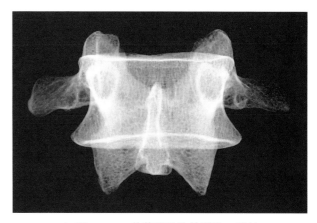

▲ 图 11-26　单节腰椎的前后位 X 线片

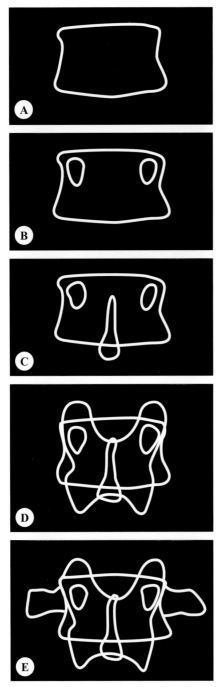

▲ 图 11-27 腰椎影像分析

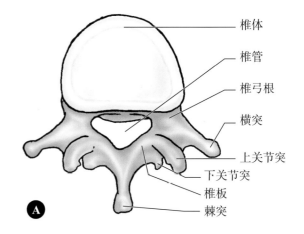

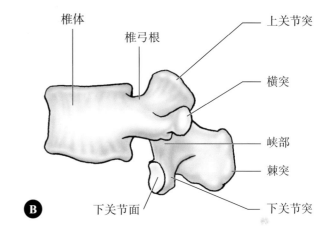

▲ 图 11-28 单个椎体上面观图（A）和侧面观图（B）

在腰椎前后影像中，在这个盒状轮廓上，加上两个椎弓根（图 11-27B），圆柱形的致密骨在椎管两侧向后直伸。因为它们也充满了松质骨，所以它们在 X 线上呈现圆柱体的断面，在 X 线片上显示为两个白色的圆圈。在任何腹部 X 线上的椎骨，可以解释位于每个椎体的上部的两个"眼睛"。位于中央的白色泪滴是棘突的骨皮质（图 11-27C）。

成对的上下关节突（图 11-27D）被视为从每个椎体向上和向下延伸的骨翼，形成一个蝴蝶状的阴影。横突（图 11-27E）向两侧延伸，在不同层面上形状略有不同。

（二）然后观察肋骨

在腹部 X 线上看到横膈下的肋骨比在胸部 X 线片上看得更清楚。回看图 11-14 中的下肋骨。

肋软骨中的钙化，既不透光也不可见，当它们叠加在胆囊、儿童肾或肾上腺内的腹部钙化上时，可能会引起一些混淆。肋软骨钙化通常可以通过沿肋骨软骨的走行区分布。

（三）骨盆和股骨上段

在腹部 X 线拍摄时，X 线通常以脐为中心，因此大约有一半的肠内空气阴影在这一点以下。因此，盲肠、乙状结肠和直肠，以及含有空气的

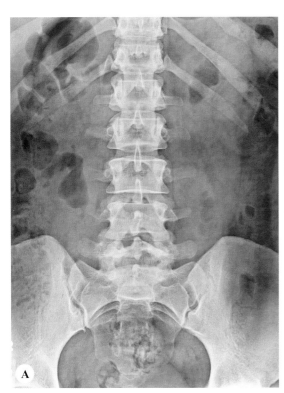
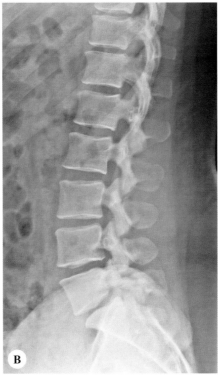

◀ 图 11–29　腹部正位和侧位 X 线片显示的腰椎

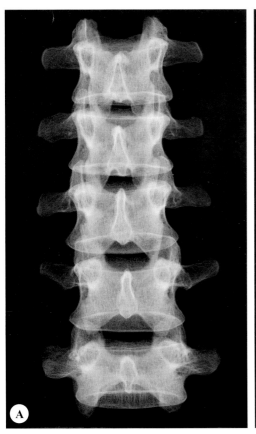
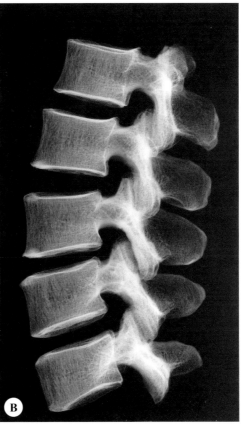

◀ 图 11–30　腰椎标本的正位和侧位 X 线片。不看图 11–28 说出各个部分名称

小肠显示叠加在骨盆骨和骶骨上气体影。在常规 X 线上，叠加在髂翼的含有空气的肠圈通常很难与圆形骨破坏区区分开，可以通过在该检查区域多拍几张 X 线解决：在不同的 X 线上，肠内空气的形状和位置会发生了变化，但骨破坏区域与它所在的骨边缘的关系仍然完全相同（图 11-31）。回顾图 11-32 中骨盆骨解剖。

（四）寻找上腹、侧腹和中腹是否有器官肿块和钙化

器官大小或形状的异常通常仅从 X 线上就能看出来，但 X 线判断器官大小的准确性存在一些差异。例如，作为肝脏大小的指标，肝脏的影像是很容易误导人的，当肝脏极度增大，从 X 线上才能判断其增大。部分由于肝的形状，部分由于肝在腹部的位置变化，所以基于 X 线判断肝大是有风险的。CT 或 MRI 都能更准确地测量肝脏大小。

肝脏比脾脏大得多，通常倾向于压迫右上象限其他器官（图 11-1 至图 11-3）。它的边缘既可以看作是灰色团块的下边界，也可以看作是胃内空气、横结肠和结肠肝曲内空气所勾勒出的边界。结肠肝曲通常低于结肠脾曲（图 11-41），但偶尔可能与部分肝影重叠。CT（图 11-33 和图 11-34）、MR 和超声成像通常用于检查肝脏，它们可以很容易地定位肝实质内的转移性和其他病变（图 11-35 和图 11-36）。

脾增大时，可在 X 线片上投下阴影。一个非常大的脾脏在 X 线上不难识别，并可显示远低于髂骨嵴（图 11-37）。X 线片提示脾肿大后可通过超声测量（图 11-38 和图 11-39）、CT 或 MRI 确认，也可确定脾脏的病理状况，如肿瘤、脓肿或囊肿。

结肠的脾曲位置变化很大。它可向脾尖处缩进，部分重叠，或在脾尖上延伸至主动脉段（图 11-40）。在这种情况下，应该不难辨认出脾曲，因为它具有典型的结肠肠壁平滑凹痕，而不是同样位于左上象限胃阴影的皱褶边缘。

胃影在 X 线片上几乎不难辨认。在仰卧位 X 线片上，胃内的空气上升到胃的前部，勾勒出胃

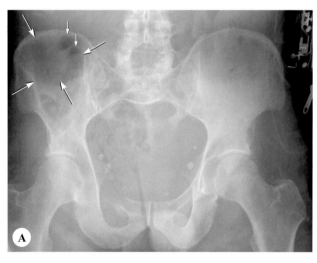

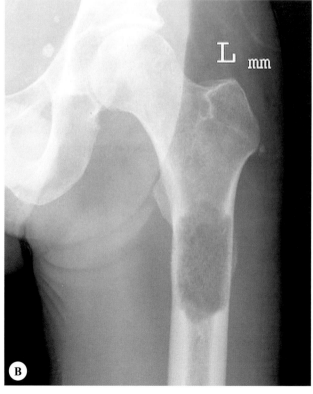

▲ 图 11-31　**A.** 右髂骨翼的透亮骨质破坏区域（长箭）代表一个大的溶骨性骨转移，髂翼上的小透光（短箭）代表肠内气体，还要注意右耻骨上支的破坏；**B.** 同一患者的股骨 X 线显示股骨干近端有另外一个转移灶

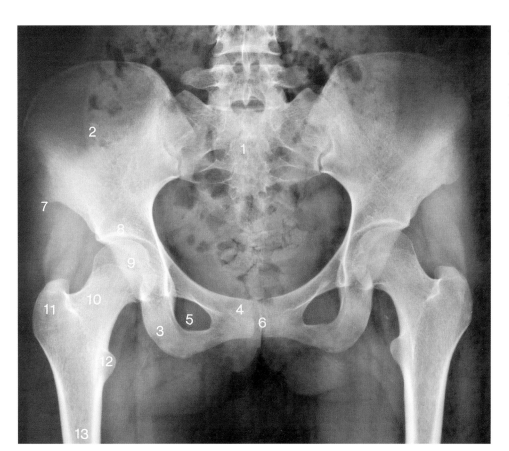

◀ 图 11-32　骨盆和股骨上段的正位 X 线片

1. 骶骨；2. 髂骨翼；3. 坐骨结节；4. 耻骨上支；5. 闭孔；6. 耻骨联合；7. 髂前下棘；8. 髋臼；9. 股骨头；10. 股骨颈；11. 大转子；12. 小转子；13. 股骨干

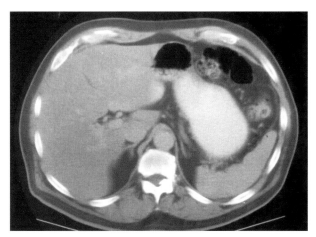

▲ 图 11-33　CT 示正常肝脏和脾脏。胃腔充盈口服高密度对比剂

黏膜的粗大的皱褶。在俯卧位 X 线片上，胃内存在空气，都会上升到后部的胃底，因此在俯卧位 X 线片上，胃内气泡呈现圆形的黑影，靠近膈肌处有褶皱的边缘（图 11-41）。事实上，这些差异也会帮助推断出 X 线时是仰卧位还是俯卧位。同样的原理也适用于胃钡的研究，后文会看到。

胆囊在腹部 X 线上通常是看不到的。只有大约 10% 的胆囊结石在普通 X 线上显示为钙化。其余的是透光的，在 X 线上看不见。以前，通过口服由肝脏代谢并集中在胆囊的不透光化合物，胆囊被成功地显示出来，这就是口服胆囊造影。今天，对胆囊和胆管系统的检查是用超声（图 11-42 和图 11-43）和 CT（图 11-44）进行的，这将在本章后面和第 14 章中讨论。

脊柱两侧更靠后方是肾脏，在大多数患者中，肾脏的左侧略高于右侧，两者都位于腹膜后。两肾上极均向中线倾斜，抵着腰肌（图 11-14）。在很多 X 线片上，很难勾勒出肾脏的轮廓，因为它们几乎总是被肠内不同数量的气体和粪便所遮蔽。例如，如果在高质量的 X 线上没有看到任何肾脏阴影，没有过多的气体，这可能意味着肾脏不存在，或者非常小，或者肾周脂肪很少或没有（图 11-45 和图 11-46）。

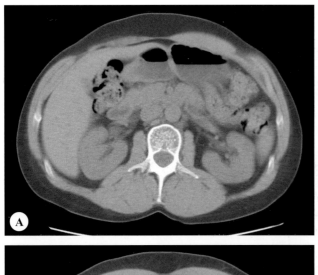

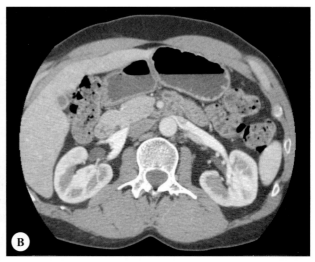

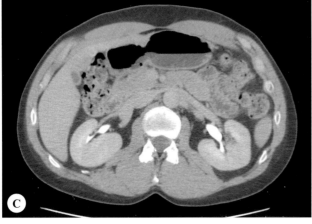

▲ 图 11-34　静脉对比剂后对肾脏进行 CT
A. 平扫；B. 早期实质期对比扫描。请注意主动脉、左肾静脉和双肾皮质内高密度的静脉对比剂；C. 排泄后期扫描显示肾集合系统（肾盏和肾盂）高密度

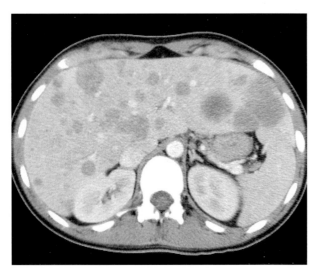

▲ 图 11-35　CT 显示肝脏明显增大，伴有大量恶性黑色素瘤转移。肝脏延伸至左腹部并与脾脏接触

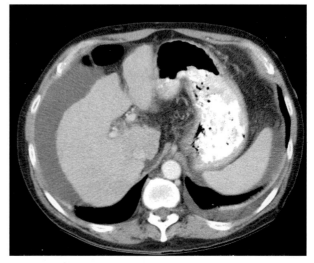

▲ 图 11-36　CT 显示酒精性肝硬化和腹水，注意肝脏结节状和萎缩的外观，以及肝和脾外侧的腹腔积液

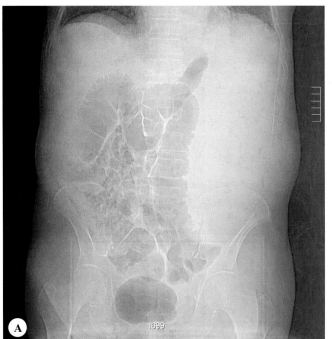

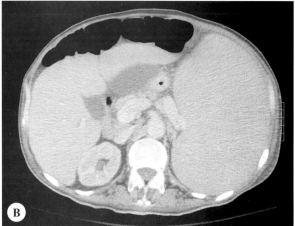

▲ 图 11-37　**A.** 腹部 **X** 线片显示患有真性红细胞增多症的年轻男子有巨脾。增大的脾脏向下延伸，抵达髂骨，并将肠管向右移位；**B** 和 **C.** 同一患者的横轴位和冠状位 **CT**，巨脾。比较肝和脾的大小

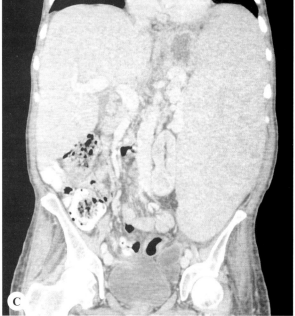

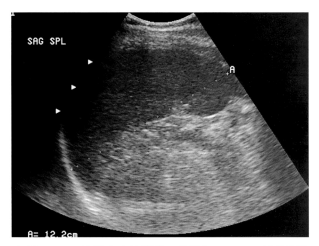

▲ 图 11-38　正常大小的脾脏，长度为 **12.2cm**。正常的脾脏＜**15cm**

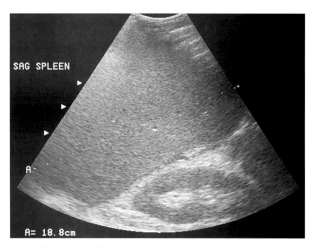

▲ 图 11-39　超声检查显示脾脏增大，长度为 **18.8cm**

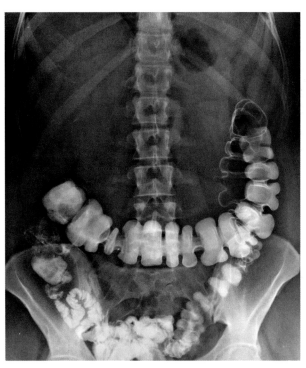

▲ 图 11-40 鉴别脾曲、肝曲和肝脾尖。查体未发现肝脾肿大。请注意俯卧位拍摄所致胃底的空气聚拢

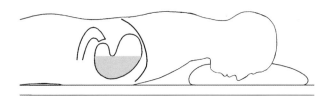

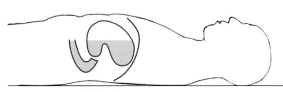

▲ 图 11-41 展示患者俯卧位（上）和仰卧位（下）X 线片上胃内气泡的差异。图 11-40 为俯卧位，显示胃底内有气泡。图 11-20 为仰卧位，显示胃体中有空气

腹部 X 线片可显示两肾大小的差异或肾脏轮廓上的隆起。长度上的差异可能对功能上的差异有重要的指示意义。正常情况下，肾脏的长度应为生长发育期儿童 L_2 高度的 3.7 倍；成年人肾脏的长度应不小于 9cm，不大于 15cm。实质性肾囊肿或肿瘤通过增大肾极将肾周脂肪推向肾前，从而使肾脏增大。

传统的检查方法是使用肾脏排泄不透 X 线的

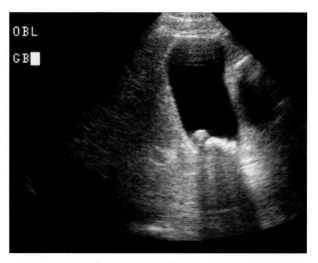

▲ 图 11-42 超声显示胆囊充满液体，胆囊后壁凹陷处有多发结石。声束通过这位仰卧患者的前腹壁进入（扫描顶部）。胆汁没有声波（回声）的反射，所以它看起来是纯黑色的（无回声）。回声被石头反射，因此他们的白色（回声）外观。注意明显的声影"阴影"从结石的后方延伸，反射很少的声影，因为大多数超声光束已经被结石阻挡并反射

对比剂和连续 X 线片（静脉尿路造影）（图 11-45），或者在膀胱镜检查（逆行肾盂造影）时通过放置在输尿管中的导管注射类似的对比剂。目前最常用的肾脏影像学检查是超声（图 11-54）和 CT（图 11-46）。

胰腺头部部分被十二指肠环环绕，位于胃窦和胃体的下方和后面，在上腰椎体前方弯曲走行，向前伸入腹部。胰腺的尾部指向脾门（图 11-47）。胰腺位于腹膜后，在 X 线片上不可见，除非它含有分散的钙化物，可以勾勒和标记其位置（图 11-24）。胰腺可能被其他通常靠近它的器官间接包围，如胰腺头部的一个大肿块可能会扩大十二指肠襻，并向前移位幽门胃窦。胰腺可以用超声、CT、内镜逆行胰胆管造影（ERCP）、血管造影术、MRI 或 MRCP 等检查，稍后将介绍。

（五）最后观察侧腹和下腹部

接下来检查腹部两侧的侧腹。侧翼条纹可能被该区域的深黑色所掩盖，在照射骨盆和脊柱的曝光时，它经常被"烧毁"。在 PACS 工作站上观察数字腹部 X 线片时，可以通过工作站对比度和

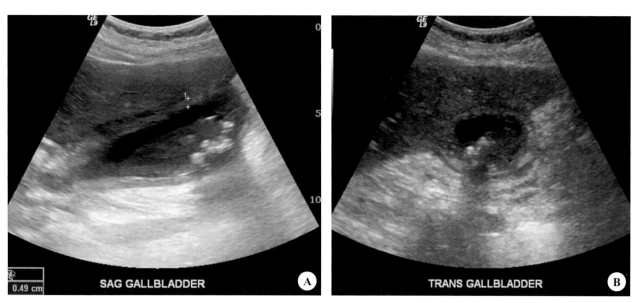

▲ 图 11–43　急性胆囊炎患者的矢状位和横断位超声图像：胆囊内多发强回声结石伴阴影。胆囊壁增厚，直径 **4.9mm**；正常壁厚＜**3.0mm**。胆囊直接诱发压痛（墨菲征阳性）

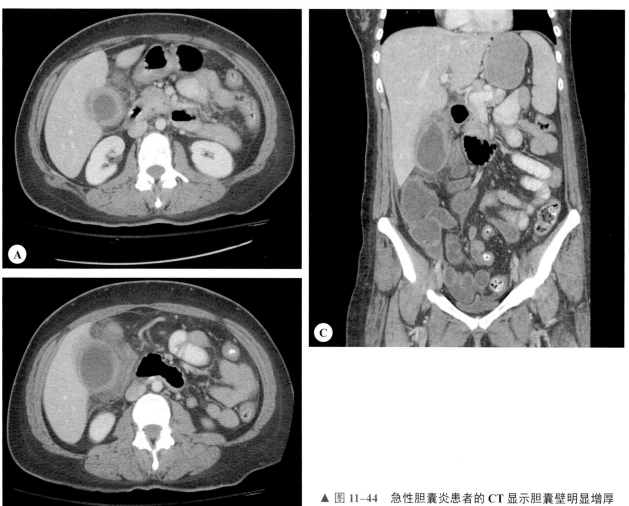

▲ 图 11–44　急性胆囊炎患者的 CT 显示胆囊壁明显增厚及胆囊周围脂肪内的炎症。与正常胆囊比较（图 **11–52C** 和 **D**）

213

亮度的改变来显示侧翼条纹。仔细定位的瘦弱患者，侧翼条纹通常为双侧对称。深色的结肠袋紧贴侧翼条纹（图 11-10A）。腹膜游离液或血液可使腹壁突出，使结肠与腹壁条纹明显分离。在附

近存在炎症时，一侧的侧翼条纹会因为脂肪水肿而被遮蔽，使其与其他水样密度软组织（如肌肉）难以区分。

接下来研究中下腹。许多 X 线片显示骨盆边缘内有小的圆形、钙质致密影。这些是骨盆静脉中的钙化血栓。通常位于骨盆的边缘，而不是输尿管的任何部分。因此，它们的位置将有助于将其与泌尿系结石区分开来，而且泌尿系结石可能是任何形状，通常结石外缘呈锯齿状，而静脉结石则是光滑和圆形的，有时显示中央放射透光性，就像串珠一样（图 11-25）。

大量小肠肠襻位于中下腹和骨盆。在正常活动的成年人中，小肠含有液体和很少或没有空气；但由于看到的 X 线大多是病情严重到需要住院的患者，所以看到一些空气勾勒的小肠襻重叠在下腰椎和骨盆上（图 11-48）。

盆腔内的软组织包括膀胱和输尿管下段，乙状结肠和直肠，女性的子宫和附件，男性的前列腺和精囊（图 11-49 至图 11-51）。膀胱含有适量的尿液时，通常在 X 线片上可见为骨盆内稍扁平的椭圆形阴影。当它严重膨胀时，可上升至脐处，呈均匀的灰色圆形阴影，常被误认为是病理肿块。直肠通常可见于膀胱的阴影之上，并被内含的空气或粪便勾勒出来。子宫、附件、精囊和前列腺

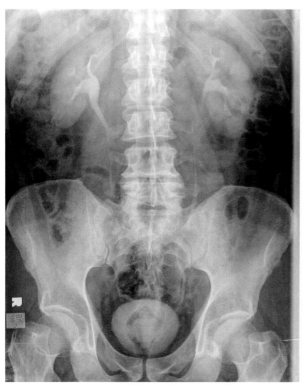

▲ 图 11-45　正常尿路静脉造影，又称为静脉肾盂造影。通过静脉注射对比剂，肾脏的外观增强。肾内集合系统（肾盏和肾盂）高密度，输尿管和膀胱也是如此。对于大多数肾脏疾病，静脉尿路造影已被 CT 取代

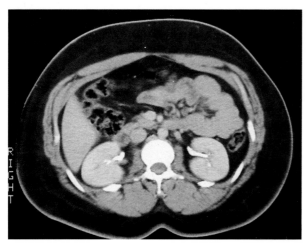

▲ 图 11-46　通过肾门的 CT。静脉注射对比剂后可见肾实质密度增强，肾盂内对比剂浓聚。当然，它们位于腹膜后，周围有低密度的肾周脂肪

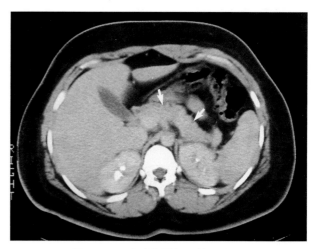

▲ 图 11-47　胰腺体尾部（箭）水平 CT

在 X 线片上不可见，但可通过超声、CT、MRI 和增强检查成像。

六、腹部 CT

腹部 CT 可在患者仰卧位或俯卧位或侧卧位（卧位）时进行。通常情况下，患者采取仰卧位，

因为这是最舒适和最放松的姿势，更容易保持不动。腹部 CT 中经常使用对比剂有两个基本原因。

患者在 CT 检查前 1～2h 饮用口服对比剂，可使胃肠道管腔充盈。口服对比剂可使胃、十二指肠、小肠和结肠透过性减低。直肠注射结肠对比剂可直接使结肠充盈。肠道造影术可以提供有关肠道厚度和特征的信息，并可用于将充满液体的肠襻与其他腹部异常区分开。

CT 扫描时静脉注射对比剂会导致动脉、所有毛细血管灌注实质的密度暂时性增加，最后是外周静脉的密度增加。这就是所谓的对比度增强，有助于鉴别腹部病变。静脉对比剂由肾脏排出，因此延迟 CT 显示肾脏收集系统和输尿管不透 X 线高密度。

腹部 CT 检查通常是横轴的。每次腹部 CT 检查都是根据患者的问题量身定制的，这种被称为 CT 扫描计划。该计划详细说明了是口服还是静脉注射对比剂，静脉注射对比剂后扫描的时间（动脉期？实质相？延迟阶段？多相位），扫描层厚，

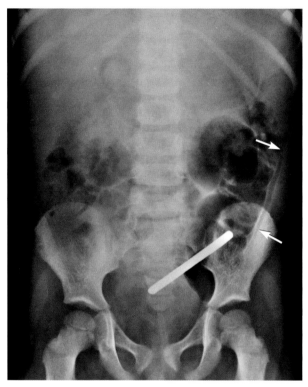

▲ 图 11-48 因发热、便秘、脐周疼痛和白细胞计数升高而入院的儿童 X 线片。临床诊断为阑尾炎。手术时发现阑尾位于盲肠后位并穿孔。右侧结肠旁沟、右腹脂线组织水肿。注意左侧清晰腹脂线和右侧缺失腹脂线（白色条是一个异物）

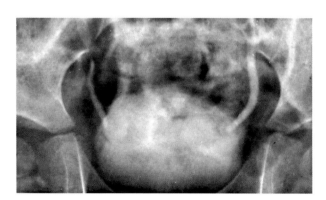

▲ 图 11-49 膀胱内的对比剂可以帮助识别 X 线片上充满尿液的膀胱所产生的阴影。注意输尿管进入膀胱时的位置

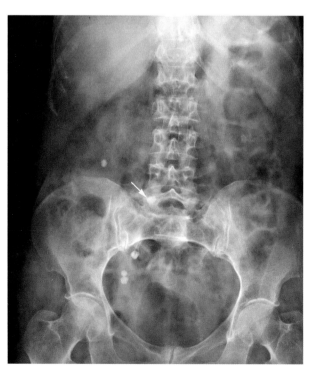

▲ 图 11-50 X 线片显示右下段输尿管有几个结石（箭指向最高的一个），在髂骨翼上方外侧有一个钙化的肠系膜淋巴结。注意充气的直肠叠加在膀胱的阴影上

或是否冠状、矢状、其他多平面或三维重建。

CT 扫描研究如下所述。

识别图 11-52A 中的肝脏。在图 11-52 的所有六个图中忽略所有其他东西，观察肝脏形状和大小的变化。注意到高密度的椎体，可见看到椎管和位于其中的脊髓。

主动脉位于椎体的前面，中线稍偏左侧。由于这一系列扫描是在静脉注射对比剂后进行的，灌注的结构和血管略白（增强）。注意在 A 中肝脏均匀实质内的白色分支血管。静脉注射对比剂由肾脏排出，所以肾实质和收集系统比其他器官图像更白。

胃和小肠因口服对比剂而不透 X 线，但对比剂还未进入结肠。注意胃壁的密度比它内部液体密度小，在横断面依次扫描图上首先看到对比剂在胃体部，然后是幽门胃窦部，在 E 和 F 中可以看到对比剂位于十二指肠中。

脊椎骨两侧和肾脏周围的黑色低密度区域代表腹膜后脂肪。沿着断面图观察肾脏，在 B 中观察到肾脏上极，在 D 中观察到肾脏上组肾盏周围的甜甜圈状肾实质，在 F 中到达肾门水平。该患者的两个肾脏几乎处于同一水平面上；通常左肾较高。两个肾门在 F 分开，肾被看作是一个新月形的实质，围绕着肾门中间和前面方向弯曲。

C 找到下腔静脉，位于前面中线偏右边。继续往下看，在 F 左肾静脉汇入下腔静脉，它通常在这个水平面，左肾静脉从左到右走行在主动脉前面。在 B 看到胰腺尾部和主体。胰腺主体首先在 B 出现，尾部向脾门延伸（参考第 3 章末尾出现的该患者其他平面 CT 图验证上述表现）。

另一系列正常的腹部 CT 图（图 11-53），供练习、研究所有 4 张图片，依次识别肝脏、脾脏、胃、十二指肠、肾脏、主动脉、下腔静脉和胰腺。将每个结构与图 11-52 中患者的相同结构进行比较。

通过观察肾脏收集系统和胃内容物的密度，确定是否为该患者注射了静脉对比剂或口服对比剂。C 中能区分胰腺的头部和十二指肠的降段？胆囊在什么位置？在 D 中发现结肠断面，可见含有对比剂的多个小肠襻。对比剂是否已到达结肠，还是结肠中仅含有粪便？肠系膜上动脉起源于主动脉，就在下腔静脉与左肾静脉交汇的点上方，

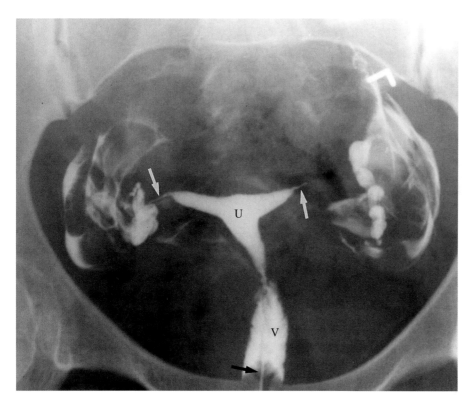

◀ 图 11-51　作为生育能力检查的一部分进行的正常子宫输卵管造影。子宫（U）和子宫管（输卵管）（白箭）通过插入子宫口的插管（黑箭）注入对比剂而显影。阴道逆行性高密度（V）。正常情况下，不透 X 线物质从输卵管溢出进入腹腔；这表明输卵管通畅。肠管周围可见腹腔内对比剂。但卵巢看不到

左肾静脉在主动脉前向右交叉。在 C 处找到肠系膜上动脉。

在 A 和 B 中识别出脂肪包裹的肾上腺。右侧肾上腺总是在下腔静脉的后方，如 A。左侧肾上腺位于主动脉的左侧，在胰腺和脾动脉尾部的后

方，如 B。

七、腹部超声

超声诊断最常见的用途是在腹部。主要的实质器官（肝脏、脾脏和肾脏）在超声下可以很好

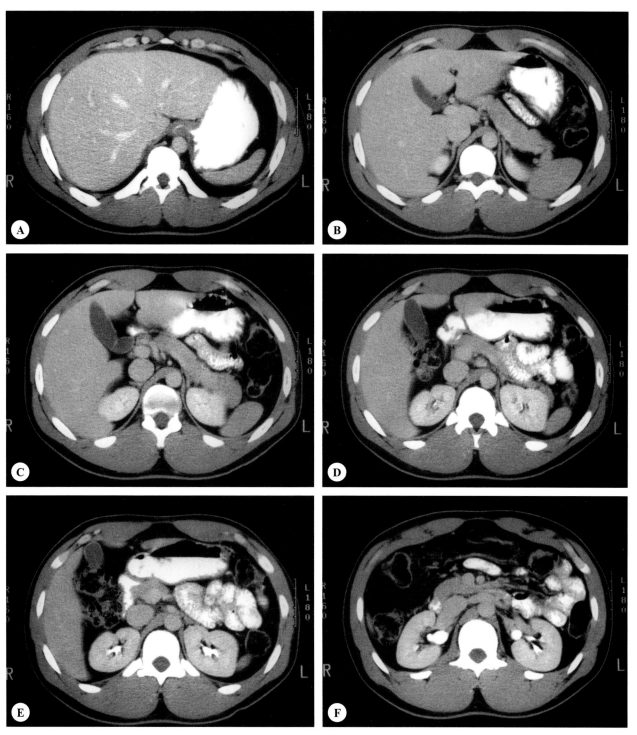

▲ 图 11-52　上腹部正常 CT

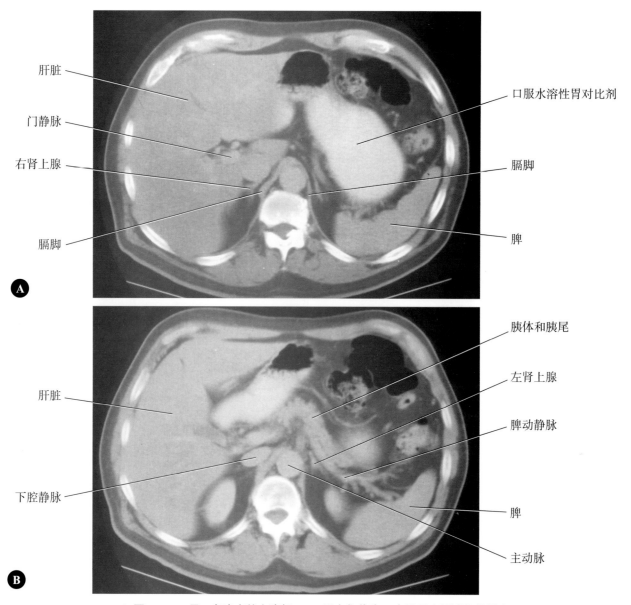

肝脏

门静脉

右肾上腺

膈脚

A

口服水溶性胃对比剂

膈脚

脾

肝脏

下腔静脉

胰体和胰尾

左肾上腺

脾动静脉

脾

主动脉

B

▲ 图 11-53　另一名患者的上腹部 CT。用它们作为一个练习来测试你的进步

地观察到；充满液体的器官，如胆囊和膀胱也可以很好地观察到。主要的血管结构，如腹主动脉、下腔静脉、肝和肾动脉和静脉，都很好地显示出来，在第 17 章中将讲解通过多普勒超声技术评估这些血管的血流速率和特征。腹部超声显示胰腺和肠道图像较差。由于超声波不能很好地通过空气传播，肠道内的空气不仅会干扰肠道成像，而且可能会干扰腹部其他器官的评估。因此，非急诊患者在禁食一段时间后接受检查，以减少胃肠内的空气量。

CT 和超声在评估腹部器官时是互相替代的还是互补的。事实上，它们是相辅相成的。许多疾病，如急性胆囊炎和肾积水，可以用超声快速准确地诊断，而其他腹部疾病，如憩室炎和阑尾炎，则用 CT 更准确地诊断。

图 11-54 为矢状位断面，左肾位于肿大的脾脏后方。注意肾内肾盂旁脂肪所产生的中心回声。肾实质部分被回声性（白色）肾周脂肪包围。注意脾脏回声均匀，与肾皮质不同。

图 11-55 为右肾横断位声像图（黑箭之间）。肝脏正前方（L），胆囊位于肝脏内侧（弯曲的白箭），为充满透声性液体的椭圆形影。从肾的内侧

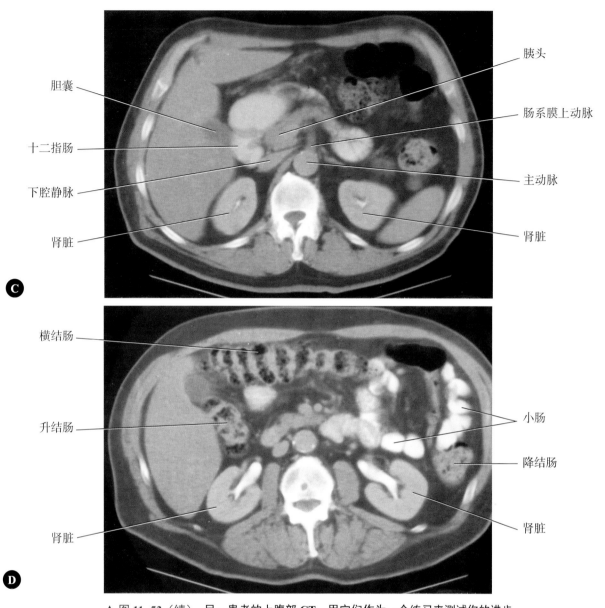

胆囊

胰头

肠系膜上动脉

十二指肠

下腔静脉

主动脉

肾脏

肾脏

C

横结肠

升结肠

小肠

降结肠

肾脏

肾脏

D

▲ 图 11-53（续）　另一患者的上腹部 CT。用它们作为一个练习来测试你的进步

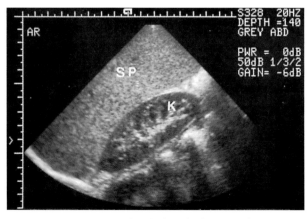

▲ 图 11-54　左肾矢状位超声检查正常
SP. 脾；K. 肾

表面（开箭）向外深入的深色微光四边形为肾盂。肾超声不仅可用于诊断肾积水，还可用于诊断肾囊肿和肾肿瘤。

图 11-56 为较多胆囊结石患者的胆囊超声图。回声结石在后面会产生声影，因为超声波光束无法穿透结石。急性胆囊炎和胆管梗阻也可通过超声成像。事实上，超声通常是出现急性右上象限疼痛和新发黄疸的患者的初步检查方法。

图 11-57 为肝脏矢状面图像。患者头部在左侧，回声弧（箭）表示膈肌紧贴肝脏表面。横膈上方的肺部显示不清楚，但透水性胸腔积液可清

楚看到。超声常用于鉴别少量的胸腔积液，并在胸腔穿刺术中定位。在超声引导下，穿刺针可直接刺入少量积液中。肝脏的回声区域是肝血管和胆管。肝脏超声可识别转移灶、孤立原发肿瘤、肝囊肿和其他病变。

图 11-58 为脾脏矢状位超声图。正常脾脏回声均匀。如前面的图 11-38 和图 11-39 中所看到的，脾脏大小可以通过超声准确测量。这排白色标记两端的两个小小的加号是超声技术人员放

置的游标。超声波计算机测量光标之间的距离为 13.8cm，这是正常值。

图 11-59 为正常腹主动脉矢状位超声图。游标测量的前后直径为 1.86cm，这对成年人来说是正常的。主动脉直径异常增大就代表有动脉瘤。

图 11-60 为胰腺横断面超声图。箭指向位于肝左叶（L）和超声脾静脉（V）之间的弧形胰腺。虽然大多数患者的胰腺可以通过超声波识别，但超声显示不理想，胰腺疾病通常通过 CT 和 MRI 成像。

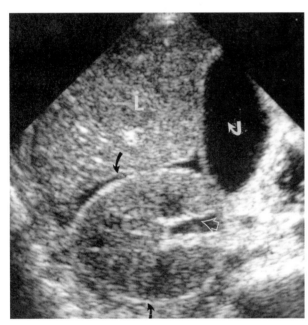

▲ 图 11-55 右肾横断位超声

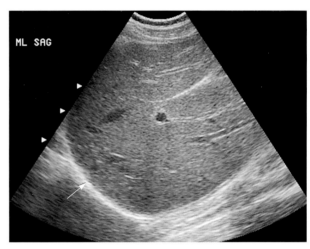

▲ 图 11-57 正常肝脏和右膈的矢状超声（箭）

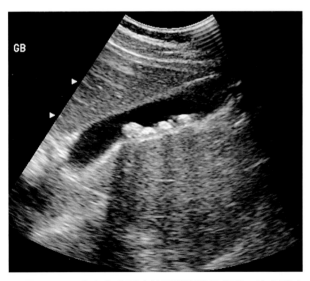

▲ 图 11-56 含有多个回声结石的胆囊的超声。注意黑暗的声影在石头后面延伸

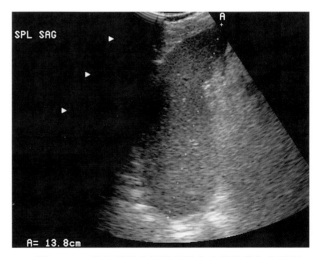

▲ 图 11-58 带有测量光标的正常大小脾脏的矢状超声

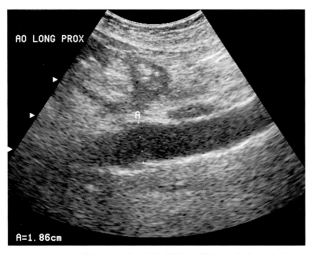

▲ 图 11-59　带测量光标的矢状位正常直径腹主动脉超声

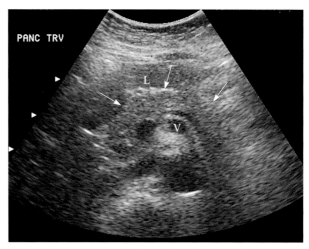

▲ 图 11-60　正常胰腺的轴位超声（箭）

第12章 肠积气、游离液、游离气体
Bowel Gas Patterns, Free Fluid, and Free Air

虽然腹部 X 线片的应用比过去少了，但它们在确定肠梗阻和自由空气方面非常有用。X 线片常能鉴别机械性肠梗阻与动力性（麻痹性）肠梗阻，当存在机械性肠梗阻时，X 线片常能确定梗阻的部位是胃、小肠还是大肠。CT 可以确认机械性肠梗阻的存在，并更准确地确定肠梗阻的程度和原因。此外，CT 可以比 X 线片检测到更少量的游离气体和游离液体；然而，X 线片可以为怀疑患有这些疾病的患者提供有用的筛查。在本章中，我们将介绍肠梗阻的 X 线片和 CT 表现、腹腔内游离液和腹腔内游离空气。

一、胃扩张

在研究了腹部骨骼和软组织的区域和轮廓，要确定是否有器官增大或移位的证据，应该从整体观分析 X 线，重点关注气体的分布和含量。正常情况下，胃里的空气范围从俯卧位 X 线片上看到的小的、圆的、皱褶的胃底泡到仰卧位 X 线片上看到的胃里的一些斜的空气条纹。很少看到整个胃都被吞下的空气填满。在图 12-1 中，你可以看到糖尿病性轻度胃瘫患者扩张后充满空气的胃。在图 11-2B 中，你可以看到另一个扩张的充满空气的胃，空气是通过胃口管引入。

在胃出口梗阻时，胃会严重扩张，并经常含有大量的食物和残留的分泌物。在 X 线片上，这种胃表现为横跨上腹部的模糊密度。在暴食症患者中，你可能还会发现他们的胃变得非常大，充满了食物（图 12-2）。这位患者吃了大量面条和沙拉。

二、结肠扩张

结肠通常含有一些空气，肠管腔看到空气勾勒的固体排泄物。盲肠和升结肠常含有半固态粪便，故产生特征性的斑点阴影。回看图 11-45，发现升结肠和降结肠的斑点状粪便位于腹膜腔的左右侧缘。

结肠梗阻性扩张时，结肠袋变浅。因此，当肿瘤在乙状结肠阻塞时，可以看到空气勾勒并扩张了该点附近的整个结肠（图 12-3）。当肿瘤阻塞在横结肠中部时，结肠左半部分是排空的干净的，但横结肠近半部分、肝曲、升结肠和盲肠却充满了空气。在远端结肠梗阻时，盲肠最终可能膨胀到巨大。当这种情况发生时，结肠袋消失，盲肠出现为一个巨大的充满空气的结构，占据腹腔的右侧。

诊断所有类型的机械性梗阻的一个重要要点是，梗阻肠管肠蠕动代偿性增加，导致梗阻点远端肠内空气被清除（从可被清除的肠内部分）。因此，在脾曲处梗阻时，发现降结肠和乙状结肠完

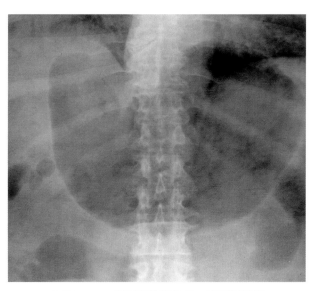

▲ 图 12-1 糖尿病性胃轻瘫，胃积气扩张

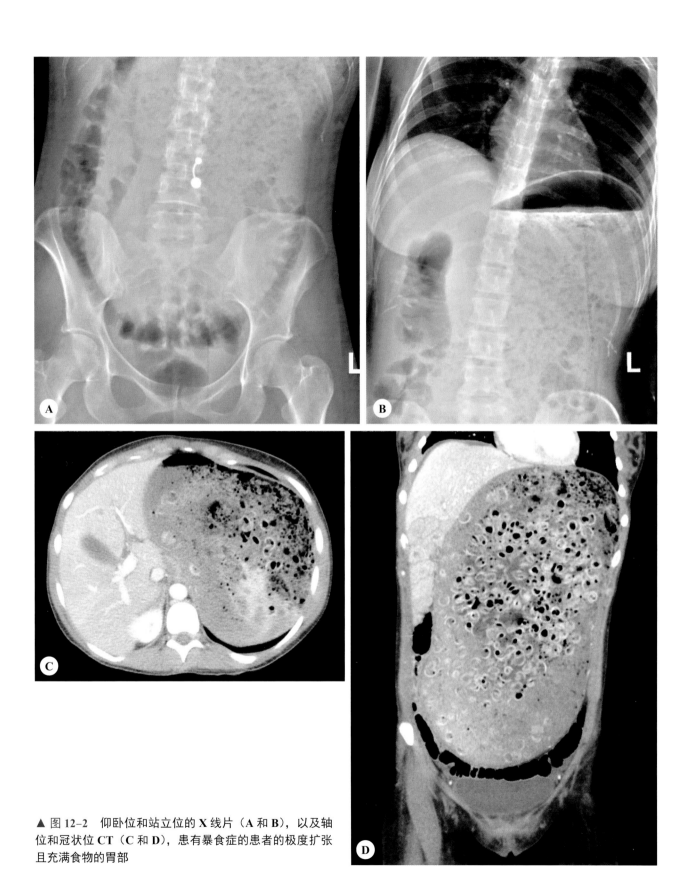

▲ 图 12-2　仰卧位和站立位的 X 线片（A 和 B），以及轴位和冠状位 CT（C 和 D），患有暴食症的患者的极度扩张且充满食物的胃部

全排空，几乎看不见。因此，通过一张 X 线片就有可能对大肠梗阻做出强有力的推定诊断，进一步 CT，可显示梗阻的程度和引起梗阻的病变（图 12-4）。

在低位肠梗阻时，空气逐渐充满大部分结肠。如果回盲瓣功能不全，会出现结肠向小肠倒灌气体从而减压（图 12-5）。

三、小肠扩张

图 12-6 为正常人充满钡的小肠管腔，可与图 12-7 对比，图中梗阻扩张的小肠因管腔内钡和空气而变得可见。小肠直径大于 3cm 被认为是异常的。箭指示的是梗阻点，超过这个梗阻点远端，钡剂就没有通过了。结肠梗阻患者口服钡剂可引起危险的钡嵌塞。任何症状和 X 线片显示结肠梗

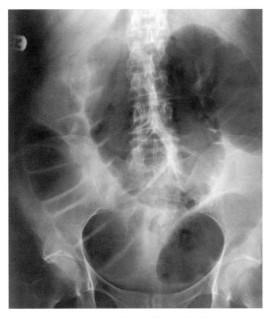

▲ 图 12-3　由于乙状结肠环状癌引起的大肠梗阻。升结肠、横结肠和降结肠明显扩张。回盲瓣功能良好，因此小肠中没有空气

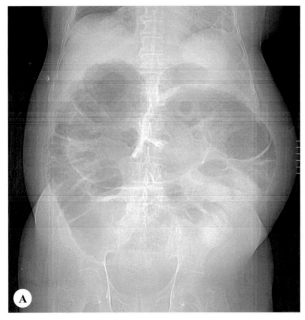

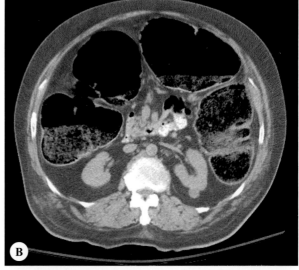

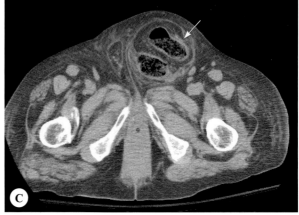

▲ 图 12-4　左腹股沟疝嵌顿（C，箭）导致大肠梗阻患者的 X 线片（A）和 CT（B 和 C）。大肠明显扩张。位于中心位置的小肠襻（C）没有扩张，因此回盲瓣是正常的

阻的患者应通过 CT 或结肠镜排除。对于小肠梗阻，不会出现这种情况，因为在梗阻部位附近小肠内容物保持液体状态。然而，现今怀疑患有小肠梗阻的患者会用 CT 进一步检查。

图 12-7 显示了空肠扩张的管腔，其特征横纹代表了黏膜皱襞。类似于结肠的结肠带，至少表面上是这样的。然而，它们在分布密集程度有所不同，即使在小肠扩张时，小肠黏膜皱襞也比结肠带多，间隔更窄，黏膜皱襞贯穿肠管，从一侧到另一侧，这与结肠带相反，结肠带通常不穿过整个结肠管腔，而且通常与另一侧的结肠带并不完全相对。此外，小肠肠襻往往排成行，三到四个平行的肠襻紧挨着排列（图 12-7 至图 12-9）。

在机械性小肠梗阻中，同样的原理也适用于对大肠的描述：清除梗阻点以远的所有肠道，使其内无气体并塌陷，图像上看不见（图 12-9）。在 CT 图像上，注意到小肠是扩张的，但升结肠和

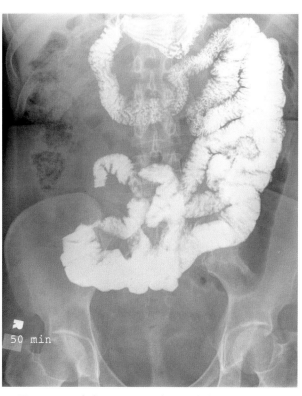

▲ 图 12-6　正常小肠。口服钡剂后，存在于胃内。上部空肠比下部回肠有更多"羽毛状"的外观和一个略大的管径

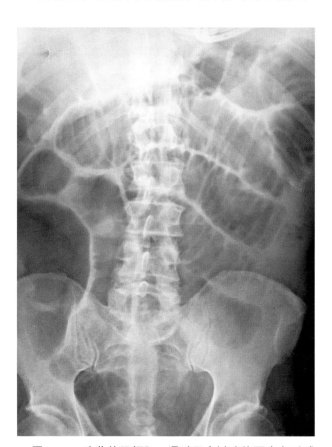

▲ 图 12-5　脾曲的肠梗阻，通过回盲瓣功能不全向后减压，小肠、升结肠和横结肠扩张，但请注意降结肠、乙状结肠和直肠未见充盈

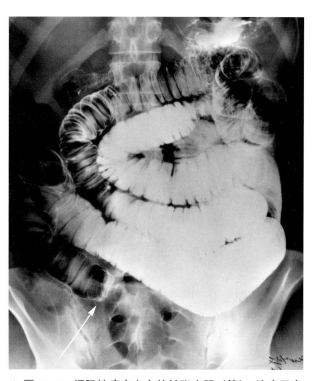

▲ 图 12-7　梗阻性病变上方的扩张小肠（箭）。注意干净的（不可见的）结肠

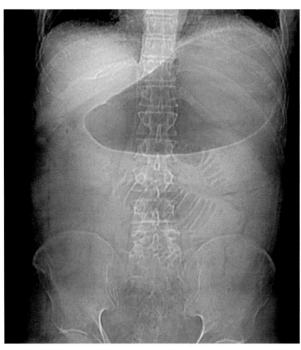

▲ 图 12-8　小肠梗阻，许多小肠襻因空气而膨胀。在开腹手术时，粘连带被解除，患者恢复正常

表 12-1　大肠、小肠的机械性肠梗阻与麻痹性肠梗阻鉴别

Ⅰ. 结肠或小肠内积气，但另一个肠管无积气
　—两者中的任一个
　A. 梗阻时间长到足以让结肠清洁干净
　B. 大肠梗阻伴回盲瓣正常（紧）

Ⅱ. 两部分肠道均积气
　—是下列情况之一
　A. 麻痹性（无动力性）肠梗阻
　B. 大肠梗阻伴回盲瓣功能不全，结肠气体通过回
　　盲瓣进入小肠
　C. 小肠梗阻
　　1. 早期（结肠还没有足够的时间清洁）
　　2. 间歇性（小肠襻在疝或粘连后间断发生梗阻）

四、大肠梗阻还是小肠梗阻？机械性肠梗阻还是麻痹性肠梗阻

在继续阅读之前，确定图 12-11 和图 12-12 所显示的内容。

患者因腹痛入院，最初的 X 线显示大肠和小肠均有扩张时，其结果是模棱两可的，因为它们可能代表麻痹性肠梗阻或早期或间歇性机械性肠梗阻。在一段时间内反复听诊肠音，可能会确认问题。连续 X 线可以显示放射学发现的变化，从而提供有用的线索。

小肠常含有液体，当梗阻或麻痹时，它会聚集更多的液体和空气。在站立位 X 线上（图 12-13B），肠襻内的气 - 液平面显示为液面，其长度大小随肠管积气和液体的相对数量而变化。完全充满肠襻形成模糊的灰色阴影。仰卧位 X 线片上出现如图 12-11 所示的含少量液体和大量空气的肠襻。3/4 充满流体且含有相对少量空气的肠襻影像诊断困难，因为在站立位 X 线上它们显示较短的液面（图 12-14），而在仰卧位 X 线上，少量的空气叠加在肠襻液体的灰色影像之上（图 12-12）。

降结肠完全塌陷。要养成一种习惯，发现了小肠肠管扩张，同时要观察结肠。在看一张未知的 X 线片时，结肠因缺乏气体未见显示，要想到这是机械性小肠梗阻的 X 线片，整个结肠内无气体和粪便。

相比之下，在麻痹性（无动力性）肠梗阻时，由于肠蠕动普遍减弱，大肠和小肠内都会积气扩张。这是一个远不如机械性梗阻那样鲜明的放射学征象（表 12-1）。

在图 12-9 的 X 线片上，在中腹部可见扩张积气的小肠，而结肠内未见空气。机械性小肠梗阻在 CT 上得到证实。在 B 和 C 中，比较扩张的小肠肠管的直径与完全塌陷的升结肠和降结肠。阻塞是由粘连引起的。

图 12-10 中患者出现术后麻痹性肠梗阻。在扩张的小肠和大肠肠管中都可以辨别出空气。无机械性梗阻，相反，只是暂时性的功能异常。

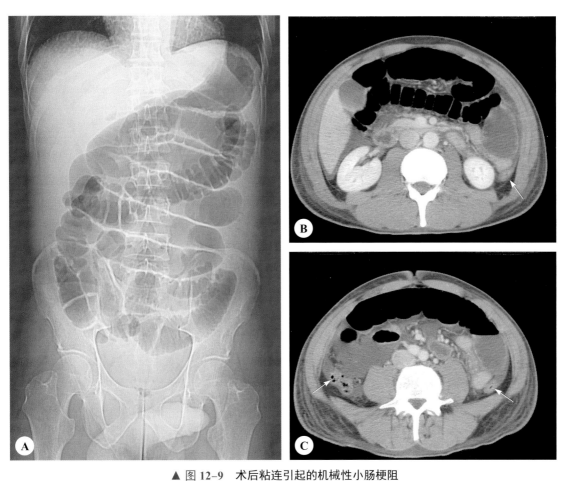

▲ 图 12-9　术后粘连引起的机械性小肠梗阻

A. X 线显示扩张的小肠襻呈阶梯状。CT（B 和 C）显示小肠襻扩张，但升结肠和降结肠塌陷（箭）。B. 肝脏周围有少量腹水

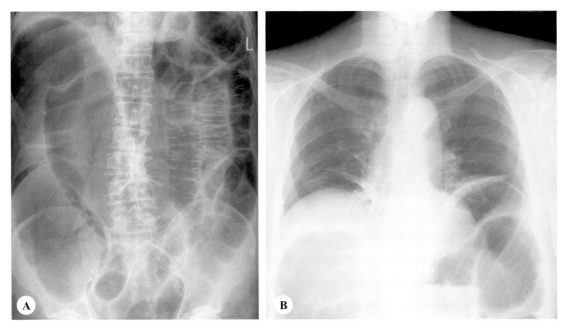

▲ 图 12-10　术后麻痹性肠梗阻。小肠和大肠都扩张并充满空气

A. 仰卧位腹部 X 线。B. 站立位胸部 X 线片显示膈肌升高，下肺段肺不张

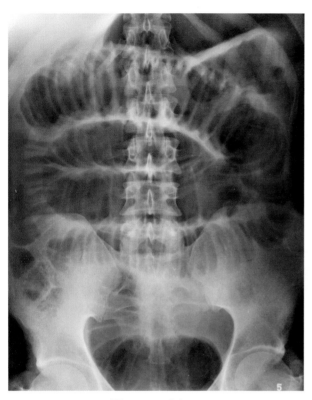

▲ 图 12-11 未知 12-1

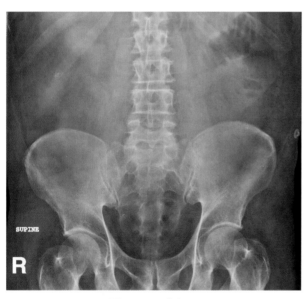

▲ 图 12-12 未知 12-2

注意图 12-14 为图 12-12 患者的站立位 X 线。图 12-14 图像的表现可能没有 X 线片表现那么明显，但比图 12-11 中的患者病情更严重，梗阻时间更长。X 线片显示有梗阻，充满液体的肠襻，空气相对较少，可能表明患者脱水，电解质明显失衡。图 12-12 和图 12-14 中的患者有粘连导致的长时间小肠梗阻。

除极少数病例外，腹部站立位 X 线在鉴别机械性肠梗阻和麻痹性肠梗阻方面尚未被证明具有重要价值。液平面的宽度可以评估膨胀肠襻的宽度。然而，在区分机械性肠梗阻和麻痹性肠梗阻时，液平面相对高度已被证明是不可靠的。即使是完全没有腹部症状的正常人，在站立位 X 线上也可能有气液面，因为吞咽的空气和肠液始终存在。

任何急性腹部疾病的患者绝不能忽视一个重要的诊断是肠穿孔与腹膜腔游离气体，这可能是肠梗阻的并发症。仰卧位 X 线片不能诊断有少量游离空气，因为游离空气聚集在腹壁前方下方，看起来就像肠襻（在能看到的前提下）。在站立 X 线上，很容易发现肝脏和膈穹窿之间的游离气体。在左侧卧位 X 线片，用水平束进行前后位照射，很容易识别肝脏右叶和膈外侧之间的游离气体。接下来将进一步讨论游离气体的问题。

五、腹腔游离液

现在关注 X 线的整体密度（图 12-15 和图 12-16）。首先用平常简化极端情况：腹膜空间中大量的自由空气增加了腹部的辐射透光度，X 线看起来更暗。大量的游离积液增加了腹部的密度，X 线片比平常更灰。

当腹腔中有少量游离液体时，它会积聚在腹腔最低处，在仰卧位患者中是盆腔陷窝，如图 12-17 和图 12-18 所示。这种相对少量的游离液在 X 线片上可能经常观察不到的，因为盆腔内充满了或大或小膨胀的高密度膀胱。但是少量的腹腔积液很容易被 CT 和超声检测到。

大量腹腔积液进入腹腔，沿两侧结肠旁沟向上流动（图 12-19）。在图 12-20 的 CT 中，可以看到恶性腹水患者肝脏和脾脏周围有大量腹腔积液。结肠旁沟收集的液体将结肠从侧翼条纹方向内侧推移（图 12-21C），并且随着更多的积聚，充满空气的肠襻漂浮在前腹壁的内侧。仰卧位 X 线片上可见腹部中央一簇透光阴影，周围为均匀的灰色腹腔积液（图 12-15）。

综上所述，X 线片可识别出大量游离液体（腹

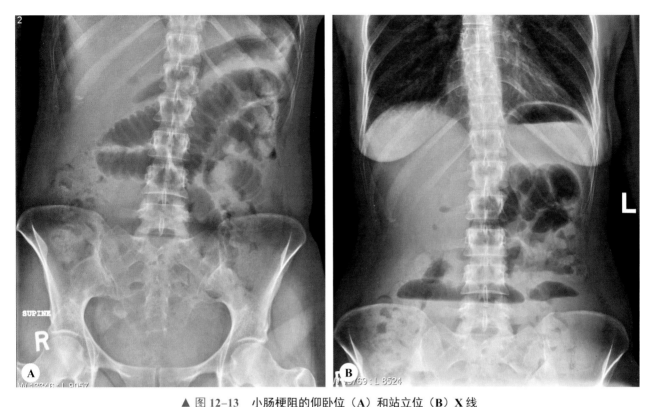

▲ 图 12–13　小肠梗阻的仰卧位（A）和站立位（B）X 线

梗阻小肠襻的气液平面（B）很少有助于鉴别梗阻和麻痹性肠梗阻。在站立位 X 线上，两种疾病（有时甚至在正常人）都有气液平面

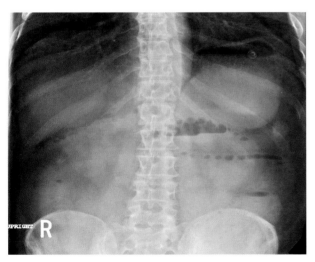

▲ 图 12–14　患者的站立位 X 线见图 12–12。梗阻的小肠的肠襻上有小气泡，几乎完全充满了液体

水、血液、胆汁等），但 CT 和超声可显示少量液体的存在。

比较图 12–22A 中的 CT 图，一名胆道手术后因术后胆漏而患有胆汁性腹膜炎的患者，图 12–22B 是在大致相同水平拍摄的正常 CT 图。图 12–22A

可见腹腔内大量液体、肠襻和肠系膜中心迁移。在正常患者的肠腔内只可见肠襻和脂肪。还要注意腹腔积液使侧腹壁隆起，这在正常人扫描中看不到。腹水也很容易在超声波中检测到，因为腹膜器官浸没在无回声液体中（图 12–23）。

回顾图 12–16。它不能显示腹水，因为含有空气的肠被一个圆形的中心肿块向上和向两侧腹推移，这被证明是一个巨大的子宫肌瘤。

六、腹腔游离气体

大量腹膜游离气体游离在肝脏和脾脏器官周围，包括它们的外侧和上表面（横膈）（图 12–24）。图 12–24 和图 12–25 中游离气体体积很大，在仰卧位 X 线片上可以检测到。在图 12–25 中，游离气体的识别是在看到肠壁两侧边缘（黏膜和浆膜表面），在正常人中，空气只在肠管（黏膜表面）边缘可见。少量腹膜游离空气可能需要站立或卧位 X 线片甚至 CT 来检查。

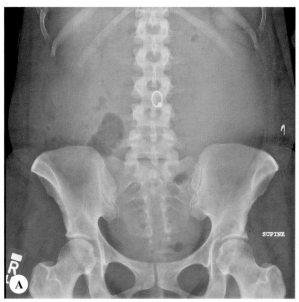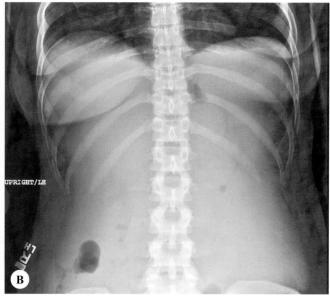

▲ 图 12-15　腹水患者的仰卧位（**A**）和站立位（**B**）**X** 线。由大量游离液体引起的全腹部的高密度。仰卧位时，包含小肠和大肠的含气肠襻在前腹壁的中央下方漂浮

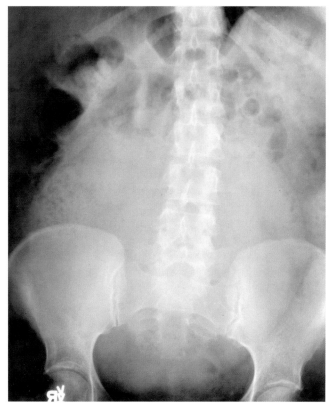

▲ 图 12-16　这是腹水吗

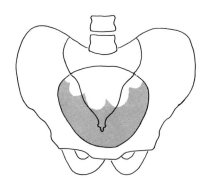

▲ 图 12-17　盆腔内游离液体呈半月形常包绕膀胱。扇形的上界是回肠襻浸入液体的边界

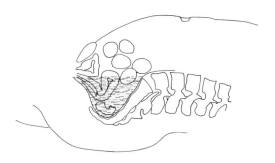

▲ 图 12-18　仰卧患者的侧位图示腹膜腔最低部位的游离积液

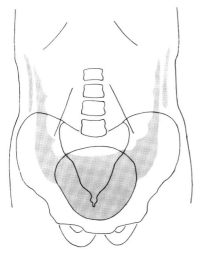

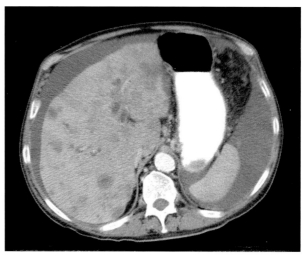

▲ 图 12-19 如图 12-21B 所示，越来越多的液体流入腹侧结肠旁沟，使结肠向内侧移位

▲ 图 12-20 CT 显示恶性黑色素瘤肝转移。注意肝和脾周围的恶性腹水（液体）。腹膜种植转移瘤

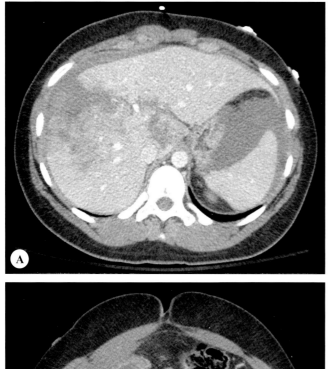

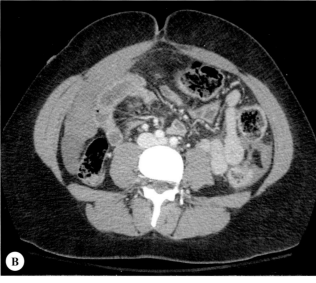

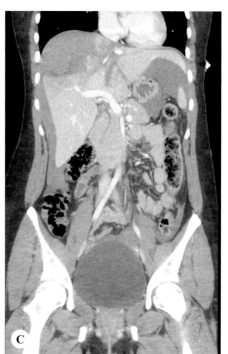

▲ 图 12-21 车祸后肝撕裂伤伴腹腔积血的 CT

A. 肝裂伤附近和脾脏周围的游离血液。

B. 在右半结肠和肋骨之间的右结肠旁沟充盈血液，使右半结肠向内侧移位。左侧结肠旁沟可见少量游离血液

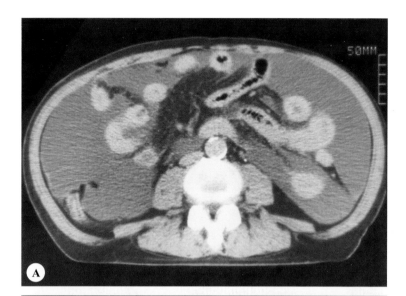

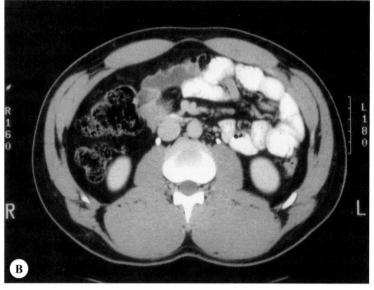

◀ 图 12-22 **A.** CT 显示大量腹腔积液的患者，肠管向中心移位，腹部膨出。对比图 **12-22B**。**B.** 与图 **12-22A** 比较，相似平面的正常 CT

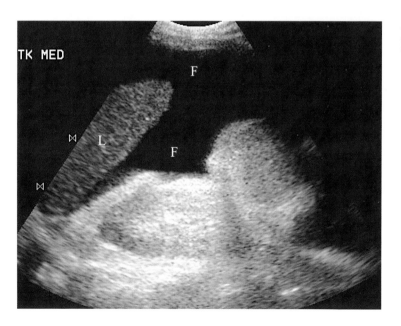

◀ 图 12-23 右腹部矢状位超声显示腹水为包围肝尖（**L**）的无回声液体（**F**）

少量的游离空气与大量的游离空气一样重要，因为它们最常发生在细微或早期的胃肠穿孔中，而在常规的 X 线片检查中可能会被遗漏。这些有症状的患者，如果能在担架上站立或坐直，胸部 X 线片显示横膈和肝脏之间有新月状的透光气体影（图 12-26 至图 12-28）。

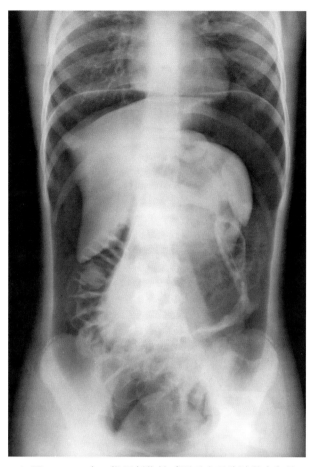

▲ 图 12-24　十二指肠创伤性破裂后大量腹腔游离气体

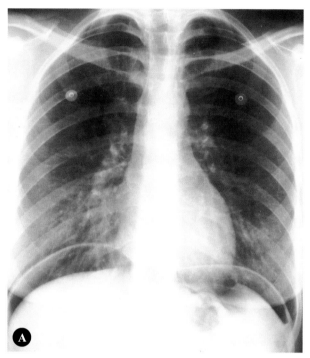

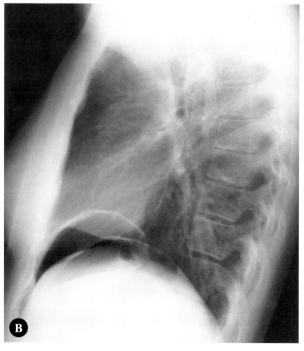

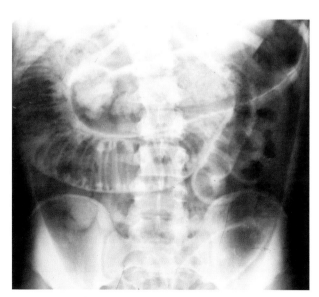

▲ 图 12-25　仰卧位 X 线片显示腹腔游离气体。注意肠壁两侧的空气。肠壁的黏膜和浆膜表面都被空气勾勒出来

▲ 图 12-26　正位（A）和侧位（B）胸部 X 线片显示，与图 12-25 中的患者相比，膈下游离气体量较少

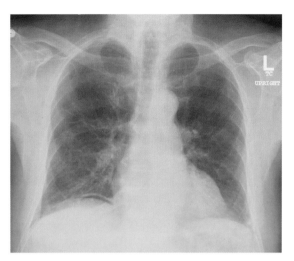

▲ 图 12-27　站立在胸部 X 线片显示乙状结肠憩室炎破裂患者的右侧膈下有极少量游离气体

内脏穿孔的患者通常病得不能站直或坐直。在这里，检查游离气体可以通过将患者转向左侧并用水平光束对其进行前后 X 线摄影来进行。获得左侧卧位 X 线片显示肝脏外侧缘有少量游离气体（图 12-29）。在仰卧位 X 线片上通常看不到少量的游离气体（图 12-30）。

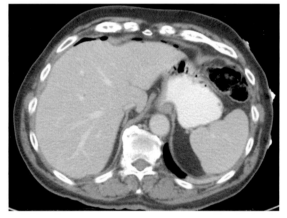

▲ 图 12-28　图 12-27 中同一患者的轴位 CT 显示肝脏上有一小细条游离气体。仰卧位时，游离气体位于腹腔前方

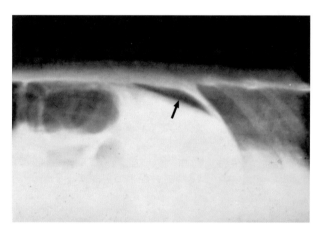

▲ 图 12-29　左侧卧位 X 线片，显示怀疑内脏穿孔（本例为十二指肠溃疡）的患者肝外侧有游离气体（箭）

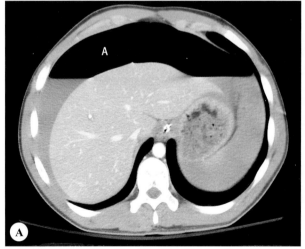

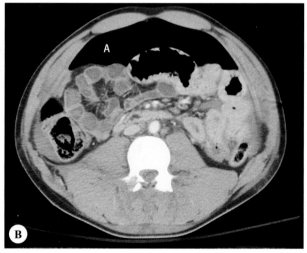

▲ 图 12-30　创伤患者腹腔内有大量游离气体。在 CT，仰卧位患者的自由空气（A 和 B，A）向前移动，移动到腹膜腔中最低的部分。这名年轻人在车祸中肠管破裂了。在 CT 定位像上，肠壁两侧可见空气（C，箭）。在正常人中，X 线上看不到浆膜侧的肠壁

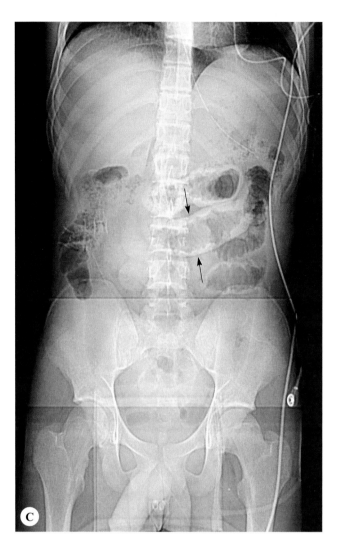

◀ 图 12–30（续）　创伤患者腹腔内有大量游离气体。在 CT，仰卧位患者的自由空气（A 和 B，A）向前移动，移动到腹膜腔中最低的部分。这名年轻人在车祸中肠管破裂了。在 CT 定位像上，肠壁两侧可见空气（C，箭）。在正常人中，X 线上看不到浆膜侧的肠壁

第13章 胃肠造影及CT检查
Contrast Examinations and CT of the Gastrointestinal Tract

通过使用钡剂或水溶性对比剂对食管、胃、十二指肠、小肠和结肠进行对比剂检查，可以很容易地发现胃肠道的许多异常。上消化道（upper gastrointestinal，UGI）系列显示食管和胃，并可以通过另外的一系列X线显示整个小肠。结肠行对比剂灌肠，其中钡剂或水溶性对比剂通过直肠管逆行插入。这两种检查都是在数字透视引导下进行的。由于CT提供的胃肠道成像更好，UGI和钡灌肠的使用频率降低很多。目前UGI的常见适应证是评价食管肿瘤、狭窄、溃疡、异物和穿孔，以及评价胃肿瘤、胃出口梗阻和术后胃功能。目前使用UGI检查的较为常见的胃手术之一是胃旁路手术。用水溶性对比剂进行对比剂灌肠对疑似结肠穿孔和瘘管仍然有用。

我们将先从胃肠造影检查开始，然后是CT检查。

一、钡剂工作原理

胃肠道钡剂检查不仅包括对空腔结构的全钡液成像，而且还包括对肠内表面不规则黏膜上不透明物质的成像。这种通常被称为黏膜松弛检查的方法是在透视检查中使用少量的不透明材料，在清洁的黏膜表面进行操作和涂抹，通过从透视屏幕上记录数字图像，每隔一段时间就可以获得X线。在传统X线片上，钡在黑色背景上是白色的（图13-1A），但在透视和透视屏幕上的记录图像上，钡在白色背景上是黑色的（图13-1B和C）。数字透视图像可以通过电子反转，使钡变成白色的，如图13-1A所示。在进行胃肠道造影检查时，要准备好看这两种图像。

如图13-2所示，胃肠道本质上是一根管子，检查胃、盲肠和直肠X线原理也只是在一定程度上有所不同，因为这些管状结构先天变化。A是的简单管子，填充了不透明物质并进行了X线照相，会产生一个光滑的边界和均匀的密度阴影。如B，在管腔上的息肉，突入到管腔内，就会产生B中所示的钡投影。如C，实体瘤生长在管壁内，无蒂生长并突入到管腔内，就会产生C中所示的阴影。

原来正常管状阴影的这两种改变都是所谓的充盈缺损。部分腔内阴影因为钡剂被透光的软组织取代已被减掉。

在D中，肿物完全包绕了正常的管状结构，因此产生了管腔的收缩。这通常被称为环形缺损。每当你看到像D这样的钡影，僵硬环形病变，代表肿瘤或其他软组织，钡在那里未填充。正常管腔壁与肿瘤边缘交界处阴影处的陡然成角状变化常称为"架子"或"肩胛"，这是扩张良好肠壁局部僵硬的可靠证据。E和e表示肠壁良性溃疡坑的外观，延伸出腔外阴影，周围环绕黏膜圈，在其颈部切线位可显示。

在造影检查中，充盈缺损和它的肩胛样边缘常常在不同的X线上可同时显示，有时可能相互重叠。如果在2张或2张以上这样的X线上同样显示一个被怀疑代表恶性肿瘤的充盈缺损的边缘，那么诊断它是肿瘤的概率就大大提高了。当然，如果2张这样的X线没有重叠，这可能意味着所观察的区域不是僵硬的，有轻微的变化，或者这两张X线是在不同的投照方位获得的。

二、正常变化与对比剂充盈缺损

胃肠道内钡影的变化可以通过3张UGI系列小肠连续的X线很好地说明（图13-3）。A在吞下钡悬浮液 0.5h 后仰卧，显示胃、十二指肠、空肠和上回肠高密度影。B 在 50min 时拍照，显示钡进入回肠，C 在 90min 时拍照，显示大部分钡已移动到右下腹部的回肠，空肠的钡较少。C 右侧近端升结肠见钡剂，胃和十二指肠钡剂排空。钡剂从胃到右结肠的转运时间各不相同，但在禁食的

正常患者通常约为 1.5h。仔细查看图 13-4，一名愈创木脂粪便隐血试验阳性便患者的胃和十二指肠的两张 X 线。是什么导致了她的胃肠道出血？

放射科医生主要是通过反复证明发现再做出可靠的解释。仅仅在一张钡餐 X 线上的发现是没有价值的，接受放射学培训的住院医师要相信钡

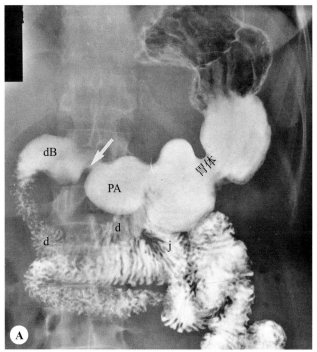

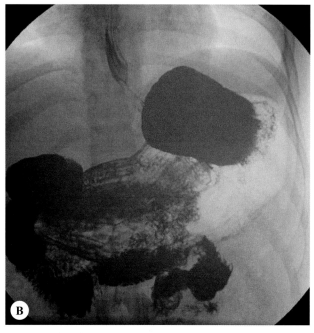

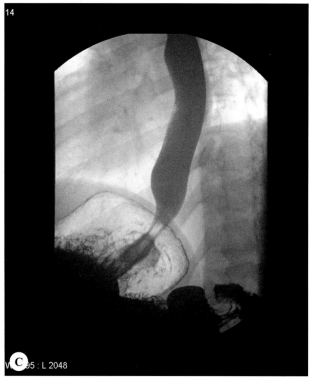

▲ 图 13-1　**A.** 含钡剂的胃 X 线，包括胃底（**F**）、胃体、幽门窦（**PA**）、幽门管（箭）、十二指肠球（**dB**）、十二指肠 C 襻（**d's**）和空肠（**j**）。患者俯卧位（俯卧位 X 线片），这样钡餐就能从胃体流出，胃底充满空气。**B.** 在透视屏幕上记录的图像上，钡在白底上看起来是黑色的。该患者仰卧，钡餐从胃底流出，空气前移进入胃体。**C.** 俯卧患者的正常远端食管

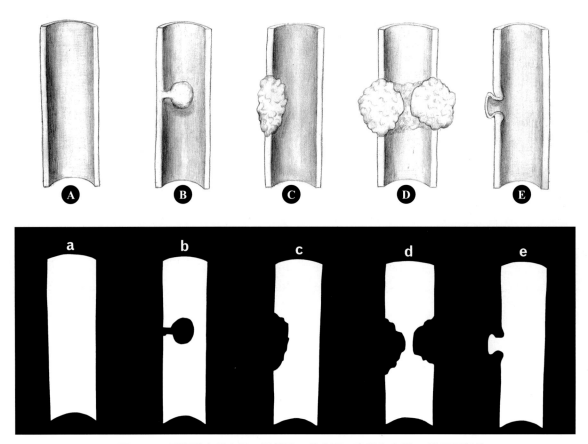

▲ 图 13-2　胃肠道本质上是一根管子，检查胃、盲肠和直肠 X 线原理相似

餐检查的阳性诊断结果，必须病变始终固定显示。仅在一张 X 线上看到的一过性发现可能代表痉挛区域、蠕动波或食物。

三、管壁僵硬

在研究胃肠道时，放射科医生观察在黏膜松弛状态下的正常变化范围。放射科医生观察溃疡和充盈缺损，然后观察僵硬区域，即使没有任何明显的溃疡也表明管壁被肿瘤侵犯或炎症留下瘢痕。在 3 例癌症患者中，通过管壁不规则的（图像可以相互叠加）或包绕食管腔并使其变窄的肿块病变（图 13-5 至图 13-7）可以识别食管的僵硬程度。

在识别肠壁中的一个僵硬区域比识别一个凹陷或充盈缺损更困难。推入正常肠壁的钡剂将显示出皱褶的边缘，同时柔软肠壁被取代，僵硬或浸润的部分将缓慢地扭曲，并且程度较轻。肿瘤细胞的浸润、水肿或炎症后改变可影响管壁的柔韧性。因此，有关肠壁扩张性是基于胃或肠在钡作用下的扩张、对操作的反应和生理收缩。肿瘤引起的僵硬区域最好用 CT 成像，CT 可显示浸润癌的肠壁增厚。钡剂检查只显示肠腔形态，而肠壁厚度的异常是由钡铸型的改变推断出来的。然而，CT 实际上可以显示肠壁本身（图 13-8）。比较 C、E 组胃底厚度与 D、E 组胃体部与幽门窦交界处厚度，远端胃壁增厚为胃癌所致。

四、胃和小肠的充盈缺损和腔内肿块

腔内肿块有多种形态。息肉的大小从 1mm 到数厘米不等（图 13-4 和图 13-9）。巨大的息肉样肿瘤几乎充满了胃腔（图 13-10）。通过肿瘤和正常扩张的肠壁间隙的钡将勾勒出肿瘤的轮廓，正常黏膜在肿块上延伸。

胃肠道内容物（如食物和粪便），自由漂浮在钡剂中，而不附着在管壁上。偶尔，由毛发或植物纤维等外来物形成的管腔内团块，变得太大而无法通过管腔引起梗阻症状。这些被称为胃肠结

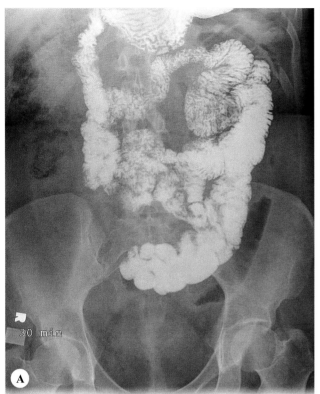

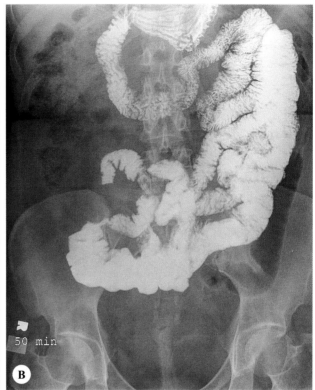

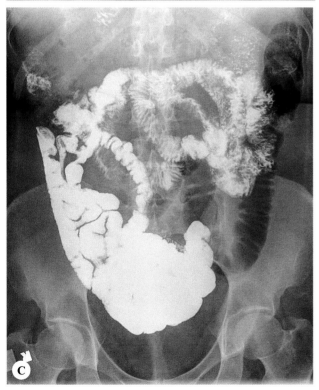

▲ 图 13-3　正常上消化道造影。在透视期间拍摄的 X 线片

石（图 13-11 和图 13-12），类似于动物呕吐的毛球。通常可与腔内软组织肿块鉴别，因为钡剂与堆积的胃肠结石混合在一起，其外观与外层包钡的肿瘤截然不同。在图 13-13 中，看到后壁或前壁的正常黏膜经过一个涂钡的小弯侧的肿瘤表面。此外，钡剂或 CT 口服对比剂将完全包围胃肠结石，显示与胃壁没有连接。图 13-14 显示了另一种类型的腔内肿块。

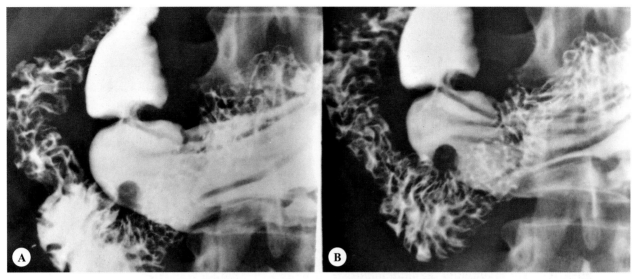

▲ 图 13-4　未知 13-1。持续存在的充盈缺损

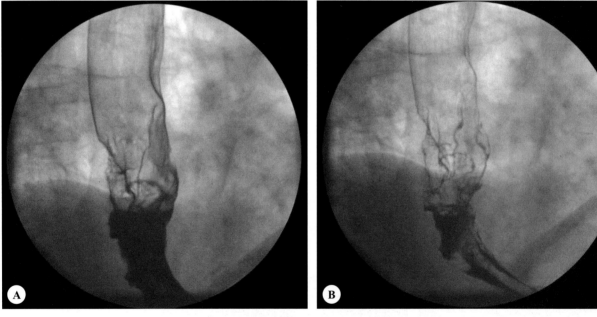

▲ 图 13-5　食管远端低分化腺癌患者的食管钡剂造影，两种 X 线片的不规则黏膜，而两种图像之间没有变化

胃肠道的内镜检查和影像学检查是互补的。某些患者可能从组合检查中获益，但其他人可能只需要其中一个检查。钡剂检查和 CT 可以识别异常结构，如肿块、溃疡和憩室，但会漏诊仅影响胃肠道黏膜的病变，如胃炎和早期溃疡性结肠炎，这些可通过内镜检查发现。而小肠无法通过内镜检查，必须通过口服钡剂小肠造影检查或 CT 进行检查。

五、胃和十二指肠溃疡

在图 13-2 中的最后一个假设的管状结构中，管壁发生了溃疡，形成了一个小的额外突起，不透明的对比剂流入其中。用影像学上称为溃疡龛影。只有在侧面位上，才会看到溃疡龛影在正常肠壁边缘的投影（图 13-15）。

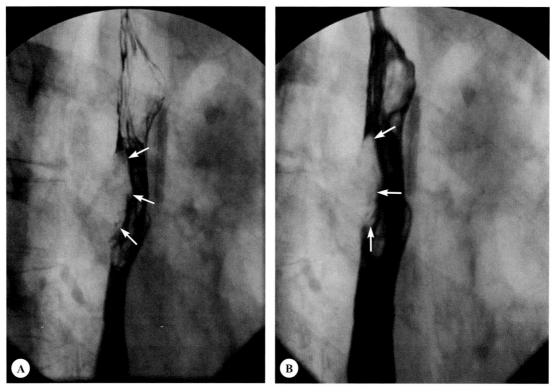

▲ 图 13-6　食管中段鳞状细胞癌患者的食管钡剂造影，固定的充盈缺损（箭）表示侵袭性肿瘤

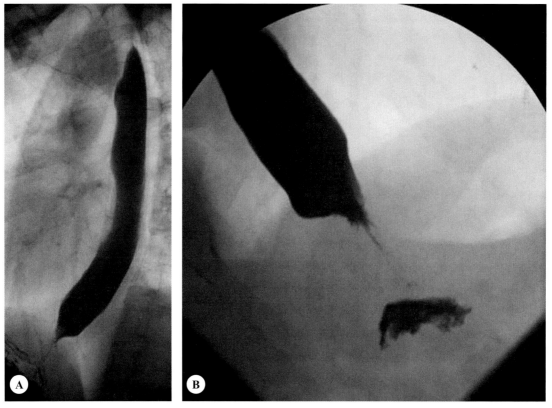

▲ 图 13-7　腺癌包绕食管远端患者的钡剂造影，正常食管和肿瘤交界处的肿瘤组织管腔和肩部变窄

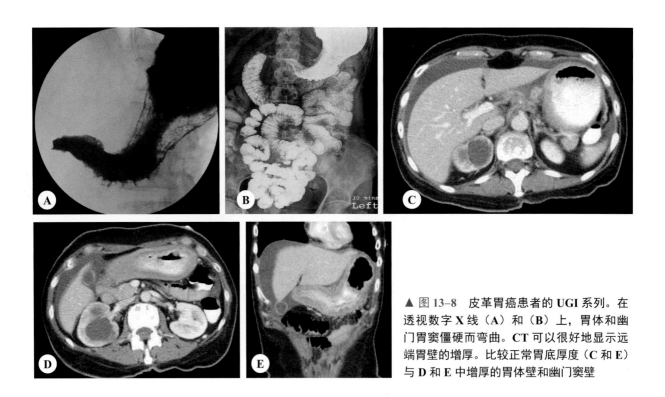

▲ 图 13-8　皮革胃癌患者的 UGI 系列。在透视数字 X 线（A）和（B）上，胃体和幽门胃窦僵硬而弯曲。CT 可以很好地显示远端胃壁的增厚。比较正常胃底厚度（C 和 E）与 D 和 E 中增厚的胃体壁和幽门窦壁

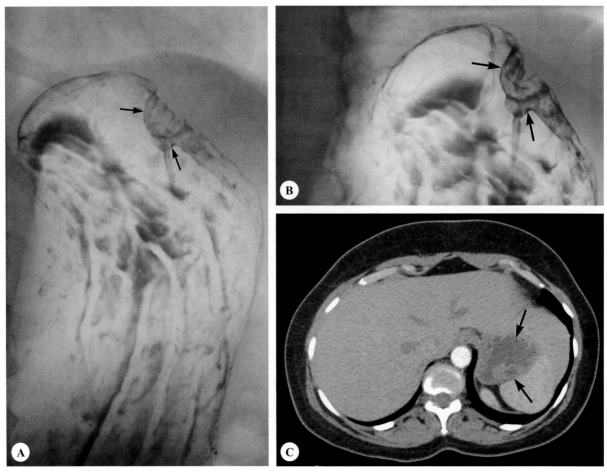

▲ 图 13-9　A 和 B. 胃底 GIST（胃肠间质瘤）患者的 X 线片，局部充盈缺损（箭）；C. CT 显示肿瘤（箭）使胃凹陷，压迫脾脏

一个充满钡的龛影从正面看时，它表现为一个比周围阴影更致密的白色斑点，它经常被肉芽组织隆起的边缘所包围。随着溃疡愈合，它们从四周开始缩小，在外形上变得尖锐或成刺状（图 13-16），最后完全消失。

溃疡局部缺乏黏膜，周围被炎症反应包绕。胃溃疡比胃壁其他部位的柔韧性差。因此，龛影的形状和大小是固定的，并且在不同图像的同一位置上始终可以显示出来。

现今，鉴别良性与恶性胃溃疡更多地依赖于内镜活检，而不是钡检查的细微发现。胃内溃疡的大小和部位不是恶性的指标。良性溃疡的特征是龛影突出于胃腔之外，并且易于愈合（图 13-15 和图 13-16）。恶性溃疡通常表现为胃壁肿块内的溃疡。大多数胃溃疡是良性的，但必须追随复查除外恶性。但十二指肠溃疡均为良性。

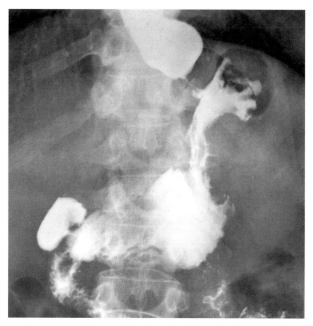

▲ 图 13-10　胃上部固定的、僵硬的充盈缺损。注意胃食管结合部的浸润，食管排空受阻，这个肿瘤被证实是胃腺癌

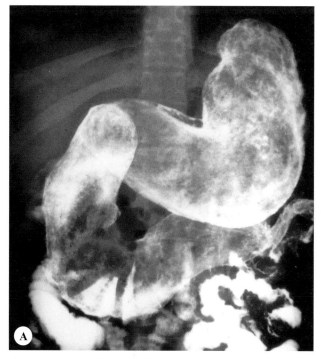

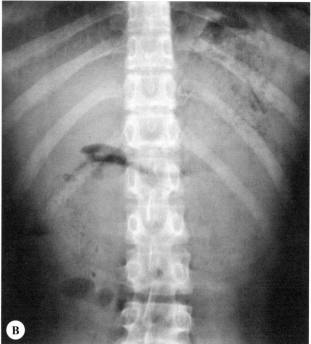

▲ 图 13-11　胃和十二指肠里的毛胃石，由纠结的头发组成，16 岁的女孩咀嚼、吞咽她自己的头发。这就是噬毛症患者的毛胃石

A. 毛胃石被钡剂包围时很容易看到；B. 在 X 线片上勾勒出与胃肿块相同的胃石吗？胃肿块的部分成分是斑驳的空气，周围是曲线状的空气

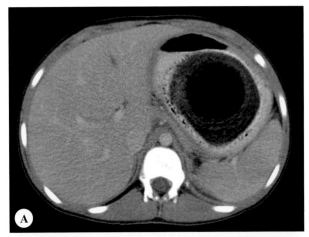

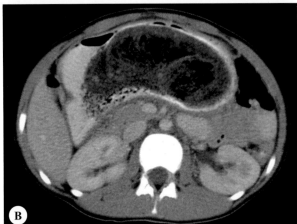

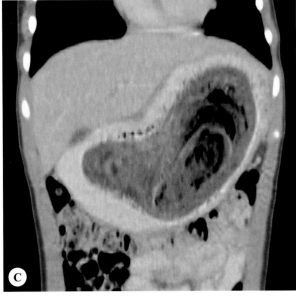

▲ 图 13-12　另一名年轻女性的 CT 发现了巨大的毛胃石

对于胃溃疡和十二指肠溃疡的龛影识别是正确的，因为它们始终显示为钡剂的聚集。在十二指肠略有不同，因为它不是一个宽阔的囊腔，而是一个在幽门管远端的球形或壶腹状结构。

十二指肠球龛影最常见的位置是在球囊后壁的中心（图 13-17）。十二指肠溃疡具有反复发作的病程；在几次溃疡发作和愈合后，可能会出现永久性瘢痕组织，收缩十二指肠球部形成三叶草形（图 13-18）。

六、钡灌肠

结肠只有在彻底清洁后才能进行适当检查。这通常需要前一天吃干净的流质食物，晚上吃泻药，午夜后不要吃任何食物或液体。患者也可在检查前一晚或当天早上进行清洁灌肠。

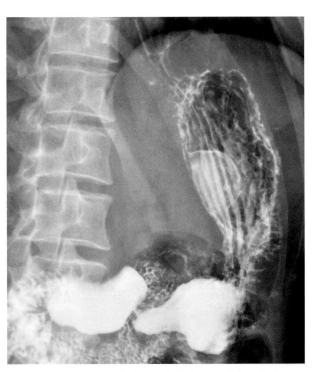

▲ 图 13-13　良性胃肿瘤从胃小弯突向胃腔内。在它后面或前面是正常的涂抹钡剂的黏膜

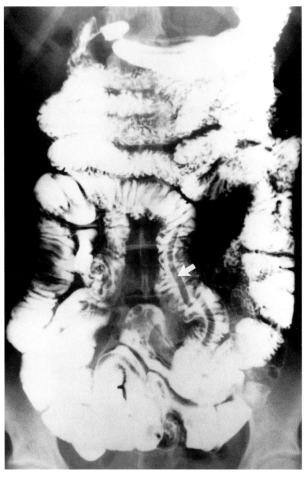

▲ 图 13–14　小肠内蛔虫。在小肠中，蛔虫表现为长段的肠腔内缺损（箭）

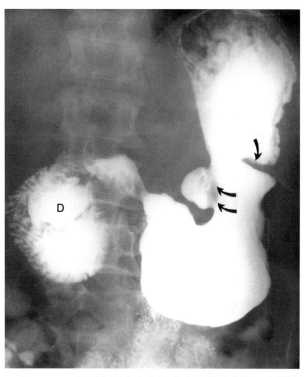

▲ 图 13–15　从胃小弯突出的巨大良性溃疡龛影。龛影基底处肉芽组织（双箭）呈透光圈。上面的单个箭表示由于大的活动性溃疡引起的沿大弯曲的痉挛区域引起的管腔的部分收缩。D 是憩室，起源于十二指肠襻降支的内侧壁

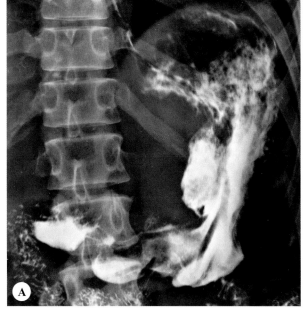

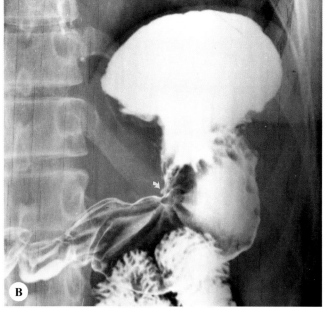

▲ 图 13–16　A. 愈合中巨大良性胃溃疡。B. 治疗 6 周后，愈合的刺状火山口（箭）很容易被遗漏。黏膜向小的溃疡汇聚，证实它的良性特征

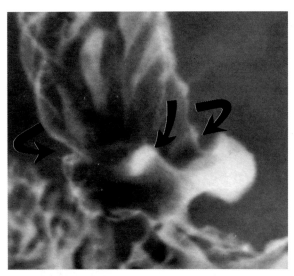

▲ 图 13-17　十二指肠球部后壁是球部溃疡的典型位置（中心箭）。十二指肠球部大、小弯侧的凹陷（弯曲箭），造成典型的十二指肠球部畸形瘢痕的三叶草状改变

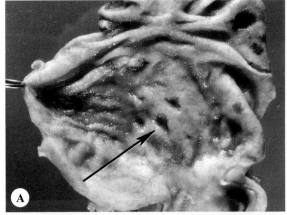

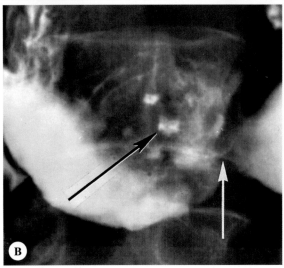

▲ 图 13-18　十二指肠球部后壁多发溃疡的患者的手术标本（A）和 X 线（B）。黑箭表示巨大的中央溃疡，其他小溃疡围绕它排列成一个圆圈。白箭表示幽门管

在常规的单一对比钡灌肠术中（图 13-19），在重力作用下将钡注入直肠、乙状结肠、降结肠、横结肠、升结肠和盲肠时，并对患者进行检查。在仰卧位时，通过各个角度旋转观察各段肠管的柔韧性。当结肠充满钡剂，进行多次 X 线拍摄。让患者排空钡剂，然后做俯卧位 X 线片，显示排空的大肠及其黏膜松弛状态（图 13-20 和图 13-21）。

放射科医生在结肠内寻找肿瘤肿块时，可以允许患者排出大部分钡剂，然后向结肠内充气，以便在排出钡剂后进行双重空气对比造影检查（图 13-22C）。或者放射科医生可以选择从检查开始就使用双重对比法，注入少量的钡，然后根据需要注入空气。双重对比检查对鉴别小息肉和黏膜病变特别有用。

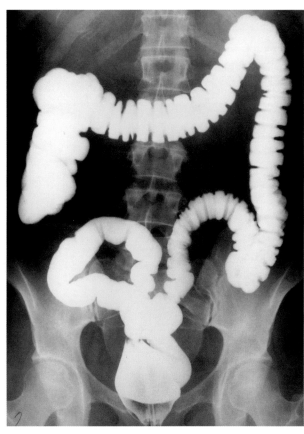

▲ 图 13-19　正常的钡剂灌肠，没有逆流到回肠末端

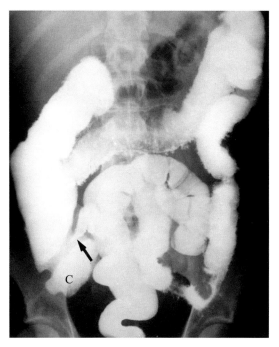

▲ 图 13-20　反流至回肠末端的溃疡性结肠炎的钡灌肠。在升结肠、横结肠和降结肠的中央可见高密度的小肠襻。箭指向回盲瓣，C 表示盲肠。将其与图 13-19 所示的正常钡剂灌肠进行比较，肠管黏膜消失和肠管的溃疡毛糙

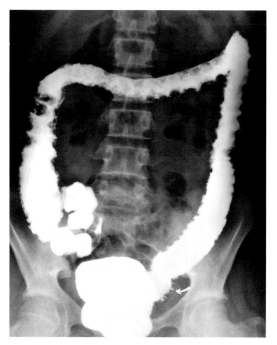

▲ 图 13-21　年轻男孩的溃疡性结肠炎从盲肠到直肠可见溃疡。箭表示典型的"领扣"形状，结肠缩短、黏膜消失、肠壁结节状凹陷（假性息肉）、反流至回肠末端，以及由于慢性瘢痕所致盲肠管腔比正常肠管小得多

七、结肠内充盈缺损和腔内肿块

见图 13-22 和图 13-23。

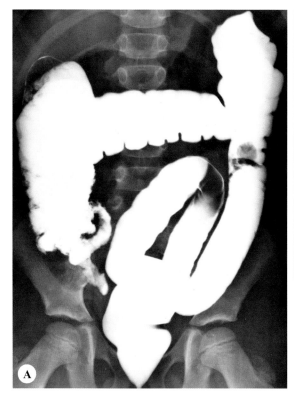

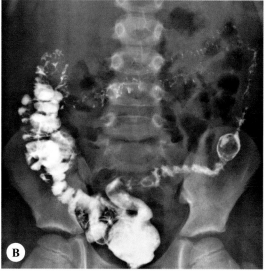

▲ 图 13-22　左腹痛伴血便的男孩，降结肠息肉。息肉在同一位置的三种不同的显示模式。在 A 中，它表现为钡柱中的一个透亮的充盈缺损。在 B 中，在排空后，上下结肠壁见息肉。在 C 中，息肉被高密度的物质覆盖，在空气注入后，息肉的轮廓被空气勾勒出来，并清楚地观察到息肉蒂

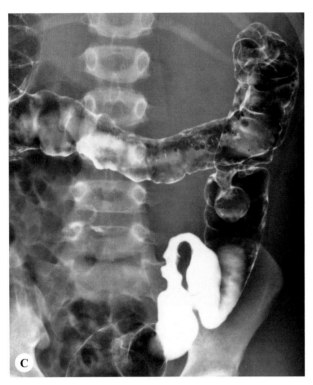

▲ 图 13-22（续） 左腹痛伴血便的男孩降结肠息肉。息肉在同一位置的三种不同的显示模式。在 A 中，它表现为钡柱中的一个透亮的充盈缺损。在 B 中，在排空后，上下结肠壁见息肉。在 C 中，息肉被高密度的物质覆盖，在空气注入后，息肉的轮廓被空气勾勒出来，并清楚地观察到息肉蒂

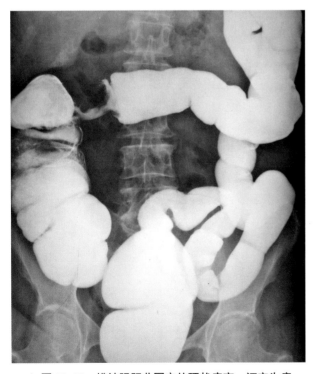

▲ 图 13-23 横结肠肝曲固定的环状病变，证实为癌

八、胃肠道 CT 检查

钡检查提供了胃、十二指肠、小肠和大肠内部的铸型图像。在放射学上胃肠道病理改变是由这些钡"铸型"的改变而提示的。引起肠腔改变的情况可以通过钡检查发现，但没有肠管改变的情况则不能被发现。仅在黏膜外观变化的情况，如早期胃炎或结肠炎，可能不会影响钡柱形态改变，因此需要内镜检查来诊断。肠壁厚度或引起邻近肠管软组织改变的情况可以通过 CT 来发现。

研究图 13-24 的四次正常 CT 扫描中的胃肠道。患者吞咽了口服对比剂，使胃、十二指肠和近端小肠呈高密度。1～2h 后进行的 CT 显示口服对比剂达到远端小肠和结肠。在 CT 检查中，一种非常稀的水溶性碘对比剂溶液或非常稀的钡悬浮液被用于口服对比剂。观察肠壁的厚度，不同节段肠管的特性，以及毗邻肠管浆膜表面的腹部低密度脂肪的清晰轮廓。这些浆膜边缘脂肪被破坏，由于肠道的炎症和肿瘤过程延伸到肠系膜脂肪和其他周围结构，使浆膜面下正常脂肪消失。注意 A 和 B 的胃皱襞；胃没有完全充盈。十二指肠也不扩张；B 和 C 中可见其特征性的黏膜皱褶。B 和 C 中可见对比剂很好显示小肠黏膜。D 中可见含对比剂的远端小肠肠管。在所有四次检查图像中，都能识别出含有空气和不同数量粪便物质的各段结肠。横结肠的结肠袋在 C 中显示得很好。

九、肠壁增厚的 CT 检查

CT 能很好地显示肠壁增厚的疾病。图 13-25 中的患者患克罗恩病，表现为右下象限疼痛。与正常的降结肠管壁相比，病变的小肠壁明显增厚。回肠末端增厚肠壁在冠状面重建中尤为显著。图 13-26 中的患者也患有克罗恩病，但有并发症。该患者表现为腹痛、发热和白细胞计数升高。与正常的降结肠管壁相比，远端小肠管壁明显增厚，小肠周围肠系膜脂肪可见明显的炎性改变，由黑

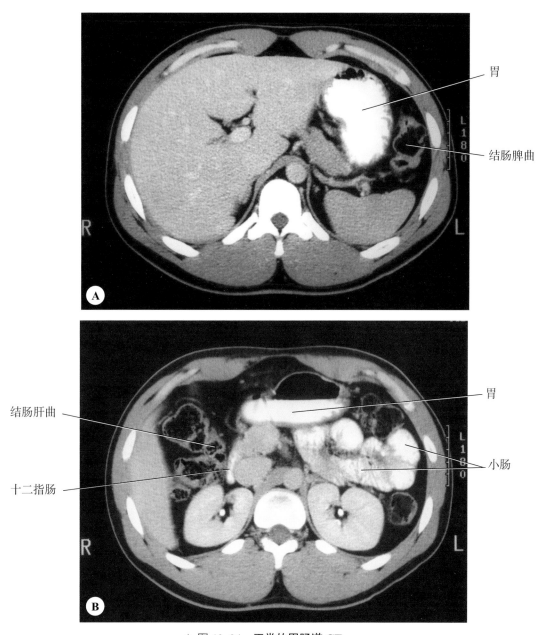

胃

结肠脾曲

结肠肝曲

胃

十二指肠

小肠

▲ 图 13-24　正常的胃肠道 CT

A 和 B 展示胃壁的外观；B 和 C 展示十二指肠；B 至 D 展示小肠（对比剂高密度和低密度黏膜）；A 至 D 展示结肠

色脂肪密度变为灰色软组织密度，小肠浆膜因炎性渗出而显示不清。CT 还可显示克罗恩病等肠道疾病的并发症，包括肠穿孔、脓肿、瘘管和引起机械性肠梗阻的狭窄。图 13-26B 为更低层面图像，显示回肠末端穿孔引起的大脓肿，该脓肿是患者腹痛和发热的原因。其他多种可能导致肠壁增厚的疾病包括淋巴瘤、癌症、憩室炎、感染性小肠结肠炎、伤寒、伪膜性结肠炎、肠系膜缺血和缺血性结肠炎。

十、憩室的 CT 检查

憩室是一种常见的大肠疾病，其原因是部分结肠黏膜和黏膜下层通过肌层疝出，产生多个小的薄壁突出囊袋或憩室。这种疾病在美国的患病率与北美人的低纤维饮食有关，发病率随着年龄的增长而增加，乙状结肠最常受累。图 13-27 是一例广泛无症状的乙状结肠憩室病患者的 CT 图像。憩室表现为多个充满空气的囊袋影；乙状结

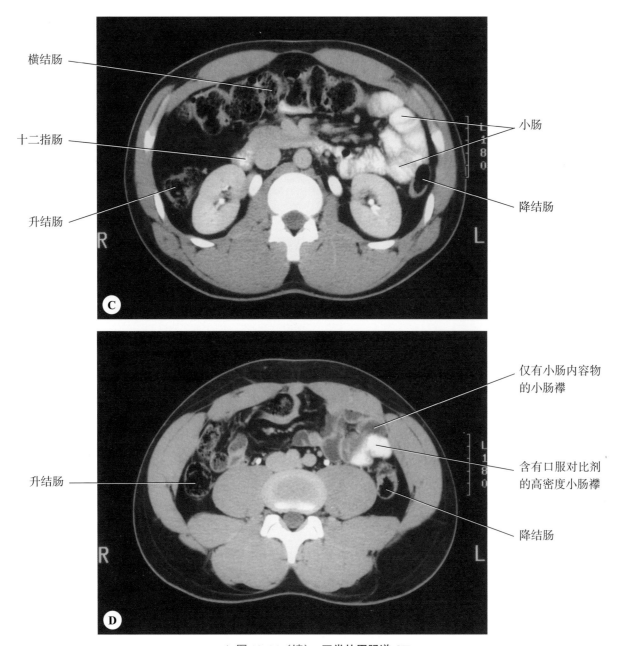

横结肠

十二指肠

升结肠

小肠

降结肠

仅有小肠内容物的小肠襻

含有口服对比剂的高密度小肠襻

升结肠

降结肠

▲ 图 13-24（续） 正常的胃肠道 CT

A 和 B 展示胃壁的外观；B 和 C 展示十二指肠；B 至 D 展示小肠（对比剂高密度和低密度黏膜）；A 至 D 展示结肠

肠的管腔充满粪便，憩室周围的脂肪组织密度正常，没有憩室炎所见的周围脂肪组织炎症的渗出。

憩室可能没有症状，或者可能发生两种并发症，即出血和憩室炎。当憩室薄黏膜壁下的直肠血管分支被磨损时，就会发生出血。无痛性下消化道出血的诊断和治疗将在第 19 章中讨论。

当粪便被滞留在憩室内，导致憩室穿孔和脓肿形成时，就会发生憩室炎。脓肿可局限于结肠壁内，也可能像肠外脓肿一样延伸到肠壁外。临床体征包括常位于左下象限的疼痛性肿块、局限性腹膜炎症、发热和白细胞计数升高。大多数憩室脓肿很快被局限和包裹，但也可能发生脓液和空气自由穿孔进入腹膜腔，导致腹膜炎。此外，窦腔可能与邻近结构（如膀胱）形成瘘管。

临床上疑似憩室炎，过去多使用钡灌肠检查，但现在采 CT 检查，CT 能更好地显示肠壁的异

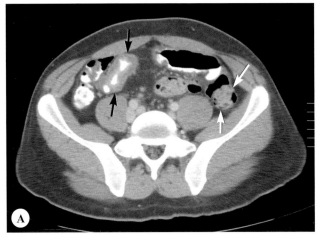

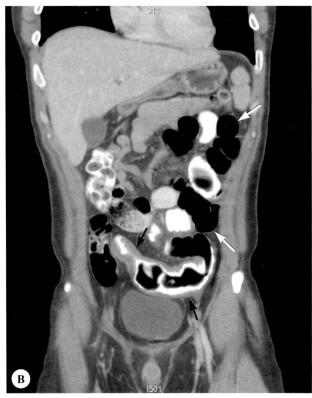

▲ 图 13–25　克罗恩病患者的 CT 与正常的降结肠管壁（黑箭）相比，轴位和冠状位均可见回肠末端管壁明显增厚（白箭）

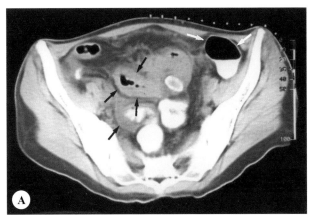

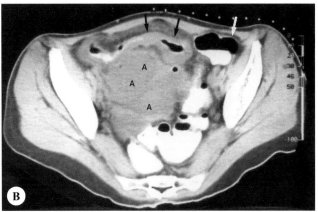

▲ 图 13–26　另一名克罗恩病患者的 CT，显示病变的小肠襻肠壁增厚（黑箭）；降结肠壁的正常肠壁（白箭）。该患者患有克罗恩病的常见并发症：肠穿孔伴脓肿形成（A）

常以及憩室突向结肠外的延伸。图 13–28 示一例单纯性憩室炎患者，可见乙状结肠受累段肠壁增厚，周围脂肪密度增高。图 13–29 是一位老年男性乙状结肠憩室炎并发结肠旁脓肿和膀胱瘘形成的 CT 图像。在 A 中，你可以看到乙状结肠壁增厚和炎症（白箭）和邻近的脓肿（A），其中含有脓液和空气。比较病变段乙状结肠的肠壁厚度与未受累段（黑箭）的肠壁厚度，受累段肠壁可见

增厚肠黏膜，而正常的薄肠壁几乎无法察觉。在 B 中，注意膀胱（B）含有漂浮在尿液中的空气和粪便物质；气体和粪便通过已形成的瘘管进入膀胱。

在图 13–30 中，乙状结肠憩室炎（S）患者的 CT 图，有游离气体（白箭）和脓液（P）进入腹腔。CT 显示肠壁和邻近肠管的结构，在肠道成像方面取得了巨大进步。

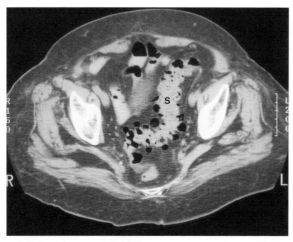

▲ 图 13-27 乙状结肠憩室病（S）。憩室表现为充满气体的外囊。该患者没有憩室炎的征象

十一、阑尾炎的 CT 检查

急性阑尾炎是急腹症最常见的病因之一。在过去，当患者出现右下腹疼痛、反跳痛和白细胞计数升高时，在手术治疗前不进行诊断性影像学检查。然而，在大约 1/5 的阑尾切除术中，阑尾是正常的，不需要手术。如今，为了防止对非阑尾炎患者实施不必要的手术，常规进行诊断性影像学检查，以甄别患阑尾炎的患者和未患阑尾炎的患者。

急性阑尾炎发生在阑尾管腔阻塞和持续的黏膜分泌物引起阑尾扩张和腔内压力增加时。这种

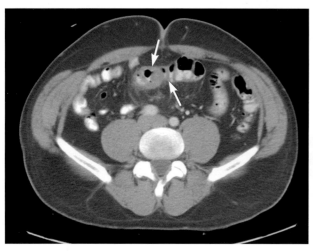

▲ 图 13-28 单纯性（非复杂性）乙状结肠憩室炎。横断位和冠状位的箭均表示乙状结肠受累段肠壁增厚伴周围炎性脂肪束

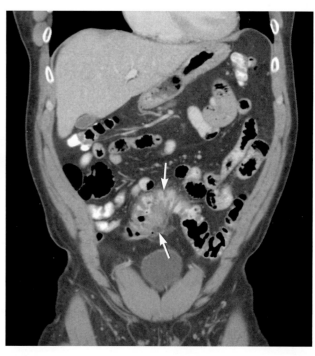

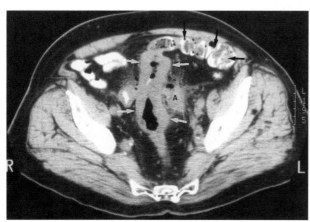

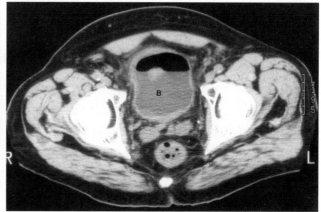

▲ 图 13-29 乙状结肠憩室炎伴结肠旁脓肿（A）和膀胱瘘的 CT

病理改变阻碍阑尾血流，导致黏膜溃疡。合并细菌感染会导致坏疽，阑尾穿孔并形成脓肿。CT、超声和 MRI 都可以显示阑尾和周围组织的这些病理变化，但目前最常用的是 CT 检查。在 X 线片上，约有 14% 的急性阑尾炎患者有阑尾结石（阑尾粪石）。在图 11-22 中一个病例。患者的阑尾破裂，导致阑尾周围大脓肿。然而 X 线可能显示无阑尾炎的患者存在阑尾粪石，因此，CT 横断面影像学检查适用于疑似阑尾炎的患者。

超声显示阑尾的可靠性较低，尤其是当阑尾正常或患者肥胖时。因此，超声更常用于儿童和较瘦的成人，他们更有可能看到阑尾。这种技术被称为分级加压超声。当超声医师在右下象限发现管状、充满液体的结构时，它可能代表正常的阑尾、异常的阑尾或肠管。当用超声换能器施加压力时，正常的阑尾和肠管受压会变细，充满脓液的阑尾不会变细。图 13-31 显示了超声检查中的异常、不可压缩的炎症阑尾。阑尾的直径测量值不应大于 6mm。这个异常的阑尾直径为 1.23cm。如果超声检查未能显示阑尾，则将患者转诊接受 CT 检查。超声的准确性明显低于 CT，诊断的准确性取决于超声医师的技术，以及患者的年龄和特性；它更有可能在儿童和偏瘦的成年人身上取得成功。

由于 CT 检查高度的准确性，已成为疑似阑尾炎最常用的影像学检查方法。CT 不仅可以确定是

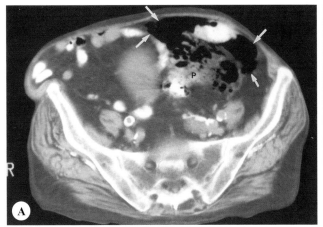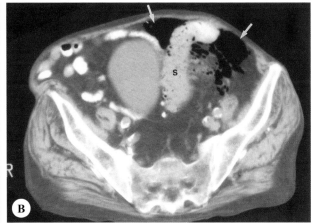

▲ 图 13-30　乙状结肠憩室炎穿孔的 CT。注意腹腔内的游离空气

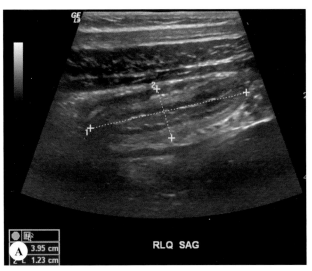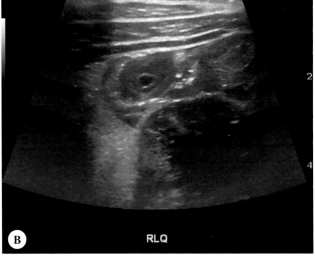

▲ 图 13-31　小儿阑尾炎的超声图像
A. 矢状位；B. 横向视图。增粗、肿胀的阑尾直径为 1.23cm

否有阑尾炎，还可以确定是否有穿孔和脓肿形成。图 13-32 显示了阑尾正常患者的 CT 图，这个阑尾长 4～5mm，与超声和 MRI 检查一样，正常非充盈阑尾的直径不应超过 6mm。图 13-33 中的患者，CT 显示无并发症的阑尾炎。在 A 中，箭指向壁增厚的扩大阑尾，包括阑尾结石。B 为冠状切面，可以再次看到扩大的阑尾包含几个阑尾结石，有充血的壁，并在盲肠外侧壁产生炎性渗出，但未发现穿孔或破裂的证据。

图 13-34 CT 图像显示了穿孔性阑尾炎患者的脓肿形成。在 A 中，盲肠（C）明显扭曲，壁增厚和炎性渗出。盲肠后方是一个脓肿（A），包含低密度的脓液和气体聚集（如图黑色小气泡所示）。周围肠系膜脂肪的广泛炎性渗出，而阑尾看显示不清楚。在 B 中，在稍低位置层面，看到

更多的脓肿（A）和周围的炎症渗出。从 CT 可以很容易解释为什么这种情况会产生右下腹疼痛和压痛。对所有疑似阑尾炎患者常规进行 CT 检查，可以使许多阑尾正常的患者避免了不必要的手术。此外，当阑尾正常时，CT 可显示其他诊断。

近年来，MRI 成为避免辐射来评估阑尾的一种常用方法，如在妊娠期间（图 13-35）。

十二、肠梗阻的 CT 检查

对于疑似肠梗阻的患者，X 线片仅显示提示机械性肠梗阻的征象，CT 有助于确定病因。CT 检查可显示肿瘤、肠套叠、嵌顿疝或粘连。CT 也有助于显示梗阻的水平和梗阻病变的位置。

图 13-36 所示患者有肠梗阻的临床体征。患

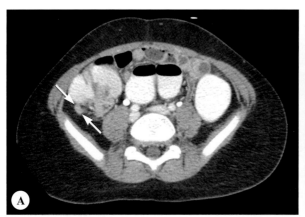
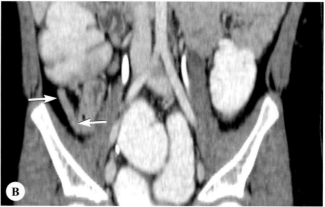

▲ 图 13-32　正常阑尾的 CT。阑尾（箭）测量＜6mm，周围软组织无炎性改变

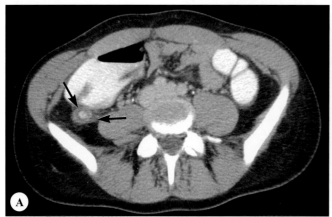
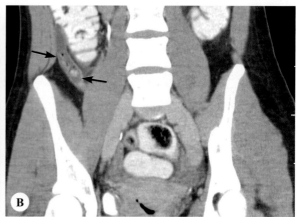

▲ 图 13-33　单纯性阑尾炎的 CT 阑尾增粗（箭），直径为 1.3cm，含有多个阑尾结石，阑尾壁充血，阑尾邻近脂肪有炎性改变，并在盲肠外侧壁产生炎性压痕

者的仰卧位（A）和站立位（B）X 线片显示左上象限有多个小肠肠管明显扩张（箭），并气液平面，在背景中，可以识别出一段正常管径的结肠。这两张 X 线片是一致诊断近端小肠机械性梗阻。但病因是什么呢？

CT 检查明确病因，小肠套叠（小肠内套叠），起病点（肠套叠）为小肠肿瘤。其中起病点外侧肠管称为肠套。在 C 中，在肾脏水平的 CT 扫描，发现几个明显扩张的小肠肠管（S）。这些肠管主要包含液体，但在肠管的前上方有少量的空气。在 D 中，略低扫描层面，观察到小肠近端（肠套，

黑箭）套叠在稍远端肠管内（肠套，白箭）。脂肪致密的结构代表肠系膜脂肪和伴随的血管，这些血管被牵拉在肠套叠内。在 E，一个更低层面的图像，看到肠套叠的起病点是肠套叠内的一个小肠肿瘤（T）（白箭）。手术证实肿瘤是小肠黑色素瘤。患者术前口服对比剂，F 是显示梗阻小肠和肠套叠之间过渡部位的 X 线（箭）。

肠套叠在儿童中很常见，通常为回结肠型，回肠末端疝入盲肠和升结肠。大多数情况下找不到病因。相比之下，成人肠套叠通常以肿瘤或其他异常为起病点，可累及肠的各个节段。

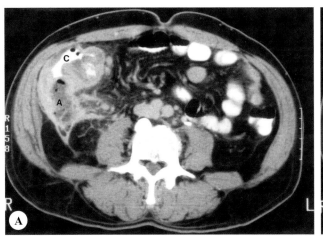
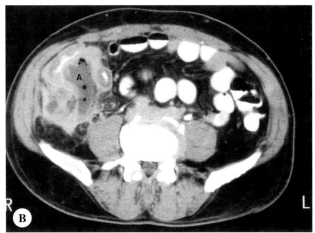

▲ 图 13-34　穿孔性阑尾炎伴脓肿形成的 CT

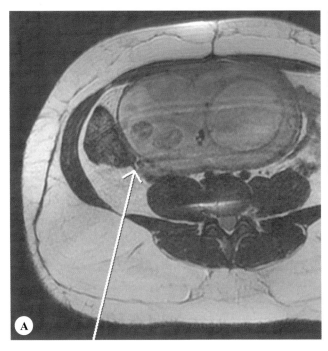
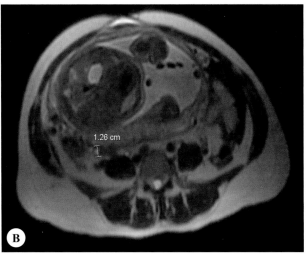

▲ 图 13-35　疑似阑尾炎的 2 例妊娠患者的 MRI
A. 正常阑尾＜6mm；B. 急性阑尾炎患者的阑尾异常。阑尾直径为 1.26cm

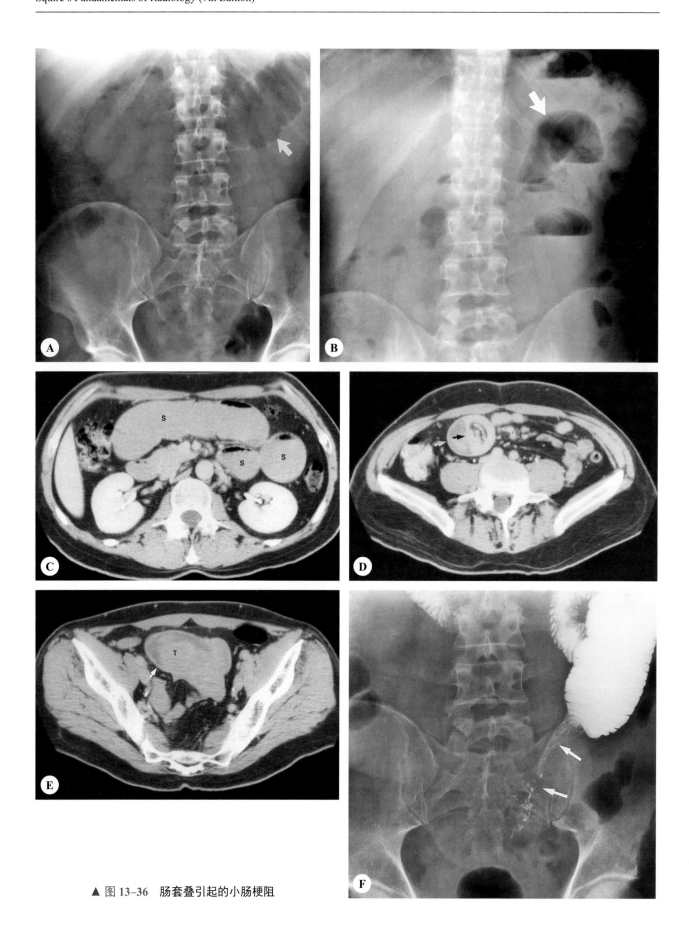

▲ 图 13–36　肠套叠引起的小肠梗阻

图 13-37 显示的是结肠肝曲水平的大肠梗阻患者的 CT。在肝曲近端可见扩张的大、小肠管。导致梗阻的癌（黑箭）在 C 中最常见。B 和 C 中扩张的升结肠和小肠（黑箭）与未扩张、塌陷的降结肠和乙状结肠（白箭）相比。D 中黑箭表示扩张的升结肠，白箭表示扩张的小肠。D 显示回盲瓣和末端回肠。注意到 A 肝脏上的肝转移和腹水了吗？

十三、肠缺血的 CT 检查

肠道的供血中断可导致肠系膜缺血，进而导致肠坏死，肠坏死诊断可能难以诊断，但是是关乎患者治疗最迫切的。患者通常表现为弥漫性腹痛，体格检查时有或无腹膜体征。可由引起肠缺血的其他疾病（如心房颤动或其他可能产生肠系膜上动脉或其他肠动脉栓子的新发心律失常）提示诊断。

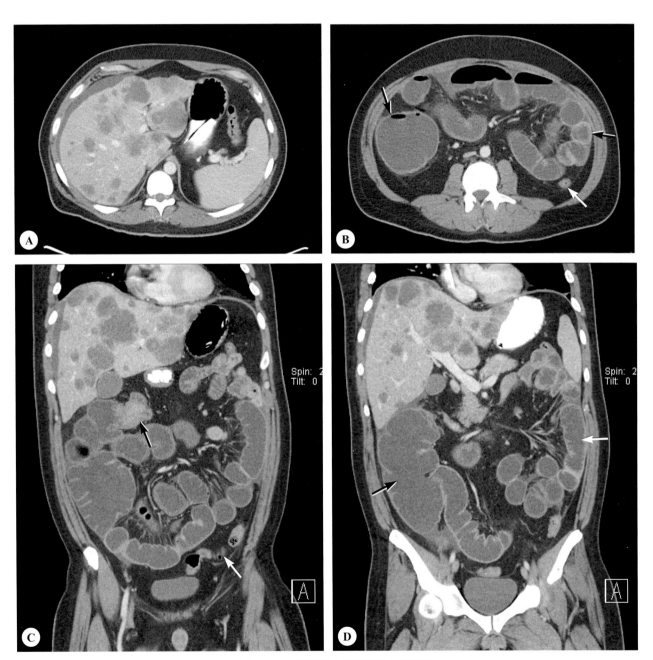

▲ 图 13-37　结肠肝曲癌引起的大肠梗阻

CT 可以通过显示肠壁内气体和门静脉系统气体的存在来鉴别肠系膜缺血和肠梗死。图 13-38 显示了一例患心房颤动和新发腹痛的老年女性患者。在 C 中，在最低平面图像中，可以看到在受累肠壁内的聚集的气体（箭）。请注意，积聚的气体不能向前移动到肠壁前方，因为它们被困在肠壁内，而不能在肠腔内自由移动。B 中，肠系膜上静脉（箭）内有来自小肠的气体。肠系膜上动脉是紧邻静脉的小白点。在 A 中，可识别较少局限在门静脉肝内分支前部气体（箭）。

图 13-39 中的患者患缺血性结肠炎。这种不太严重的情况会由于血液供应减少而导致炎症和结肠损伤。常见于老年人群，是肠缺血的最常见类型。老年人肠系膜上、下动脉的潜在动脉粥样硬化性改变，加上心律失常、低血压发作或动脉栓塞引起的循环低流量状态，可能导致血液供应减少。左半结肠（降结肠）最常受累。如图 13-39 所示，CT 表现为左半结肠壁明显增厚（箭），黏膜充血。患者表现为腹部疼痛（通常为左侧）和血便。与危及生命的肠系膜缺血（可能导致肠梗死）相比，这种情况通常需要保守治疗。

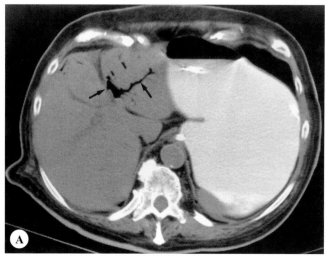

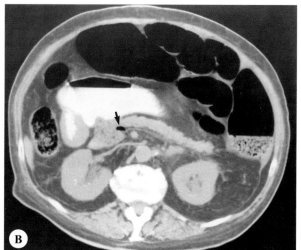

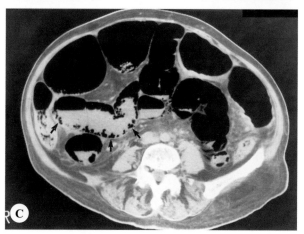

▲ 图 13-38　缺血肠（肠系膜缺血）的 CT

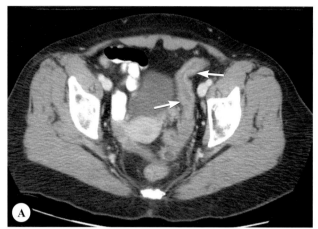

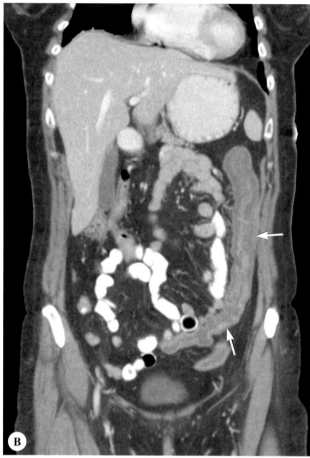

▲ 图 13-39　左半结肠缺血性结肠炎的 CT

第 14 章 腹部器官
The Abdominal Organs

目前为止，已经学习了腹部的放射学表现和胃肠道的影像学表现。在本章中，将学习其余腹部器官的成像。当然种类很多，我们讲主要的部分。当然，我们的建议适用于当前的医疗水平。某些检查的普及程度可能会增加或减少，不仅因为其诊断准确性，还因为其可获得性、安全性、医疗费用，以及（尤其重要的）患者对该检查的接受程度。例如，当推荐 MR 扫描时，医生可能会对患者表达的焦虑感到惊讶。患者或许之前 MR 检查时经历了严重的幽闭恐惧症反应，或许害怕幽闭恐惧症来自于他朋友的经历。

此外医生可以与放射科医生协商，找到使操作更舒适和更容易被患者接受的方法，例如，为 MR 扫描提供镇静，或让他们邀请一名家人或朋友陪伴他们进入检查室，以提供精神支持和鼓励。

与放射科医生会诊总能选择出最合适的腹部影像学检查方法。放射科医生通常可以建议一种比其他方法更便宜、更容易的检查来解决临床问题。此外，临床医生建议将有助于放射科医生制订 CT、MR 或超声检查方案，以最好地评估患者的临床情况。例如，有几种方法可以进行腹部 CT 扫描（或制订方案）。这些变量包括静脉注射、口服或直肠注射对比剂的使用情况，与对比剂使用相关的成像时间，以及扫描本身的层厚。有些情况需要进行延迟扫描或腹部 CT 后处理，以在矢状位、冠状位或三维重建中查看相关解剖和病理。有一个网站提供各种临床情况选择最合适的影像学检查的建议，这个网站是美国放射学适宜标准学院网站：www.acr.org/Quality-Safety/Appropriateness-CriteriaSafety。另一个向患者解释影像学和介入治疗的网站是美国放射学会 / 北美放射学会的网站，网址是 www.radiologyinfo.org/。

一、肝脏

可以使用多种技术对肝脏进行成像，包括放射摄影术、超声、CT、MR 和血管造影。在 X 线片上观察肝脏阴影，会有一些局限性。例如，在 X 线片上对肝肿大的判定通常是不可靠的，只有当肝巨大时才能确定。X 线可显示肝脏钙化和胆道树内的空气或脓肿，但不显示软组织异常，如充满液体的囊肿、肝脏肿瘤、胆管扩张等。

超声可以很容易地诊断梗阻性黄疸患者的胆管扩张（图 14-1）、囊肿、脓肿和肿瘤回声减低或增强的局部区域。超声还可以评估肝脏循环，评估肝动脉、肝静脉和门静脉的血流，这是肝移植术后有用的检查。然而，超声诊断的准确性因操作者的水平而异，而且肝脏的一些解剖部分难以用超声评估。

使用经静脉对比剂的 CT 检查是目前最常用的肝实质成像方法。它提供范围较广的良好肝脏病理细节，是检查疑似肝转移患者的主要方法。MRI 在鉴别常见的良性肝血管瘤与原发性肝肿瘤和转移瘤特别有帮助，因为一些血管瘤在 CT 上可能与转移瘤相似。MRI 在原发性肝脏肿瘤、肝转移瘤及多种其他肝实质情况的评估中也有价值。目前，肝血管造影主要用于需要对其肝脏血管系统进行详细术前评估的患者。

二、肝转移瘤

患者近期被诊断出原发性癌症，可能希望检查肝脏是否存在转移。最常见的原发肿瘤来自肺、乳腺、结肠、直肠、胃和胰腺。大约 30% 的肝转移患者在初发时肝脏功能正常，因此，即使实验室检查结果正常，也不应忽视肝脏影像学检查（图 14-2 和图 14-3）。此外，通过对已知转移性疾病的患者进行肝脏成像，以评估对化疗或放疗的反应。CT 与静脉对比剂是一种准确，易于获得、确定肝转移的技术。大、小病灶均可识别并定位。整个肝脏可在一次检查中进行评估。腹部的其余部分也显示出来，因此也可以看到肝外淋巴结和其他部位转移。如果原发肿瘤起源于腹部或盆腔，并且不可切除，则同样可以在腹部 CT 中进行评

估。此外，特殊的软件程序可以计算肝转移瘤的体积，并在后续复查 CT 中比较它们，以记录随时间的增长或因治疗而减小的体积。

肝转移瘤可能是乏血供（图 14-4A）或富血供的（图 14-4B）。因此，疑似转移性疾病的 CT 扫描应包括动脉期早期图像（最能显示富血供转移灶）和实质期晚期图像（最能显示乏血供转移灶）。转移瘤的边界不像肝囊肿那么清楚，而且其 CT 衰减值远高于囊性病变，囊性病变呈水样密度。此外，CT 通常可以通过位置和大小确定单个

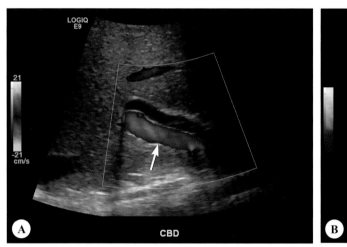
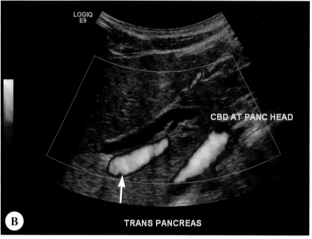

▲ 图 14-1　胆管扩张患者的肝脏超声，表现为黑色分支状管状结构，血管多普勒信号显示彩色的血流模式（箭），以区分血管和透明的胆管

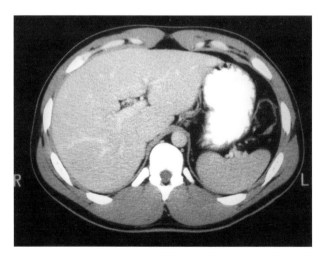

▲ 图 14-2　肝脏正常 CT。静脉对比剂使门静脉和其他血管结构呈高密度。胃内充盈口服高密度对比剂

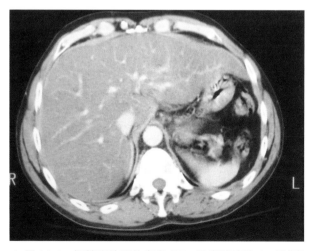

▲ 图 14-3　酒精脂肪肝的患者 CT，异常肝脏的 CT 值（密度）与图 14-2 中对比。与肋骨周围的胸壁肌肉组织相比，脂肪肝密度较小（颜色较深）；在正常患者中，肝脏比胸壁肌肉组织更高（更白）。在密度较低的肝实质衬托下，脂肪肝更容易看到肝血管的轮廓

转移瘤是否适合手术切除。

超声可以显示肝脏某些部位的大转移灶，而这些部位更容易被超声检查，但在确定肝转移瘤的数量和体积方面，超声并不是首选的检查方法。但在因其他原因进行超声检查的患者中，超声可能显示出意外的转移。一般来说，转移瘤的回声特征与非转移瘤不同。正常肝实质（图 14-5A），不像肝囊肿那样无回声或透亮。小的转移灶，尤其是直径＜1cm 的转移灶，很可能被超声漏诊。

MRI 是一种很好的显示软组织结构异常的技术，因此可以很好地显示肝转移瘤。注意图 14-6 中的多发小转移灶。由于 MRI 能够区分不同类型的软组织，因此 MRI 可能比 CT 更容易发现肝转移。

三、肝脏原发肿瘤

肝脏良性原发性肿瘤（如肝腺瘤和局灶性结节性增生）多见于中青年女性患者服用避孕药或激素替代疗法。肝细胞癌或肝癌在肝硬化患者中更为常见。

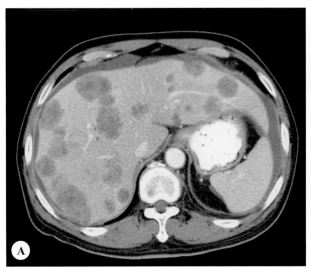
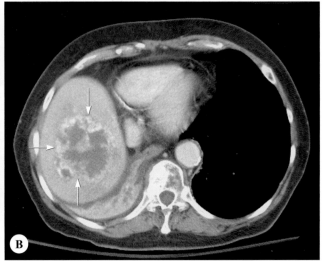

▲ 图 14-4　肝脏转移瘤的 CT
A. 结肠癌患者的多发性乏血供转移瘤；B. 大的富血管转移瘤

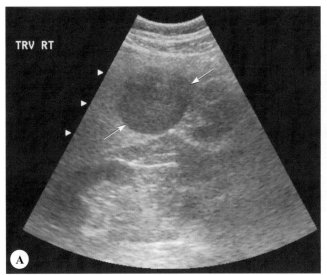
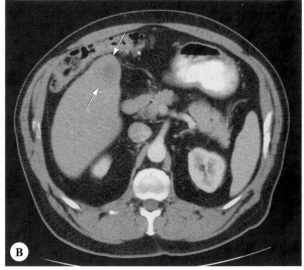

▲ 图 14-5　**A.** 肝转移瘤的超声。肝右前叶的大转移灶（箭）的回声特征与正常肝实质不同。**B.** 同一转移灶的 **CT**（箭）

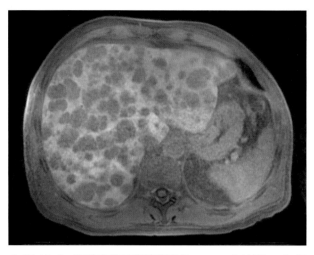

▲ 图 14-6　肝脏多发转移瘤患者的 MRI，在这张 T₁ 加权像上，与正常肝实质相比，转移性肿瘤的 MRI 信号降低（看起来较黑）

在超声检查中，原发肿瘤表现为强回声肿块，与无回声囊肿相区别。静脉对比剂 CT 是一种良好的肝脏肿瘤成像技术。当怀疑肝脏肿瘤时，应进行早期和晚期 CT 扫描。早期扫描显示富血供肿瘤效果最好，晚期扫描显示乏血供肿瘤效果最好。肝脏肿瘤往往边界不清，有时可见坏死中心和钙化。CT 可以准确定位肿瘤在肝内的位置，从而决定是否可以切除肿瘤。

图 14-7A 显示的是一名 36 岁女性患者的 CT 图像，她的肝左叶有一个富血供的良性肝腺瘤。在 CT 上，这个富血供的肿块与周围的肝实质相比 CT 值增加。图 14-7B 至 D 显示了另一个良性肝腺瘤患者的 CT 和 MR 图像，显示了良性肝腺

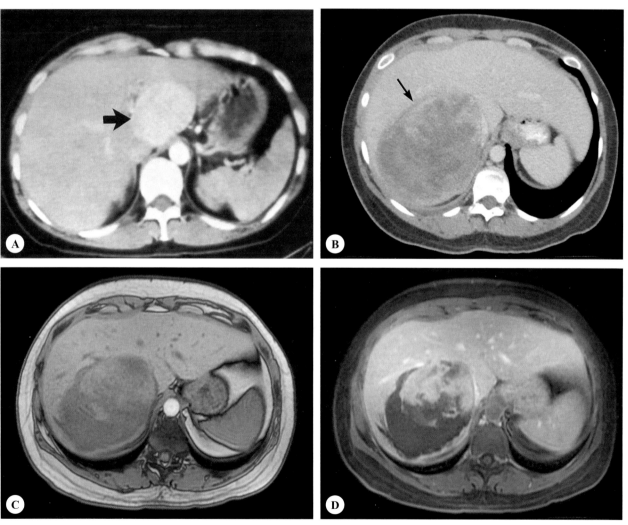

▲ 图 14-7　2 例良性肝腺瘤患者
A. 36 岁女性无并发症腺瘤。早期 CT 图像显示肝左叶有一个富血供的肿块（箭）；B 至 D. 出血腺瘤的 CT 和 MRI；D. MRI 中腺瘤周围的暗区代表血凝块

瘤的常见并发症：自发性破裂和出血。MR 扫描上的低信号（暗区）代表来自高信号碎片状腺瘤的血液。

图 14-8 显示了肝右叶顶部肝癌患者的早期轴位、冠状位和矢状位 CT 图像。早期 CT 检查扫描时肝癌是富血供的，但在晚期扫描时肝癌是乏血供的。早期 CT 图 14-8 所示的肿块是富血供的，将其密度与其他部位肝脏的正常血管密度进行比较。

最常见的肝脏良性肿瘤是海绵状血管瘤，在一般人群中高达 7%。10% 的病例存在多发性病灶。大多数直径小于 5cm，没有任何症状；但在超声

和 CT 上可以类似原发性恶性肝肿瘤或肝转移。在对可能转移至肝脏的癌症（如结肠癌）进行分期检查的患者中，海绵状血管瘤可能与肝转移相混淆。幸运的是，有一些方法可以鉴别海绵状血管瘤。首先，它们可能在静脉注射对比剂的 CT 图像中显示非常特征性的表现。血管瘤在对比剂团注的早期扫描中表现为周围的结节状强化。后期扫描可显示病灶填充情况。如果 CT 扫描不确定，则需要 MR 扫描。在 MRI 上，血管瘤在 T_1 加权像上通常呈低信号或等信号，但在 T_2 加权像上明显增亮（图 14-9），而肝转移瘤在 T_2 加权像上的亮度较低或等信号。

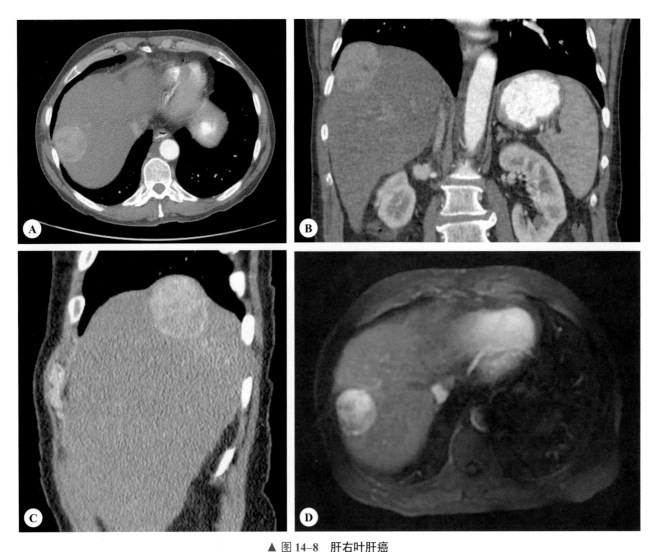

▲ 图 14-8　肝右叶肝癌

A 至 C. 轴位、冠状位和矢状位早期增强 CT 显示右肝顶部有一个富血供的肿块；D. 轴位 MRI 显示肝癌信号增高

四、肝囊肿和脓肿

肝囊肿和肝脓肿两种非肿瘤性肝脏肿块可以很容易通过影像学诊断。任何一种情况的患者都可能表现为右上腹疼痛、肿块和肝大。有发热和败血症体征的脓肿患者比囊肿患者病情更重。肝脓肿通常由大肠埃希菌、金黄色葡萄球菌、链球菌或厌氧菌引起。通常由放射科医生在 CT 或超声引导下经皮穿刺确诊。

在超声检查中，肝囊肿表现为边界清晰的圆形肿块，与正常的强回声肝实质相比，其壁薄，无回声。如果出现了并发症，如囊肿内出血，或者如果囊肿很复杂，如棘球蚴囊肿病，囊肿内可看到回声。肝脓肿可无回声或强回声，这取决于脓肿内液体的密度和黏稠度。它的轮廓可能是球形，也可能不是球形，它的壁比囊肿厚。脓肿常

为多房。

CT 是诊断肝囊肿和肝脓肿的理想影像学检查方法。两者在 CT 上的密度均低于对比剂正常增强的肝实质。囊肿与其他器官的外观相似，边界清晰，壁薄，呈球形（图 14-10）。脓肿可能看起来与囊肿相似，但如果 CT 也显示气体聚集，则可以清楚地识别脓肿（图 14-11），气体由产气生物产生。肝脓肿也可呈不同的球形，可有厚而不规则的富血供壁。

多发性肝囊肿可能见于多囊性疾病，并伴有肾脏和胰腺的多发性囊肿。初看时（图 14-12），多发囊肿看起来非常像肝转移瘤，但实际上它们的 CT 密度要小得多（与正常肝脏相比颜色更深），因为它们是水密度而不是组织密度。如果有任何疑问，CT 扫描仪可以测量囊肿本身的密度，以证

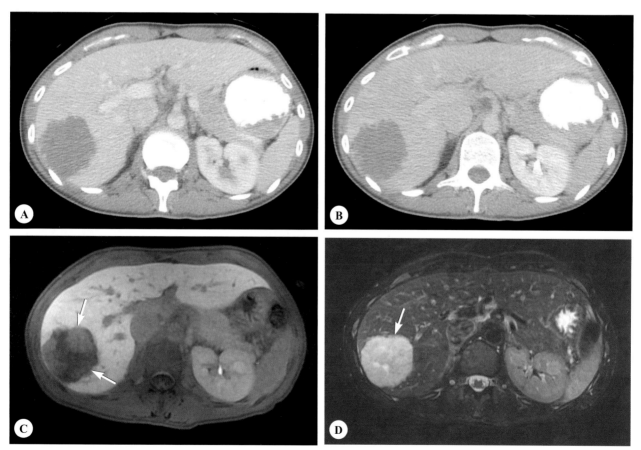

▲ 图 14-9　结肠癌患者的良性肝血管瘤

A 和 B. 早期和晚期 CT 图像显示肝右叶低密度肿块，可能代表转移性肿瘤、原发性肝脏肿瘤或良性血管瘤；C. T$_1$ 加权 MRI 显示肿块（箭）呈低信号；D. T$_2$ 加权像呈强信号，是良性血管瘤的特征性表现（箭）

明它们是水密度的（大约 0HU）。多发囊肿易于混淆的是多房性囊肿，棘球蚴囊肿见（图 14-13）。多房性外观是由母体囊肿内存在子代囊肿所致。

五、肝脏外伤

肝脏可能受到钝性或穿透性外伤的损伤。前者常见于机动车碰撞和跌倒，后者多见刀伤，枪伤、肝活检的损伤和出血性并发症。对于任何遭受过可能影响肝脏或其他腹部器官的钝性或穿透性腹部创伤的患者，理想的影像学检查方法是使用静脉注射对比剂的 CT 检查。事实上，CT 已经彻底改变了腹部创伤患者的诊断检查，因为它快速、准确、易于在几乎所有创伤中心进行，并且

可以在一次快速的影像学检查中评估腹膜和腹膜后室的所有器官。同时，复合伤患者也可以进行其他器官损伤的评估。快速多层螺旋 CT 扫描仪可以在几分钟内对头部、面部、脊柱、胸部、腹部和骨盆创伤进行连续的扫描。当然，要进行 CT 检查，创伤患者必须足够稳定，意识清晰，能配合 CT 扫描仪。不稳定的创伤患者不应被带到放射科进行诊断。不稳定腹部创伤患者可在创伤中心进行急诊便携式超声检查，可快速、准确地检测出腹腔积液（腹腔积血）的存在与否，待患者体液循环稳定，可进行 CT 检查。

CT 可以发现肝脏撕裂伤、血肿和血管损伤。CT 还可以确定是否有活动性肝出血，表现为静

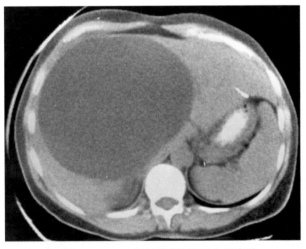

▲ 图 14-10　一个充满液体的巨大肝囊肿

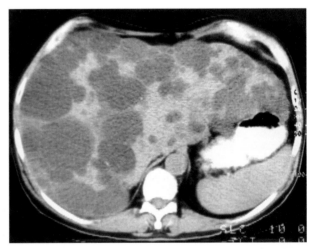

▲ 图 14-12　成人多囊性疾病中的多囊肝

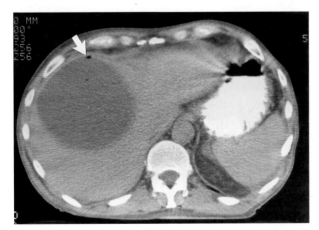

▲ 图 14-11　大的化脓性肝脓肿。箭指向革兰阴性菌产生的气体

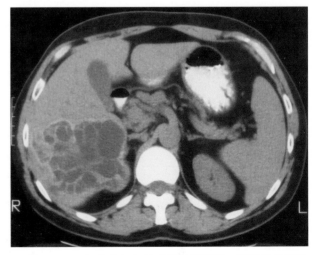

▲ 图 14-13　右后叶多房棘球蚴性肝囊肿。囊壁某些部分的钙化形成白色边界

脉对比剂外渗，或者肝损伤时是否伴有腹腔积血。两者都是决定损伤是否需要介入治疗的主要因素。肝内裂伤主要发生在完整的肝包膜内，不出血进入腹腔，通常可以保守治疗，不需要手术。伴有明显腹腔积血的严重撕裂伤可能需要立即手术修复或治疗性栓塞。

肝裂伤常呈单发线状，但也可呈多发分支状掌状或星状。撕裂伤与正常肝裂的区别在于其不规则和锯齿状的边缘，撕裂位置（不是正常的肝裂）及撕裂伤含有高密度（30～45HU）物质（肝血肿），而肝裂含有脂肪（图 14-14 至图 14-16）。肝血肿是单纯的肝裂伤中大量血液的聚集。包膜下血肿表现为紧邻肝包膜下方的新月形或椭圆形

肿块，使正常的肝缘向内凹陷。虽然包膜下血肿可能是钝性创伤的结果，但通常是穿透性损伤（包括肝活检）的结果。

肝脏撕裂伤和血肿在 CT 检查中更容易识别，因为静脉注射对比剂可以增强（使其更白）正常肝实质，从而更好地显示血肿（由于血液没有使用对比剂增强，血肿看起来更暗）。静脉对比剂外渗（图 14-14 和图 14-15）表明活动性出血，因此需要紧急手术或治疗性栓塞止血。肝裂伤可合并其他损伤。右侧躯干受到撞击可能伴有右下肋骨骨折、右侧气胸、右肺挫伤和右肾损伤。由前中线（腹壁）击打引起的损伤（如不受约束的驾驶员在汽车碰撞中撞击方向盘时造成的损伤）可

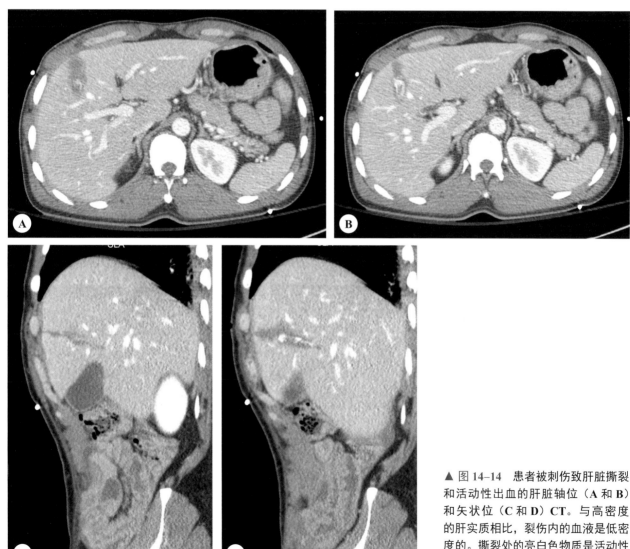

▲ 图 14-14　患者被刺伤致肝脏撕裂和活动性出血的肝脏轴位（A 和 B）和矢状位（C 和 D）CT。与高密度的肝实质相比，裂伤内的血液是低密度的。撕裂处的亮白色物质是活动性出血部位的外渗对比剂

能与胸骨骨折、心脏或心包损伤、肠道损伤或胰腺断裂相关（图 14-16）。在少数病例中，右躯干损伤可能导致右膈破裂，肝脏部分疝入右胸部（图 14-17）。

在监测腹部创伤 CT 时，放射科医生需要测量积液尤其是腹腔积液的 CT 值。这一点很重要，因为在创伤患者的腹膜腔中看到的所有液体都不全是血液。那些测量值在 30~45HU 或更大的确实

代表血液，但那些密度为水（0~5HU）的可能代表尿液（由于膀胱破裂）、胆汁（胆囊破裂）或肠内容物（肠破裂）。

六、肝硬化、脾肿大和腹水

弥漫性肝实质疾病（如急性肝炎）在横断面成像中可能仅产生微小异常。患有肝炎的患者，医生在超声上只能发现弥漫性增强的回声，在 CT 上只能发现肝脏体积的增加和肝脏衰减的降低。在少数肝炎患者中，任一检查均可显示胆囊壁的相关增厚。但肝炎只能根据病史、体格检查、实验室检查和肝活组织检查得到可靠的诊断。

然而，肝炎后肝硬化和慢性酒精中毒引起的肝硬化可在这些过程改变肝脏大小、轮廓或密度时检出，密度的改变范围从脂肪浸润到晚期纤维化。CT 能很好地显示这些改变。正常情况下，肝脏的 CT 值略大于脾脏。当脂肪肝浸润可能是弥漫性或局灶性时，这一比例则相反。在图 14-3 中看到了脂肪肝的示例，注意肝血管在脂肪密集的肝脏中显示得多么清晰。后来，在晚期肝硬化中，

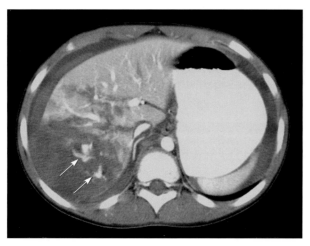

▲ 图 14-15　肝右叶大面积损伤伴活动性出血，表现为静脉对比剂外渗部位（箭）。注意肝和脾周围的腹腔积血

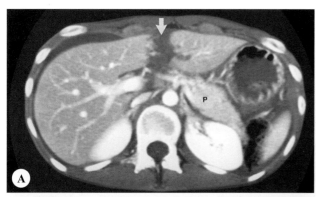

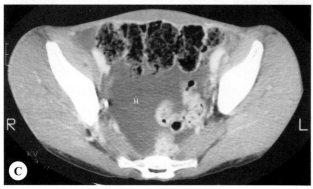

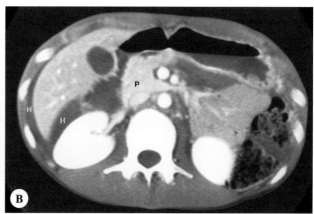

▲ 图 14-16　在车祸中，未系安全带的驾驶员上腹部撞击方向盘，肝脏左叶垂直裂伤和胰腺破裂的 CT。肝脏和胰腺被挤压到脊柱上并破裂

A. 肝脏轴位 CT 显示肝左叶垂直裂伤（箭）。胰体尾（P）与胰头分离（B）；B. 肝周围可见腹腔积血（H）。胰头（P）与胰腺其余部分断开；C. 腹腔积血（H）可见于盆腔及邻近肠襻

由于纤维瘢痕、节段萎缩和再生结节，肝脏的大小将显得更小，形状不规则。CT 也可能显示脾大（门静脉高压）和腹水。请注意图 14-18 所示的酗酒患者 CT 中的脾大、小瘢痕结节状肝脏和腹腔积液。

图 14-19 中的患者也有晚期肝硬化和腹水，冠状位 MR 扫描显示良好。肝脏萎缩、结节状，脾脏明显增大。

脾肿大通常可通过体格检查发现。当诊断不确定时，可以通过腹部 X 线、超声（图 11-39）或 CT（图 14-18）估计脾脏大小。CT 测量脾脏长度大于 10cm 表明脾大。在前面几章中，已经看到了几个患者脾肿大的放射学表现。除了证实脾肿大外，CT 还可显示病因，即是否为脾肿瘤、脓肿、囊肿或其他病变。在图 14-20A 中，有气体的出现证实了疑似脾脓肿的诊断，这是一名发热、寒战和左上腹疼痛患者的 CT 结果。对比图 14-20B，另一位良性脾囊肿患者的 CT。

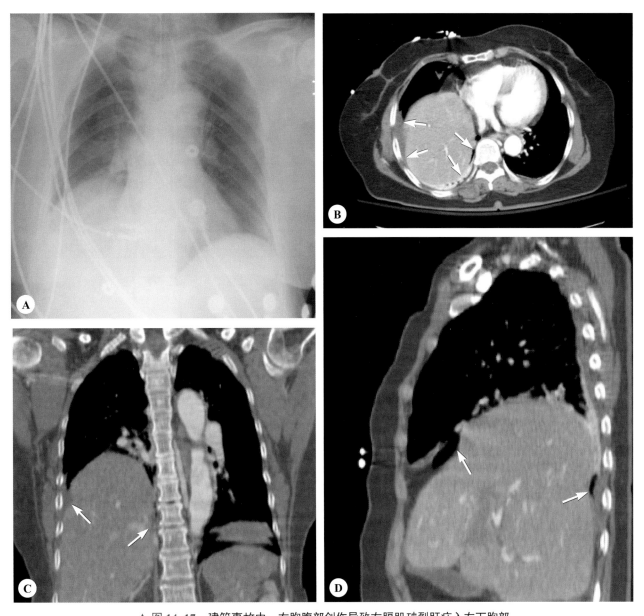

▲ 图 14-17　建筑事故中，右胸腹部创伤导致右膈肌破裂肝疝入右下胸部

A. 便携式胸部 X 线片显示似乎右膈肌抬高，比较左侧正常位置的左膈肌；B 至 D. 轴位、冠状位和矢状位 CT 显示肝脏通过大的膈肌撕裂伤疝出（箭表示膈肌的创伤性开口）

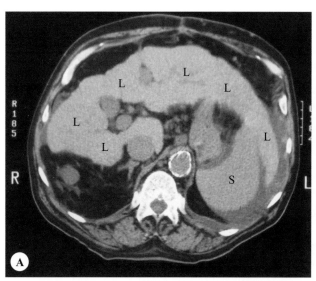 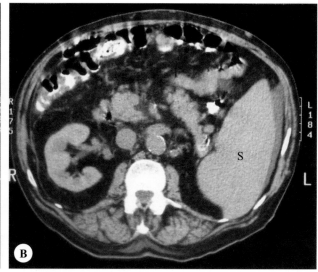

▲ 图 14-18　酗酒患者的 CT 显示肝硬化、脾肿大和腹水

A. 图像显示肝硬化的肝脏（L）变小，结节和瘢痕。肝左叶向左外侧延伸，位于脾的前方。脾脏（S）周围可见少量腹水；B. 稍低层面图像显示增大的脾脏（S）的全横切面，它向下延伸到中腹部

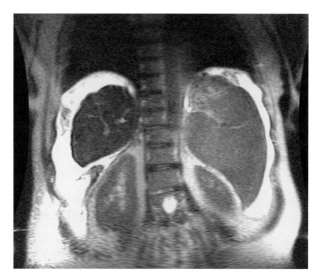

▲ 图 14-19　肝硬化患者的冠状位 MRI 显示肝缩小和脾肿大。腹水在 T$_2$ 加权像上呈白色

七、脾损伤

　　脾脏是腹部闭合性创伤中最常损伤的器官。脾脏损伤常见于机动车碰撞、跌倒和攻击后，尤其是左下肋骨骨折时。CT 能快速、准确地诊断各种类型的脾损伤，包括脾脏撕裂伤、脾断裂、脾包膜下血肿等。CT 还可以确定是否存在腹腔积血。但在脾外伤的病例中，手术或保守治疗的决定更多地取决于患者的临床病程和患者的年龄，而非 CT 结果，除了 CT 显示活动性出血这种情况。如

果静脉内出现对比剂外渗，则需要手术或脾动脉栓塞进行介入治疗。在无活动性出血的情况下，即使是脾脏多处撕裂伤，儿童和年轻成人也可采用保守治疗，而老年患者，尤其是 65 岁以上的患者，即使是轻微的脾脏撕裂伤，也可能需要介入治疗。如今，医师重视脾脏在免疫学方面的贡献，并尽可能避免脾切除术，他们通过随访 CT 监测未接受手术治疗或脾修复（而非切除）患者的病程。超声也可发现脾脏损伤和腹腔积血，但准确性低于 CT。尽管如此，对于任何怀疑有脾外伤的不稳定患者，还是可以考虑进行便携式超声检查。

　　与肝裂伤一样，脾裂伤表现为对比剂增强的脾实质内边界不规则、含血的间隙（图 14-21）。如果脾包膜撕裂，可以在脾脏周围和腹腔的其他部位发现腹腔积血。需要特别注意的是，图 14-21A 中靠近脾脏的腹腔积血比靠近肝脏的较远的腹腔积血密度大，因为密集的血凝块围绕在脾脏周围，而较稀薄的血液在远离损伤的地方出现。这一重要的 CT 征象被称为"前哨血块征"，可以帮助放射科医生确定腹部创伤患者的损伤部位。腹膜腔中最密集的血液通常离损伤部位最近。创伤患者不可忽视的另一个重要体征是活动性出血，

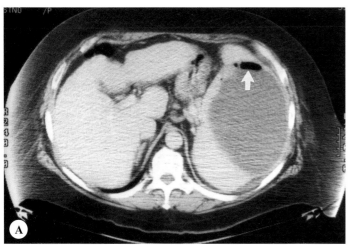
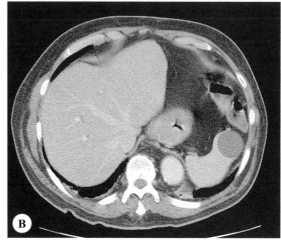

▲ 图 14-20　A. 细菌性脾脓肿的 CT，箭指示脓肿内的气体；B. 良性脾囊肿的 CT

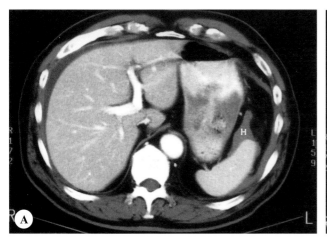
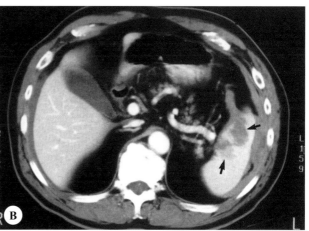
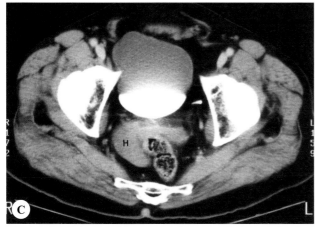

▲ 图 14-21　车祸伤的 61 岁男性的脾撕裂伤和腹腔积血
A. 肝脏和脾的 CT 显示脾旁的腹腔积血（H）比肝旁的腹腔积血（H）密度大。此层面的扫描未见脾脏损伤；B. 脾撕裂伤内的血（箭）比高密度的脾实质密度小；C. 腹腔积血（H）位于盆腔，处在高密度的膀胱和含有粪便的直肠之间

如图 14-22 所示。

八、胆结石和胆囊炎

　　超声检查是评估胆囊疾病的首选影像学检查方法。该方法准确、方便、经济、无电离辐射。

这是检测胆石症的最佳方法，能发现 95% 的结石。超声检查时，胆囊结石表现为圆形强回声灶，伴有声影（图 14-23 和图 14-24）。击中结石的声波被结石反射，从而产生声影，而未击中结石的邻近声波则不间断地穿过胆囊。当患者改变体位时，

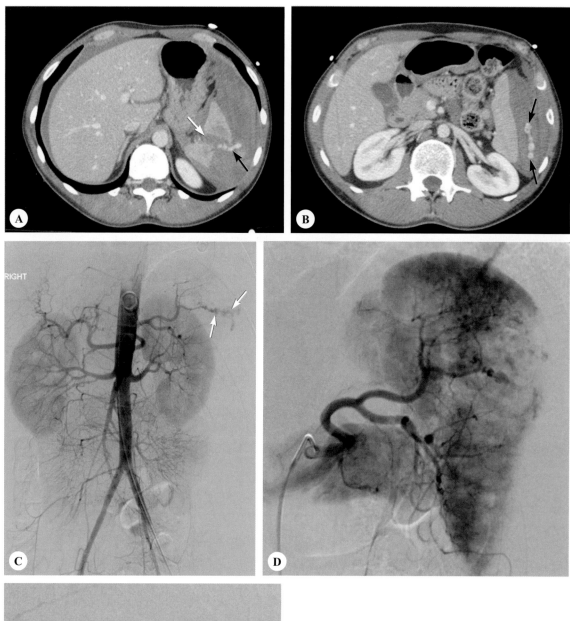

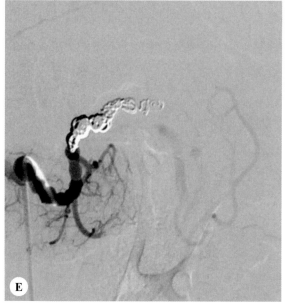

▲ 图 14-22 脾外伤伴活动性出血采用栓塞治疗

A 和 B. CT 显示脾裂伤（白箭）伴腹腔积血、脾周出血和活动性出血（黑箭）；C. 主动脉造影显示脾动脉对比剂外渗（箭表示活动性出血）；D. 选择性脾动脉造影；E. 脾动脉阻断和弹簧圈栓塞脾动脉阻断后脾出血的停止

可以看到结石及其伴随的阴影在胆囊内移动。肥胖患者和有大量肠道气体（干扰声波传播）的患者超声检查可能不理想。

　　约 10% 的胆囊结石不透光，可在 X 线片上显示（图 14-25）。X 线片也可显示胆囊壁钙化和胆囊壁内或管腔内空气。胆囊积气表明患者患气肿性胆囊炎（图 14-26），这是由胆囊感染产气微生物（通常为大肠埃希菌或产气荚膜梭菌）引起的急性胆囊炎表现。CT 还可以显示胆囊结石

（图 14-27）及胆囊壁钙化（图 14-28）和气肿性胆囊炎。胆囊壁钙化或称瓷化胆囊，通常是慢性胆囊炎在梗阻和慢性炎症的胆囊中的表现。

　　在许多 CT 图像中可以观察到胆囊，那为什么 CT 不常规地用于诊断胆石症呢？原因是有些胆囊结石是等密度的（与胆囊内周围液体有相同的 CT 衰减），因此在 CT 上不可见。事实上，CT

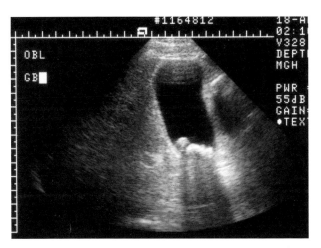

▲ 图 14-23　胆囊超声显示强回声结石，结石后方有声影

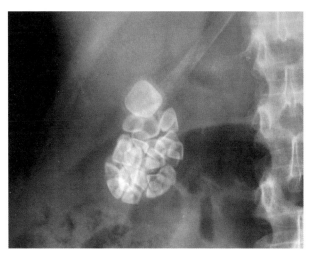

▲ 图 14-25　右腹部 X 线片的局部图，显示一簇钙化、多面的胆囊结石

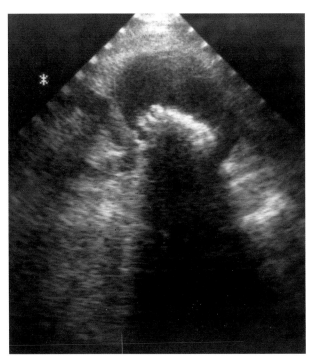

▲ 图 14-24　胆囊多发结石患者的超声检查，较图 14-23 中患者的结石多。在结石后面可以看到宽阔的声影

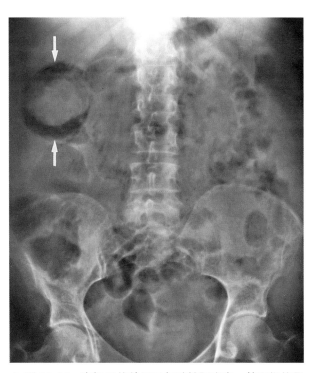

▲ 图 14-26　腹部 X 线片显示气肿性胆囊炎。箭所指的是胆囊壁内的环形空气腔

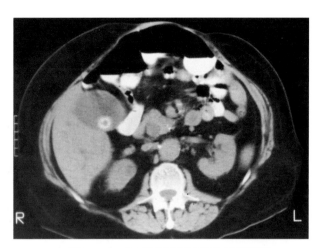

▲ 图 14-27　CT 显示胆囊内单个钙化结石

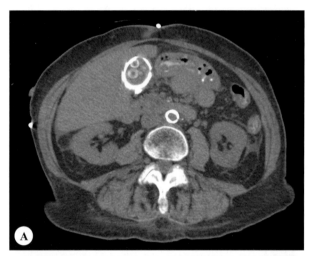

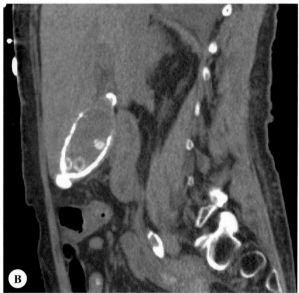

▲ 图 14-28　慢性胆囊炎患者的轴位（A）和矢状位（B）CT 显示瓷化胆囊，胆囊壁有营养不良的钙化。胆囊也含有钙化的结石

只能发现 80%～85% 的胆囊结石（图 14-29 和图 14-30）。

急性胆囊炎，或胆囊的急性炎症，是一种急腹症，90% 的病例是由胆囊结石阻塞胆囊管引起的。如果不是结石引起，则称为无结石性胆囊炎，这种炎症是由邻近组织的缺血或细菌感染引起的。对于怀疑患有急性胆囊炎的患者，有两种检查有助于诊断：超声检查和胆道造影的放射性同位素检查。超声可显示胆囊结石、超声墨菲征（直接对胆囊施加压力时，超声探头下有压痛）、水肿导致的胆囊壁增厚、胆周积液（图 14-31 和图 14-32）。诊断胆囊炎最可靠的组合是结石和超声墨菲征阳性。

胆囊造影通过静脉注射肝胆亚氨基二乙酸（HIDA 或相关化合物）缀合物来显示胆囊。它们由肝细胞排泄到胆道系统，经胆道系统流入肠道。正常情况下，同位素沿胆囊管逆流进入胆囊（图 14-33）。由于急性胆囊炎中胆囊管几乎总是闭塞，因此胆囊通常无法显示，即使在延迟图像上也无法显示（图 14-34）。

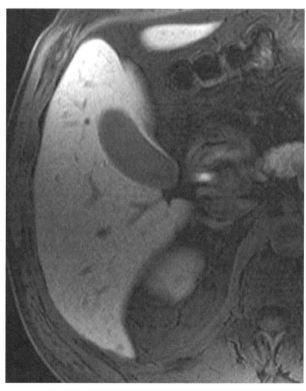

▲ 图 14-29　正常胆囊的 MRI

虽然 CT 可能不是预测会发生急性胆囊炎时的首选检查方法，但通过 CT 扫描确定"腹痛"的原因可能有助于诊断急性胆囊炎，特别是对于有急腹症和非特异性临床表现的老年患者。CT 表现可能包括胆囊结石、胆囊壁增厚和扩张、胆周积液和浸润（图 14–35）。对于产气菌感染，可以在胆囊腔（图 14–36）或胆囊壁内看到空气。

九、胆道梗阻

胆道树和胰腺的示意见图 14–37。在肝门处，来自左右肝叶的胆管汇合形成肝总管。肝总管与引流胆囊的胆囊管相连，形成胆总管，胆总管在十二指肠乳头（Vater 乳头）处流入肠道，十二指肠乳头有一个胆总管与主胰管共同的开口。副胰管通过一个单独的开口流入十二指肠。

在图 14–38 中，胆囊切除术和胆总管探查后，通过手术放置的 T 管注入对比剂使胆道树显影。充分显示了胆道系统的解剖结构，可以很容易地识别胆总管结石残留。注意胆总管远端圆形充盈缺损（结石）。在胆道系统患者中，大多数没有接受过手术和 T 管置入术，因此不容易使用对比剂，将不得不使用另一种成像技术，通常是超声波。

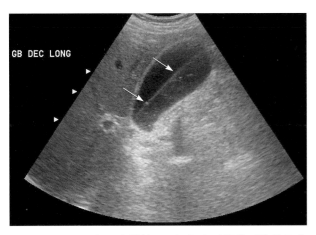

▲ 图 14–30　胆囊泥沙样结石。沿胆囊后壁排列的微回声物质（箭）。泥沙下面没有声音阴影；胆囊结石会产生声影。与急性胆囊炎相关的泥沙比与胆结石相关的要少

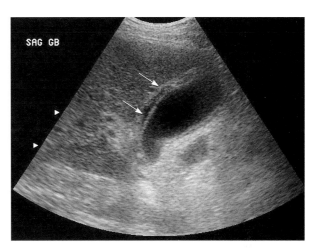

▲ 图 14–31　急性胆囊炎患者的胆囊周积液，邻近胆囊壁的黑色弧线（箭）

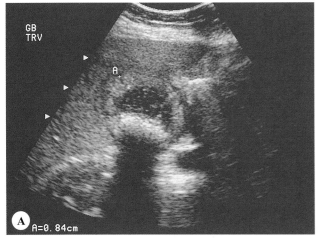
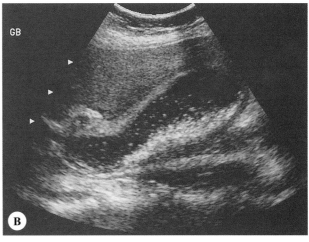

▲ 图 14–32　急性胆囊炎的超声检查
A. 胆囊冠状切面；B. 胆囊的矢状面。胆囊壁明显增厚，胆囊内可见多发强回声结石。根据 A 中光标的测量胆囊壁的厚度为 0.84cm。患者有超声墨菲征阳性：当超声换能器直接压迫胆囊时有压痛

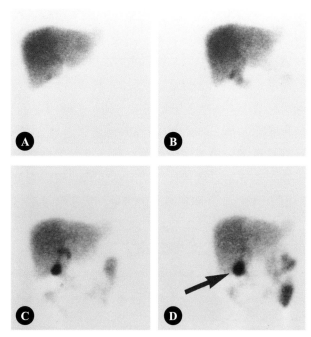

▲ 图 14-33　正常的 HIDA 显示同位素最初仅在肝脏（A），然后在胆道树（B 和 C），后来在胆囊（箭），在 D 表明同位素进入肠襻

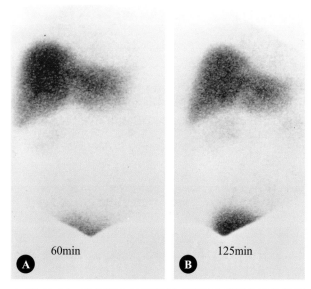

▲ 图 14-34　在扫描中显示胆囊或肠道内无同位素的异常 HIDA，扫描延迟了 60min（A）和 125min（B）。该患者被证明有急性胆囊炎引起的胆囊管梗阻

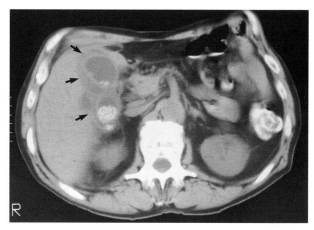

▲ 图 14-35　急性胆囊炎的 CT。胆囊壁增厚，胆囊腔内多个结石，胆囊周积液（箭）

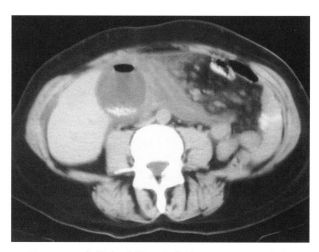

▲ 图 14-36　急性气肿性胆囊炎的 CT。胆囊内有空气、积液和结石，并被胆囊周积液和炎症包围，特别是在胆囊内侧

　　对胆道系统进行影像学检查的最常见原因之一是在出现新发黄疸的患者中确定胆道系统是否扩张。超声是最容易和快速检查胆总管和肝内胆管树扩张的技术。如果超声检查胆道系统没有扩张，应该考虑肝细胞疾病，如肝炎，以解释患者的黄疸。如果胆道系统扩张，应考虑胆道系统机械性梗阻的原因，如胆总管结石、胆管狭窄、胆管肿瘤（如胆管癌）或胰腺肿瘤（如胰腺癌）。除了识别胆管扩张，超声也可以显示梗阻性胆总管结石或胰腺肿瘤肿块。然而，超声成像的细节有限，肠道气体和患者体型可能使超声评估胆总管困难。因此，如果胆管扩张，但梗阻程度和病因不确定，则可能需要其他影像学检查，如 CT、经皮经肝胆管造影（percutaneous transhepatic cholangiography，PTC）、内镜逆行胰胆管造影或 MRCP。

　　图 14-39 中的患者是一名 52 岁女性，因新发无痛性黄疸到急诊中心就诊。首次超声检查的两

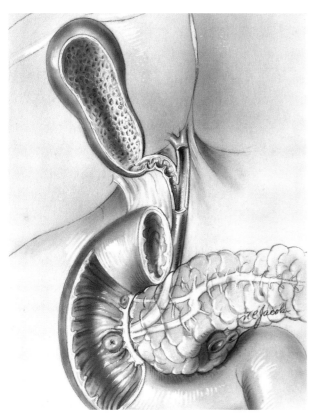

▲ 图 14-37　胆道树，十二指肠和胰腺。胆囊被翻折向上

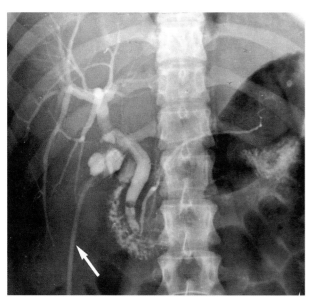

▲ 图 14-38　术中 T 管造影。在胆囊切除术和胆总管探查后立即进行 T 管造影，以评估胆道树的通畅情况和寻找残留的胆总管结石。箭指向 T 管，T 管的末端是胆总管，对比剂就是通过 T 管注入的。肝内胆管树呈高密度，对比剂反流至黑色、充气的胃后方的胰管。在胆总管排空的十二指肠腔内也有高密度灶。胆总管远端圆形充盈缺损为胆总管残余结石，经此检查后取出

张图像显示肝内胆管扩张（A）和胆总管本身扩张（B）。扩张的肝内胆管在超声上表现为分支状、管状结构，与门静脉系统的路径平行。超声可测量胆总管直径，当胆总管直径超过 4～5mm 时可诊断肝外胆道梗阻。该患者的胆总管直径为 1.2cm。CT 显示肝内胆管和胆总管扩张（C 和 D），胰管扩张。患者被证实在 Vater 乳头处有一个小肿瘤。

　　经皮经肝胆管造影术是通过细针将水溶性对比剂经过皮肤直接注入肝脏进行的。扩张的胆道系统显示得非常详细，胆道梗阻的部位和原因通常很明显。

　　图 14-40 展示为黄疸和腹痛的患者的 CT 扫描的三种图像。超声（未显示）显示肝内胆管扩张，行 CT 进一步评估。图 14-40A 显示肝内胆管扩张。图 14-40B 显示扩张的胆总管，包含一个大的钙化结石（白箭）。图 14-40C 是 CT 的冠状面重建图，清楚地显示胆总管明显扩张（黑箭），被多个胆道结石（白箭）阻塞，这是该患者黄疸和疼痛的原因。

十、胰腺

　　在超声和 CT 出现之前，胰腺被认为是腹部的"隐匿"器官之一，只能间接成像。而今，通过横断面成像技术，通过 CT、超声和 MRI 直接显示胰腺组织（图 14-41），并且可以通过 ERCP（图 14-42A 和 C）或 MRCP（图 14-42C）使胰管本身造影而显影。

　　胰腺在 X 线片上不可见，但胰腺钙化在一些患者中可能很明显，通常可诊断为慢性胰腺炎（图 11-24）。当胰腺肿物较大时，在上消化道造影时包绕胰头的十二指肠圈增宽、前移而间接检出。

　　CT 可以更好地显示胰腺实质，但在大多数患者中，超声可以直接显示胰腺实质（图 11-60）。正常情况下，胰腺组织的回声较邻近肝脏强，回声的改变可能是胰腺疾病的重要征象。超声可显示胰腺肿块、假性囊肿、胰管扩张和胰腺炎证据。

　　CT 可清晰显示胰腺解剖结构，显示胰腺向前呈弧形，位于脊柱上方，头部与十二指肠相邻，尾部向脾脏延伸。胰腺可能看起来光滑或呈分叶

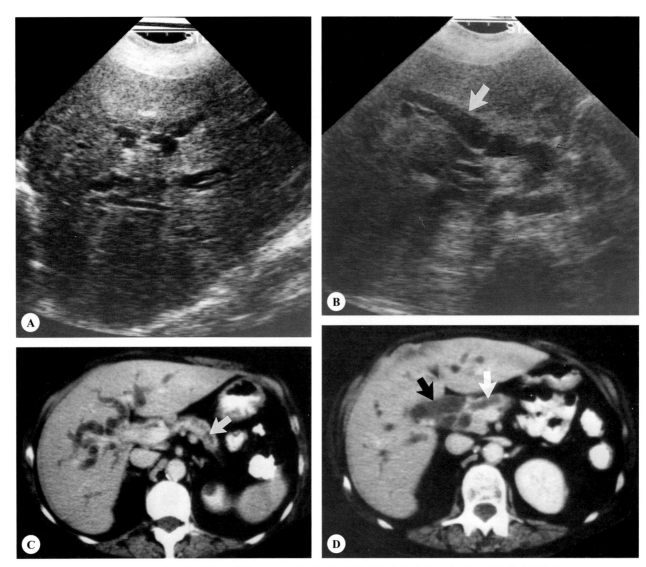

▲ 图 14-39　由于十二指肠乳头（Vater 乳头）处小肿瘤阻塞胆总管而出现无痛性黄疸的患者
A. 肝旁矢状窦超声显示肝内胆管扩张；B. 肝脏横向超声，显示胆总管扩张（箭）；C. CT，肝内胆管扩张。胰管也扩张（箭）；D. 低级别 CT，胆总管（黑箭）和胰管（白箭）扩张

状。为了区分胰腺组织与邻近的血管和十二指肠，口服和静脉注射对比剂均可用。胰腺 MRI 可用于评估胰腺肿瘤，改善胰腺实质和胰管解剖的可视化程度。

ERCP（图 14-42A 和 B）显示在内镜检查过程中，在透视引导下通过 Vater 乳头对胆总管和胰管进行插管。当胆总管从上方完全闭塞时，注入胆总管下段的对比剂可以显示该水平的病理。当超声或 CT 不能确定可疑胰腺肿瘤时，经胰管注射对比剂的 ERCP 可能有帮助。胰管内肿物病变影响胰管的走行。

在临床实践中，将疑似患胰腺肿瘤（癌和胰岛细胞瘤）、胰腺炎、胰腺囊性病变（假性囊肿）和胰腺创伤的患者接受胰腺影像学检查。

十一、胰腺肿瘤

胰腺癌的诊断可能比较困难。腹痛、体重减轻和饱腹感的症状通常是非特异性的，而且一些肿瘤的小体积可能使其难以成像。当临床怀疑胰腺癌时，首选的影像学检查方法是 CT。如果患者有黄疸，通常首先进行超声检查，以确定是否存在胆道梗阻（图 14-39A 和 B）；超声甚至可以显

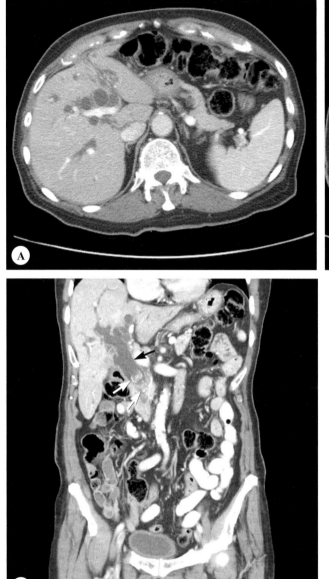

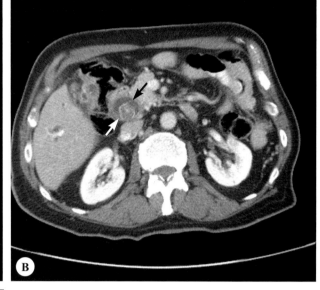

▲ 图 14–40　另一名梗阻性黄疸患者的 CT，该病例是由胆总管结石引起的

A. 注意扩张的肝内胆管；B 和 C. 显示胆总管扩张（黑箭）和梗阻性结石（白箭）

示胰腺肿块。胰腺肿瘤有两种类型：实性肿瘤和囊性肿瘤。实体瘤包括腺癌和胰岛细胞瘤，囊性肿瘤包括浆液性囊腺瘤、黏液性囊腺瘤和其他几种少见的囊性肿瘤。

在超声检查中，胰腺癌表现为肿块或隆起，比器官的其他部分回声更强。在 CT 上（图 14–43），胰腺癌也表现使正常器官轮廓的变形的肿块。虽然胰腺癌的组织密度与正常胰腺实质相似，但 CT 能较超声更细微地显示胰腺形态和大小的改变。CT 也可能更好地显示伴随发现，如胆管和胰管扩

张（图 14–39C 和 D）。CT 也可能显示局部和远处腹部转移的征象。在 CT 引导下（包括用连续 CT 扫描跟踪前进的针尖），可通过经皮针吸活检胰腺肿块，以提供组织病理诊断，这种技术可以确诊癌症。此外，CT 为不可切除的肿瘤可以进行活检，这样患者就开始进行适当的放疗或化疗，而无须剖腹活检。

当 CT 对胰腺肿块的鉴别有任何疑问时，MRI 通常作为下一个影像学检查方法。例如，MR 扫描可以鉴别良性胰腺假性囊肿和胰腺囊性肿瘤。

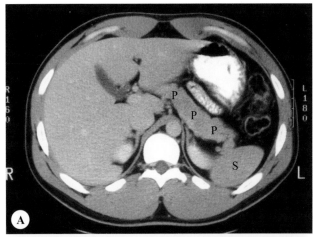

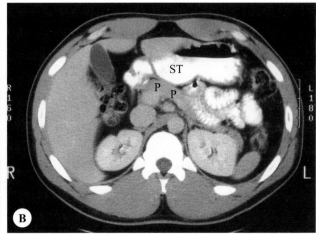

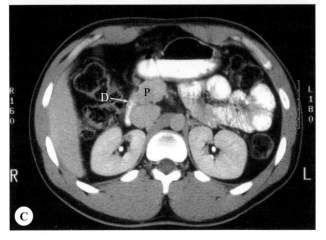

▲ 图 14-41　胰腺的正常 CT。胰腺横跨在上腹部，胰头和颈部的位置低于胰体和尾巴

A. 显示胰体和尾巴（P）指向脾脏（s）；B. 稍低层面图像显示胃后胰腺颈部（ST）；C. 更低层面的图像显示胰头与高密度对比剂十二指肠（D，箭）

ERCP 和 MRCP 也可通过显示胰管或胆总管的包裹或闭塞来确认 CT 怀疑的肿块。

　　胰腺癌几乎全是乏血供的，而胰岛细胞瘤（如胰岛素瘤）通常是富血供的，两者之间重要鉴别诊断不是影像学做出的，因为大多数胰岛细胞瘤通常表现为相关激素综合征的症状和体征。通常通过临床和实验室检查结果，初步考虑患者患胰岛细胞瘤（胰岛素瘤、胃泌素瘤或胰高血糖素瘤），甚至在患者接受 CT 或 MRI 之前。图 14-44 显示了一个胰岛细胞瘤。

十二、胰腺炎和胰腺脓肿

　　诊断急性胰腺炎可能根本不需要任何影像学检查。从上腹痛、压痛、恶心、呕吐、血清淀粉酶和脂肪酶升高的临床表现可以明确诊断。其原因包括酗酒、胰管引流阻塞（如胆总管远端结石）、创伤、近期手术和某些治疗药物。当诊断有疑问

或怀疑有胰腺炎并发症，如假性囊肿和脓肿形成时，建议进行影像学检查。

　　急性胰腺炎几乎总是伴有胰腺的水肿和肿大。CT 能很好地显示这一点（图 14-45），CT 通常还显示胰腺轮廓不规则，周围软组织有炎性渗出。然而，在轻度病例中，CT 检查可能完全正常，或者可能仅显示轻度肿大。在严重病例中，可见胰周积液（图 14-46），以及胰腺坏死（图 14-47）和蜂窝组织（由胰腺和胰周组织炎性肿块组成）的证据。急性胰腺炎的超声表现还包括胰腺增大和器官整体回声降低，超声容易发现假性囊肿。

　　急性胰腺炎一个严重并发症是胰腺脓肿形成，当患者同时出现发热和败血症时，临床上会怀疑胰腺脓肿形成，其特征性表现为胰腺床内存在气泡。当只有少量气体时，这些气泡最好通过 CT 显示（图 14-48），但当有大量气体时，也可以在腹部 X 线片上看到它们。X 线可以通过显示胰腺钙

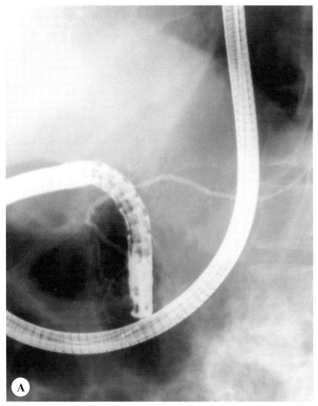

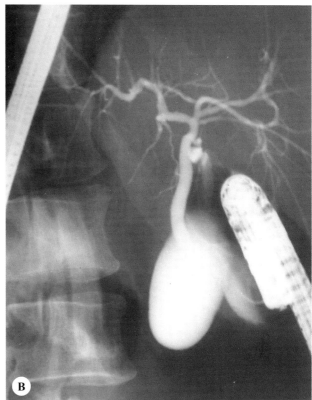

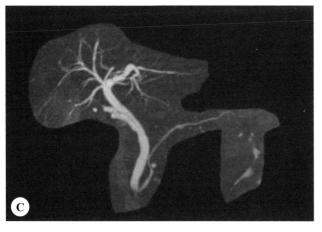

▲ 图 14-42　**A** 和 **B.** 内镜逆行胰胆管造影术。胰管（**A**）和胆总管（**B**）分别插管并注射对比剂；**C.**MRCP 也可以显示胆管树和胰管

化来提供既往或慢性胰腺炎的证据（图 11-24），并且可以在急性胰腺脓肿时显示胰腺床内有气体。CT 仍然是胰腺炎影像学检查的首选方法。图 14-49 是有广泛胰腺钙化的慢性胰腺炎患者的 CT 图像。

十三、胰腺外伤

　　钝性腹部创伤，特别是前中线撞击，胰腺可能被脊柱压迫，产生胰腺撕裂伤、血肿和横断。肾旁前间隙（腹膜后前间隙）出血与胰腺有关。

前腹部创伤患者，尤其是实验室检查提示血清淀粉酶升高时，应考虑此诊断。与所有腹部创伤一样，首选的影像学检查方法是 CT（图 14-50）。胰腺损伤常合并肝左叶、十二指肠等邻近结构损伤。在讨论肝损伤时，一例患者的肝左叶垂直裂伤和胰腺断裂，其原因是前腹部受到钝性打击，这两个结构都压向脊柱（图 14-16）。

　　如果 CT 显示胰腺撕裂但无断裂，则可能需要通过 ERCP 或 MRCP 评估胰管的完整性。如果胰管完整，患者可以保守治疗；如果胰管破裂，则

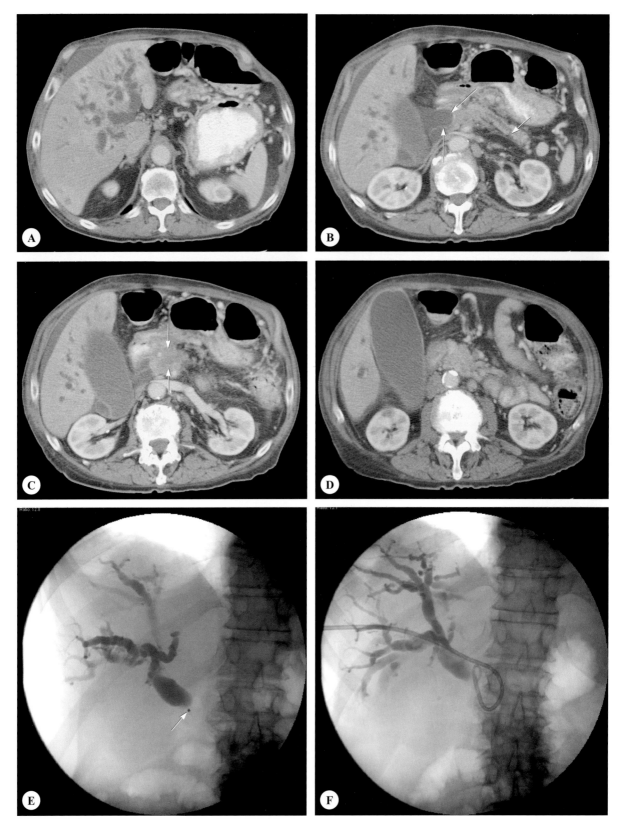

▲ 图 14-43　胰头腺癌引起的梗阻性黄疸

A. 肝脏 CT 显示肝内胆管明显扩张；B. 稍低层面的 CT 显示胆总管明显扩张（长箭）。胰腺尾部的扩张的胰管（短箭）；
C. 更低层面的 CT 显示胰头部有一个肿瘤肿块（箭）；D. CT 比 C 更低层面，胆囊扩张；E. 经皮胆道造影显示胰头水
平胆道树扩张并梗阻（箭）；F. 通过插入经皮胆道引流管绕过梗阻，使胆道引流进入十二指肠

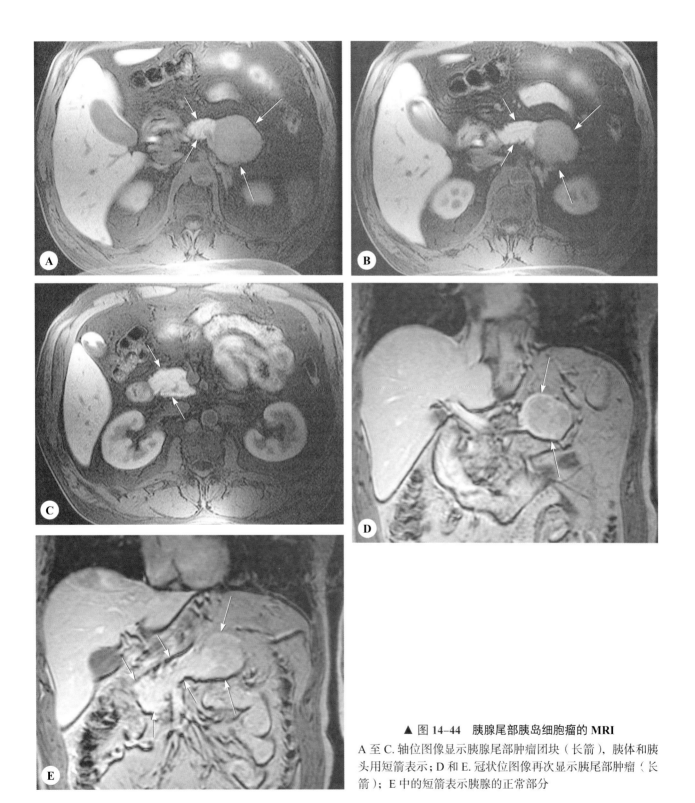

▲ 图 14-44 胰腺尾部胰岛细胞瘤的 MRI
A 至 C. 轴位图像显示胰腺尾部肿瘤团块（长箭），胰体和胰头用短箭表示；D 和 E. 冠状位图像再次显示胰尾部肿瘤（长箭）；E 中的短箭表示胰腺的正常部分

远端胰腺无法引流，需要进行介入治疗，如胰管支架置入或远端胰腺切除术。如果 CT 显示真正的胰腺断裂，可以推断胰管断裂，不需要进行胰管成像。

十四、泌尿系统

传统的泌尿道成像技术是静脉尿路造影（intravenous urogram，IVU），也被称为静脉肾盂造影（intravenous pyelogram，IVP），目前所有的泌尿道成像都由超声、CT 和 MRI 提供（图 14-51 至图 14-56）。多年来，IVU 是疑似结石疾病和血尿的影像学检查的第一步，即使在目前不常用，也应该了解这一过程。在该检查中，首先，静脉输入碘对比剂，然后，进行一系列 X 线摄片，显示肾脏、输尿管和膀胱造影。对比剂几乎全部通过肾小球滤过液由肾脏排泄。静脉输液开始后不到 1min，在腹部 X 线上，肾实质的肾小球和肾小管内出现造影，使肾影呈现白色高密度，这被称

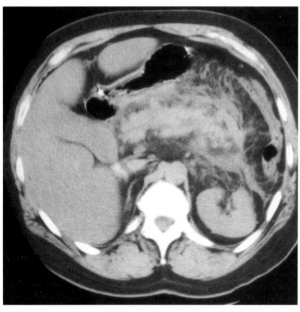

▲ 图 14-45　急性胰腺炎的 CT 显示胰腺增大和不规则，周围软组织内的炎症包绕。比较图 14-41

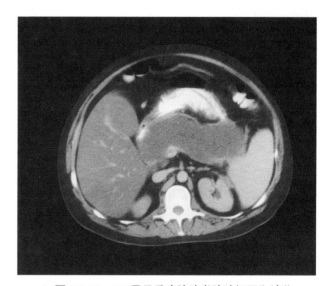

▲ 图 14-47　CT 显示重症胰腺炎胰腺坏死和液化

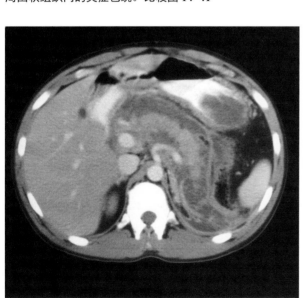

▲ 图 14-46　重症胰腺炎的 CT 显示胰腺完全被炎性液体包围

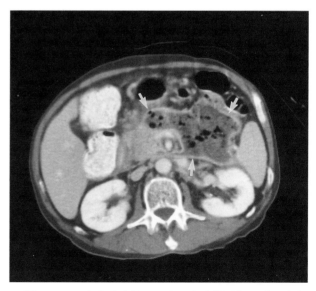

▲ 图 14-48　胰腺脓肿的 CT 显示胰腺体尾部形成一个包含脓液和气体的薄壁脓肿（箭）

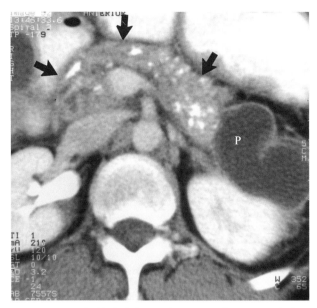

▲ 图 14-49 慢性胰腺炎伴假性囊肿形成的 CT，胰腺颈部和胰腺体部的白色肿块（箭）。胰腺尾部一个充满液体的假性囊肿（P）

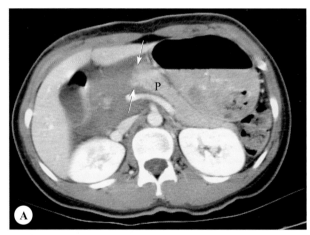

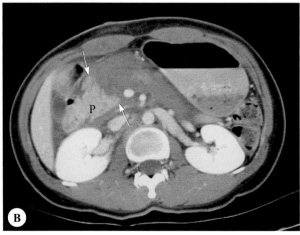

▲ 图 14-50 司机在汽车碰撞中撞上了方向盘，导致胰腺断裂。方向盘将胰腺挤压在脊椎上，使其在中线断裂。箭指向断裂线。A 中 P 为胰体尾部；B 中 P 为胰头

为尿路造影的肾图期，是观察肾脏大小和形状的适当时间。在 X 线和肾图片上研究肾脏形态，肾脏的正常长度是第二腰椎高度的 3.7 倍，在成年人肾脏为 9～15cm。

肾盏、肾盂、输尿管和膀胱按肾图相顺序排列。这些引流结构（集合系统和膀胱）最早可在肾图相的几分钟内充满；填充增加到一个峰值，然后逐渐消退。由于输尿管不自主蠕动，在任何一张 X 线上通常看不到整个输尿管。20～30min 后，收集系统将变得模糊，无法进行进一步研究，所有可见的不透明物质将聚集在膀胱内。当然，肾脏会继续排出剩余的不透明物质，直到血液中对比剂被完全清除。

常规 IVU 首先要拍一张 X 线片，放射科医生在注射对比剂之前进行此检查，以筛查可能被对比剂掩盖的钙化或结石（90% 的肾结石是不透光的，而且密度足够大，可以在 X 线片上看到）。

肾盂造影术（逆行）通过膀胱镜、输尿管插管和逆行注射对比剂来显示尿液集合系统；当肾内集合系统（肾盏和肾盂）和输尿管无法通过静脉注射显影时，可采用顺行（通过经皮穿刺肾集合系统进行对比剂注射）。当高度梗阻干扰集合系统的显影时，或当肾衰竭出现，患者无法集中使用静脉对比剂以使集合系统显影时，可能利用此项检查。逆行或顺行肾盂造影只显示集合系统（肾盂和相关结构），它不能提供关于肾脏实质本身的信息。

超声是筛查疑似肾积水患者的首选影像学技术。无须静脉注射对比剂或放射性物质，可快速、准确地识别扩张的肾集合系统。此外，超声可用于无法浓缩对比剂用于尿路造影显示肾积水的肾衰竭患者。在肾占位患者中，超声可以很容易地鉴别无回声的良性囊肿和强回声的肾肿瘤。如今，CT 被认为是对急慢性尿路疾病进行影像学检查的首选方法。CT 是诊断尿路结石的理想影像学检查方法，因为 CT 不需要静脉注射对比剂，而且检查时间是静脉尿路造影所需时间的一小部分。此外，当没有尿路结石存在时，CT 可以识别其他情况。

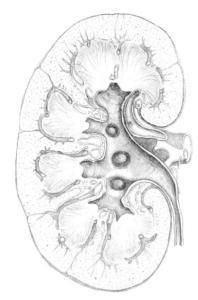

▲ 图 14-51 正常肾脏的冠状面解剖

十五、梗阻性泌尿系疾病

尿液流出肾脏可能会受到许多因素的阻碍，但其中最常见的是梗阻性输尿管结石。图 14-57 显示左输尿管结石患者的 IVU。静脉注射对比剂后，由于排出的对比剂与残余尿混合，左侧输尿管一直混显影到梗阻处。梗阻部位近端肾内集合系统

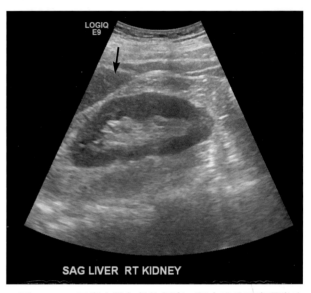

▲ 图 14-53 正常右肾矢状位超声。肾皮质的回声通常比肝皮质的弱（箭）。肾脏中央部分的正常窦脂肪回声

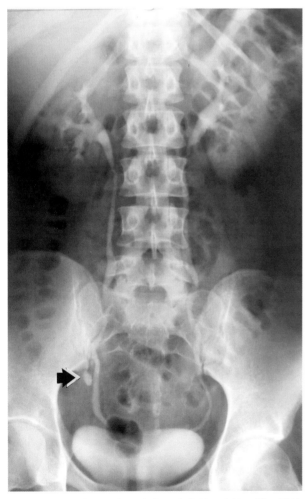

▲ 图 14-52 基本正常的静脉尿路造影。右输尿管远端被后来证实为钙化的右卵巢畸胎瘤（箭）轻微推移到小骨盆的内侧。肾内集合系统、左输尿管和膀胱正常

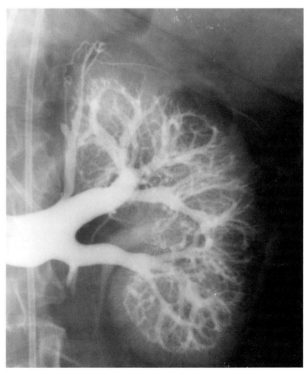

▲ 图 14-54 正常左肾静脉造影

和输尿管的扩张程度（肾积水程度）将取决于梗阻程度（部分或几乎完全）和梗阻存在的时间长短。

　　至今，螺旋 CT 平扫是诊断梗阻性输尿管结石的首选方法（图 14-58 和图 14-59）。同样，不需要静脉注射对比剂，泌尿道 CT 检查可在 30s 内完成。

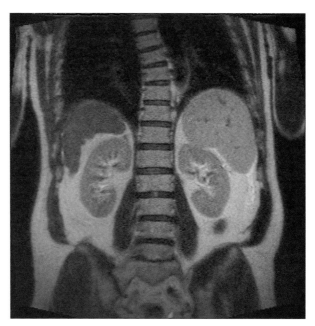

▲ 图 14-56　肾正中切面的正常冠状位 MRI。在 T_1 加权像上，肾窦脂肪和周围的肾周脂肪呈白色，这是由于脂肪的高信号

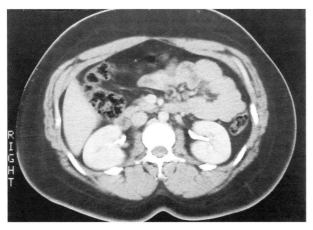

▲ 图 14-55　通过静脉对比剂获得的正常肾脏延迟期图像。肾盂和肾盏被排泌的对比剂填充

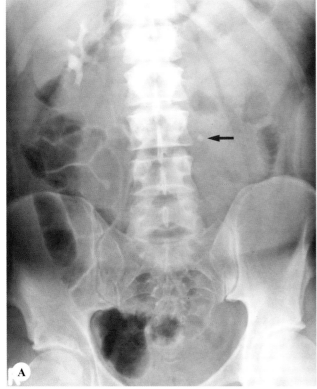

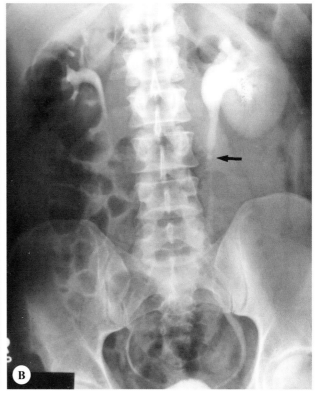

▲ 图 14-57　急性部分梗阻性左输尿管结石的静脉尿路造影

A. 早期 X 线显示，与右侧肾盏高密度相比，左侧肾内集合系统对比剂出现延迟（这一发现表明左侧梗阻）。箭指向左侧输尿管上的结石；B. 延迟 X 线显示结石（箭）确实在左侧输尿管内。与正常的右侧相比，左侧肾内集合系统扩张（部分阻塞）。左肾实质较右肾密度高，这是梗阻性尿路病变的另一个表现

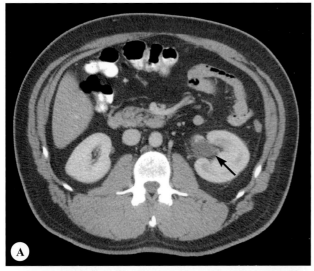

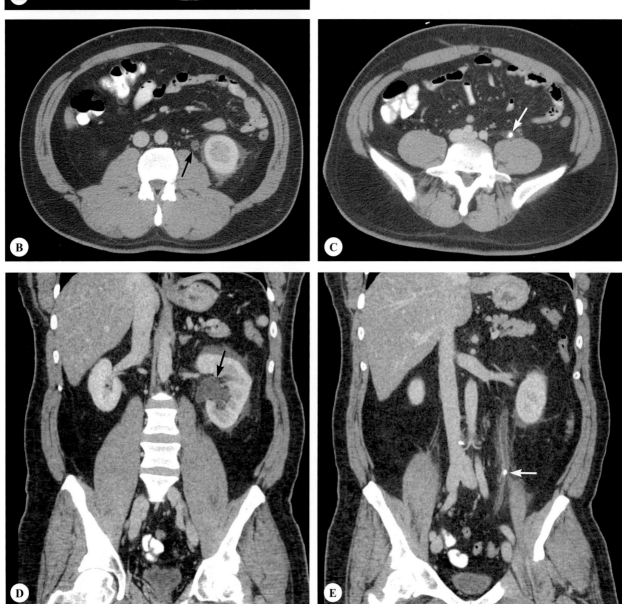

◀ 图 14-58 另一名左输尿管梗阻结石患者的 CT

A. 轴位扫描显示左肾盂扩张（箭）；B. 稍低的层面轴位图像显示左侧输尿管扩张（箭）；C. 更低层面的图像显示左侧输尿管的梗阻性结石（箭）；D 和 E. 冠状位图像显示 D 的左肾盂扩张，E 的梗阻性结石（箭）

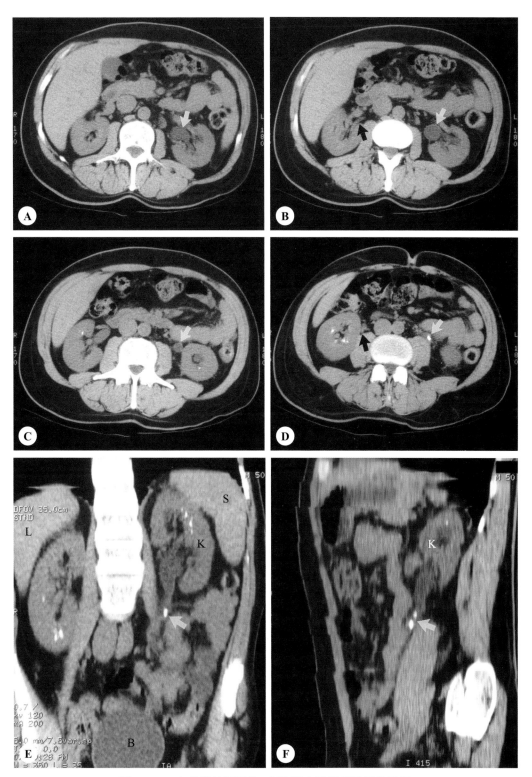

▲ 图 14-59   多发肾结石患者，梗阻性左输尿管结石的平扫 CT

A. 左肾中极轴位 CT 显示左肾内集合系统扩张（肾积水）（白箭）；B. 轴位 CT，略低于 A 层面，显示左肾盂扩张（白箭）。比较正常的、未扩张的右肾盂（黑箭）；C. 轴位 CT，略低于 B 层面，显示左侧输尿管扩张（白箭）。双肾可见微小结石；D. 轴位 CT，略低于 C 层面，显示梗阻的原因是输尿管结石（白箭）。右侧输尿管正常的小口径（黑箭）。右肾可见多发结石；E. 轴位 CT 的冠状重建显示输尿管近端有结石（箭）。左肾（K）和结石之间的输尿管扩张。L 表示肝，S 表示脾，B 表示膀胱。双肾也可见多发结石。F. 左肾平面矢状重建（K）显示两个左输尿管结石（箭）

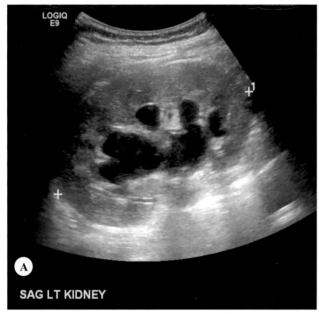
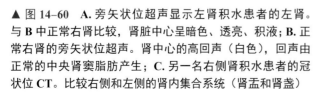
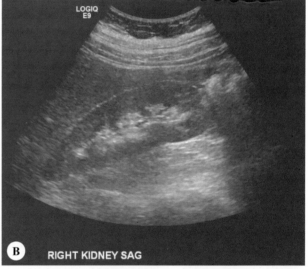
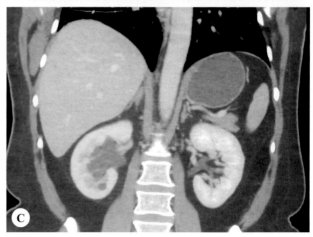

螺旋 CT 的另一个优点是，当没有结石时，它可以确定引起腹痛的其他原因。当 CT 未能显示梗阻性尿路病变时，放射科医生会对扫描结果进行评估，以寻找可能与梗阻性输尿管结石疼痛类似的其他情况，如渗漏的腹主动脉瘤、憩室炎或阑尾炎。

如果发生了显著的肾积水，梗阻的肾脏也可以很容易地通过超声诊断出来。与正常肾脏（图 14-60B）相比，在超声检查中，积水肾脏的扩张肾盏内充满液体，形成无回声的中心（图 14-60A），正常肾脏的回声中心无扩张的集合系统（图 14-60B）。

令人吃惊的事实，慢性梗阻的肾脏仍然有功能；在晚期肾积水时，肾脏已变成一个薄壁囊，只剩下肾实质的细长边缘。图 14-61 是一名婴儿的晚期尿路造影 X 线，显示双侧输尿管膀胱连接处先天性梗阻。注意输尿管明显扩张。图 14-62 显示梗阻程度较轻。

十六、肾脏囊性疾病

因为肾脏会分泌液体，所以它们容易发展成各种各样的潴留囊肿。由于肾内液体被包裹，因此对比剂无法进入填充，但在尿路造影中，肾实质和引流结构会发生特征性扭曲（图 14-63）。超声（图 14-64）或 CT（图 14-65 和图 14-66）对囊性肾肿块的识别更为精确，MR 对肾囊肿也有诊断意义（图 14-67）。偶然发现的肾脏肿物应进行超声检查，以确定它是囊性还是实性，因为如果是实性，则可能是恶性肿瘤。

▲ 图 14-60　A. 旁矢状位超声显示左肾积水患者的左肾。与 B 中正常右肾比较，肾脏中心呈暗色、透亮、积液；B. 正常右肾的旁矢状位超声。肾中心的高回声（白色），回声由正常的中央肾窦脂肪产生；C. 另一名右侧肾积水患者的冠状位 CT。比较右侧和左侧的肾内集合系统（肾盂和肾盏）

对于无血尿的患者，通过超声检查确定肾肿块为单纯囊肿（通过显示一个周围有薄壁的无回声的球形液体集合，并且声波穿透性良好）通常是终止检查的充分证据。但如果超声显示肿块是一个复杂的囊肿，表现为囊肿内有回声、壁厚和（或）壁内有钙化，则应进行 CT 扫描，或进行囊肿穿刺，以排除囊性恶性肿瘤。囊肿穿刺可在超声或 CT 引导下进行确认；获得清晰的抽吸液，细胞学检查无异常，证实为良性囊肿。有囊性包块和血尿的患者还必须进行 CT 或囊肿穿刺等额外诊断检查。

如果最初的超声检查显示肾肿块为实性，则必须评估患者是否有肾肿瘤。稍后将讨论这一检查。

多囊肾（图 14-68）在超声和 CT 上都具有典型和具有特征性的表现（双肾增大伴多发囊肿），因此可能不需要囊肿穿刺活检。不仅可以看到肾囊肿，也可以看到肝囊肿和胰腺囊肿。

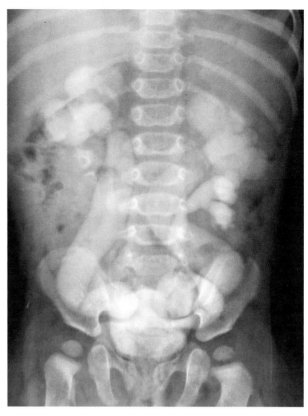

▲ 图 14-61　伴有先天性下尿路引流缺陷的儿童晚期双侧肾积水

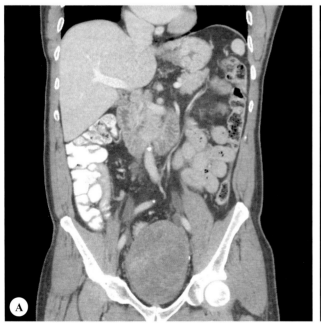

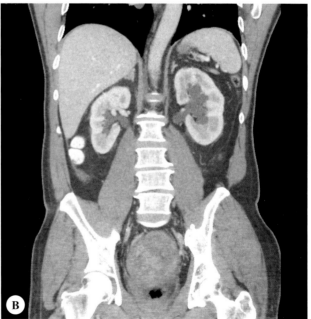

▲ 图 14-62　大盆腔包块压迫输尿管导致双侧肾积水患者的冠状位 CT

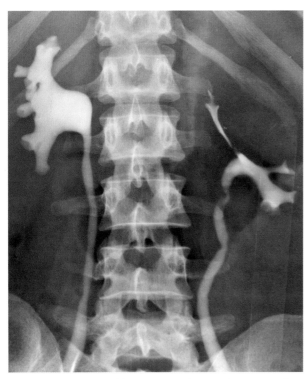

▲ 图 14-63 注射导管撤回后的逆行肾盂造影。左肾中上肾盏围绕一个"肿块"伸展，超声证实为囊肿

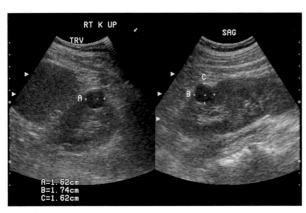

▲ 图 14-64 右肾上极一个小囊肿的超声图像。它在肾脏的横断面和矢状位图像上均有显示。三维光标测量囊肿直径不到 2cm。病灶是薄壁无回声的

十七、尿路感染

成人尿路感染患者可能不需要诊断性影像学检查。他们可能有膀胱炎，这可能不会产生任何影像学异常。然而，患有尿路感染的儿童在初次检查时需要进行诊断性影像学检查，因为他们可能有先天性梗阻性病变或膀胱输尿管反流。

由革兰阴性菌（如大肠埃希菌）上行性感染

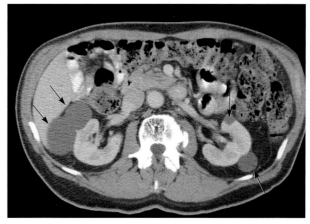

▲ 图 14-65 双侧多发肾囊肿患者的 CT（箭）

引起的急性肾盂肾炎，尿路造影也可能根本没有任何异常。然而，使用静脉注射对比剂的 CT 通常可显示肾实质的细微变化，包括段性斑片状低密度影和增大肾脏的条纹影（图 14-69）。此外，CT 有助于显示任何可能的并发症，如肾或肾周脓肿形成。

多数儿童期慢性感染的肾脏确实表现出重要的形态学改变。肾脏改变包括受累肾脏体积减小，局部肾实质变薄，其中肾盏钝化与覆盖的皮质瘢痕相关。请注意图 14-70 中肾皮质轮廓的明显不规则（瘢痕）。这种情况称为慢性肾盂肾炎，通常与感染尿的膀胱输尿管反流有关。

十八、肾脏肿瘤

当超声检查显示肾脏肿块为实性时，患者应进一步接受 CT 检查。与超声相比，使用静脉对比剂的 CT 可以更详细地确定肿瘤的特征（图 14-71 和图 14-72）。它能较好地勾画肿瘤的范围，并显示血供程度、有无坏死中心、有无局部侵犯邻近结构，如肾静脉、下腔静脉等。

如果肿块在超声下看起来是囊性的，但有厚壁（复杂的囊肿），必须怀疑是囊性肿瘤或部分坏死的肿瘤或有中央出血。CT 可显示肿瘤的确凿证据，如果没有确凿证据，则转诊患者进行经皮针吸活检，以提供特定的组织诊断。肿瘤偶尔也发生在良性囊肿的壁内，当它们出现时，可能会引起出血和疼痛。超声检查时，可能会看到一个囊性结构，有厚壁和内部回声（血液和囊液混合）；

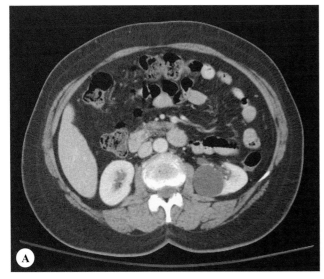

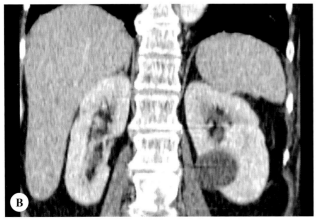

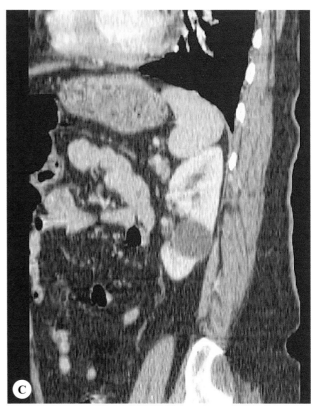

▲ 图 14-66　左肾囊肿患者的轴位、冠状位和矢状位 CT

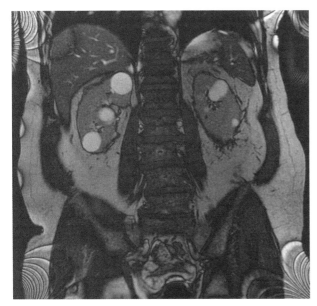

▲ 图 14-67　双侧肾囊肿的 MRI。囊肿内的液体在 T₂ 加权像上显示明亮高信号

在 CT 上可以看到一个厚壁的囊肿，可能在壁的一部分有一个局限性的肿瘤，囊腔内有血液衰减物质。经皮穿刺活检可明确诊断。

十九、静脉对比剂

用于尿路造影术、CT 和血管造影术的血管内注射碘对比剂偶尔会产生不良反应，而且应注意，在患者接受检查时，静脉注射对比剂可能会导致此类反应。

反应可能相当轻微，包括恶心、呕吐、荨麻疹、出汗、焦虑或支气管痉挛。轻微反应可能需要也可能不需要放射科医生的治疗（如注射抗组胺剂治疗荨麻疹）。

对比剂反应也可能是严重的，包括喉头水肿、低血压、心动过缓、休克、惊厥和类过敏反应（所

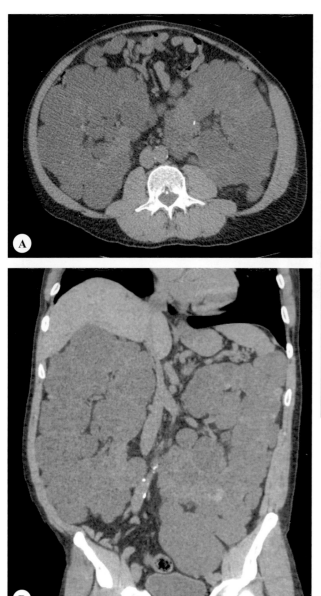

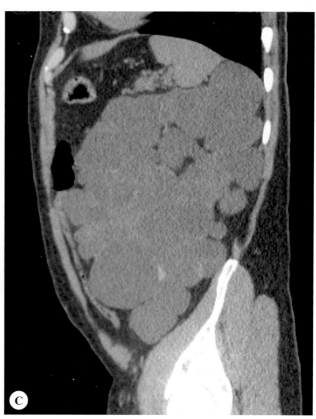

▲ 图 14-68　多囊肾患者的 CT

有类型反应的发生率与青霉素反应的发生率相似）。因此，此项检查应该在具备紧急心肺支持系统和知道如何处理对比剂反应的医生（通常是放射科医生）在场的情况下进行。几乎所有这些过敏反应都是可以治疗的。

　　如果患者曾经经历过对比剂反应，当被安排对比剂检查时，应该告知放射科。既往有轻微反应的患者通常不需要术前用药，然而，那些在过去发生过严重反应的患者应在术前接受三剂类固醇治疗。之前的对比剂反应与放射科医生讨论，放射科医生可以提出术前用药建议，也可以推荐其他不需要碘对比剂的影像学检查，如超声和 MRI。

二十、肾创伤

　　对于腹部创伤后出现血尿或腰痛的患者，可考虑肾损伤。损伤可能轻微或严重，在这两个极端之间的不同程度的创伤可能需要手术修复，也可能不需要对活动性出血进行栓塞治疗。因此，不仅要对肾损伤进行诊断，而且要对肾损伤程度进行分级。这最好通过 CT 实现（图 14-73 和图 14-74）。

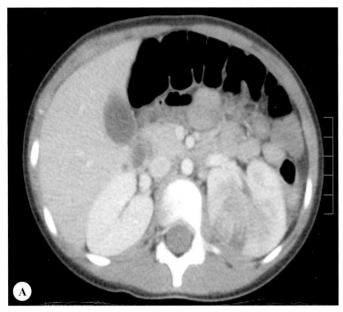

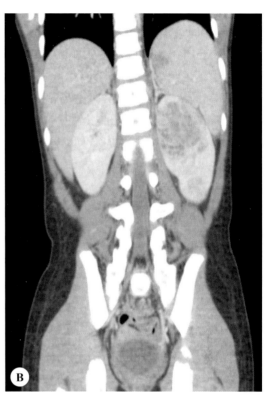

▲ 图 14–69　急性肾盂肾炎。患左肾急性肾盂肾炎的年轻人的轴位（**A**）和冠状位（**B**）CT。左肾比右肾略微增大，左肾异常的"条纹状"肾图，静脉对比剂灌注减少

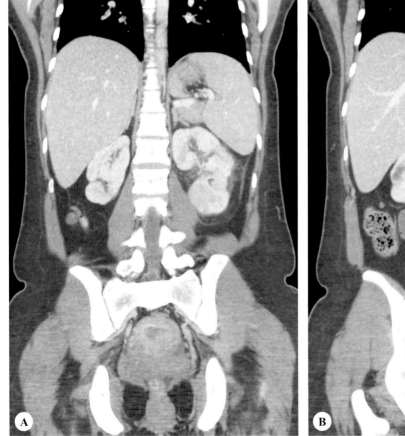

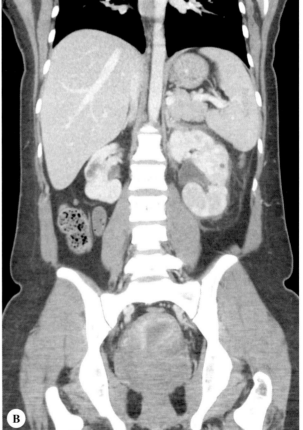

▲ 图 14–70　慢性肾盂肾炎。双侧慢性肾盂肾炎患者的冠状位 **CT** 请注意双侧瘢痕和结节状肾脏，由于皮质瘢痕形成，皮质轮廓不规则。受累较严重的右肾因瘢痕较大而缩小

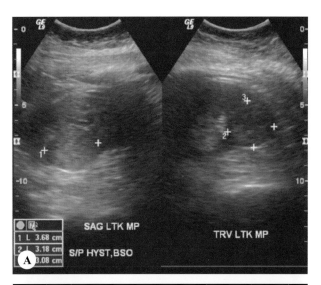

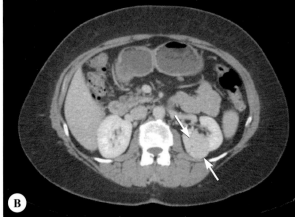

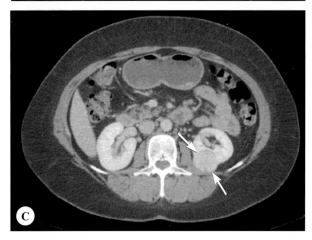

▲ 图 14-71　肾细胞癌

A. 超声显示左肾中部有一个小的强回声肿块（光标显示肿块最大直径 3.68cm）；B 和 C. CT 显示左肾后中部的肿瘤（箭）。未见邻近结构侵犯，未见转移

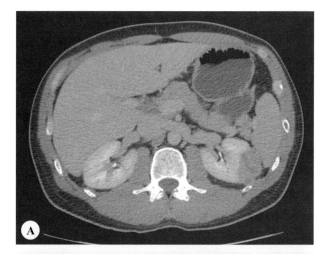

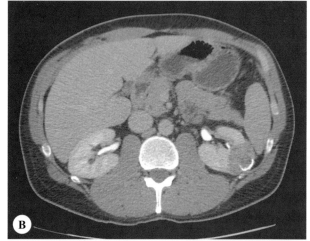

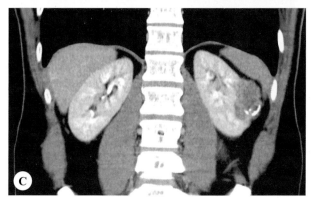

▲ 图 14-72　肾细胞癌 1 例

左肾肾细胞癌的轴位（A 和 B）和冠状位（C）CT。注意肿瘤内的营养不良钙化

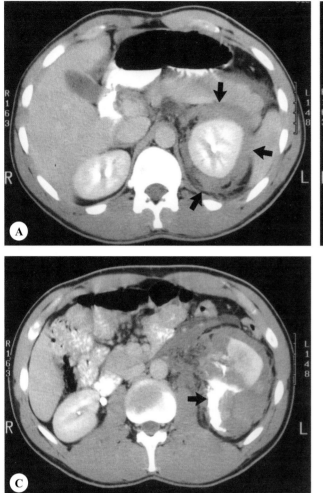

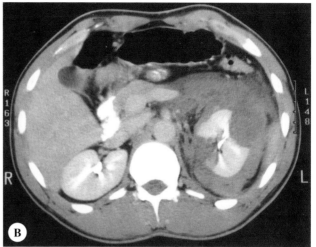

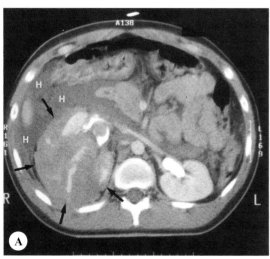

▲ 图 14-73 左肾破裂的 CT

A. 肾上极层面显示没有撕裂伤，但显示左肾周间隙（箭）的血液，围绕左肾；B. 稍低层面显示左肾实质撕裂伤和较多肾周血肿；C. 更低层面图像显示左肾实质侧面的破裂部分，从破裂处延伸到肾集合系统有静脉注射对比剂渗出（箭）

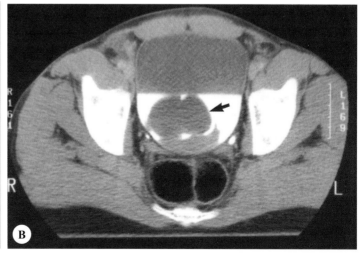

▲ 图 14-74 CT 显示右肾破裂伴有肝裂伤引起的腹腔积血

A. 肾中部切片显示右肾破裂，对比剂外渗，肾周间隙有大量血液积聚（箭）。肾外伤通常不产生腹腔积血（H）；但当肾外伤时出现腹腔积血时，必须怀疑腹腔内其他器官损伤；B. 骨盆切片显示肉眼血尿患者的膀胱内有血块（箭）

腹部损伤根据 AAST 制定的分类系统进行分级。对于肾损伤，共分为 5 个等级，从轻度挫伤（Ⅰ）到肾粉碎（Ⅴ）。对于大多数腹部器官损伤，在创伤患者的 CT 报告中会找到 AAST 损伤等级。

CT 可识别肾挫伤、小的肾皮质撕裂伤和包膜下血肿（通常不需要手术），并将其与伴有活动性出血的较大撕裂伤、肾粉碎和肾动脉损伤区分，而这些通常需要紧急干预。CT 对邻近腹部结构的成像能力更有价值，因为肾外伤患者经常还伴有其他器官的损伤。右肾损伤常合并肝损伤，左肾损伤常合并脾损伤。任一肾脏损伤常合并腰椎损伤，多为横突骨折。

输尿管和膀胱损伤可通过 CT 显示为尿液在输尿管或膀胱撕裂部位外渗。输尿管撕裂伤后外渗腹膜后，膀胱撕裂伤（或膀胱破裂）可能外渗到腹腔内（腹膜内膀胱破裂）或腹膜外软组织（腹膜外膀胱破裂）。

外伤患者出现肉眼血尿时应考虑膀胱损伤。腹膜外膀胱破裂累及膀胱前表面，并与骨盆前骨折相关（如耻骨支骨折）。腹膜内膀胱破裂累及膀胱顶，通常是由于膀胱充盈时下腹部受到前侧打击所致。腹部创伤 CT 可显示腹腔内水样密度影，这代表尿外渗。显示膀胱损伤可能需要进行 CT 膀胱造影。

二十一、膀胱

在静脉尿路造影时，常规对膀胱进行造影和 X 线摄影。因此，在膀胱腔内产生充盈缺损的情况，如膀胱癌和膀胱结石，可以很容易地检测出来。此外，使膀胱移位的周围肿块也可被识别。图 14-75 显示了一个患有良性前列腺肥大的老年男性的 IVU 图像，显示膀胱底被增大的前列腺头抬高。

通过经尿道插入的膀胱导管（如 Foley 导尿管）将对比剂直接注入膀胱，可以使膀胱显影，这一过程如果用常规 X 线检查称为逆行膀胱造影，或如果用 CT 检查称之为逆行 CT 膀胱造影。图 14-76 显示大结节性膀胱癌患者的 CT 膀胱造影示例。

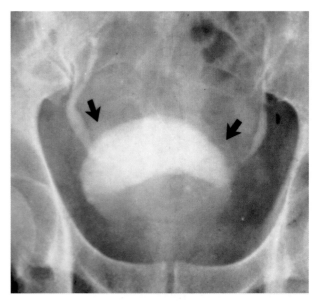

▲ 图 14-75　前列腺肥大患者膀胱 IVU 图像，隆起膀胱底的肿块为前列腺增大。箭表示膀胱壁增厚，由慢性膀胱出口梗阻引起

膀胱损伤可通过静脉尿路造影、腹部 CT、逆行膀胱造影或逆行 CT 膀胱造影显示。最后一种术式是最明确的，也是主要创伤中心的首选术式（图 14-77）。但这些检查都不能证明男性尿道的损伤，这需要逆行尿道造影检查。对于骨盆前骨折或有血性尿道分泌物的创伤患者应警惕尿道损伤。逆行尿道造影术是在透视控制下用小口径注射导管进行的。这个问题将在第 16 章中讨论。

目前，对疑似腹部损伤的患者进行 CT 检查，不仅可以准确诊断膀胱损伤，还可以区分腹膜内和腹膜外破裂。由于腹膜内膀胱破裂通常需要手术干预，而腹膜外膀胱破裂通常不需要。

在创伤患者成像怀疑膀胱破裂时注意一个情况，如果腹部创伤 CT 显示膀胱不充盈和膨胀，可能没有足够的膀胱内压力使含造影的尿液通过小裂口外渗以显示损伤存在。因此，如果放射科医生在第一次 CT 检查中发现膀胱未满，将向患者逆行注射对比剂（图 14-77），并通过 CT 膀胱造影再次进行对比剂注射。

各种影像学技术在膀胱癌的诊断中都很有用。静脉尿路造影可能不能显示小的膀胱癌，因为它只能显示膀胱腔，而不能显示膀胱壁的厚度。然

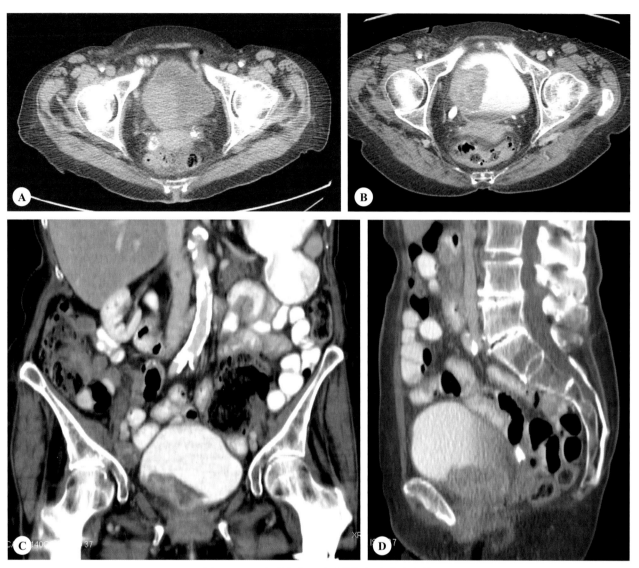

▲ 图 14-76 膀胱肿瘤。膀胱移行细胞癌患者的 CT
A. 平扫显示肿瘤部分被密度较低的尿液包围；B 至 D. 静脉对比剂后，膀胱内可见对比剂充盈，更好地勾勒出肿瘤的范围

而，膀胱镜检查可以很好地显示膀胱黏膜，当怀疑有小膀胱癌但在尿路造影中未发现时，通常进行膀胱镜检查。超声、CT 和 MRI 有助于诊断膀胱病变对膀胱壁及周围组织侵犯。例如，在膀胱癌的分期中,CT 和 MRI 可以显示膀胱壁受累的程度，以及周围盆腔结构是否受到侵犯。

二十二、肾上腺

CT、MRI、超声等影像学检查技术显著提高了肾上腺疾病的影像学诊断水平。虽然超声可以很容易地发现巨大的肾上腺肿物，但疑似肾上腺疾病的患者通常接受进一步 CT 检查，因为其优越的解剖分辨率甚至可以识别肾上腺的微小异常。对于疑似肾上腺疾病的患者，CT 是首选和适当的影像学检查方法。近年来，MR 扫描因较 CT 提供了更好的软组织分辨能力而成为肾上腺成像的流行技术。

在 CT 上，正常左肾上腺呈三角形，而右肾上腺呈新月形。在第 3 章中，你已经看到了一些常见的例子（图 3-64 和图 3-66）。肾上腺 CT 检查的适应证，包括提示嗜铬细胞瘤的阵发性高血压、库欣病或其他肾上腺皮质高分泌综合征的临床表现，以及可能代表肾上腺癌或神经母细胞瘤的新发胁腹部肿块。最后，肺癌和乳腺癌分期患者应行肾上腺常规 CT 检查，因为肺癌和乳腺癌经常转移到肾上腺。事实上，肾上腺转移非常常见；在尸检系列中，27% 的恶性疾病患者肾上腺转移。

肾上腺转移的其他来源包括黑色素瘤和胃肠道或肾脏的原发肿瘤。CT 和 MRI 无法鉴别肾上腺良性无功能腺瘤和实际转移瘤，两者均可仅表现为肿大或结节状腺体，经皮活检用于鉴别两者非常有用。

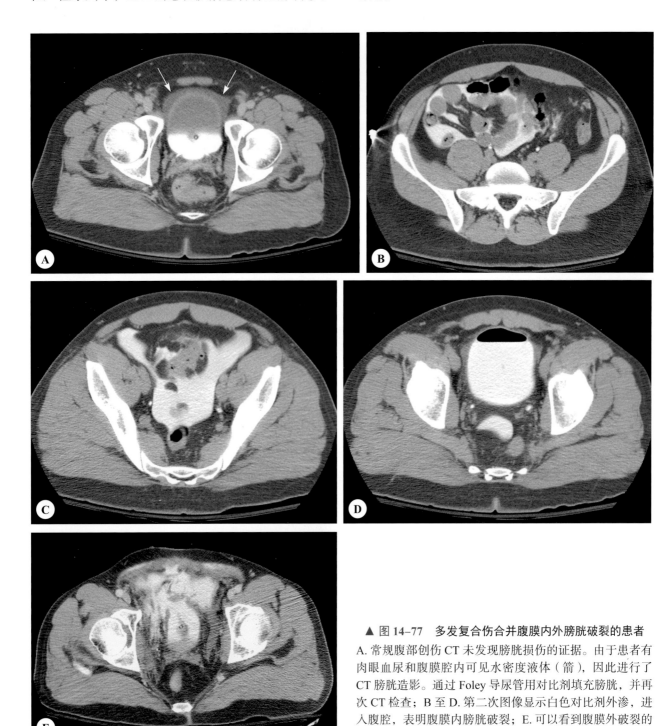

▲ 图 14-77　多发复合伤合并腹膜内外膀胱破裂的患者
A. 常规腹部创伤 CT 未发现膀胱损伤的证据。由于患者有肉眼血尿和腹膜腔内可见水密度液体（箭），因此进行了 CT 膀胱造影。通过 Foley 导尿管用对比剂填充膀胱，并再次 CT 检查；B 至 D. 第二次图像显示白色对比剂外渗，进入腹腔，表明腹膜内膀胱破裂；E. 可以看到腹膜外破裂的证据，即盆腔的软组织中有对比剂

CT 示双侧肾上腺增大伴肾上腺增生。单侧肿大通常表示良性或恶性肾上腺肿块，如嗜铬细胞瘤或皮质腺瘤。然而，转移性疾病可能导致一侧或双侧肾上腺肿大。因此，将 CT 检查结果与临床表现相联系是十分必要的。图 14-78 的患者因跌倒导致右肾上腺血肿，图 14-79 的患者有巨大的嗜铬细胞瘤，图 14-80 的患者有肺癌转移。

问题

未知 14-1（图 14-81）

中年男子，在 1 年前开腹手术后，腹部越来越膨隆。观察他 CT 的两个层面，检查使用口服对比剂，但没有使用静脉注射对比剂。原因是什么？

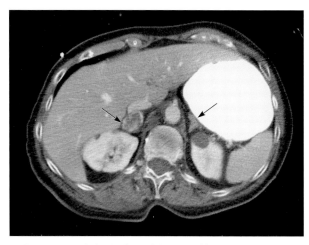

▲ 图 14-78 右肾上腺血肿的 CT。箭指向两个肾上腺。比较左肾上腺和右肾上腺，右肾上腺增大，含有低密度血液。出血在 2 个月内消退

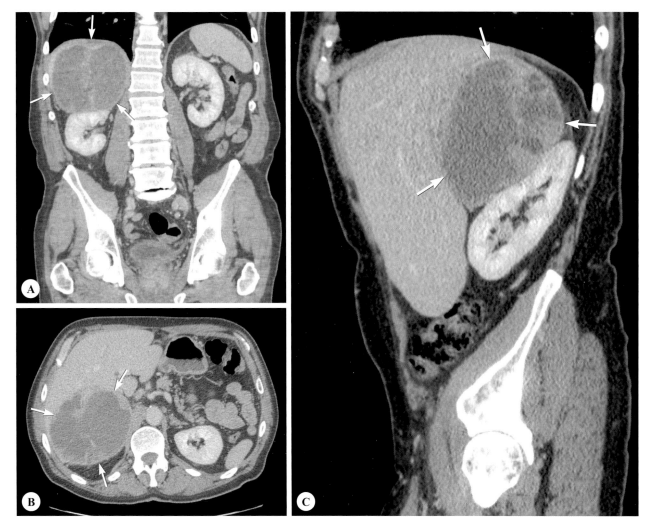

▲ 图 14-79 右肾上腺巨大嗜铬细胞瘤（箭）患者的 CT（A 至 C）和 MRI（D 和 E）。B 中肿瘤压迫右肾，C 中肿瘤压迫肝脏

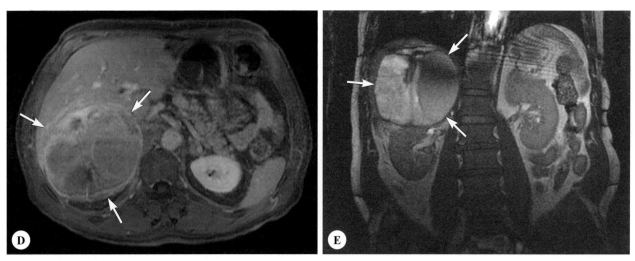

▲ 图 14-79（续） 右肾上腺巨大嗜铬细胞瘤（箭）患者的 CT（A 至 C）和 MRI（D 和 E）。B 中肿瘤压迫右肾，C 中肿瘤压迫肝脏

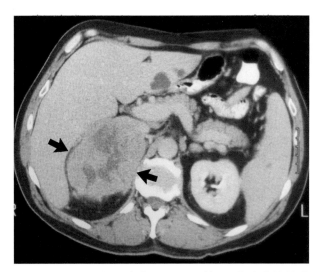

▲ 图 14-80 右肾上腺增大的 CT（箭），由肺癌的转移引起

可以在第 3 章中将这些图像与正常的腹部 CT 进行比较。

未知 14-2（图 14-82）

分析这张 CT 图，慢性酒精中毒的中年男性，主诉进行性右腹痛。比较肝和脾，你的发现和结论是什么？

未知 14-3（图 14-83）

年轻人，机动车碰撞中遭受了多处创伤，现在血压低，观察到了什么？

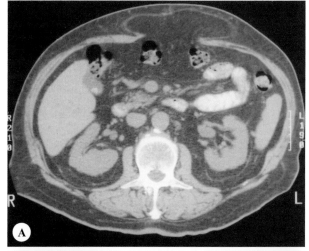

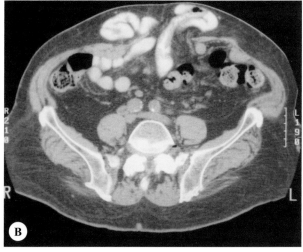

▲ 图 14-81 未知 14-1

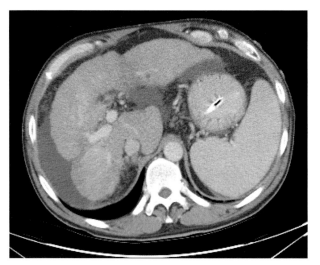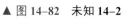

▲ 图 14-82　未知 14-2

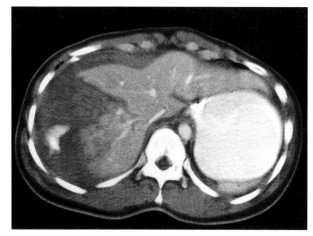

▲ 图 14-83　未知 14-3

第15章 肌肉骨骼系统
The Musculoskeletal System

一、如何学习骨骼 X 线

骨骼可能比你在医学院第 1 年意识到的要有趣得多。在记忆肌肉的起止点时骨骼可能并不迷人。但是你不能忽视骨骼的功能和变化，以及它们在健康和疾病中微观结构的生长和成熟（如果你想在开始本章时更新骨骼解剖学的知识，请回到第 3 章进行复习）。从阅读本页的 X 线开始。

在图 15-1 中，你可以看到股骨头凹，但你是否把股骨头凹深处看到的白线当作骨皮质在那里切线被射线捕获？同样，穿过股骨颈的白线恰好是曾经骨骺线的位置，是生长完全融合时在那里发育的稍密集的骨小梁的切线位。左上箭表示股骨后表面切线观察的股骨粗隆间骨嵴，它被投影叠加在它前面的所有骨松质和骨皮质上。你必须把骨骼的 X 线看作求和阴影照相，就像看胸部 X 线片一样。最后，右下箭指向小转子，其表面是切线位的致密骨质。

图 15-2 中木乃伊的腿骨为了放入已有的涂好防腐涂料的棺木而被一名古埃及殡仪馆馆长折断。股骨下段及手臂均缺失。

我们可以依据股骨头和胫骨近端尚未融合的骨骺判读这是一名儿童的木乃伊。当骨骺软骨中心形成矿化骨时，在 X 线片上会看到长骨末端的次级骨化中心。骨骺的生长发育和生长板的最终融合已被放射学记录；第一次出现和融合都发生在可预测的年龄，因此可以很容易的确定不明儿童骨骼年龄。

关于遗体，你能确定什么？判断为儿童的依据是什么？专家如何确定该儿童死亡年龄？

图 15-3 中为骨骼结构假设示例（A）及其近似 X 线图像（B）。通过简单的求和规则，楔形体

根据光线穿过它的方向投射出不同的阴影。最后看到的圆柱体在 X 线上变成了一个密集的圆，如果从侧面拍摄，它将产生两条切向的皮层投影平行线，就如图 15-4C 的下半部分那样。同时也要意识到，在图 15-4C 中，在较小的粗隆水平上，你看到的是外侧和内侧骨皮质的 X 线切线投影，在它们之间，前面和后面的骨皮质叠加在内部的骨松质上。

图 15-5 是胫骨上段骨小梁 3mm 厚的冠状位显微照片，显示了对负重的适应。请注意，垂直支柱越重越粗，它们之间由更轻薄的次级骨小梁连接，这些结构被称为次生小梁，在结构上起到

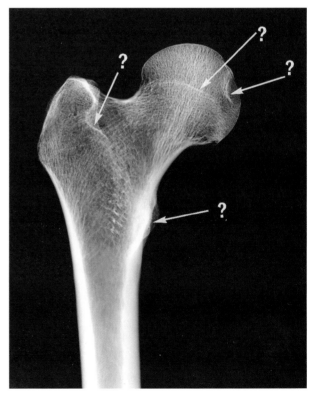

▲ 图 15-1　你能准确解释 X 线片中箭标记的细节所代表的解剖结构吗

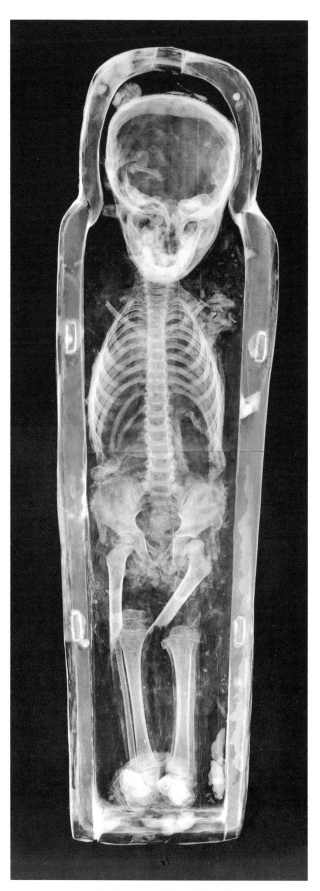

▲ 图 15-2　儿童木乃伊 X 线片

加固作用。松质骨区域负重能力弱，如椎体的中央部分或肩胛骨，骨小梁的大小和厚度比较均匀，松质骨之间的骨髓间隙设有较粗的支柱。将这些应用于观察图 15-6 中的足侧位相，可识别跟骨的应力方向。

二、骨骼 X 线要求

骨骼 X 线如何选择最佳投照角度，从而获得最多信息，是一个常规问题。你会很容易习惯常规的后前位和侧位，做两个差异为 90° 的视图在几乎所有的骨骼 X 线投照中都是必不可少的。另外一些特殊的角度用来显示骨骼特定部位的病变。这些特殊的角度有的是针对被检查的结构（如手腕的舟骨相），有的是用第一个描述和推荐该视图的人命名（如 Neer 的肩关节相）。

当你要求骨骼 X 线检查时，不必要求特定的视图，只需注明感兴趣的骨骼区域的 X 线片即可（颈椎 X 线片、右膝关节 X 线片或左拇指 X 线片）。每位放射科医生都会根据不同解剖区域决定投射角度。临床医生还应该在申请单上注明具体疼痛部位及相关临床表现。某女士由于足中部疼痛就诊，因此你会在申请单上写"右足 X 线片"（图 15-7），然后在 X 线上你会发现第 3 跖骨骨折。如果她抱怨疼痛更靠上方，你需要申请"右足及右踝关节 X 线片"，以此获得常规踝关节系列。注意，在图 15-8A 中，胫腓骨的下段与足的近端重叠。因此足部的 X 线检查不足以诊断可能的踝关节骨折。疼痛和压痛点的准确位置常常帮助你决定是否需要足还是踝关节或两者的 X 线。提供以上信息也有助于放射科医生确定 X 线投照位置是否正确，以及寻找病理改变的具体位置。

骨创伤部位的 X 线通常是在骨折复位并夹板固定后，以确定骨折碎片的位置和排列方式。由于外固定材料的叠加，可以看到的骨骼细节也因此减少。

你必须熟悉 X 线上骨骼的解剖细节，当骨骼在 X 线上不可避免地被叠加时（如图 15-9 中的股骨头和髋臼），你可以准确的减去叠加在上面的另

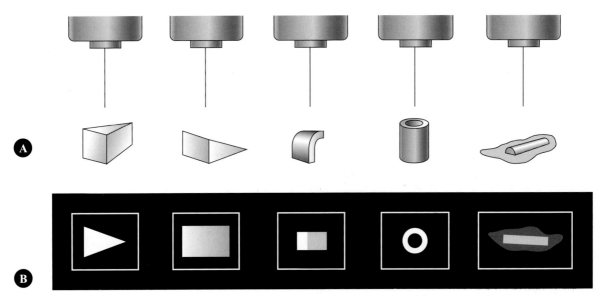

▲ 图 15-3　骨骼结构假设例子（A）及其近似 X 线图像（B）

外一个骨骼的部分。

三、骨折

常见骨折可分为不同类型（图 15-10B），包括横行、螺旋形、斜行、粉碎性（有多个骨折碎片和相交的骨折线）、压缩性或病理性（存在基础疾病时）。与外界相通的骨折称为复合骨折。穿过两个骨皮质的骨折是完全骨折，而只穿过一个骨皮质骨折，如青枝骨折，是不完全骨折，后者多见于儿童。

当肌腱或韧带被创伤性牵拉时，在其起止点容易发生撕脱骨折。这样的骨折往往很小，如果不仔细寻找，在 X 线上可能会被忽略。但总的来说，撕脱骨折与临床有极好的相关性，也就是说，如果骨折部位可触及，医生几乎总能找到压痛点。当分析 X 线时，应仔细检查韧带和肌腱的起止点，除外撕脱骨折。

深入关节间隙的骨折称为关节内骨折，通常伴有关节间隙内出血。这些关节积液（关节积血）很容易在膝关节、踝关节和肘关节看到，当 X 线检测到它们的存在时，提示警惕潜在的骨折。这些血性积液可以使关节轴位正常的脂肪平面发生移位，造成脂肪垫移位的创伤征象。

当异常压力作用于骨上时，可能造成应力性骨折。需了解两种应力性骨折。一种为正常骨受到异常压力时产生疲劳骨折。这种压力往往是反复存在，如新兵常见的跖骨"训练"骨折。另外一种是在正常应力作用于异常骨上，如老年骨质疏松女性在轻微创伤后发生的椎体压缩性骨折。

骨骼外伤后的 X 线片必须至少包括 90° 差异的两种投射角度，因为一条骨折线，尤其是当骨折碎片仅发生轻微移位时，在一个投射角度上可能看不到。复杂的骨骼解剖，尤其是关节部位，需要加照斜位或其他角度的位置。此处重申一下，作为临床医师，无须记忆不同骨骼部分所需的投照位置，你只需要写如"踝关节 X 线片""腕关节 X 线片"或"腰椎 X 线片"。

在图 15-11 中，你应该不难辨认出股骨颈的简单横断骨折。骨折在 X 线上表现为穿过骨骼的低密度线，此处皮质骨（致密骨）及松质骨的连续性均中断。如果是粉碎性骨折，将出现几个碎片和几个独立但相通的骨折平面（图 15-10B）。

对于 X 线上撞击性骨折引起起骨小梁内陷形成的高密度影（压缩带），不应与图 15-12 所示的骨骺的白色边界混淆。与白线相邻的穿过骨的低密度线是放射状透明软骨生长板（骨骺）的切线位，其边缘显示的不是骨皮质的突然中断，而是正常位置上平滑弯曲形成的。

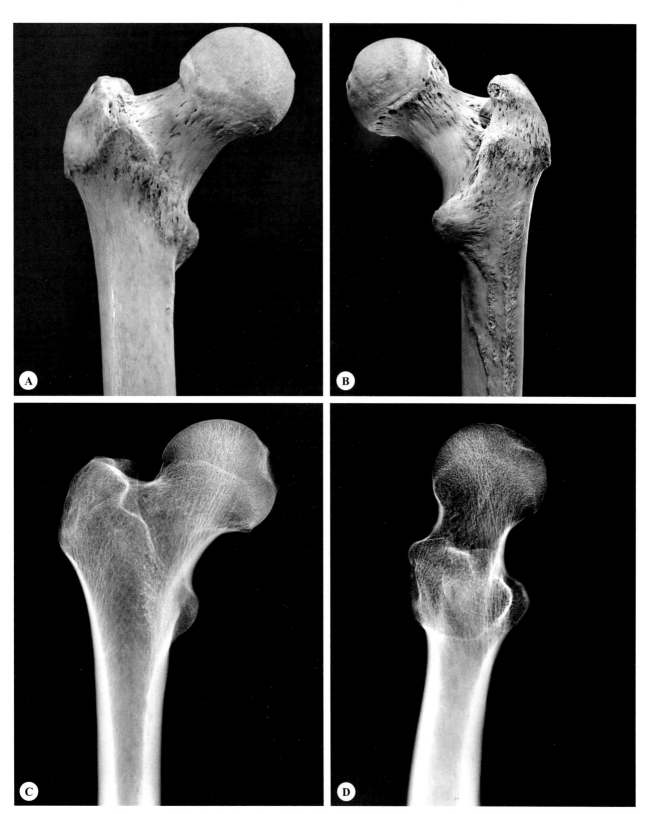

▲ 图 15-4 股骨上段（**A** 和 **B**）前后位照片，辅助理解 **C** 和 **D** 中的前后位和侧位 **X** 线片

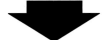
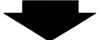
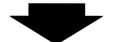

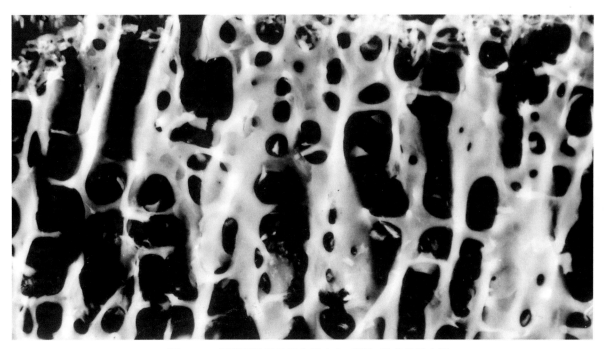

▲ 图 15-5 显微照片显示沿负重方向（箭）发育的骨小梁

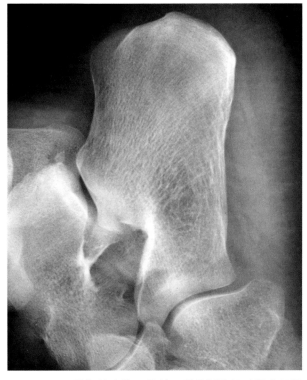

▲ 图 15-6 局部放大的 X 线片。跟骨侧位相（足底平行与页面侧方边缘）。局部骨小梁沿跟骨关节斜行向后下方至足跟承重点

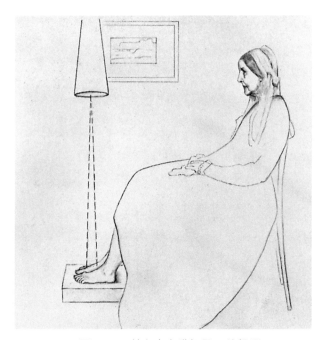

▲ 图 15-7 某女患者进行足 X 线投照

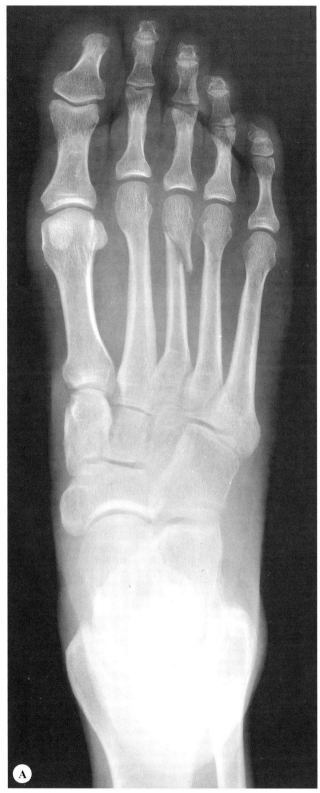

▶ 图 15–8　右足的不同角度。何种舒适的姿势才能
让患者获得 B

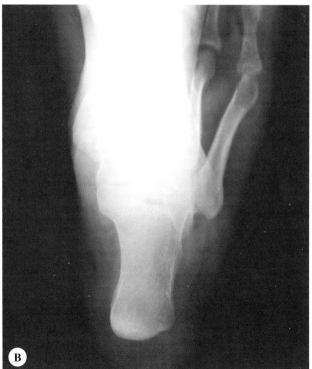

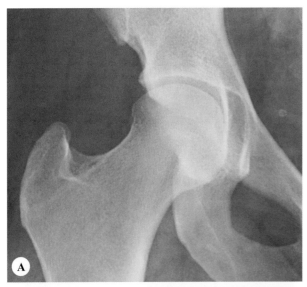

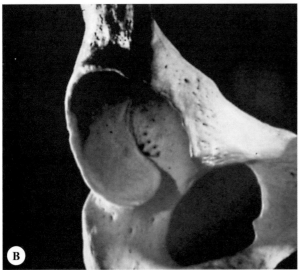

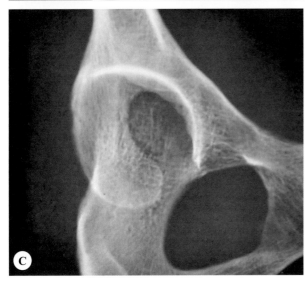

▲ 图 15-9　髋臼阴影叠加于股骨上段

A. 某患者 X 线片；B. 另一名患者标本照片；C. B 中标本的 X 线片

在一些急性骨折患者中，当骨折无移位时，早期 X 线检查可能为阴性。某些结构由于骨折早期 X 线正常而闻名，包括手舟骨及髋部。通常，此类患者在几天内复查 X 线，由于骨折线的轻微移位，或者骨折线附近的骨性重吸收使骨折在 X 线上明显，可转为阳性。但是你绝不能忽视急性骨折的可能；当临床检查提示骨折（严重疼痛、血肿或功能障碍），X 线阴性时，应行其他影像学检查，通常是 CT 或 MRI，或者现在较少应用的放射性同位素扫描。

CT 比 X 线片能更好地显示骨折线，可以显示无移位骨折的细微骨皮质异常。在骨扫描上，无移位骨折局部同位素摄取增加。MRI 可以显示骨挫伤和骨折，因为这些情况可以引起骨内出血，取代正常的骨髓组织，从而改变 MR 信号。但是 CT 对于多数骨折评估更可取，因为 CT 较 MRI 能更快更廉价的显示骨折线细节、骨折碎片的位置和方向（图 15-13）。CT 特别有助于显示骨骼解剖复杂部分的骨折，如脊柱、骨盆和髋部、面部、肩部和足。此外，CT 扫描速度快，并且无须患者摆不舒适体位。在进行轴位扫描后，CT 可以做矢状面和冠状面重建，以及损伤区域的三维模型，显示主要骨折碎片的位置和方向，这样就可以像在去除软组织的情况下观察患者的损伤情况（图 15-14）。

由于骨皮质在 MRI 为低信号，MRI 不能像 CT 一样清晰显示骨折线或碎片。但是 MRI 可以显示 CT 可能忽略的骨损伤，如骨挫伤和无移位骨折产生的骨髓腔内的出血和水肿（图 15-15 和图 15-16）。

四、骨折的临床表现

图 15-17 至图 15-24 是一个骨折诊断练习，为大家框定为未知。就如你在急诊科随机看到的患者一样，并非每张 X 线都显示骨折，但是这些患者均受过外伤。

你可能发现如下结果。

1. 骨皮质连续性中断。

2. 放射性骨折线。

3. 皮质骨和松质骨重叠形成的异常白色区域。

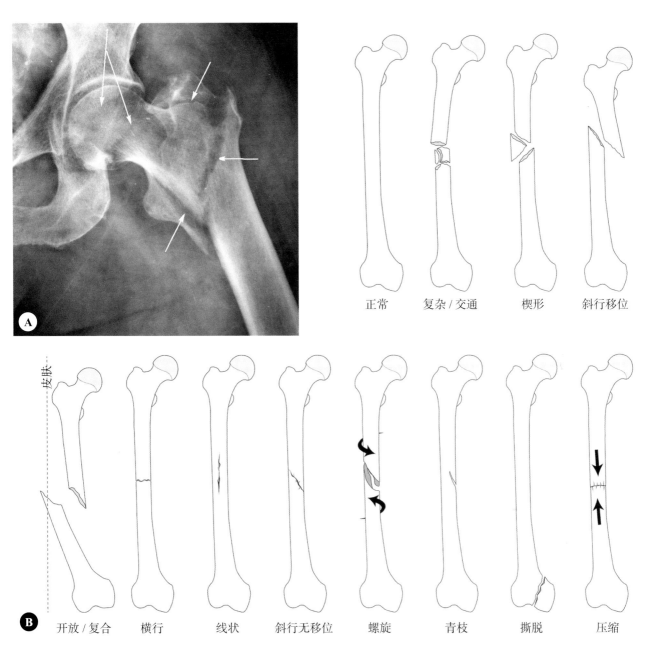

正常　　　复杂 / 交通　　　楔形　　　斜行移位

皮肤

开放 / 复合　　横行　　线状　　斜行无移位　　螺旋　　青枝　　撕脱　　压缩

▲ 图 15-10　**A.** 左股骨粗隆间粉碎性骨折。长箭示髋臼前后缘的边缘重叠。短箭示三个相通的骨折面；**B.** 不同骨折类型的示意

4. 不明原因的碎片骨，无明确骨折线。

5. 两张图上可见压缩骨折的高密度区。

6. 愈合的骨折（骨痂）邻近软组织中的絮状高密度影，仅钙化后可见。

记住在向骨科医生描述这些 X 线时，放射科医生不仅描述骨折的位置和类型，还有骨折碎片的排列和成角，以及邻近异常密度影。除非软组织内有明显的气体密度影，否则 X 线上不能明确显示开放或闭合性骨折。

当骨折发生在骨质异常导致的骨骼脆弱时称为病理性骨折，以图 15-25 和图 15-26 为例。

图 15-25 中，骨皮质受压呈圆柱形袖套样。局部骨膨胀，骨膜下见新生骨，骨皮质变薄。在变薄的骨皮质有一个小缺口样骨折，侧缘可以看到明确的骨皮质中断。这是一个儿童骨囊肿的病例。投掷球运动引起骨折。局部骨骼膨胀是良性病变的标志，因为长期才能发生这样的骨性重塑。恶性肿瘤由于具有极强的破坏性，会侵蚀骨皮质。

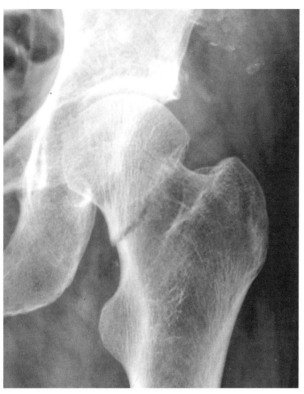

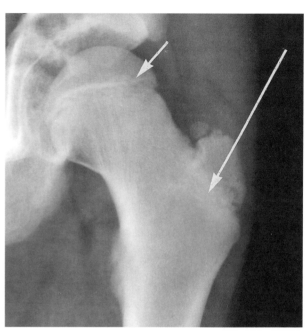

▲ 图 15–12　儿童髋关节骨骺（箭），要与骨折区别。股骨头骨骺在 8 月龄前出现，18 岁左右闭合。大转子的骨骺 2 岁左右出现，16 岁闭合

▲ 图 15–11　该患者是否有骨折

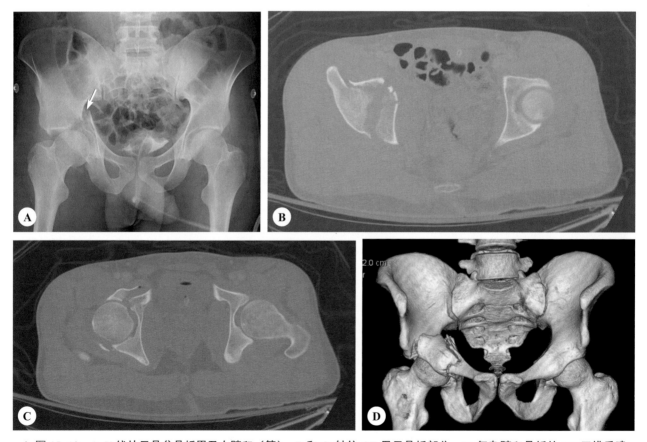

▲ 图 15–13　A. X 线片示骨盆骨折累及右髋臼（箭）；B 和 C. 轴位 CT 显示骨折部分；D. 复杂髋臼骨折的 CT 三维重建

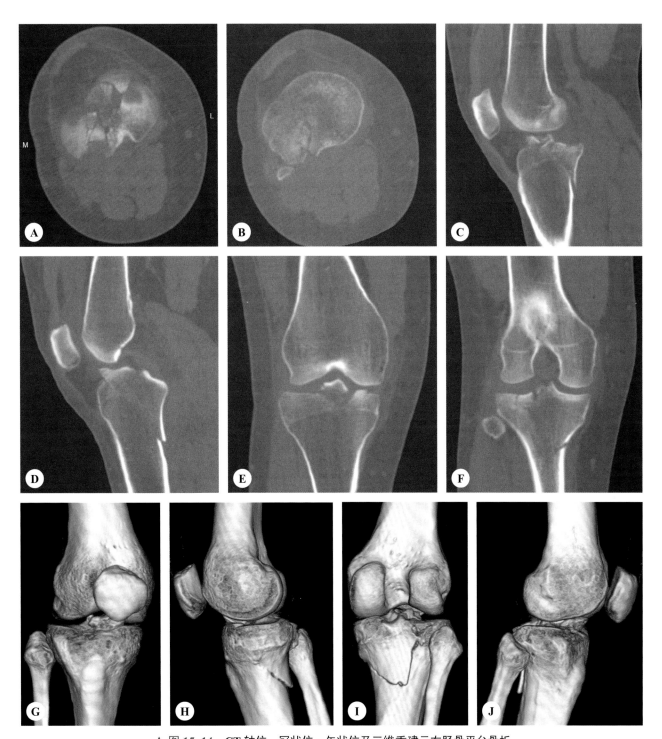

▲ 图 15–14　**CT 轴位、冠状位、矢状位及三维重建示右胫骨平台骨折**

A 和 B. 胫骨近端轴位示胫骨平台多发骨折，左侧为胫骨平台内侧（M），右侧为外侧（L）；C 至 F. 矢状位和冠状位重建显示骨折碎片的位置和排列，股骨无损伤；G 至 J. 三维重建的前面、后面和双侧位相

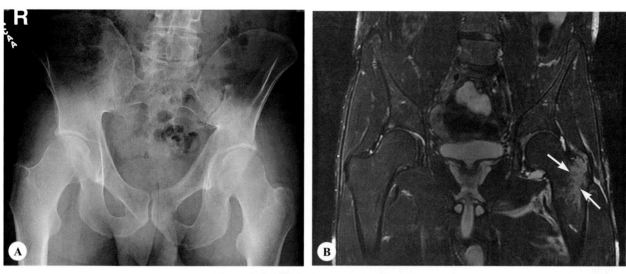

▲ 图 15-15　年轻的自行车运动员的左髋无移位骨折
A. X 线片完全正常；B. MRI 示股骨粗隆间无移位骨折（箭）

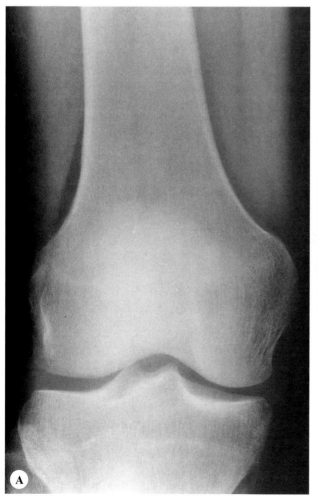

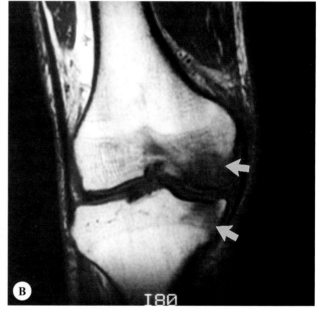

▲ 图 15-16　因滑雪右膝关节受伤的年轻人骨挫伤影像。X 线片完全正常，如 A 中前后位相所示。MRI（B）显示股骨内侧髁和胫骨平台内侧骨挫伤（箭）。正常骨髓由于脂肪的存在，在 T_1 加权像有较强的 MR 信号（呈亮白色）。当有骨挫伤时，局部脂肪被出血和水肿替代，MR 信号减低。如果创伤加重，该患者可能出现胫骨平台或股骨内侧髁骨折

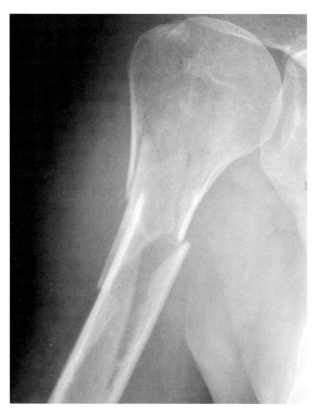

▲ 图 15-17 未知 15-1

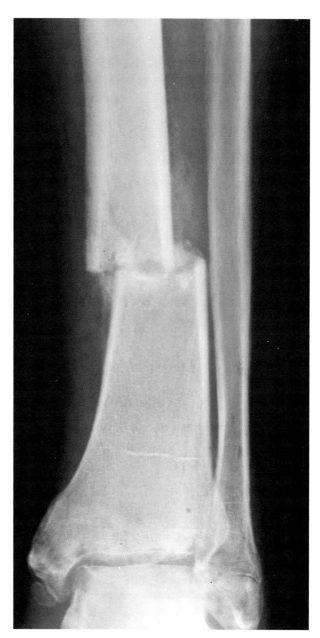

▲ 图 15-19 未知 15-3

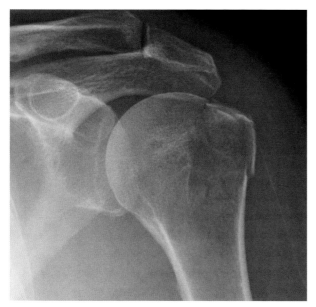

▲ 图 15-18 未知 15-2

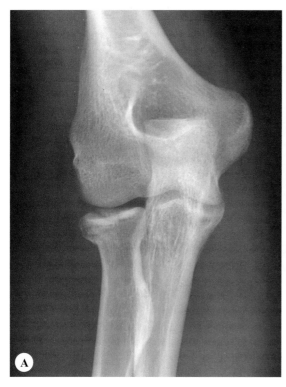

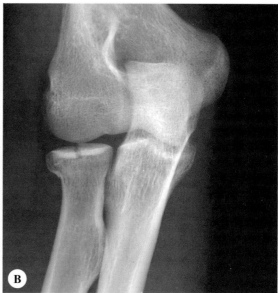

▲ 图 15-20　未知 15-4

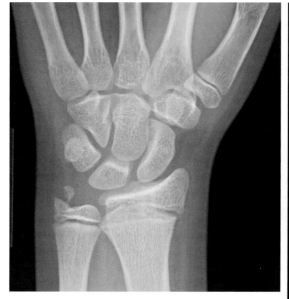

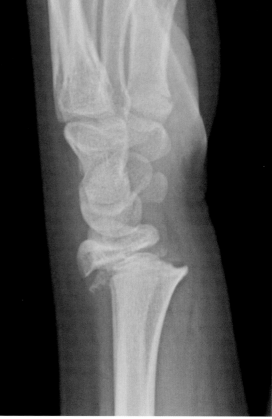

▲ 图 15-21　未知 15-5

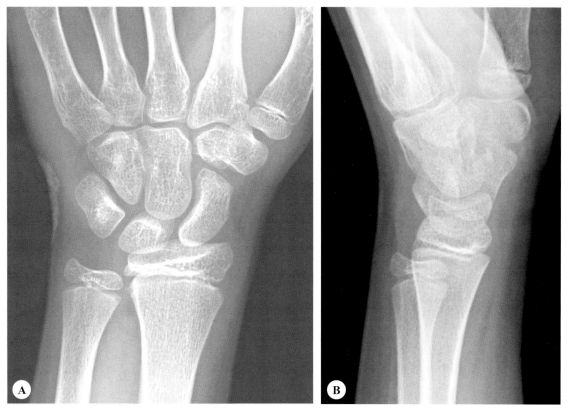

▲ 图 15-22 未知 15-6

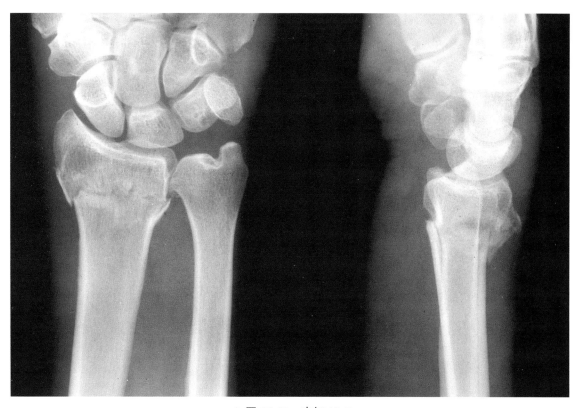

▲ 图 15-23 未知 15-7

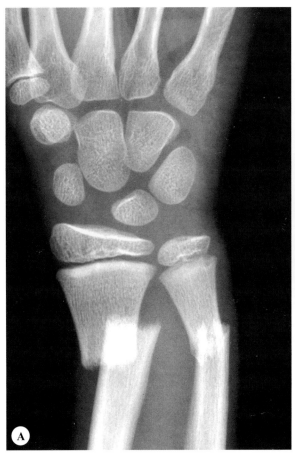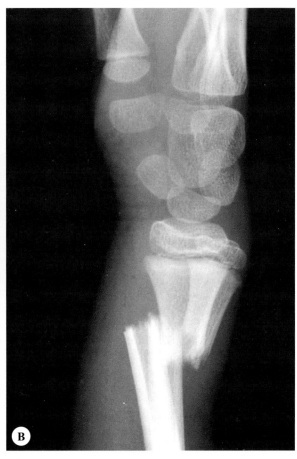

▲ 图 15-24　未知 15-8

图 15-26 为一 Paget 病患者的股骨上段。小转子下方数厘米处发生横行骨折。尽管局部骨特征性的增厚，但是 Paget 病也减弱了局部结构，骨承受应力的能力较正常长管状骨降低。正常股骨上段骨折多为不规则碎裂，但是该患者为横行骨折。Paget 病通常导致局部骨膨大、骨皮质增厚、骨小梁排列紊乱。

五、脱位和半脱位

骨折常伴有关节脱位，但是无骨折也可能发生脱位。部分错位也称为半脱位。图 15-27 显示肩关节前脱位及其复位后。复位后肩关节正位相示肱骨头的一个因脱位导致的缺损，称为 Hill-Sachs 畸形（箭）。几乎所有的肩关节脱位都是前脱位，肱骨头向前、向内侧和下方移位，使得影像学诊断变得容易。比较少见的后脱位在肩关节前后位 X 线片上，由于移位较小容易漏诊，需要

特殊角度摄片才能确诊。脱位和半脱位几乎可以发生在身体的每个关节，包括四肢的所有关节。判断关节脱位的一个有用标志是关节处骨的重叠，而不是关节间隙清晰可见。在图 15-28 中手的前后位 X 线片上，注意第 5 指远端指间关节处的重叠，并与其他关节进行比较。侧位相上第 5 指的脱位更明显。

六、骨髓炎

骨髓炎几乎可以发生于任何年龄段的人的全身骨。最常累及长骨的干骺端，通常是血源性的。目前在糖尿病患者和静脉吸毒者中发现，最常见的致病菌是金黄色葡萄球菌。遗憾的是骨髓炎（骨破坏和骨膜反应）中所见的改变，发病 2 周后才会出现。在 X 线片上检出时，可表现为溶解性骨破坏（图 15-29A），伴或不伴有骨膨大、硬化边及骨膜反应。通常邻近的软组织肿胀，脂肪密度

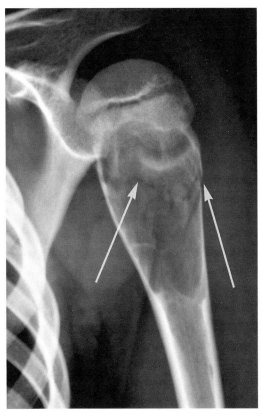

▲ 图 15-25 病理性骨折通过位于干骺端的典型骨囊肿（箭指示骨折线）

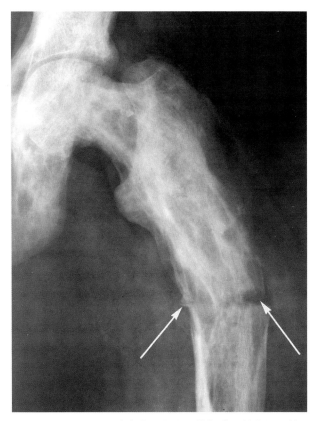

▲ 图 15-26 Paget 病患者股骨上段横行病理性骨折（箭）

增高。糖尿病患者常累及足趾骨和跗骨，表现为骨质侵蚀和局部软组织溃疡。

由于 X 线片只有在晚期才能显示，临床怀疑有骨髓炎的患者应进行放射性同位素骨扫描或 MR 检查（图 15-29B）；这些检查可以显示 48h 之内的骨髓炎改变，从而可以开始治疗。记住任何新的溶骨性病变都可能代表骨髓炎。

七、关节炎

当患者出现关节炎症状时，咨询医师的目标是确认诊断并确定关节炎的类型，以便启动适当的管理计划。不同关节炎都具有特征性的临床表现和实验室检查结果，如老年女性常见的骨性关节炎累及远端指间关节和高尿酸血症引起的痛风性关节炎。此外，当临床表现不明显时，放射学可能在鉴别诊断中发挥有重要作用。此外，放射学评价有助于明确分期、受累程度，从而优化治疗计划。这里我们将回顾三种常见的关节炎类型：

骨关节炎、类风湿关节炎和痛风。记住，你未来的患者可能还有其他不太常见的关节炎形式，这些关节炎会产生不同的临床及影像表现。

骨关节炎（也称为退行性关节炎、退行性关节病或简称 DJD）是最常见的关节炎。它在老年人中普遍存在，也可以见于反复创伤后的年轻患者（如职业棒球投手常有肘关节的早期骨性关节炎）。特征性的放射学表现为关节间隙变窄，关节两侧类似新生骨的高密度影，关节间隙边缘骨赘形成，关节软骨骨赘和关节液渗入关节周围形成骨内小囊肿。放射学检查结果可能因患者的骨矿化程度而异。老年骨质疏松患者的硬化程度和骨赘形成可能减少。

骨性关节炎分原发性和继发性两种类型。继发性骨关节炎一般指 DJD，与创伤有关。常见于脊柱、手和负重关节，如髋关节（图 15-30）和膝关节。当其在髋关节和膝关节进展时，治疗可能需要进行假体关节置换。

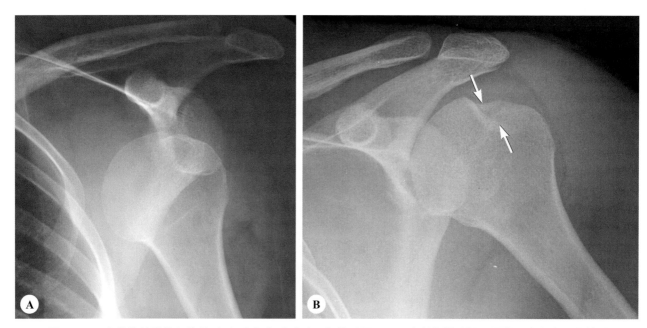

▲ 图 15-27　肩关节前脱位复位前（A）和复位后（B）。复位后显示了一个创伤性缺损，通常发生在肩关节前脱位（箭）。它被称为 Hill-Sachs 畸形，是脱位时关节盂边缘对局部骨皮质损伤

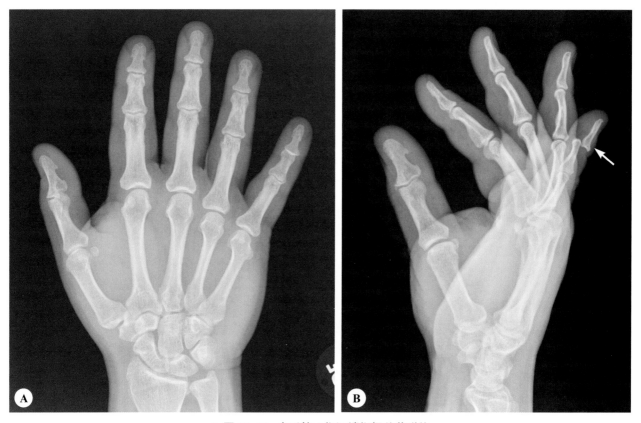

▲ 图 15-28　左手第 5 指远端指间关节脱位
A. 前后位显示第 5 指远端指间关节间隙略减小；B. 侧位相更好地显示后脱位的指骨（箭）

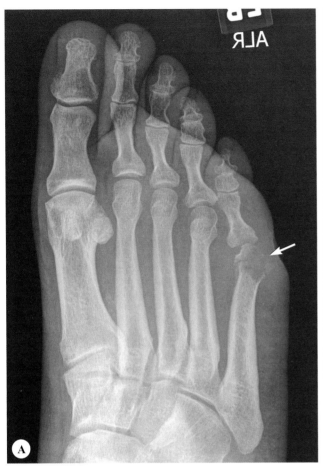

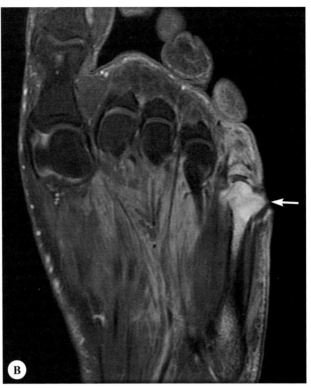

▲ 图 15-29　糖尿病患者第 5 跖骨远端骨髓炎

A. X 线片上第 5 跖骨头部溶骨性破坏及局部皮肤溃疡（箭），与第 2、3、4 跖骨相同部位比较；B. MRI 显示第 5 跖骨骨髓内信号增高（箭），符合感染改变

　　原发性骨关节炎（图 15-31）是一种先天性关节炎，常累及中年女性双手。在影像学上颇具特征，最常累及远端指间关节，其次是近端指间关节受累，并且为双侧对称。

　　注意在负重区关节间隙变窄，局部软骨变薄、变性。关节两侧有反应性骨硬化，关节面下骨内形成透明的囊肿。

　　典型的类风湿关节炎发生于 24—45 岁的女性。它是一种结缔组织紊乱，可影响任何部位的关节滑膜。患者主诉关节僵硬、肿胀和疼痛，最多见于手，其他关节也会受累。典型的影像表现为软组织肿胀、骨质疏松、关节间隙狭窄和边缘侵蚀。类风湿关节炎通常呈双侧对称，X 线表现为掌指关节及近端指间关节周围软组织肿胀。骨关节的侵蚀是由增生的滑膜引起的。最终会出现关节不稳甚至半脱位，从而导致关节畸形。本病影响腕关节，在进展病例中，典型表现为腕关节融合

（图 15-32 和图 15-33）。在类风湿关节炎后期，需要注意的是，一些类风湿性关节炎影像上可能有骨性关节炎的表现。

　　痛风是一种与高尿酸血症相关的代谢紊乱，其中尿酸单钠盐晶体沉积在许多组织中，包括滑膜、骨、软组织及关节软骨。这种不应被认为是一种关节疾病。男性发病率约为女性的 10 倍，最常累及双手（图 15-34）和足，尤其是第 1 跖趾关节（图 15-35）受累引起的软组织肿胀疼痛是典型的足痛风表现。

　　影像表现非常有特征性，但是发病 4~6 年才能通过 X 线观察到。大多数患者通过临床和实验室检查结果可以确诊，并在发生关节破坏前得到有效治疗。因此，在实际工作中，大部分痛风患者的 X 线表现正常。当有放射学发现时，通常表现为骨大片侵蚀，周边软组织结节（痛风石）常伴有硬化、突出、钩状边缘。关节病变具有随机

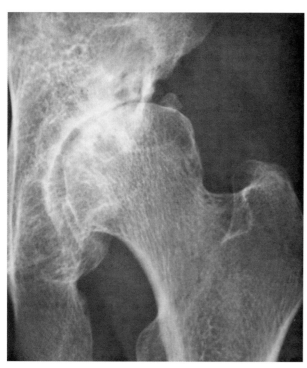

▲ 图 15–30　髋关节退行性关节炎

注意负重区关节间隙变窄，软骨退化、变薄，关节周围的骨质中形成透明囊肿

性；无特别的受累关节群，许多关节外观上可能表现正常。痛风石可伴有或不伴有钙化。记住类风湿关节炎和痛风都可以引起骨侵蚀。类风湿关节炎骨侵蚀周围是松质骨，而痛风骨侵蚀被致密的骨甚至骨硬化包围。

八、骨坏死

骨坏死（血管性坏死、无菌性坏死），或骨缺血性坏死，是由于骨或部分骨血供受影响，可由外伤、血红蛋白病、类固醇激素及多种全身疾病引起。这些变化不是立即出现，而是在一系列进展性的缺血性损伤后发生。骨结构最初没有改变，因为即使细胞死亡，骨基质尚未改变，因此早期 X 线片上表现为正常。后来，在 X 线片上可见斑片状放射透亮影，局部伴有硬化和骨塌陷区域，尤其是累及关节面的区域。

骨坏死最多见于长骨骨髓腔，尤其是股骨头，但几乎可累及任何关节。如今，最常见的原因之一是器官移植后或治疗哮喘、关节炎、脊髓损伤应用大量类固醇激素引起。MR 扫描是早期诊断

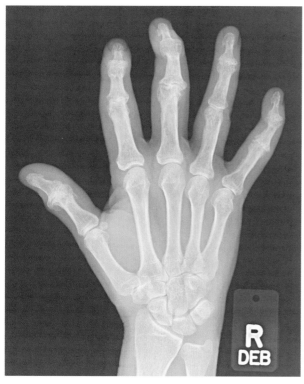

▲ 图 15–31　手原发性骨关节炎

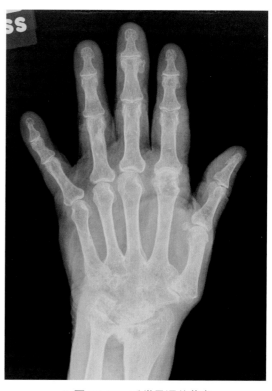

▲ 图 15–32　手类风湿关节炎

骨坏死的首选影像学检查方法。在最初的缺血损伤和脂肪细胞坏死后，可以看到异常的骨髓信号。将图 15-36 中正常膝关节骨髓与图 15-37 所示骨坏死患者骨髓进行比较。对于有骨痛，而 X 线片正常的类固醇激素治疗患者，要始终考虑进行 MR 扫描。MR 扫描可以显示骨坏死的证据，即使 X 线片和放射性同位素骨扫描正常（图 15-38）。晚期，X 线片可以显示 MR 异常区域的改变。

九、系统性疾病的骨改变

　　许多系统性疾病累及骨骼，因此骨影像可能反映基础疾病的病理。图 15-39A 所示患者患有镰状细胞性贫血。将其胸椎椎体与图 15-39B 中正常脊柱比较。镰状细胞贫血的骨改变是由于异常的镰状细胞引起微循环阶段性闭塞而造成的组织缺氧。结果为骨和骨髓梗死引起的骨和关节破坏、代偿性骨髓增生、继发骨髓炎及继发的生长缺陷。

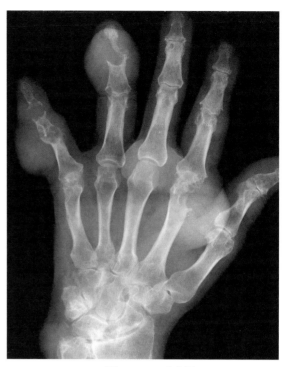

▲ 图 15-34　手痛风

注意软组织中典型的痛风石、散在不规则的关节破坏、骨远端的包涵体及大痛风石周围残留的钩形骨毛刺

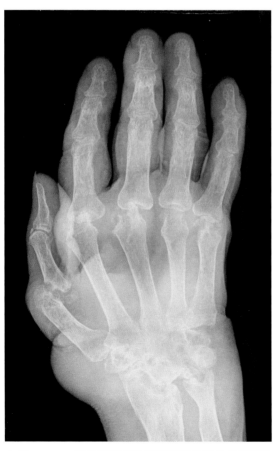

▲ 图 15-33　手类风湿关节炎晚期伴掌指关节半脱位

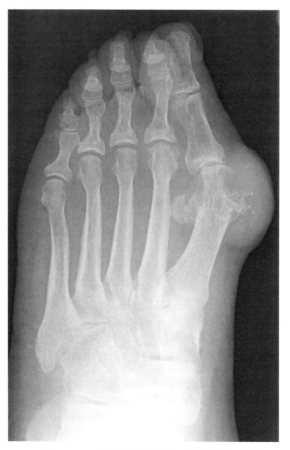

▲ 图 15-35　痛风累及大脚趾（典型的足痛风）

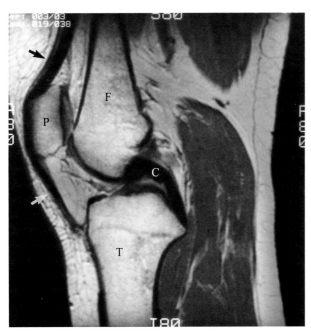

▲ 图 15-36　正常膝关节 MRI。矢状位 T₁WI 上，浅筋膜（皮肤下方及肌肉和肌腱周围）和骨髓中脂肪有很强的信号（呈白色）。皮质（致密）骨和肌腱几乎没有或没有 MR 信号，呈黑色。肌肉呈中等信号强度，为灰色。注意髌骨（P）、股骨（F）、胫骨（T）、后交叉韧带（C）、股四头肌键（黑箭）和髌韧带（白箭）。比目鱼肌和腓肠肌位于膝关节和胫骨后方，在股骨后方可见向上的肌腱

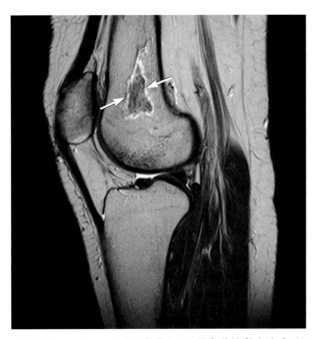

▲ 图 15-37　MRI 示膝关节骨坏死（器官移植激素治疗后）累及股骨远端骨髓。注意此病特征性的异常骨髓信号区域（箭）

这些反复周期性发作导致不可逆的骨梗死和骨坏死。这一点在承重结构中表现尤为明显。在脊柱中，骨和骨髓梗死导致椎体的台阶状、终板凹陷，CT 矢状位显示良好。同时应注意到骨密度增高的区域代表骨坏死。

图 15-40 所示为珠蛋白生成障碍性贫血患者的手，这是一种常染色体隐性遗传的小细胞性贫血。一个基因缺陷引起的球蛋白链合成速率降低，从而导致异常血红蛋白分子形成。X 线所示骨骼异常包括骨髓增生髓腔扩大、骨皮质变薄、松质骨吸收，骨密度普遍减低。髓腔扩大和骨皮质变薄在患者的掌骨中更明显。

图 15-41 为银屑病患者的手，患者银屑病关节炎累及左手第 5 指近端指间关节。银屑病关节炎累及 30% 的银屑病患者。影像表现包括骨侵蚀改变和骨增生的结合，主要分布在手的远端，指间关节比掌关节更常见。在图 15-41 所示的病例中，关节间隙消失，第 5 指近节指骨远端见侵蚀性改变。关节周围软组织肿胀反应持续存在的炎症。

图 15-42 中所示患者患有称为遗传性多发骨软骨瘤的系统性骨疾病。这种疾病又称遗传性多发骨外突，其特点是有长骨干骺端向外生长的多发性骨软骨瘤，即良性软骨帽状骨肿瘤。骨软骨瘤可能与骨骼生长减速、骨畸形和关节活动受限相关。

从 X 线上可以辨认的皮质（致密）和松质（髓质）骨外观的变化，图 15-43 和图 15-44 中手指的 6 种表现作为标准。

图 15-43A 中是一个正常年轻人的手指。与其他 5 张 X 线中异常的骨比较近节指骨中段骨皮质的相对厚度、每个骨小梁的大小和他们之间的骨髓间隙间隔。

图 15-43B 中，你可以识别甲状旁腺功能亢进引起的骨膜下骨质破坏（黑箭）。注意末节指骨远端骨侵蚀及骨膜下致密骨的骨破坏，骨皮质明显变薄。

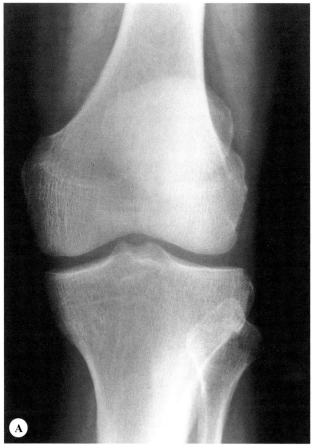

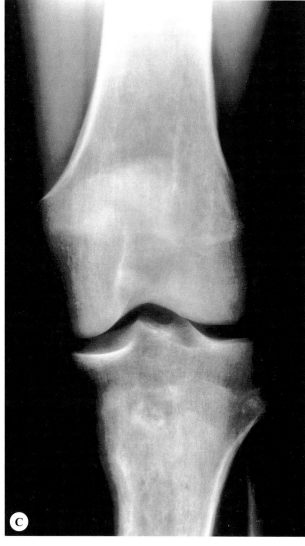

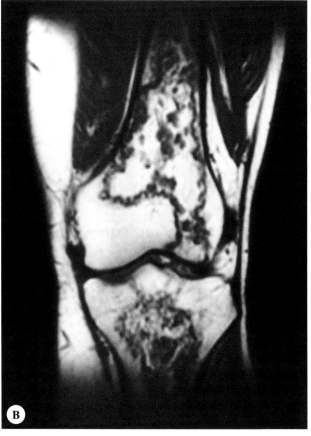

▲ 图 15-38　另一名 Crohn 病类固醇激素治疗后引起的骨坏死

早期症状出现时 X 线检查（A）完全正常，但是 MRI（B）显示股骨和胫骨广泛骨坏死。2 年后，X 线（C）显示骨坏死改变

图 15-43C 中，是一名长期广泛性类风湿关节炎老人的手，活动已受限，关节破坏性改变，掌指关节为著。注意其明显变薄的骨皮质及骨质疏松，即使在远离关节的中段。在所有活动明显减少的严重全身性疾病中，因为压力、负重、肌肉牵拉的正常刺激减少，骨质疏松的逐渐加重是不可避免的。在非常突然几乎完全中断活动的情况下，如股骨骨折后卧床牵引的患者，会发生废用

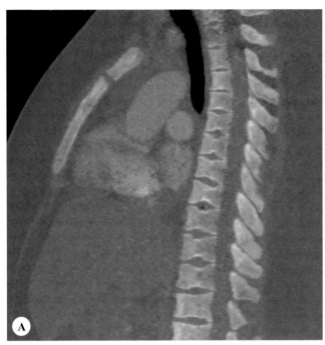
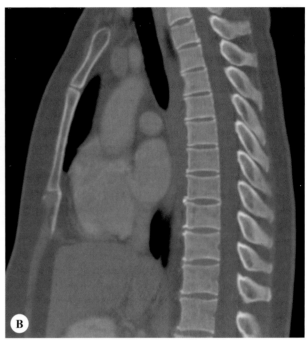

▲ 图 15-39　A. 镰状细胞性贫血的胸椎矢状位 CT；B. 正常脊柱做比较

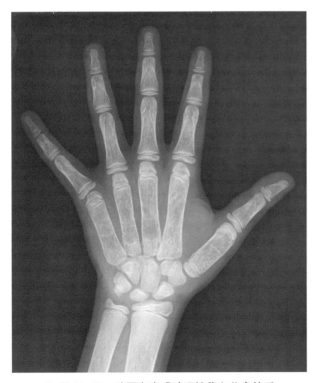
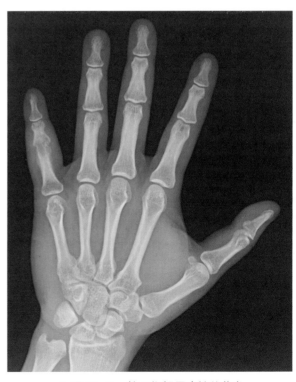

▲ 图 15-40　珠蛋白生成障碍性贫血儿童的手　　　▲ 图 15-41　第 5 指银屑病性关节炎

性骨质疏松；但只有在骨量减少约一半后 X 线上才能显示。因此，在许多痛苦的骨骼疾病，典型的 X 线表现为不同程度的失用性骨质疏松伴有骨皮质变薄和骨小梁纤细。

图 15-44A 中，边缘锐利的骨破坏区域散在分布在整个骨骼，这是由于结节病患者的肉芽肿侵蚀引起。注意这些区域主要累及骨皮质，容易识别。当破坏累及骨小梁时（白箭），在这种 X 线表现之前，必须有大量的骨缺损。其原因是破坏区前方和后方的正常骨骼掩盖了病变区域。

图 15-44B 中，患者有骨小梁坏死，或称为大理石骨，这是一种罕见的遗传缺陷疾病，骨破坏受损，陈旧骨聚积。骨皮质异常增厚，骨髓腔可能闭塞，是患者造血功能衰竭。净骨量明显增多。

图 15-44C 中，形态异常。这根手指为肢端肥大的典型改变。比较手指末端突出簇。指骨增宽，基底部展开。注意周围软组织增厚。这种 X 线发现可能提示一种临床上没有怀疑的诊断，或者确

认其中一种。

十、脊柱骨质疏松

脊柱在放射诊断中具有特殊的问题，因为它的结构非常复杂，有许多重叠的骨性部位，形状多种多样。正如我们所说的，CT 在确定不明部位骨折，或在 X 线片未见异常时确认（或排除）临床上怀疑的疾病方面有巨大帮助。CT 也被用来测量骨质疏松的程度，一系列的 CT 可以评估患者对治疗的反应。

图 15-45 中为一位患有骨质疏松症的老年女性的胸腰椎侧位片。她有胸椎后凸畸形，多年来因骨量逐渐丢失而产生骨皮质和骨松质均变薄，继发椎体压缩骨折。每个这样的患者发生压缩骨折时都伴有持续数天或数周的背痛，可以发生于剧烈运动或轻中度外伤后。如果本例患者出现新的上背部疼痛，应怀疑有新发压缩骨折，你是否能从这张 X 线中辨别？不，你不能，因为骨质疏松患者的新老椎体压缩骨折在 X 线片上可能无法

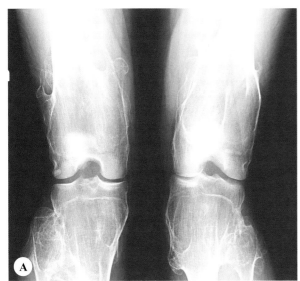

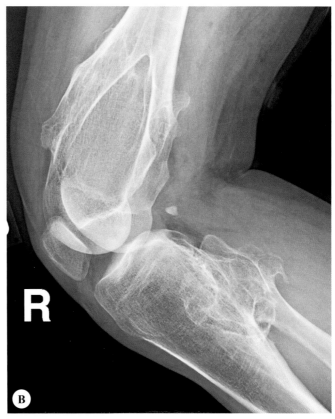

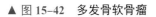
▲ 图 15-42　多发骨软骨瘤

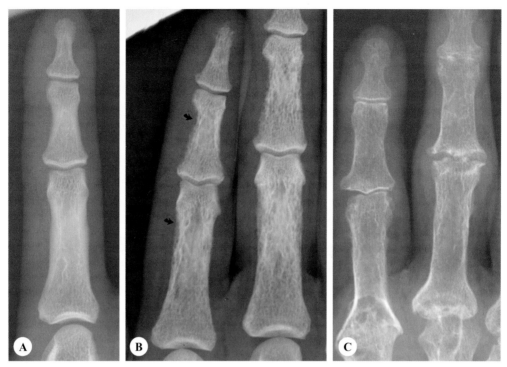

▲ 图 15-43　**A.** 正常年轻人的手指；**B.** 甲状旁腺功能亢进引起的骨膜下骨质破坏；**C.** 长期广泛性类风湿关节炎老人的手，活动已受限，关节破坏性改变，掌指关节为著

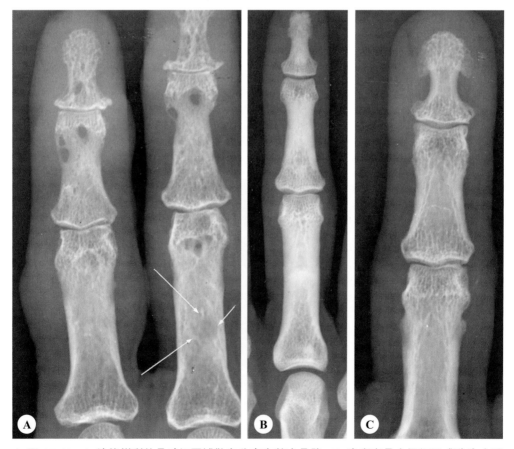

▲ 图 15-44　**A.** 边缘锐利的骨破坏区域散在分布在整个骨骼；**B.** 患者有骨小梁坏死或称为大理石骨；**C.** 形态异常

鉴别。但是你可以回顾以前的脊柱 X 线片，甚至是以前的侧位胸部 X 线片，并比较个别的椎体来区分新旧骨折。也可以进行放射性同位素骨扫描，它将显示新发压缩骨折对同位素的摄取增加，而陈旧骨折摄取不增加。MR 扫描也可以区分新旧压缩骨折；新发骨折由于椎体外伤后出血而在 T_1 加权像上丢失骨髓脂肪高信号。

这名女性患者腰椎像示 L_3 椎体压缩骨折，但也有明显的皮质变薄和椎体密度减低，这主要是由于内部骨松质缺失。与图 15-46 中正常腰椎比较，正常腰椎更致密，表面更厚的致密骨和更致密的中央松质骨。

十一、脊柱骨折

图 15-47 中，同一患者间隔 1 年两次机动车事故中颈部受伤。第一次事故（A 至 D），CT 正常，未见骨折。第二次事故（E 至 G），患者发生 C_2 齿状突骨折。两次事故后，患者被急救人员现场佩戴颈椎固定圈后，搬上创伤板，后转运至急诊科。

当外伤患者怀疑颈椎骨折时，可能由于骨折引起颈椎不稳，因此在处理和治疗时要谨慎对待以防颈髓损伤。事故发生后，由于操作问题引起患者脊髓损伤将是可怕的悲剧。因此，所有的急诊科应与放射科合作，对疑似颈椎损伤的影像学检查严格按照规范操作。通过仔细的 CT 扫描和阅片，直到不稳定的脊柱骨折被除外后，颈椎固定圈才能在放射科去除。由于 CT 可以比 X 线片显示更多的骨折线和碎片，并且 CT 可以判断骨折碎片是否损伤神经管，因此 CT 是怀疑脊柱骨折的首选影像学检查方法。事实上，近 30% 的颈椎骨折被 X 线片所忽略，但几乎全部在 CT 上显示。任何有颈椎外伤和神经症状的患者，都应进行紧急 MR 扫描除外脊髓损伤；MR 扫描将显示任何可能需要急诊医疗或手术治疗的脊髓挫裂伤或血肿的征象。早期发现脊髓挫伤并给予大剂量类固醇激素治疗，明显改善了这种损伤患者的预后。请记住，在脊髓外伤患者，即使 CT 正常，只有神经症状和体征，也应进行 MRI 检查，因为脊髓软组织损伤或血肿可能在没有脊柱骨折的情况下发生。

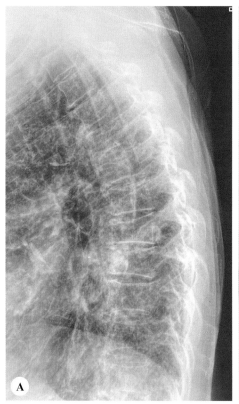
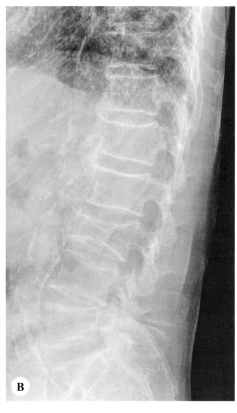

◀ 图 15-45　老年女性患者胸腰椎骨质疏松。注意相邻多发压缩骨折导致局部明显后凸畸形

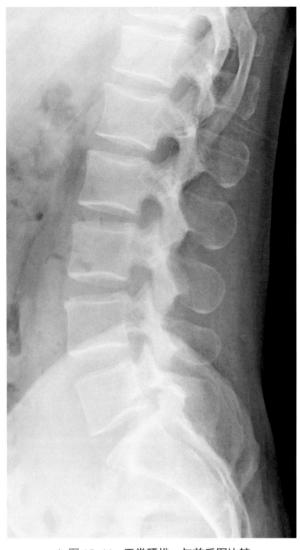

▲ 图 15-46　正常腰椎，与前后图比较

颈椎骨折的患者还可能出现椎动脉和颈动脉的损伤，如创伤性动脉夹层。如有脑缺血症状或有累及椎动脉孔的骨折，则提示 CT 动脉造影（经血管注射对比剂的 CTA）除外外伤性动脉损伤。

胸腰椎骨折通常在 X 线上很明显，但在进一步 CT 检查时，往往比最初想象的更难证明。如图 15-48 患者中，临床怀疑明显（且伴有疼痛）的 T_{12} 椎体压缩骨折，并经 X 线片证实。CT 显示该骨折为爆裂骨折，而不是简单的压缩性骨折。爆裂骨折是指在椎管（图 15-48B 至 E）内有向后移位的椎体粉碎骨折碎片。即使患者最初没有神经功能缺损，这些碎片也可能在以后产生临床症状和体征。爆裂骨折的识别至关重要，因为爆裂

骨折的管理与压缩骨折的管理有很大不同。压缩骨折通常保守治疗，而爆裂骨折可能需要手术减压神经管碎片，以防神经损伤。

十二、脊柱骨髓炎

图 15-49 中患者出现发热和腰痛。脊柱 X 线片（A 和 B）显示 $T_{11\sim12}$ 椎间隙狭窄（箭）。矢状位 CT 重建（C）证实椎间隙变窄，边缘为相邻椎体内典型骨髓炎的骨质破坏和硬化。放射性同位素扫描（D 和 E）显示受累部位摄取明显增加。静脉注射对比剂后，矢状位 MR 增强扫描（F）可以看到 T_{11} 和 T_{12} 椎体由于炎症而异常强化的骨髓信号，与急性感染符合。椎管内未见脓肿。

十三、骨转移瘤

在你的职业生涯中，你可能会看到骨转移瘤远多于原发骨肿瘤，因为后者更少见。你可能实际上不负责对两者做出诊断，这一部分是放射学诊断，一部分是组织学诊断。但你必须熟悉影像学在做出这种诊断中的作用。

几乎任何一种恶性肿瘤都可能转移到骨，但最常见于五个器官：乳腺、肾、肺、前列腺和甲状腺。它们在常规 X 线片上表现为正常骨中散在的溶骨性（透明）或成骨性（不透明）区域。那些典型的溶骨性转移通常来源于肺癌、甲状腺癌和肾癌；尽管可能随治疗变为成骨性，但乳腺癌转移通常为溶骨性（图 15-50）。成骨性转移在男性最常见于前列腺癌。它既可以是斑点状，如图 15-51 所示，也可以是如图 15-52 所示弥漫的。

骨转移瘤在足够大的 X 线片上显示异常改变前就可以在放射性同位素骨扫描中发现。因此，在已知患有骨痛的恶性肿瘤患者，或如果你知道疾病已经扩散到骨可能会改变治疗方法的患者，进行骨扫描是当今普遍的做法。一般来说，如果这类患者的骨扫描不对称区域存在"热点"，放射学家假设它们代表转移灶，尽管骨扫描对肿瘤并无特异性，而一个强烈的同位素信号只表示增强的骨代谢，如它既可以来自外伤、关节炎、感染及 Paget

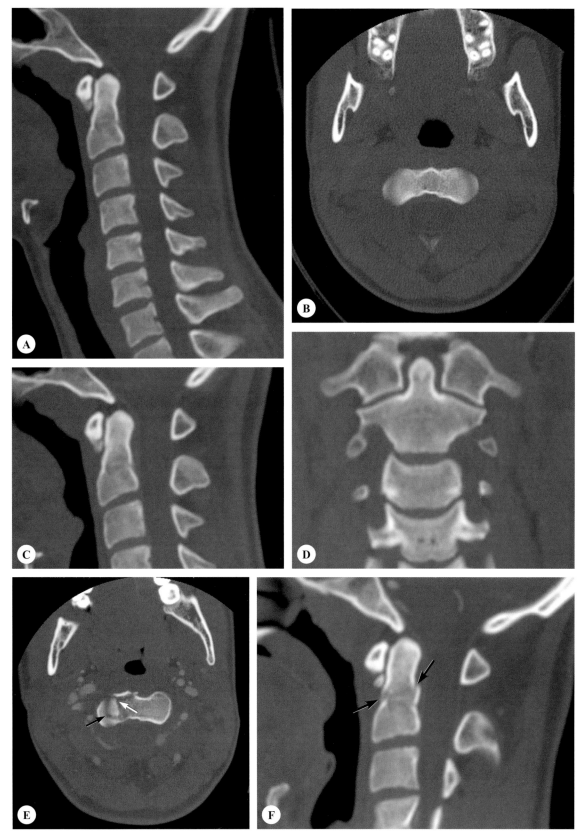

▲ 图 15-47　齿状突骨折。同一患者间隔 1 年 2 次车祸后 CT

第一次 CT（A 至 D）显示正常；而第二次 CT（E 至 G）显示患者在第二次车祸中发生齿状突骨折。回顾分析
轴位、冠状位和矢状位 CT；箭所示齿状突骨折线

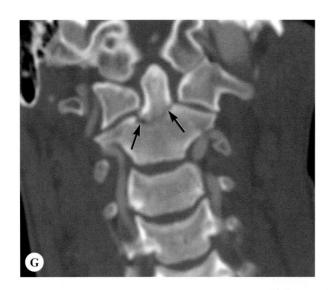

◀ 图 15-47（续） 齿状突骨折。同一患者间隔 1 年 2 次车祸后 CT

第一次 CT（A 至 D）显示正常；而第二次 CT（E 至 G）显示患者在第二次车祸中发生齿状突骨折。回顾分析轴位、冠状位和矢状位 CT；箭所示齿状突骨折线

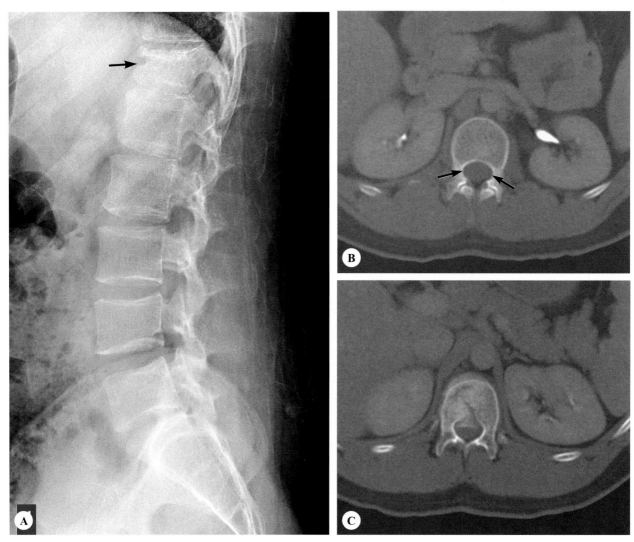

▲ 图 15-48 T₁₂ 爆裂骨折

A. 侧位片示 T₁₂ 椎体压缩骨折（箭）；B. 正常平面轴位 CT 显示完整的椎管（箭）；C. T₁₂ 椎体水平轴位 CT 示椎体骨折和向后移位累及椎管的骨折碎片，诊断改为"爆裂骨折"，而不是单纯的压缩性骨折

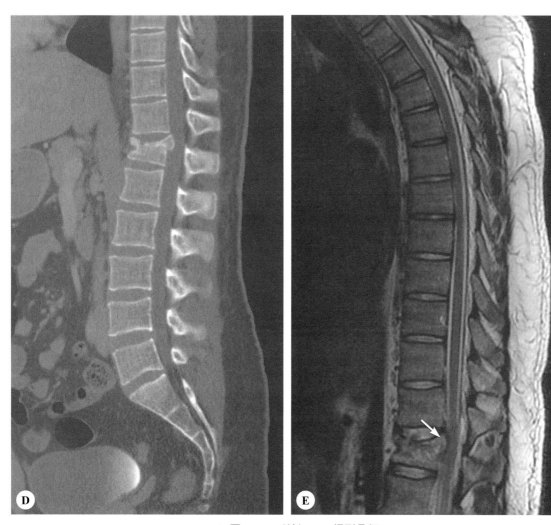

▲ 图 15-48（续） T₁₂ 爆裂骨折

D. 矢状位 CT 重建示椎管内有 T₁₂ 骨折向后移位的碎片；E. MRI 显示向后移位的碎片（箭）直接压迫脊髓。脊髓呈黑色，周围可见白色的脑脊液高信号

病，也可以来自肿瘤。图 15-52 和图 15-53 中患者骨扫描均为阳性，尽管只有第一例患者有恶性肿瘤。

将图 15-54 中正常成人放射性同位素骨扫描与图 15-55 中女性乳腺癌骨扫描异常进行比较。注意到在肋骨、脊柱、骨盆和肩部存在多个同位素异常活性增高的不对称部位，代表骨转移。现将这两张骨扫描结果与图 15-56 中儿童的骨扫描进行比较，对称性的活性增加的关节部位是儿童生长的正常物理表现。

在另外一例乳腺癌伴有脊柱和骨盆疼痛患者，骨盆的 X 线（图 15-57A）上几个高密度区可能代表成骨性转移。图 15-57B 至 E 为该患者的骨盆 CT 和 MR 图像。骨盆内散在多发成骨性转移。在

CT 上为斑片状高密度。在 MR 扫描上，相同区域显示较正常骨信号减低，因为正常骨髓脂肪中的脂肪信号（正常为白色）由于骨转移瘤的存在而减少或消失。

图 15-58 是另外一位乳腺癌患者，伴有下背部骶骨区疼痛，但是由于肠气重叠 X 线片未显示明确病变。骶骨 CT 显示由于溶骨性转移引起的大面积骨质破坏。与骨扫描一样，CT 和 MRI 可能在 X 线片前显示骨转移；但是由于放射性同位素骨扫描一次可做全部骨骼检查，是理想的筛查方法。当仅有部分骨骼系统需要检查时，CT 和 MRI 可能会有所帮助。尽管骨扫描是一种对骨转移极其敏感的检查，但它不是很特异，可能在没有转

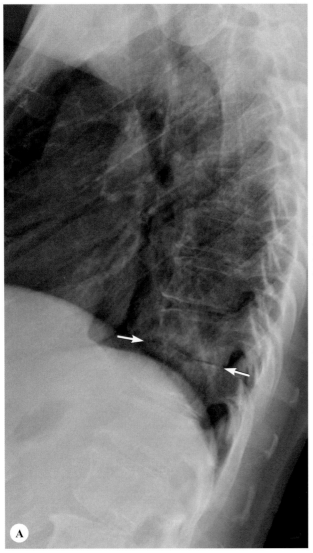

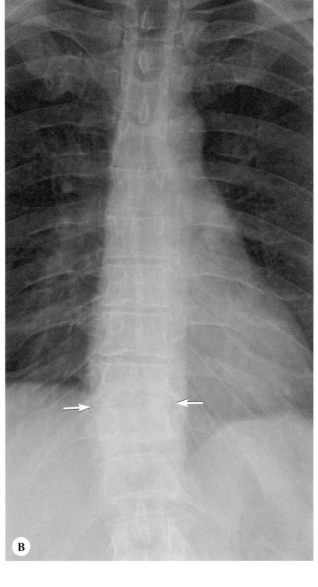

▲ 图 15-49　脊柱骨髓炎

A 和 B. 侧位和后前位片示感染累及的间盘水平椎间隙狭窄（箭）

移的患者中由于其他骨骼异常而显示"浓聚"。在这种情况下，可以通过 CT、MRI 和 X 线片来确定浓聚的性质。

　　图 15-59 中散在溶骨性病变看起来有些像你所看到的，但它们不是来自肾、甲状腺、肺或乳腺癌；它们是多发性骨髓瘤晚期"穿凿样"骨质破坏区域。患者患有骨髓瘤，当他出现髋部疼痛时做了这张 X 线片。此类病变发生在本病晚期，先有多年骨痛但是骨 X 线片阴性，仅表现为骨量弥漫性减少，骨皮质和骨松质均丢失，但无局限性骨质破坏。根据这些 X 线片，在有局部骨质破坏之前往往诊断为骨质疏松。

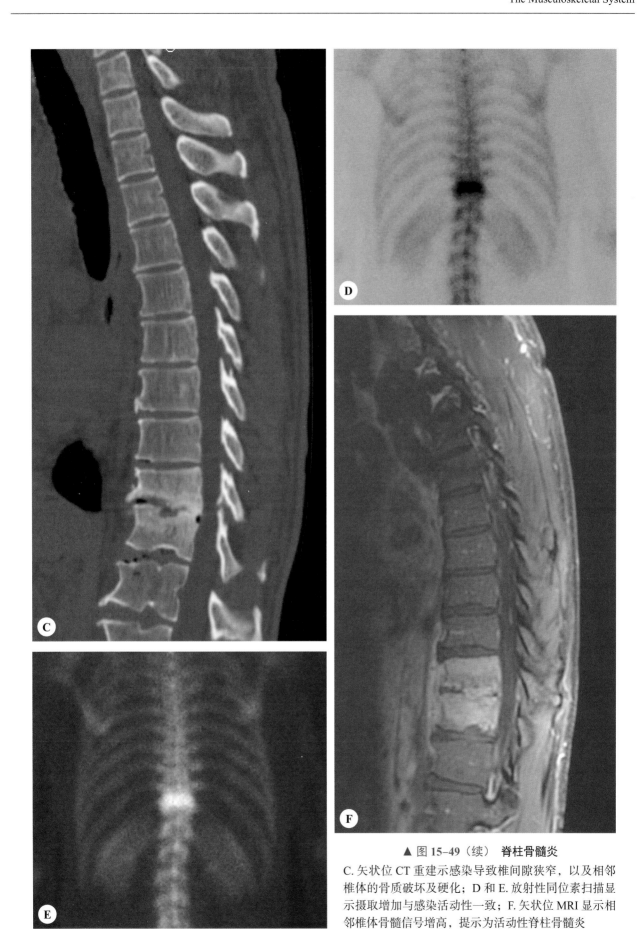

▲ 图 15–49（续）　脊柱骨髓炎

C. 矢状位 CT 重建示感染导致椎间隙狭窄，以及相邻椎体的骨质破坏及硬化；D 和 E. 放射性同位素扫描显示摄取增加与感染活动性一致；F. 矢状位 MRI 显示相邻椎体骨髓信号增高，提示为活动性脊柱骨髓炎

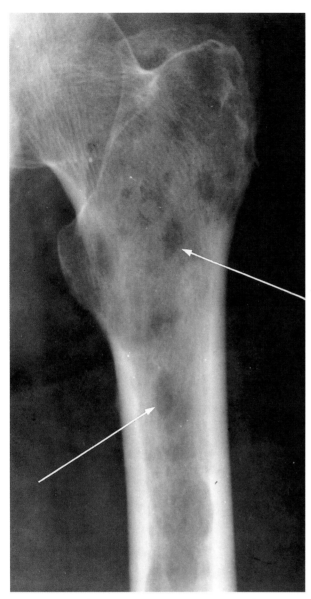

▲ 图 15-50 溶骨型转移。肿瘤生长引起的骨破坏低密度区来源于肾癌、肺癌和甲状腺癌。乳腺癌可以是溶骨型、成骨型或混合型

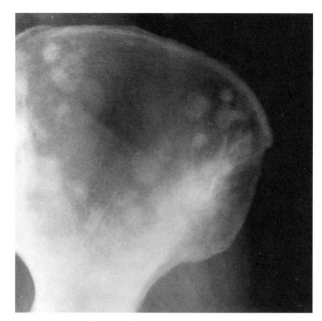

▲ 图 15-51 前列腺癌的成骨性转移。成骨型转移的新骨形成可能为本图中所示斑点状或如图 15-52 中所示弥漫的

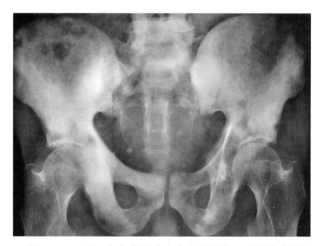

▲ 图 15-52 已知患有前列腺癌患者的骨盆。弥漫的成骨性转移。注意骨骼无肥大，不同于 Paget 病患者（图 15-53）

图 15-60A 中男性患者因不明原因发热 8 周就诊。患者 46 岁，贫血，但尿常规正常。主诉左手疼痛。X 线片显示第 4 掌骨（箭）溶骨性病变。放射性同位素骨扫描显示这是代谢异常的唯一区域。MR 扫描（图 15-60B）显示转移灶的软组织范围。肾脏水平的 CT 冠状位扫描（图 15-60C）显示转移的来源，右肾原发性肿瘤。肾细胞癌常在局部无症状，但多伴有贫血和发热，他们的第一个临床征象可能是转移灶的症状。

十四、原发骨肿瘤

幸运的是，原发性骨恶性肿瘤很少见。成骨性肉瘤主要见于 10—25 岁的年轻男性。Ewing 肉瘤通常见于更年轻的儿童，软骨肉瘤很少出现在 40 岁以前，通常见于年龄较大的患者。骨肉瘤有几种类型，取决于主要的恶性组织（骨肉瘤和纤维肉瘤）。在图 15-61A 中可以看到青少年骨肉瘤患者左股骨远端的 X 线，其典型的致密骨化软组织和骨内肿块，骨膜反应使骨皮质增厚，向外呈

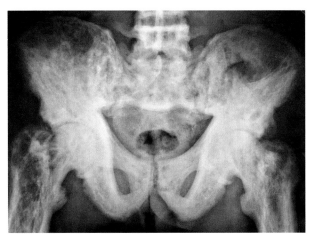

▲ 图 15–53 **Paget** 病骨盆。注意异常排列的骨小梁形成特征性的线状条纹及骨膜下新生骨导致骨肥大。区分这种情况与高密度的前列腺癌转移灶，因为这两种疾病常见于同一组患者（老年男性）

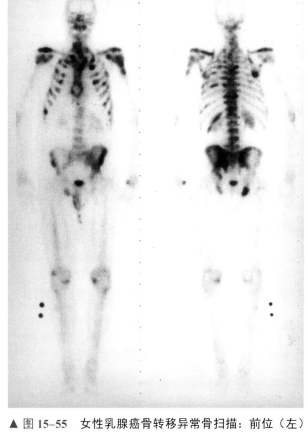

▲ 图 15–55 女性乳腺癌骨转移异常骨扫描：前位（左）和后位（右）相

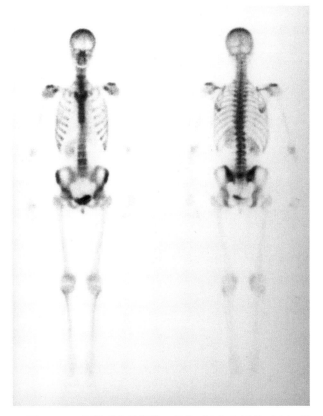

▲ 图 15–54 正常成人骨扫描：前位（左）和后位（右）相

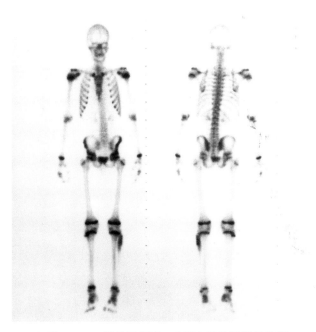

▲ 图 15–56 异常骨扫描：儿童左胫骨近端骨肿瘤

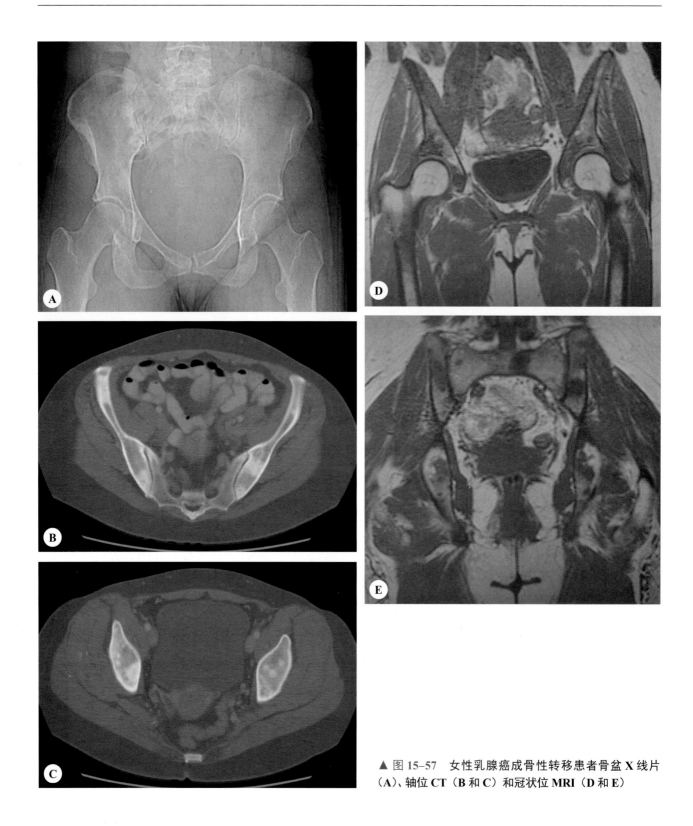

▲ 图 15-57 女性乳腺癌成骨性转移患者骨盆 X 线片
（A）、轴位 CT（B 和 C）和冠状位 MRI（D 和 E）

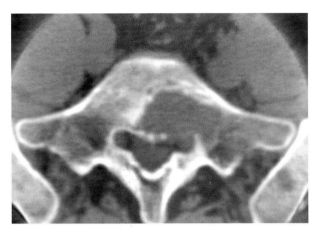

▲ 图 15–58　另一名伴有背痛的乳腺癌患者。X 线片显示肿瘤无扩散，但是 CT 显示骶骨转移

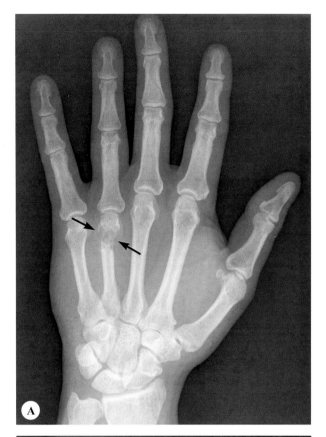

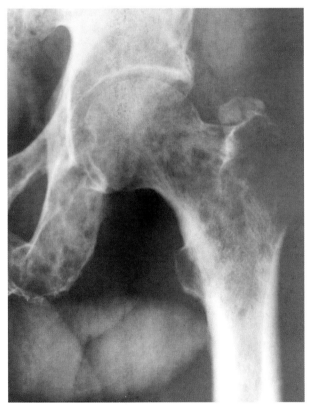

▲ 图 15–59　多发骨髓瘤

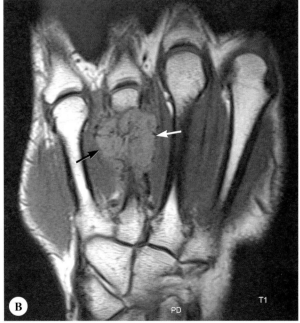

▲ 图 15–60　A. 伴有手部疼痛、发热和贫血的男性患者第四掌骨的孤立性溶骨性病变（箭）；B. MRI 显示转移灶的软组织范围（箭）

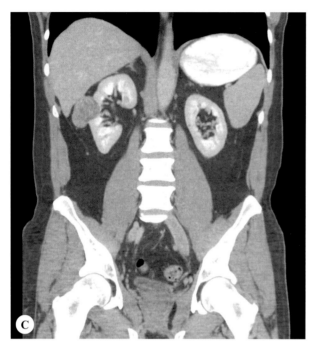

▲ 图 15-60（续） C. 经肾脏的冠状位 CT 显示转移灶的来源，即右肾肾癌

射线状延伸进入软组织。患者 MR 扫描上清晰显示软组织肿胀（图 15-61B）。放射性同位素骨扫描（C）显示股骨肿瘤，但无其他骨受累。

MRI 和 CT 在评估软组织与原发骨肿瘤的关系中有重要价值。图 15-62 是一名患有左股骨远端骨肉瘤的年轻男性患者的 X 线、MR 轴位和冠状位扫描。在三幅图像上都可以看到软组织范围。X 线显示放射状钙化（箭）。在 MR 扫描上，可以清楚地看到软组织受累（白箭），并延伸至骨髓。

对各种类型骨肿瘤的 X 线鉴别是根据患者的年龄、受累的特定骨、在骨内位置、与正常骨边界的性质、有无软组织受累及有无骨膜反应等进行的。例如，骨巨细胞瘤（图 15-63）仅发生于骨骺已闭合的患者（对比图 15-61 中的骨肉瘤）。几乎每一个骨巨细胞瘤都在干骺端，紧贴受累骨的关节面。此病变通常为偏心性，边界清楚不伴硬化边。

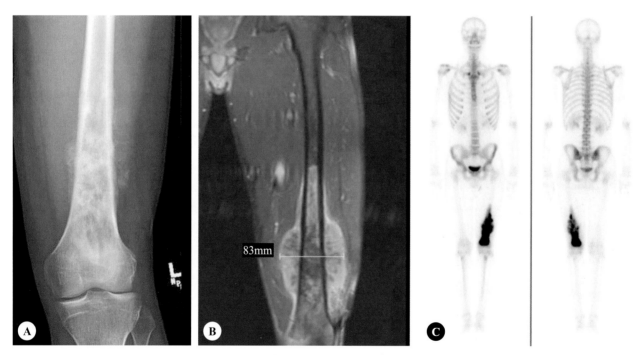

▲ 图 15-61 股骨骨肉瘤
A. X 线片；B. MRI 能清晰较好地显示肿瘤的软组织范围；C. 放射性同位素扫描未发现其他骨受累

图 15-63 中是一名中年男性患者，新发非创伤性膝关节痛。该患者的 X 线表现符合巨细胞瘤的所有诊断标准，并且被证实。CT 检查发现其新发膝关节疼痛原因，肿瘤蔓延突破胫骨骨皮质（图 15-63B）（箭）。

多种良性骨肿瘤也可能发生。骨软骨瘤是膨胀性生长的软骨性肿瘤，常见于长骨骨骺、手和肋骨。骨软骨瘤（常称为外生性）可发生于任何年龄，最常见于膝关节周围，可以单发或多发。骨样骨瘤常见于年轻男性，伴有剧烈骨痛，对阿

司匹林敏感。实际上它们可能不是肿瘤；它们可能起源上呈炎性反应，中心为透亮区，周围骨密度的外壳。它们必须与局限性骨脓肿鉴别。

图 15-64A 中的男性右腹股沟上方有一明显但无症状肿块。X 线片显示股骨近端骨性肿块，可能是良性（骨软骨瘤）或恶性（骨肉瘤）。幸运的是，CT 和 MRI 扫描（图 15-64B 和 C）清楚显示其性质为良性，为骨软骨瘤，周围只有正常肌肉，无软组织肿瘤团块。图 15-65 是另一个较小的左股骨远端骨软骨瘤。

◀ 图 15-62　左股骨骨肉瘤
A. 前后位片；B 和 C. MRI 轴位和冠状位图像

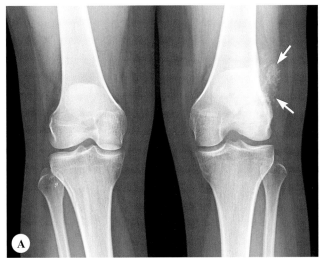

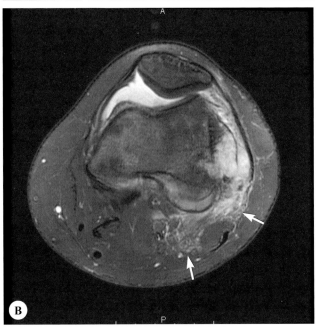

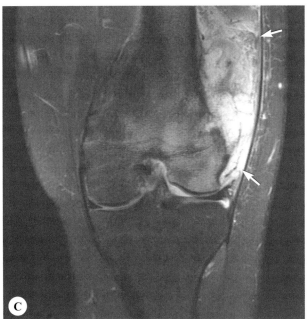

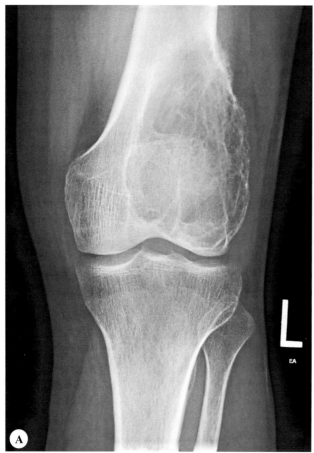

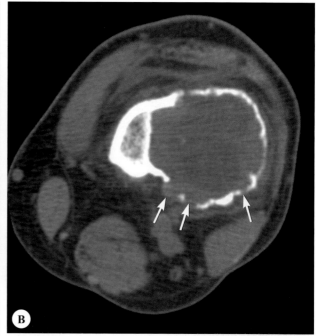

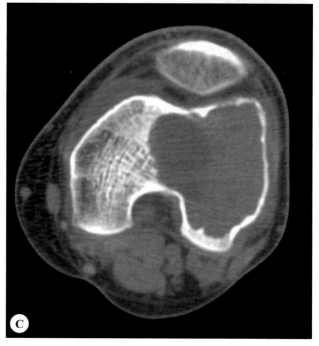

▲ 图 15-63　左股骨骨巨细胞瘤
A. X 线片；B 和 C. 轴位 CT

十五、肌肉骨骼 MRI

　　尽管医生对骨骼的成像已经有一个多世纪的历史，但我们能直接成像肌肉骨骼系统的软组织成分仅在过去的 30 年里，首先是 CT，然后是 MRI。在这两种横断面成像方法中，MR 对于软组织肌肉骨骼成像更有优越性，因为它能够几乎任何平面成像（冠状位、矢状位、轴位、斜位）产生图像，并且具有优越的软组织对比性，可以对

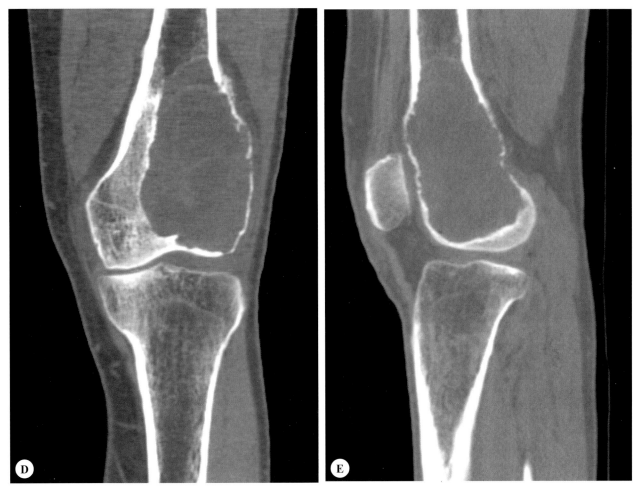

▲ 图 15–63（续）　左股骨骨巨细胞瘤

D 和 E. 冠状位和矢状位 CT。B 中箭指示的位置为肿瘤生长破坏的骨皮质

肌腱、韧带、血管、神经、透明软骨、纤维软骨等进行个体化显示。致密骨、纤维软骨、筋膜、韧带和肌腱在大多数 MRI 脉冲序列上信号强度较低，呈黑色。在图 15–66 中正常膝关节 T_1 加权像上回顾这些结构。肌肉呈中等信号。脂肪在 T_1 加权像和 T_2 加权像上有很高的信号强度（呈白色），而液体（关节积液）在 T_2 加权像上呈高信号，T_1 加权像上为低信号。

迄今为止，你已经看到了一些 MRI 诊断骨病的例子，包括外伤、骨坏死、骨髓炎和恶性肿瘤。在肌肉骨骼成像领域，MR 是最好的关节成像方法，因为它可以在同一检查中同时显示骨骼和软组织结构。MRI 通常用于评估髋、膝、踝、足、肩、肘、腕、手和颞下颌关节的异常。

例如，在膝关节，MRI 可以提供一些重要的易受创伤的软组织结构的图像，包括内外侧半月板、前后交叉韧带、内外侧副韧带和关节软骨。半月板呈低信号的三角形结构，损伤和撕裂后信号增高（图 15–67）。在 MRI 出现之前，需要在膝关节间隙注射对比剂来显示半月板；这种检查与 MRI 不同，称为关节造影，对患者来说很不舒服。

MR 扫描也可以清晰显示肩袖撕裂。其他肌腱损伤，如肱二头肌肌腱断裂或跟腱断裂，容易被 MRI 诊断（图 15-68）。将图 15-68A 中正常的肌腱与图 15-68B 中另一位患者的断裂肌腱进行比较。

MRI 对肌肉显示良好，可用于肌肉损伤和肌肉肿瘤的诊断。图 15-69 显示了一例青年男性患者因跳跃受伤导致左侧股直肌血肿的 MRI 检查。注意左侧股直肌肿胀和受伤肌肉内高信号的血液。

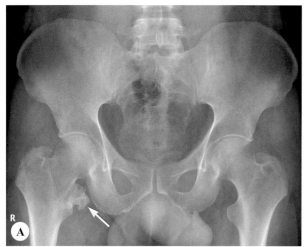
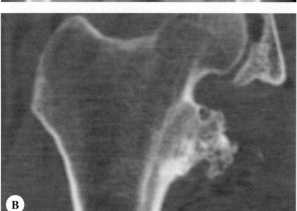
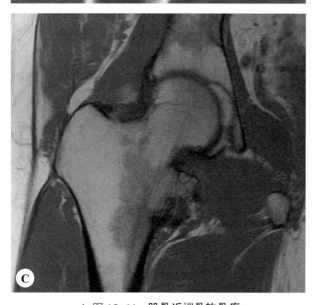

▲ 图 15-64　股骨近端骨软骨瘤

A. X 线显示骨性肿块（箭）；B. 冠状位 CT 显示良性肿瘤典型外观；C. 冠状位 MRI 显示肿瘤未累及软组织，骨软骨瘤周围有正常的大腿肌肉

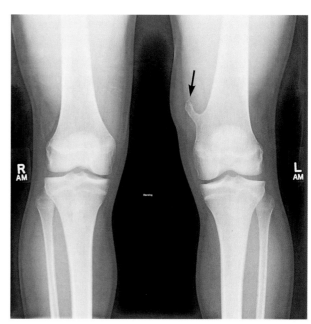

▲ 图 15-65　另一位患者左股骨远端骨软骨瘤（箭）

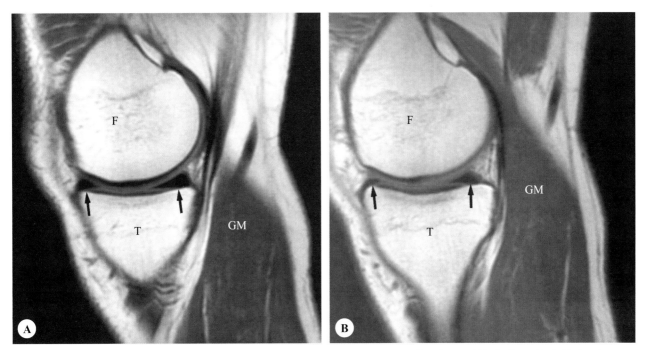

▲ 图 15-66　正常膝关节内侧两个相邻矢状面 MRI，显示 C 形内侧半月板为三角形（箭）低信号（呈黑色）。由于脂肪的存在，股骨（F）和胫骨（T）内的骨髓有高信号（呈白色）。脂肪也见于骨骼和肌肉周围的浅筋膜。腓肠肌（GM）呈中等强度深灰色的 MR 信号

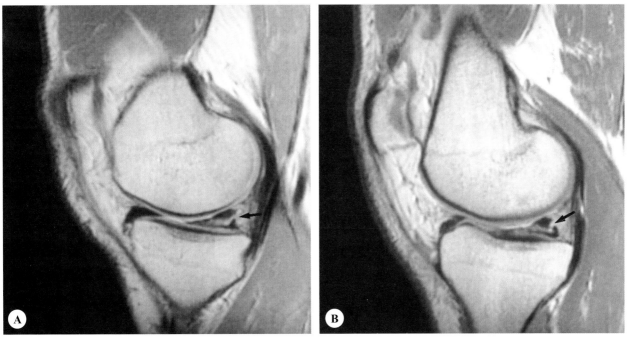

▲ 图 15-67　膝关节 MRI 显示内侧半月板撕裂（箭）。注意损伤处的 MR 信号增高

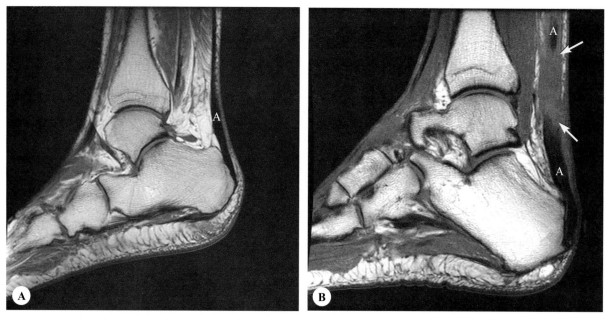

▲ 图 15-68　踝关节矢状位 MRI 显示正常跟腱（A）与另一患者（B）相比，后者有跟腱（A）断裂（箭）。正常跟腱在 MRI 上呈黑色；当损伤后出血和水肿时，会出现信号增高，呈灰色或白色

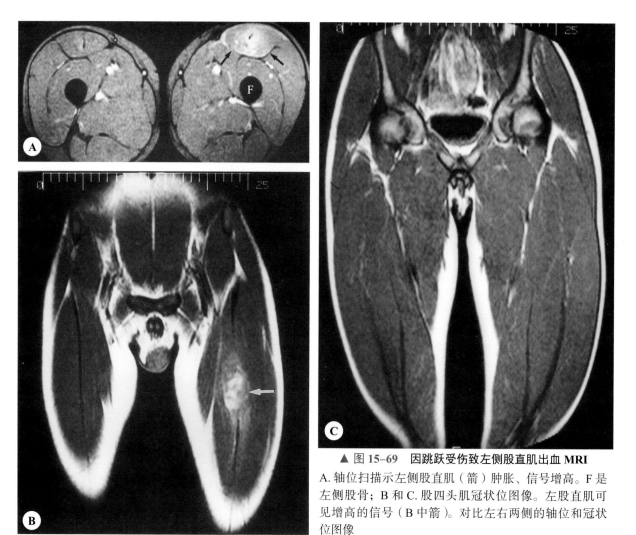

▲ 图 15-69　因跳跃受伤致左侧股直肌出血 MRI
A. 轴位扫描示左侧股直肌（箭）肿胀、信号增高。F 是左侧股骨；B 和 C. 股四头肌冠状位图像。左股直肌可见增高的信号（B 中箭）。对比左右两侧的轴位和冠状位图像

第16章 男性、女性和儿科
Women, Men, and Children

目前为止，你所了解的大多是两性都有的影像改变。在本章中，你将研究只影响女性、男性或儿童的影像。在女性部分中，你将了解乳腺、妇科和产科的影像学；在男性部分中，主要了解影响男性泌尿生殖道情况的影像学。儿童部分的设计是为了提醒大家，医学和放射学上的儿童不仅仅是小成人，他们有其特有的影像学问题和疾病。

一、女性影像学

在本部分中包含乳腺影像和女性生殖器官影像。你应该熟悉筛查和解决问题的乳腺 X 线摄影，以及常见产科和妇科情况影像检查技术。

（一）女性乳腺

乳腺癌是女性不可预防的癌症死亡的主要原因，而肺癌是女性最常见的可预防癌症死亡原因。在美国，每年有 240 000 多名女性诊断为浸润性乳腺癌，同时有 60 000 多例新发的非浸润性（原位）乳腺癌。尽管由于治疗进展、早期发现和意识提高，死亡率下降，但是每年仍有 40 000 多名女性死于乳腺癌。患乳腺癌的风险随着年龄的增长而增加，尤其是女性超过 40 岁以后。据估计，每 8 名女性中有 1 名（12%）会发生浸润性乳腺癌。除年龄因素外，某些其他因素也与患乳腺癌的风险增加有关；有乳腺癌家族史、月经初潮早、绝经晚、不孕和首次足月妊娠晚。5%～10% 的乳腺癌可能与母亲或父亲的遗传基因突变有关。

乳腺 X 线钼靶是乳腺癌的影像检测方法。由于钼靶摄影能在触诊发现前检测到癌症，因此成为一种非常有价值的筛查方法；事实上，乳腺 X 线摄影是早期检测乳腺癌的首选方法。早期发现标其重要，因为乳腺癌在触诊不能及的阶段被发现，肿瘤较小，患者有最佳的生存机会。首先由自查或由医生触诊发现的癌症通常处于生长晚期。

放射科医生使用标准的系统来描述乳腺 X 线表现和结果。该系统（称为乳腺影像报告和数据系统，或 BI-RADS）将结果分为 0～6 类（表 16-1）。

常规乳腺癌筛查应同时进行乳腺钼靶摄影和乳腺临床检查。虽然钼靶摄影可以检测到比可触及的肿瘤小的癌症，但钼靶摄影可能无法显示一些可触及的癌症，因为它们位于难以成像的乳腺部位，或者因为它们的存在被乳腺组织的囊性或其他改变所掩盖。永远记住：①钼靶摄影可以在不可触及的阶段发现早期乳腺癌的存在；②钼靶摄影不能排除在临床检查可触及肿块或其他乳腺异常的患者中出现乳腺癌。乳腺造影可以证实乳腺癌，但不能除外。乳腺 X 线阴性不能延迟对患者的主诉症状或体检发现的可疑征象的评估，如乳房肿块、皮肤的改变、疼痛或自发性乳头溢液。

人们普遍认为，所有 40 岁以上的女性应每年进行乳腺钼靶检查，在这一群体中，乳腺钼靶检查可望使癌症死亡率减低 30%。如果 40 岁以上的女性有癌症，乳腺 X 线摄影有 90% 的机会发现。大多数保险计划包括为 40 岁以上的女性进行乳腺 X 线检查的费用。美国癌症协会建议对 40 岁以上的女性每 1～2 年进行一次乳腺 X 线检查。

对无症状的女性进行钼靶检查，以早期发现未怀疑的乳腺癌。相比之下，诊断性钼靶摄影（解决问题型钼靶摄影）是用来评估乳腺中的异常发

分 级	定 义	表 现
0	需要进一步的影像学评估和（或）与之前的乳腺 X 线片进行对照	这意味着放射科医生可能已经看到了可能的异常，但不清楚，患者需要进一步检查，如使用点压（在做乳腺 X 线摄影时对较小区域施加压迫）、放大视图。特殊的乳腺 X 线视图或超声。这也可能提示医生应该把新的乳腺 X 线和老片进行对比，看看随着时间的推移，这个区域是否发生变化
1	阴性	无明显异常报告。双侧乳腺对称，未见肿块、扭曲的结构及可疑的钙化。在这种情况下，否定性意味着没有发现任何不好的东西
2	良性（非癌症）发现	这也是一种乳腺 X 线检查阴性结果（没有癌症的迹象），但报告医生选择描述一个已知为良性的发现，如良性钙化、乳腺内淋巴结或钙化性纤维瘤。这确保了看乳腺 X 线的其他人不会将良性发现误解为可疑。这一发现记录在乳腺 X 线报告中，以便与未来乳腺 X 线进行比较时有所帮助
3	可能是良性的发现，建议在短时间随访	这一类的发现有非常大的机会（>98%）是良性的（而不是癌症）。预计调查结果不会随着时间的推移而改变。但由于这不是良性的，所以看看所涉及的区域是否会随着时间的推移而改变是很有帮助的。该患者很可能需要在 6 个月内进行重复成像的随访，并在此之后定期复查，直到发现是稳定的（通常至少 2 年）。这种方法有助于避免不必要的活检，但如果局部随时间而改变，仍允许早期诊断
4	可疑异常，应考虑活检	发现不一定看起来像癌症，但可能是癌症。放射科医生高度怀疑，建议进行活检。这一类别的调查结果可能具有广泛的怀疑程度。为此，一些医生（但并非所有医生）进一步划分了这一类 4A：低度可疑恶性 4B：中度可疑恶性 4C：高度可疑恶性，但不如第 5 类高
5	高度提示恶性，应采取适当的行动	病变看起来像癌症，有很高的成为癌症的机会（至少 95%）。强烈建议活检
6	已知活检证实恶性，应采取适当的行动	这一类仅用于以前活检已经显示为癌症的乳腺 X 线上的发现。可能通过乳腺 X 线这种方式来观察肿瘤的治疗效果

表 16-1　BI-RADS 分级

现，如可触及的肿块、乳头溢液、乳头内陷或皮肤改变。乳腺摄影需要特殊的设备、经过专门训练的技术人员和放射专家。所有医师都应该核实他们希望转诊患者的乳腺 X 线摄影中心已获美国放射学院批准；只有这样，才能保证他们获得高质量的检查。低质量的钼靶摄影降低了筛查的敏感性。

乳腺 X 线由每个乳腺的 2 个视图组成：内外斜位（mediolateral oblique，MLO）视图（图 16-1A）和轴位（craniocaudal，CC）视图（图 16-1B）。乳腺必须被大力压缩以显示乳腺组织（图 16-2）。你

应该提前告知患者，尽管钼靶摄影不是很痛苦，但是通常很不舒服。如果放射科医生试图解决一个特定的乳腺问题，如可触及的肿块，可以获得其他试图，包括点压缩视图和放大视图。近年来，传统的 X 线钼靶摄影已被数字化钼靶摄影所取代。最新进展是乳腺断层摄影，这是一种特殊的乳腺 X 线摄影，它利用不同角度获得几种低剂量 X 线，产生乳腺的三维图像。乳腺也可以行 MR 和超声检查。

在乳腺 X 线上，癌症通常表现为星形肿块，

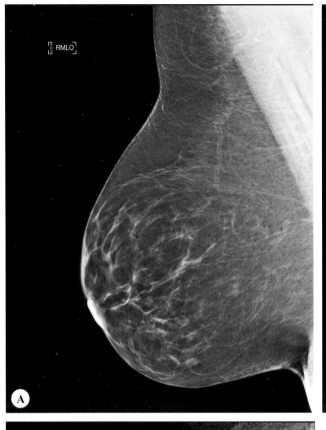

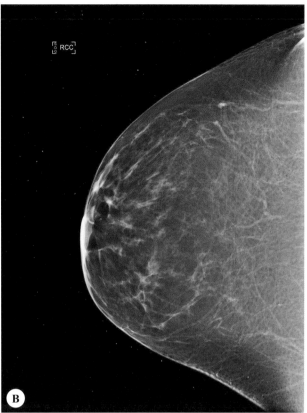

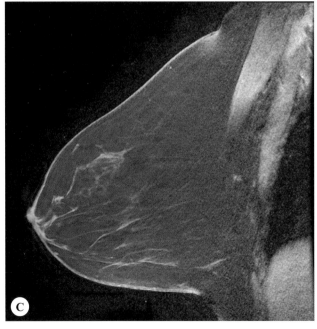

▲ 图 16-1　正常的乳腺 X 线钼靶摄影
A. 内外斜位（MLO）；B. 轴位（CC）；C. 不同患者的正常乳腺 MRI

边缘有毛刺（图 16-3）。如果癌症距离皮肤较近，可能有与之相关的皮肤回缩。乳腺癌也可能表现为团簇状微小钙化，伴有或无星形肿块（图 16-4）。有时癌症只表现为乳腺组织不对称。乳腺癌的其他征象包括皮肤增厚、乳头回缩、静脉充盈。乳

腺 X 线难以解释，只有专家才能给出最终的解释。你可能会惊讶地发现在许多放射科，乳腺 X 线都是双阅片（由两个不同的放射科医生独立阅读）；这样的双阅片已被证实在乳腺 X 线钼靶筛查增加了癌症的检出率。

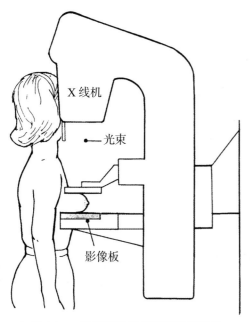

▲ 图 16-2　乳腺钼靶 X 线摄影患者位置

乳腺 X 线上也可能见到良性异常。正常钙化可能见于皮肤、乳腺动脉及良性囊肿壁。良性纤维腺瘤可能含有致密的爆米花样钙化（图 16-5）。纤维腺瘤也可能表现为不伴钙化的肿块，如乳腺内淋巴结和囊肿。正如你可能猜测的那样，乳腺囊肿在 X 线钼靶摄影中显示受限，在乳腺超声中可显示为充满液体的无回声球体。针吸也能证实囊性肿块的存在。

乳腺超声检查可以确定可触及的乳腺肿块是囊性（图 16-6A）还是实性；它可以区分良性实性肿块（图 16-6B）和恶性实性肿块（图 16-6C）。图 16-6A 中的乳腺囊肿壁薄，无回声。比较良性腺瘤边界清楚的外观和乳腺癌的浸润外观。超声通常用于诊断伴有急性乳腺压痛和发热的乳腺脓肿。

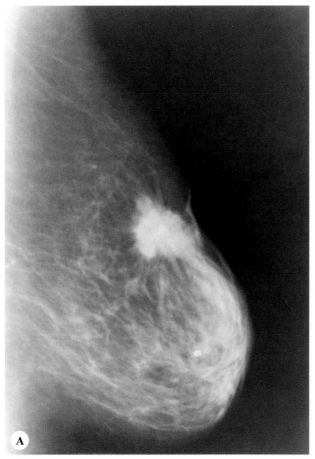

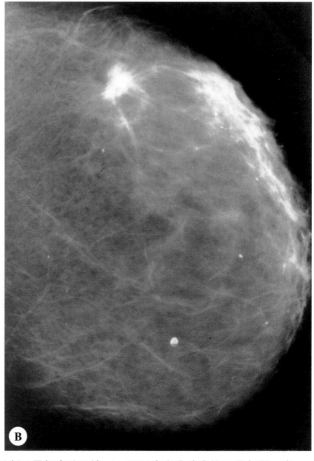

▲ 图 16-3　A. 巨大乳腺癌的 X 线钼靶摄影，可见肿块伴毛刺及局部皮肤回缩；B. 不同患者乳腺癌的 X 线钼靶，表现为伴毛刺的肿块，其内及周边见微小钙化。另一个恶性征象是局部皮肤浸润

当在乳腺 X 线上看到不可触及的可疑病变时，放射科医生可以将其定位，在乳腺 X 线或超声引导下进行活检。除超声检查外，CT 可能在部分患者中显示乳腺。CT 能显示乳腺后方靠近胸壁的肿块，这可能是乳腺 X 线摄影难以包括的。乳腺 MR 检查可能有助于乳腺 X 线异常患者的评估。

最后，你应当意识到一个令人不安的事实。尽管强有力的证据表明，通过乳腺 X 线检查早期发现乳腺癌可以将乳腺癌死亡率减低 1/3，但据美国卫生和人类服务部报告，2013 年 40 岁及以上的女性在前 2 年内接受过乳腺 X 线检查的比例仅为 66.8%。钼靶摄影的不足可能导致女性乳腺癌不必要的损失。初级保健医生应建议女性进行常规的乳腺钼靶检查，以便在治愈机会较高的情况下能够早期诊断和治疗乳腺癌。

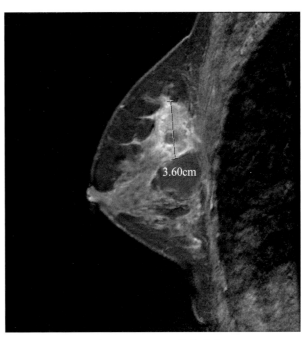

▲ 图 16-4　MRI 的乳腺癌

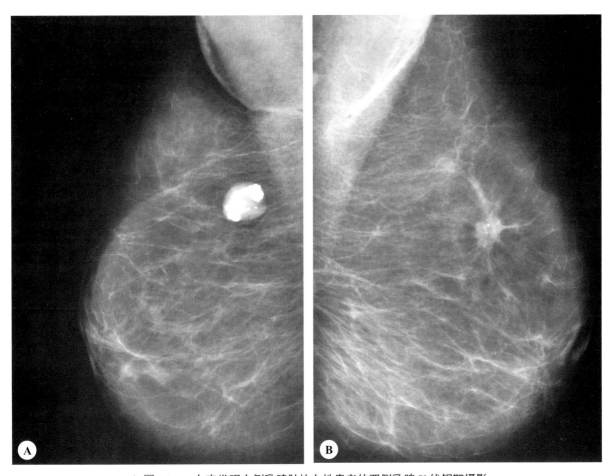

▲ 图 16-5　自查发现右侧乳腺肿块女性患者的双侧乳腺 X 线钼靶摄影

A. 右侧乳腺肿块明显为良性纤维腺瘤，内含典型的致密爆米花样钙化；B. 然而，左侧乳腺是体检未发现的乳腺癌

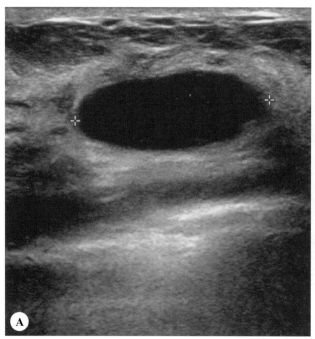

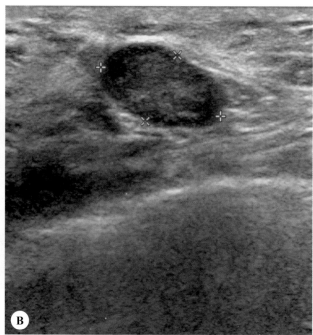

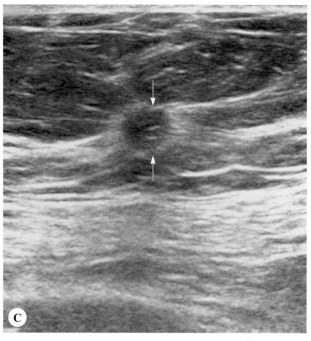

▲ 图 16-6　3 名不同患者的乳腺超声

A. 含有无回声液体的良性囊肿；B. 良性纤维腺瘤，肿块是实性的，因此有回声，但是边界清晰；C. 小乳腺癌（箭），这个肿块也是实性的，但是形状不规则伴边缘浸润

（二）女性盆腔

女性盆腔后部包括直肠、乙状结肠和回肠末端肠襻，前部包括膀胱、子宫、阴道、卵巢和输卵管。回顾图 16-7 和图 16-8 中的解剖图。子宫是梨形器官，肌壁厚，大小随年龄而变化。在年轻未育的成年人中，它平均长 8cm，宽 5cm。宫腔呈倒三角形；上部两侧为子宫角，与输卵管相通，下部指向宫颈管，连接宫腔与阴道。通常子宫向前弯曲（前倾），与阴道成 90°。输卵管长度约 10cm，连接宫腔与双侧腹腔内的卵巢。输卵管穿过阔韧带上缘走行。每个卵巢附着于阔韧带外侧，外侧缘贴于骨盆侧壁一凹陷处，称为卵巢窝。卵巢大小约 4cm×2cm，大小也随年龄变化，绝经后缩小。阴道长约 8cm，正常情况下前后壁紧贴。

几种影像技术被用来评估女性盆腔。超声是首选方法，超声医师可经腹进行检查，用患者的

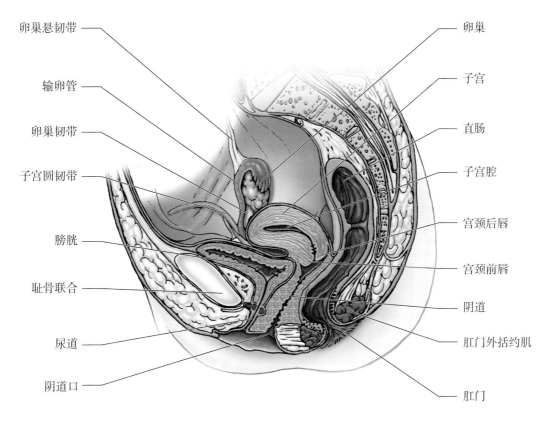

卵巢悬韧带

输卵管

卵巢韧带

子宫圆韧带

膀胱

耻骨联合

尿道

阴道口

卵巢

子宫

直肠

子宫腔

宫颈后唇

宫颈前唇

阴道

肛门外括约肌

肛门

▲ 图 16-7 女性盆腔正中矢状位切面，子宫和阴道轻度扩张

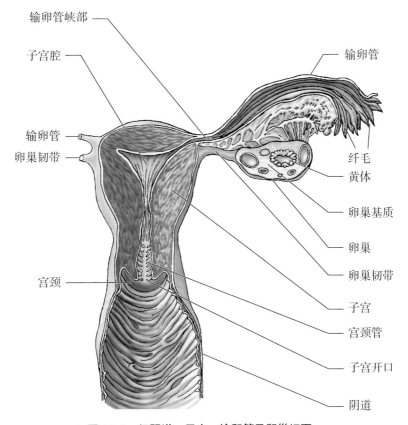

输卵管峡部

子宫腔

输卵管
卵巢韧带

宫颈

输卵管

纤毛
黄体

卵巢基质

卵巢

卵巢韧带

子宫

宫颈管

子宫开口

阴道

▲ 图 16-8 经阴道、子宫、输卵管及卵巢切面

膀胱作为声窗在腹部皮肤表面扫描，或经阴道进行检查，用特殊设计的超声探头置于患者阴道内扫描。许多患者会同时进行这两种检查，取决于患者的临床表现。经腹超声，患者需憋尿让膀胱充盈，以便将影响图像的含气肠道推移出盆腔，通过充满液体的膀胱传导一束良好的声波到达后面的盆腔器官。经阴道超声不需膀胱充盈，因为声波直接在骨盆内发出，成像不需要声窗。经阴道超声提高了卵巢等小结构的显示，尤其在产科影像学上对观察妊娠早期和诊断异位妊娠有重要价值。

图 16-9A 为盆腔超声轴位，经腹耻骨联合上方检查获得。声束穿过前腹壁进入（最上方图）。大且均匀的黑色结构（B）为充盈的无回声膀胱。后方卵圆形的肿块是子宫（黑箭）。白箭指向附件区，代表卵巢和输卵管。脂肪组织通常具有很强的回声，你可以看到围绕膀胱和子宫的白色回声。注意子宫肌壁的回声纹理及宫腔的线状回声。

图 16-9B 显示子宫（直黑箭）在中线矢状位超声。患者的头在你的左边。再次观察膀胱后壁回声（B）及宫腔回声。宫颈（C）和闭合的阴道（弯曲黑箭）显示良好。

图 16-9C 和 D 为经阴道探头拍摄的矢状位图像，图 16-9E 为冠状位（横切面）图像。注意分辨率显著提高。在图 16-9F 中，矢状位和冠状位平面均显示含有多个无回声卵泡的正常卵巢。

子宫腔内膜的厚度和超声表现随月经周期的不同而变化。阴道超声通常呈伴回声腔的低回声线状结构。卵巢随年龄变化，在月经周期随着生理性囊肿的出现而体积增大呈网状结构。经阴道超声卵巢显示最清晰（图 16-9F）。

CT 和 MRI 也能形成清晰的女性盆腔图像（图 16-10 和图 16-11），与超声相比，能更好地勾画子宫及附件轴位的结构。因此，CT 和 MRI 对盆腔恶性肿瘤的分期尤其有帮助。

另外一种女性盆腔器官成像方法是子宫输卵管造影，你已经见到如图 11-51 所示。为施行此检查，需要从宫颈插管，并向不透明的宫腔及输卵管内注入对比剂。正常子宫在此检查将显示对比剂从双侧输卵管流入腹腔（图 16-12A）。子宫输卵管造影用于诊断子宫先天性异常，如分隔型子宫或双角子宫，也可能通过 MRI 和超声诊断。不孕症的评估中也要求子宫输卵管造影，未显示对比剂通过输卵管进入腹腔，提示输卵管阻塞（图 16-12B）。

一种改善宫腔显示程度的超声技术是宫腔造影。这种超声检查是在患者的宫腔内充满生理盐水后进行。它是显示子宫内膜息肉等宫腔内异常的极好的方法（图 16-13）。

（三）妇科疾病

超声可诊断多种良性盆腔疾病，包括卵巢囊肿、盆腔炎、子宫内膜异位症，以及子宫良性肿瘤（平滑肌瘤）和卵巢良性肿瘤（囊腺瘤、囊性畸胎瘤）。卵巢肿块可呈囊性、实性或复杂性。功能性或生理性囊肿是绝经前女性最常见的妇科肿块。卵巢囊肿的大小可能从 5mm 到 8～10cm 不等。通常是无症状和自发退行性的，并在盆腔超声检查中偶然发现（图 16-14）。但急性症状可能与卵巢囊肿内出血、囊肿破裂、大囊肿扭转（图 16-15）有关。

实性卵巢肿块可能代表良性肿瘤，如畸胎瘤或间质瘤，或卵巢癌；大多数卵巢肿瘤，如囊腺瘤，起源于上皮细胞，为囊性。图 16-16 超声检查显示一名女性双侧卵巢肿块是双侧子宫内膜异位。双侧卵巢略增大，右侧长 68mm，左侧长48mm。比较图 16-17A 和 B 中右侧卵巢囊性肿瘤和另一患者的良性卵巢囊肿。超声在 CT 和 MRI 的协助下，可通过显示钙化、脂肪密度及其他组织学特征判断这些肿块确切性质。图 16-18 显示了儿童右侧卵巢囊性畸胎瘤（皮样）的 CT，其中包含牙齿、脂肪和头发。以及图 16-19 所示为一例黏液性囊腺瘤破裂合并腹腔黏液播散的 CT。卵巢癌通常通过腹膜种植扩散，肿瘤结节种植与肠襻、肠系膜和网膜上；这种转移 CT 显示最佳，推荐应用于分期和治疗后随访。X 线片也可能检出

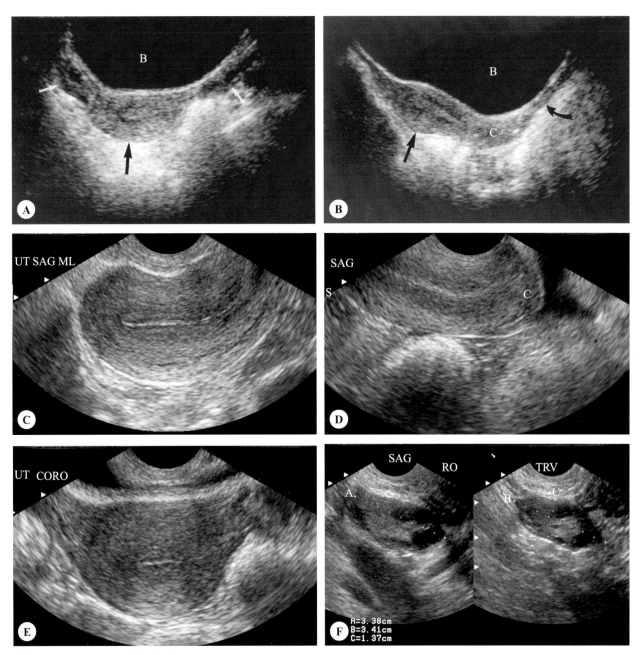

▲ 图 16-9　女性盆腔正常超声检查

A. 经腹横断位平面，B 为膀胱，黑箭为子宫，白箭指向附件；B. 经腹矢状位平面，B 为膀胱，C 为宫颈，直黑箭为子宫，弯黑箭表示闭合的阴道；C. 子宫底部经阴道矢状位平面；D. 子宫下段经阴道矢状位平面显示宫颈（C）；E. 经阴道子宫横断位平面（冠状位），注意子宫右侧和左侧附件；F. 正常卵巢经阴道矢状位及横断位平面，注意卵巢大小的测量

巨大卵巢肿瘤（图 16-20）。

　　子宫最常见的良性肿瘤是平滑肌瘤（肌瘤）和子宫腺肌病（子宫内膜向内生长到子宫肌肉或肌层内）。35 岁以上女性 40% 都有平滑肌瘤。你已经在第 11 章中看到一例伴巨大钙化的子宫肌瘤

患者的 X 线片（图 11-18）。图 16-21 为一名因多发小肌瘤导致子宫增大的患者 CT，图 16-22 为另外一名有大子宫肌瘤患者的 MR 图像。腺肌病较少见，多发生于 40 岁以上女性。这两种疾病均可引起下腹痛和月经过多。超声检查是最常用的筛

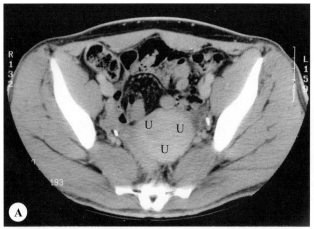
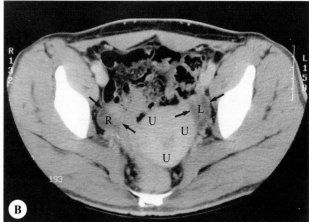
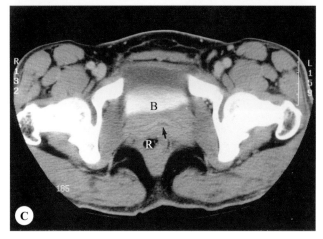

▲ 图 16-10 正常女性盆腔的 CT

A. 上方平面的扫描显示子宫肌层穹窿（U）；B. 稍低平面的扫描显示子宫中部（U）及其几乎位于中央的、不太致密的宫腔，与子宫相邻的右侧（R）和左侧（L）卵巢（箭）；C. 子宫下方最低层面的扫描显示，闭合的阴道（箭）位于对比剂部分充盈的膀胱（B）和含气的直肠（R）之间

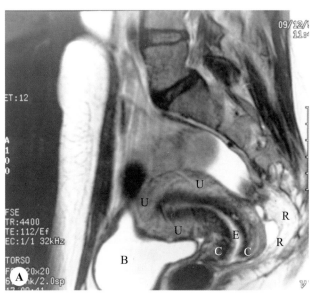
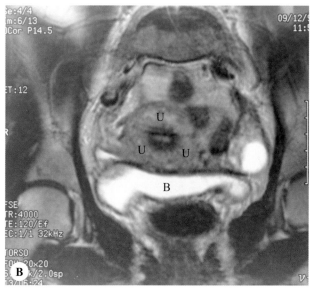

▲ 图 16-11 正常女性盆腔的 MRI

A. 正中矢状位 T₂ 加权像示膀胱（B）与直肠（R）之间的前屈位子宫（U）和宫颈（C），注意宫腔内白色线状高信号为内膜（E）；B. 同一患者冠状位 MRI 显示未扩张的膀胱（B）上方的子宫（U）

查办法，但是 MRI 在鉴别这两种疾病更有优越性。正确的诊断非常重要，因为两者的治疗方法截然不同：许多平滑肌瘤可以手术切除而不剥夺患者子宫和生育能力，症状性子宫腺肌病需要切除子宫。一种新的非手术经导管栓塞治疗症状性子宫肌瘤方法将在第 19 章进行介绍。

宫颈癌是妇科最常见的恶性肿瘤，也是 50 岁以下女性最常见的恶性肿瘤。通常经局部扩散累及阴道、子宫、膀胱和直肠。CT 和 MRI 是该病分期、评估肿瘤体积及局部和远处转移的最佳方法。子宫内膜癌最常见于老年女性，表现为绝经后出血。超声可以发现宫腔内的肿瘤，MRI 在显示侵入肌层的深度和周围结构受累程度方面具有优越性。

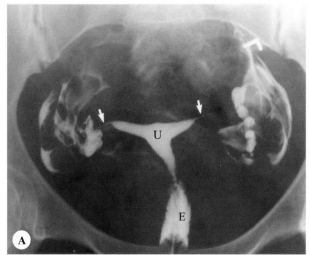
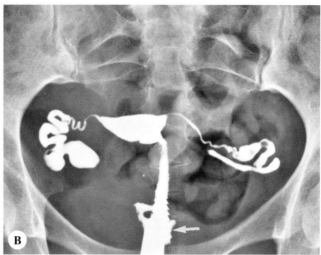

▲ 图 16-12　A. 正常子宫输卵管造影。对比剂经放置在宫颈内的导管注入。宫腔（U）与输卵管（箭）呈高密度。有对比剂逆行流入宫颈管（E）；可以看到注射导管穿过阴道。对比剂进入腹腔自由流动表明患者输卵管通畅。卵巢未见显示；B. 子宫输卵管造影异常。由于炎症造成瘢痕，双侧输卵管阻塞，从而阻止对比剂流入腹腔。输卵管扩张提示有积水。箭指向注射导管

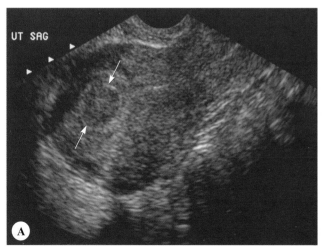
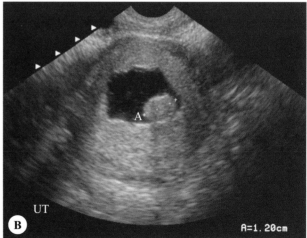

▲ 图 16-13　良性子宫内膜息肉

A. 常规经阴道超声显示子宫内 1cm 肿块（箭）；B. 宫腔内注入生理盐水后的子宫声像图显示肿块（光标）为良性息肉，漂浮于生理盐水内但由短柄与子宫内膜相连。息肉直径 1.2cm

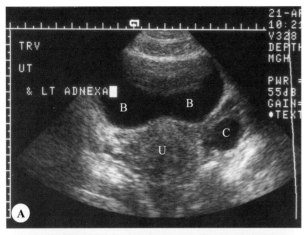

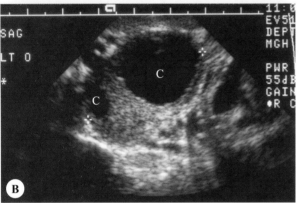

▲ 图 16–14　超声诊断无症状左卵巢囊肿

A. 经腹横断位平面示左侧卵巢一个囊肿（C），内侧为膀胱（B）和子宫（U）；B. 经阴道超声左侧卵巢（用光标标记的边界）两个囊肿（C），只有较大的囊肿在经腹超声检查显示

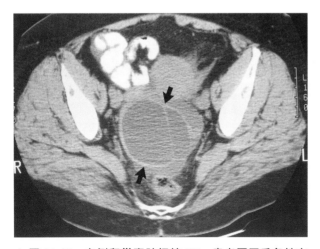

▲ 图 16–15　右侧卵巢囊肿扭转 CT。患者因严重急性右下腹痛行 CT 检查，盆腔内可见大囊状结构（箭）。手术中发现并切除了扭转的卵巢囊肿。正是结合患者的临床表现和 CT 检查结果后，才做出正确的术前诊断

盆腔炎性疾病通常为淋球菌或衣原体感染引起，产生从子宫内膜炎到输卵管积水一系列的疾病。当炎症较早或极少时，超声或 CT 检查可能表现正常。晚期，当输卵管积水存在时，超声和 CT 表现为一组复杂的囊性肿块，代表扩张的、充满液体的输卵管（图 16–23）。

（四）产科影像

孕期超声检查（图 16–24 至图 16–28）可以准确判断妊娠情况，检测多胎妊娠，监测胎儿生长情况和评估胎儿健康状况。用超声的实时运动图像可以观察胎儿心脏运动和胎儿运动；当然这些活动的减少或缺失，表明一个濒危或死亡的胎儿。由于阴道超声良好的分辨率，可能早在妊娠 5 周就检测到胎心运动。

超声能快速、准确地检测出宫外孕（宫腔外妊娠着床）、绒毛膜下出血、自然流产（自然原因在 20 周内终止妊娠）等妊娠早期并发症，以及前置胎盘（胎盘覆盖宫颈内口）、胎盘早剥（正常位置的胎盘成熟前分离）等妊娠末期并发症。经阴道检查通常需要在孕早期进行，妊娠后期经腹部超声检查足够。超声还可发现广泛的胎儿异常，包括头部（无脑）、脊柱（脊柱裂）、胸部（膈疝）、心脏（先天性心脏病）、腹部（胎儿肾积水或肠梗阻）和骨骼（软骨发育不良）。

孕妇出现阴道出血、下腹部疼痛、早产或外伤后应进行超声检查。对于是否使用超声检查来评估所有孕期(甚至正常或无症状孕期)存在争议。一些产科医生和医疗中心检查每一位孕妇，另一些仅扫描有高危因素或临床检查的患者。

常规超声评估妊娠时，扫描方案因妊娠阶段而异。妊娠早期扫描记录胎囊的形态和位置、识别胚胎、测量其冠突长度、验证胎儿心脏活动。中期和晚期扫描评估胎儿健康状况、评估羊水体积、确定胎儿位置和胎盘位置，并确定几个重要的胎儿测量指标，如头的大小（双顶径和头围）、腹围、股骨长度。胎儿解剖的各个部位均可观察到可能的异常，包括脑室、心腔、肾脏、胃、膀

胱、脊柱和脐带。

在孕早期，经阴道超声早在 4.5 周即可见到小胎囊，经腹检查早在 5 周可以看到小胎囊。胎囊表现为宫腔积液周围伴有中等回声的边缘（图

16–25）。卵黄囊是在胎囊内看到的第一个物体，呈小圆形结构（图 16–26A）。当顶臀长大于 5mm时，在卵黄囊附件首先可以看到胚胎，然后可以观察到胚胎心脏活动（图 16–26B）。

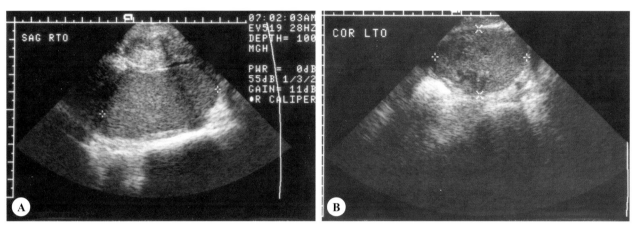

▲ 图 16–16　光标显示双侧卵巢子宫内膜异位
A. 右侧卵巢经阴道超声矢状位；B. 左侧卵巢经阴道超声冠状位

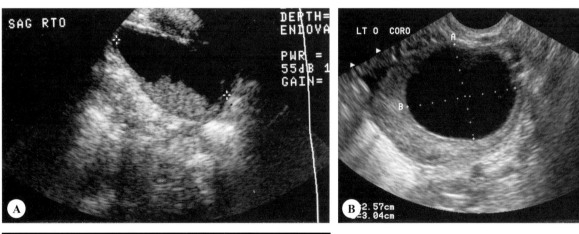

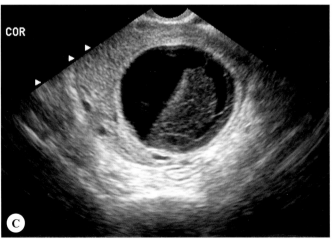

▲ 图 16–17　囊性卵巢肿瘤（A）与良性卵巢囊肿（B）及出血性卵巢囊肿（C）比较。囊肿肿瘤使右侧卵巢增大到正常大小的近 2 倍，56mm×73mm；肿瘤内部囊性部分边缘不规则，为非球形，良性肿瘤也呈非球形。注意，出血性囊肿（C）部分充满强回声物质，为已附着到囊壁的血块

图 16-27 中显示了一个 13 周大的胎儿。注意 A 中胎儿的外观。心脏活动是胎儿生命和健康状况最重要的指标之一；孕早期 6.5 周时心率应至少每分钟 100 次，之后心率应至少每分钟 120 次。注意通过胸部心率为 135 次（B）。胎龄是在妊娠早期通过测量头颅双顶径（C），并将测量值与胎龄图比较进行判断。胎龄也可以通过测量骨骼长度（D）、头围、腹围和肱骨长度来判断。随着胎儿的增大，中期和晚期的扫描也是经腹进行。27 周龄胎儿发育情况见图 16-28。

（五）异位妊娠

异位妊娠是孕产妇在孕期死亡的主要原因之一，发生率占妊娠总数的 1%～2%，占孕产妇死亡的 15%。异位妊娠的发病率一直在稳步上升，因为越来越多的女性患有盆腔炎或接受体外受精，两者都增加了异位种植的可能性。幸运的是，利用超声快速准确地早期诊断显著降低了这种状况的死亡率。孕早期如果出现腹痛、异常阴道出血和可触及的附件肿块，应当考虑宫外孕。正如你可能预期的那样，经阴道超声发现宫腔内没有胎囊或胚胎。如果在凹陷内检测到液体，通常代表出现，提示异位妊娠已破裂（图 16-29）。在大约 1/3 的病例中，可识别的实际的胎囊（图 16-30）或胚胎通常位于输卵管内，但有时位于卵巢、腹腔或宫颈内。

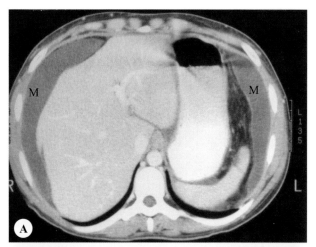

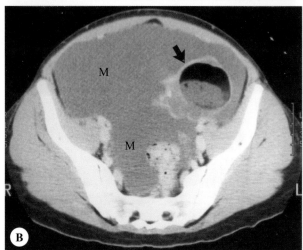

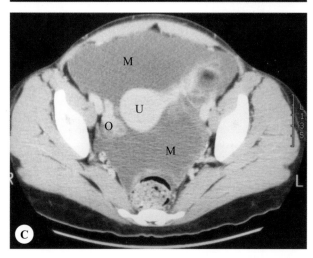

▲ 图 16-19 左侧卵巢黏液性囊腺瘤伴破裂后腹膜假黏液瘤形成患者的 CT。左侧卵巢分泌黏液蛋白细胞肿瘤（B 中箭）腹腔内播散，黏液已充满腹腔（M），A 中清晰可见。最低层面扫描（C）显示正常子宫（U）和右侧卵巢（O）

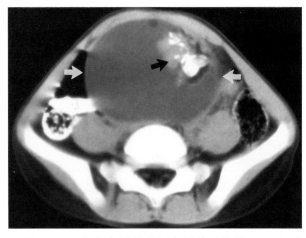

▲ 图 16-18 儿童右侧卵巢巨大囊性畸胎瘤 CT。白箭表示囊性肿块的范围。黑箭指向皮栓，包含牙齿、脂肪和头发

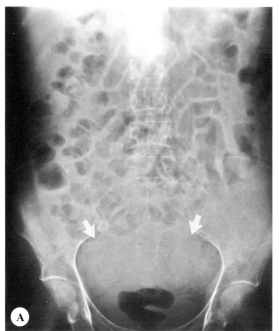

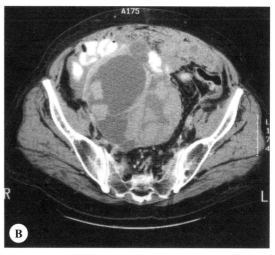

▲ 图 16-20　右侧卵巢巨大肿瘤
A. X 线片显示积气的小肠襻被巨大肿块（箭）向
上推出骨盆；B. CT 显示卵巢巨大复杂囊性肿瘤

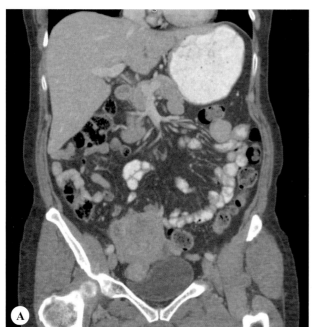

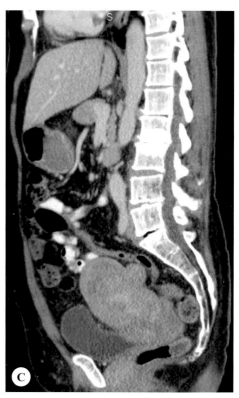

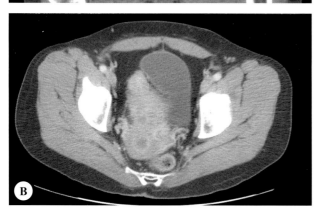

▲ 图 16-21　多发子宫肌瘤导致子宫增大
的女性患者 CT。注意子宫内的低密度小
结节

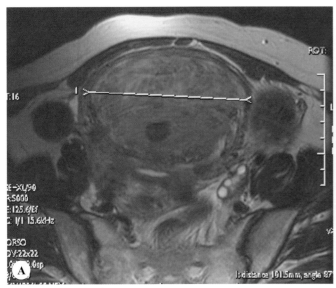
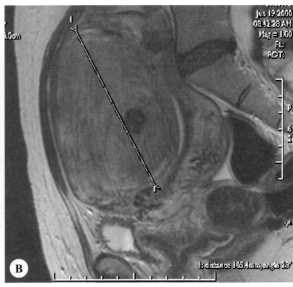

▲ 图 16-22 巨大子宫肌瘤女性盆腔 MRI

A. 轴位图像显示巨大肿瘤（光标）位于腹壁肌肉后方，大部分充满盆腔前部；B. 同一患者的矢状位图像

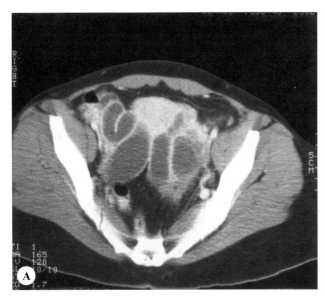
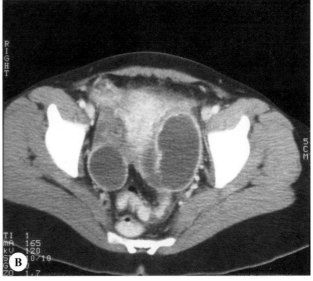

▲ 图 16-23 盆腔炎引起年轻女性输卵管积水的 CT。盆腔内大的充满液体的管状结构为扩张阻塞的输卵管

另外两个关于异位妊娠的事实需要知道。首先，异位妊娠破裂可能发生在未意识到自己妊娠的女性。因此，对于有可疑症状的所有育龄期女性你应该考虑异位妊娠的可能性，你应该立即要求 β-hCG 水平检查。如果该水平升高，则确认妊娠，必须急诊行经阴道超声检查除外异位妊娠。其次，在接受促排卵药物治疗的育龄期女性，宫内和异位妊娠同时发生虽然少见，但确实发生，其发生率也在增加（如多胎妊娠的发生率）。因此，

即使在开始时超声检查发现正常宫内妊娠，超声医生也会继续寻找移位妊娠胎囊或胚胎。

（六）前置胎盘

妊娠晚期无痛性阴道出血可能是前置胎盘的指征，指胎盘覆盖宫颈内口的一种情况。有此症状的患者应进行超声检查，可以通过其形态和颗粒回声纹理来确定胎盘与宫颈内口的位置关系。完全性前置胎盘是胎盘覆盖整个宫颈内口（图 16-31）；

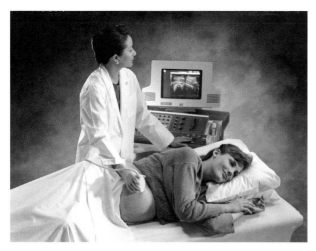

▲ 图 16-24　妊娠晚期进行产科超声检查

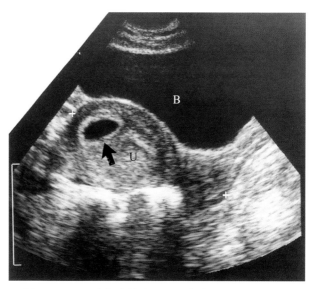

▲ 图 16-25　经腹超声检查 6 周正常胎囊。胎囊表现为子宫（U）内积液周围伴有回声环（箭）。无回声充满液体的膀胱（B）作为声窗

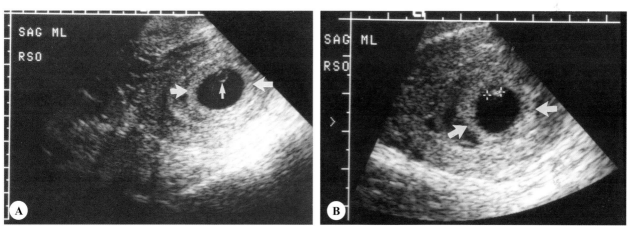

▲ 图 16-26　5.5 周胎囊超声检查

A. 经阴道扫描显示胎囊（大箭）内有卵黄囊（小箭）；B. 经阴道扫描显示胎囊内有一小（5.3mm）胚胎（光标标记），可检测到胚胎胎心活动

部分性前置胎盘是胎盘边缘延伸至宫颈内口但不跨越宫颈内口。对前置胎盘的了解将协助产科医生制定合理的孕期管理计划。

（七）胎盘早剥

由于胎盘含有许多血管，出血是最常见的胎盘并发症。当出血在胎盘后（胎盘与子宫壁之间）时，可能发生胎盘早剥，即胎盘与子宫分离。胎盘早剥可引起疼痛、阴道出血和低血容量性休克。如果发生早剥，超声检查可以显示胎盘后方聚积强回声的血液（图 16-32）。胎盘早剥是导致胎儿死亡的主要原因，占围产儿死亡的 15%~20%；不幸的是，产妇的发病率与死亡率也可能由这种情况引起。

二、男性影像学

对于男性患者，你应该熟悉阴囊及其内容物、前列腺和尿道的成像技术。炎症和肿瘤性病变均可能累及阴囊及其内容物和前列腺。睾丸肿瘤可能发生于年轻男性，而前列腺癌常见于老年男性。男性尿道成像最常见的指征是外伤。

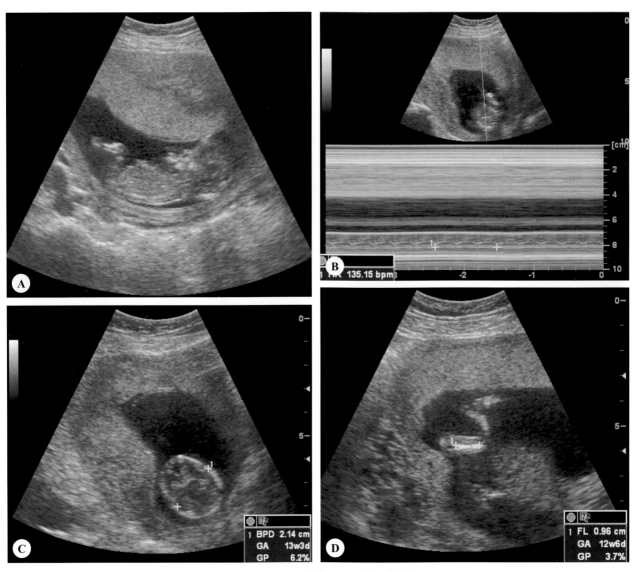

▲ 图 16-27 **13 周胎儿经阴道超声检查**

A. 矢状位；B. 心率测量（每分钟 135 次）；C. 通过测量头双顶径（直径 2.14cm 是 13 周 3 天）判断胎龄；D. 根据股骨长度（长度 0.96cm 为 12 周 6 天）判断胎龄

（一）阴囊

在超声和横断面成像出现之前，只能通过触诊和透照检查阴囊及其内容物。现在可以通过阴囊超声诊断睾丸内、外的情况，这是首选的阴囊成像方法。超声可鉴别睾丸肿瘤、睾丸外伤、睾丸扭转、附睾炎（附睾感染）、睾丸炎（睾丸感染），累及阴囊的疝，以及积液包括积水、积血及脓肿。虽然 MRI 也能诊断出许多相同的阴囊疾病，但超声更快速、简便、价格低廉。

阴囊（图 16-33）是一个袋状的皮肤结构，包含睾丸、附睾和精索的下端。每个睾丸均为可活动的卵圆形组织，长 4~5cm，宽 2.5~3cm；睾丸悬于精索。隔膜将阴囊分隔为每个睾丸的单独隔室。睾丸的小叶被开放呈通道网络的曲细精管引流，即 Rete 睾丸；小管连接睾丸至附睾（图 16-34）。附睾位于睾丸后方，它在睾丸的上极有一个膨大的头部、一个体部和一个向下的尾部，然后延续为输精管。一个浆膜腔即睾丸鞘膜包绕睾丸的前、中、外侧表面；在这个腔内可以形成液体如鞘膜积液。

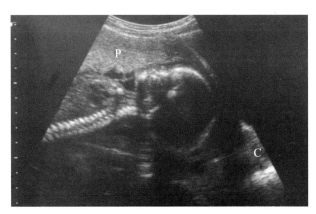

▲ 图 16-28　27 周时行纵向经腹超声检查

胎儿呈头位，面部朝上。注意抬头与宫颈（C）的关系。识别头部、面部和脊柱。胎儿前方可见胎盘（P）

毫无疑问，阴囊超声检查将是你的男性患者最不寻常的经历。你应该一直仔细向患者解释这个过程，让其放心。常用的有两种技术。当超声诊断仪用高分辨换能器直接与阴囊接触时，阴囊可以用毛巾包裹支撑。或者超声医生可以将阴囊用戴手套的手支撑，以便睾丸和附睾触诊与超声实时图像关联，同时用另一只手持超声探头进行扫描。阴囊超声通常无痛，但是当患者有急性炎症时如附睾炎是会疼痛。

正常情况下，睾丸和附睾在超声下呈细而均匀的回声（图 16-35）。超声医生在扫描时通过旋转探头获得横切面和纵切面的图像。睾丸在横切（冠状位）图像（图 16-35A 至 C）上呈圆形，在纵切（矢状位）图像（图 16-35D 和 E）上呈卵圆形，回声均匀。膨大的附睾头容易识别，图 16-35F 可以看到附睾头部的纵向扫描；附睾周围可见无回声生理性液性暗区。阴囊各层在睾丸周围呈条状回声。

出现阴囊疼痛、阴囊增大、可触及阴囊肿块或阴囊创伤的患者应进行阴囊超声诊断性检查。急性阴囊疼痛最常由附睾炎和睾丸炎等炎症引起（通常由泌尿系统逆行感染）。但是需急性外科手术睾丸扭转也可引起急性阴囊疼痛。超声可以清楚地区分炎症和扭转。附睾炎时超声显示附睾增大，睾丸炎时睾丸也同样改变，彩色多普勒超声显示受累器官血流增加（图 16-36 和图 16-37）。

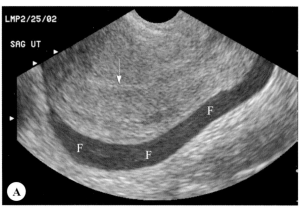

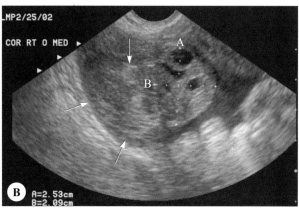

▲ 图 16-29　血 β-hCG 水平升高的异位妊娠破裂患者

A. 正常情况下，超声可显示宫腔内胎囊，但内膜腔（箭）内未见胎囊，子宫后方可见代表血液的游离液体（F）；B. 右附件超声右侧卵巢（光标）旁的血性肿块（箭）为破裂的异位妊娠

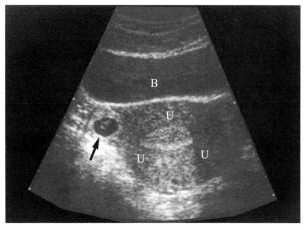

▲ 图 16-30　经腹超声在横断位或冠状位显示右侧附件内有异位妊娠胎囊（箭）。未发生破裂。注意胎囊内的微小卵黄囊。宫腔（U）内仅见子宫内膜回声。前方无回声区为膀胱（B）

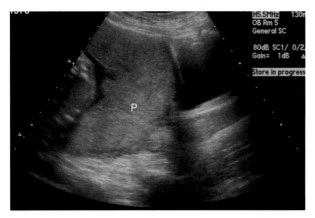

▲ 图 16-31　前置胎盘的超声检查。胎盘（P）低位，覆盖宫颈内口

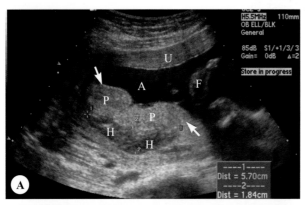

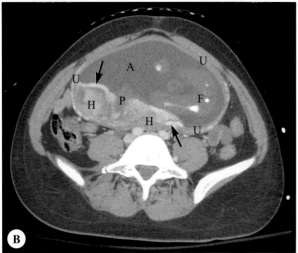

▲ 图 16-32　胎盘早剥的超声（A）和 CT（B）。胎盘（P）与子宫壁（U）被强回声的血肿（H，箭）分离。宫腔内可见无回声的羊水（A）及胎儿（F）

睾丸扭转（图 16-38）时精索和伴随的睾丸动脉中产生血流阻塞导致睾丸缺血，彩色多普勒超声示受影响的睾丸血流减少或没有血流（图 16-38A）。多普勒血流成像也会显示一条平线而不是搏动性血流（图 16-38B 和 C）。未经诊断和治疗的扭转导致睾丸梗死（图 16-39），在超声上表现为受影响的睾丸内缺乏彩色多普勒信号的不均匀低回声睾丸结构。

急性阴囊肿大可能是由于睾丸外液体积聚在脏层和壁层之间引起的，包括液性（浆液性液体）、血性（血液）、脓性（脓液）。在超声下它们表现为睾丸周围聚积的液体；积血和积脓表现为等回声或复杂液体积聚（图 16-40），而积水（图 16-41）为无回声，这是由于声音在水中的传导性。阴囊肿大也可由阴囊疝引起；在超声下可以实际观察到疝出到阴囊内的肠管的蠕动。

阴囊肿块可以是恶性肿瘤或良性肿瘤。超声可区分睾丸内肿块（图 16-42）一般为恶性（精原细胞瘤、胚胎细胞癌、畸胎瘤、绒癌），睾丸外肿块一般为良性。大多数恶性睾丸肿瘤比邻近正常睾丸回声更低，并且血管增多（图 16-42B）。出血、钙化和坏死区域可能改变这些肿瘤的回声。睾丸良性囊肿或脓肿可表现为阴囊包块，也可表现为精索静脉曲张，即附睾和输精管静脉迂曲扩张。

阴囊外伤可导致睾丸挫伤、裂伤及睾丸破碎（图 16-43），通常需要急诊手术修复。阴囊外伤也可能仅引起睾丸外血肿（鞘膜积血），此时可保守治疗。睾丸破碎患者和睾丸外血肿患者在外伤后可能表现出类似的外伤后阴囊疼痛和肿胀；超声可以区分睾丸内外损伤并及时识别需要急诊手术治疗的患者。

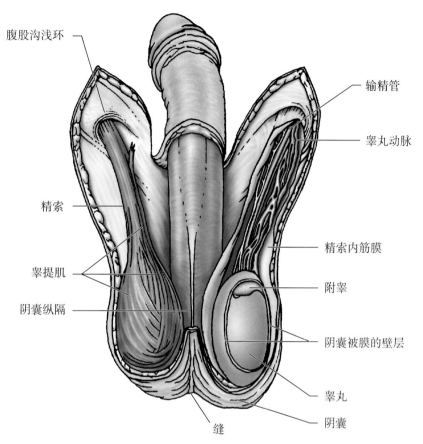

腹股沟浅环

输精管

睾丸动脉

精索

精索内筋膜

睾提肌

附睾

阴囊纵隔

阴囊被膜的壁层

睾丸

阴囊

缝

▲ 图 16-33　阴囊。阴茎已向上翻转，阴囊前壁已被切除。右侧显示精索、精索内筋膜、睾提肌；左侧精索内筋膜沿精索和睾丸前方的纵向切口，部分阴囊壁层被切除显示睾丸，一部分附睾头部被阴囊脏层覆盖

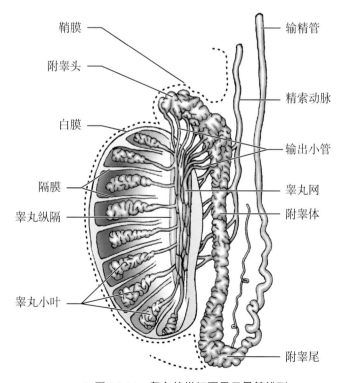

鞘膜

输精管

附睾头

精索动脉

白膜

输出小管

隔膜

睾丸网

睾丸纵隔

附睾体

睾丸小叶

附睾尾

▲ 图 16-34　睾丸的纵切面显示导管排列

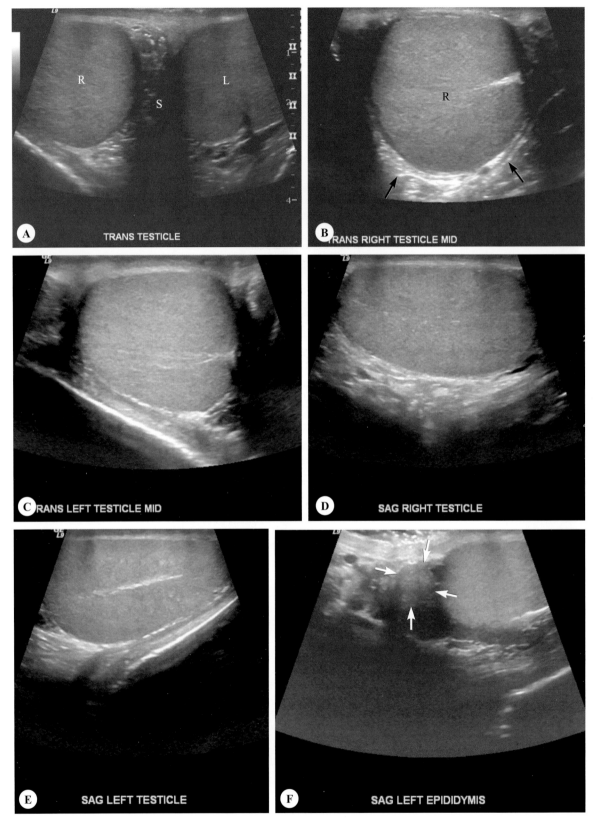

▲ 图 16-35　正常睾丸超声

A. 双侧睾丸横向（冠状位）扫描，注意右侧（R）和左侧（L）睾丸结构回声均匀，中间为强回声的中隔（S）；B. 右侧（R）睾丸横断位（冠状位）扫描，箭指示因囊壁各层产生的条状强回声和无回声区；C. 左侧睾丸横断位（冠状位）扫描；D. 右侧睾丸长轴（矢状位）扫描；E. 左侧睾丸长轴扫描；F. 右侧附睾纵向扫描（箭），睾丸在右侧

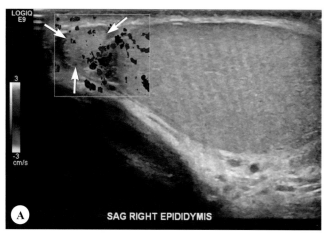
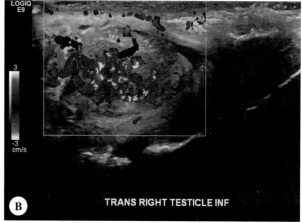

▲ 图 16-36　附睾炎超声
A. 附睾（箭）明显增大；B. 多普勒检查显示多普勒信号增高，提示血流增多

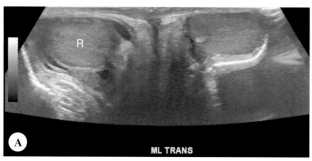
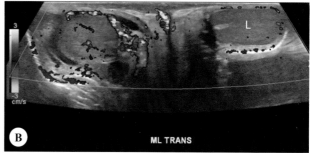

▲ 图 16-37　11 岁男童右侧睾丸炎的轴位（冠状位）超声
A. 右侧睾丸（R）增大；B. 与左侧睾丸（L）相比，多普勒图像上可见血流增加

（二）前列腺

前列腺（图 16-44）位于膀胱下方，包绕尿道的第一段或前列腺段，X 线片上不可见。但当其增大时，前列腺可能会在使用静脉对比剂的 X 线上作为充盈膀胱（图 14-75 和图 16-45A）基底隆起或凹陷被检测到。前列腺增大达到临界大小后，膀胱出口梗阻（前列腺增生）的影像学征象会明显，在患者排尿后拍摄的重复 X 线上显示残余膀胱体积异常增大。膀胱充盈时和排尿后的超声检查也有助于评估残余尿量。前列腺增大也可通过 CT 进行诊断（图 16-45）。

前列腺增大可能由良性前列腺增生（benign prostatic hypertrophy，BPH）或前列腺癌引起，因此确定前列腺增大的原因至关重要。此外，小前列腺癌可能发生在未肿大的前列腺腺体中，因此正常增大腺体的纹理成像技术是非常有价值的。

该技术应用经直肠超声成像。

虽然前列腺位于盆腔的软组织深处，但它可以通过经直肠探头进行超声检查。经直肠超声对前列腺内部腺体结构提供了极好的清晰度，显示出正常大小和回声或前列腺增大及异常回声。

解剖上前列腺分为 4 个部分（图 16-46）：外周带、移行带、中央带和尿道周围腺体区。前列腺前表面的非腺体区域称为前纤维肌肉间质。在正常经直肠超声下（图 16-47），腺体与直肠相邻，精囊腺也能清晰显示。图 16-47A 中心区和外围区的回声纹理差异非常细微。

超声引导下的前列腺穿刺活检，通过连接在超声探头一侧的活检系统，可以非常准确地对超声显示的前列腺异常进行组织学诊断。该过程可以在门诊患者上进行，通常是在诊断检查后直接进行。

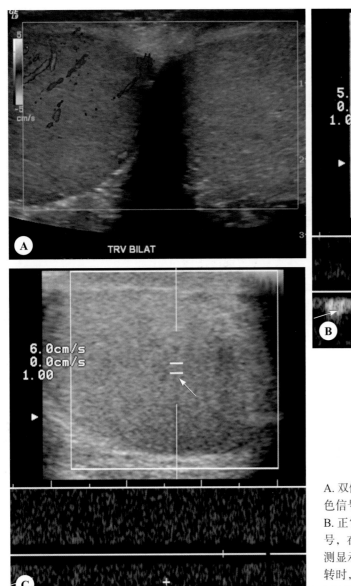

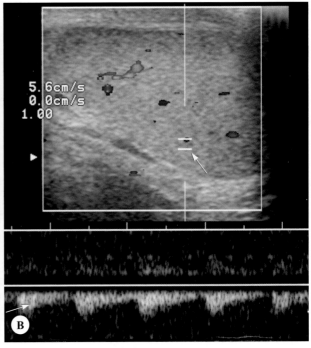

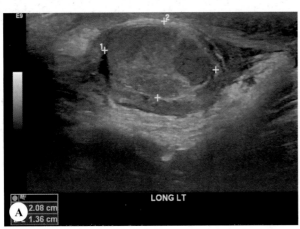

▲ 图 16-38　睾丸扭转的超声

A. 双侧睾丸冠状位扫描示左侧睾丸扭转。左侧睾丸（无彩色信号）内未见血流；正常右侧睾丸可见多种彩色信号。B. 正常右侧睾丸矢状位扫描可见睾丸实质内散在血流信号，在多普勒声门（上面的箭）之间进行的多普勒血流监测显示了图像下方的搏动性血流（下面的箭）。C. 左侧扭转时，未见异常的睾丸实质内无搏动性血流（下面的箭）（上面的箭再次指向多普勒门）

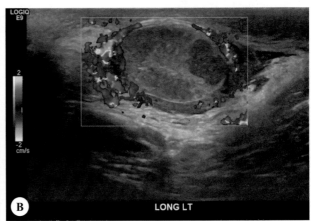

▲ 图 16-39　左侧睾丸梗死的超声

A. 纵向扫描显示左侧睾丸呈不均匀低回声；B. 彩色多普勒扫描显示梗死睾丸内无血流

Re

良性前列腺增生（benign prostatic hyperplasia，BPH）常见于老年男性，腺体的大小并不总是与前列腺增生的症状相关。然而，腺体的大小实际上可以通过超声、CT 或 MRI 体积技术测量。与外周带相比，BPH 最常见的超声表现是中央带增大。中央带也可能出现低回声，尽管回声模式可能不同。如果存在钙化，表现为高回声结节。

前列腺癌是男性癌症死亡的第三大原因。目前，实验室检测可以通过测量前列腺特异性抗原（prostatic specific antigen，PSA）的水平来检测前列腺癌，几乎所有的前列腺癌和某些良性疾病都会引起 PSA 升高。由于前列腺的所有腺体组织都产生 PSA，因此它存在于正常、增生、炎症和肿瘤状态下。PSA 是前列腺特异性的，但不是疾病特异性的。但癌症使 PSA 升高的幅度远高于 BPH。一般情况下，PSA 高于 4ng/ml 水平提示患者应行经直肠超声检查。患者也可能因体检时直肠指检异常而行超声检查。

前列腺癌的超声表现取决于肿瘤的大小和周围前列腺组织的性质。癌通常表现为低回声肿块，如图 16-48A 所示，少数可呈高回声甚至等回声。正如你所知，等回声病灶由于与周围正常组织不能区分，因此难以发现，尽管继发的不对称增大征象提示它们的存在。大约 70% 的癌症发生在外周带，这些是最容易被超声发现的。超声在前列腺癌分期中也很有用，因为它可以显示腺体包膜或精囊腺的局部侵犯。MRI 也可以很好显示前列腺癌。图 16-48B 和 C 是另一个小外周带癌患者的两幅 MRI。MRI 显示盆腔其他结构有无侵犯最佳。

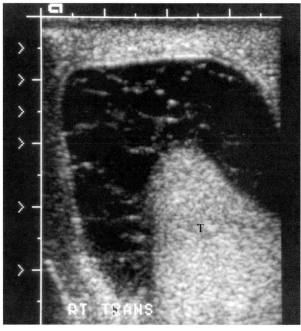

▲ 图 16-40　鞘膜积脓超声。睾丸（T）周围液体聚积，对比图 16-41 可见多回声分隔

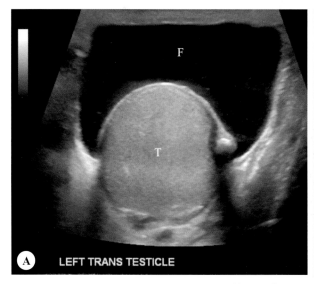

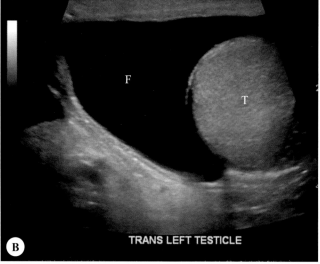

▲ 图 16-41　巨大鞘膜积液的超声。无回声液性暗区（F）包绕睾丸（T）

（三）男性尿道

男性尿道通常采用逆行尿道造影（retrograde urethrography，RUG）成像。在此过程中，水溶性对比剂经带小气囊的导管从尿道远端，并通过小气囊堵塞尿道口。对比剂向后流动，使尿道显影，进行 X 线摄片，最终流入膀胱。另一种替代技术是排泄性膀胱尿道造影。这个检查中，放射科医生首先通过膀胱导管将膀胱充满对比剂，然后在透视下将导管取出并让患者排尿，以便对比剂通过尿道。

在正常的 RUG 上（图 16-49）可以区分尿道的前部和后部，它们被尿生殖膈所分隔（图 16-44）。后尿道由前列腺部尿道（尿道穿过前列腺的部分）和膜部尿道（通过泌尿生殖膈的部分）组成。前尿道由球部尿道（短，从泌尿生殖隔膜到阴茎阴囊交界处走行）和阴茎部尿道（较长，延伸至尿道外口）组成。

尿道造影可诊断尿道狭窄、尿道憩室和急性尿道外伤。尿道狭窄多由创伤（包括创伤性导尿）、手术（如前列腺切除术）、感染（通常为淋病）引

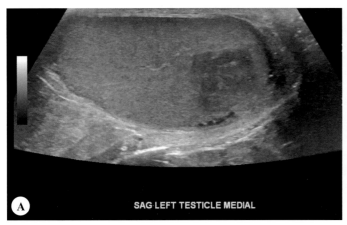
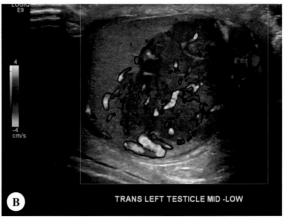

▲ 图 16-42　睾丸肿瘤超声
A. 矢状位扫描显示左侧睾丸下极内有一低回声团块；B. 轴位彩色多普勒扫描显示肿瘤内血流明显增多，证明为精原细胞瘤

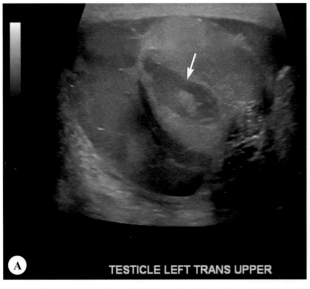
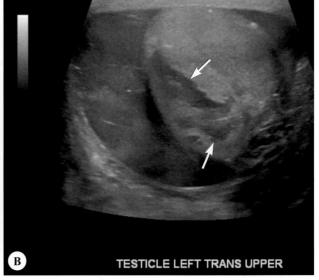

▲ 图 16-43　青年人阴囊外伤的超声。通过右侧睾丸的矢状位扫描显示多发睾丸挫伤（箭）被一个大的鞘膜积血包围，其中包含凝结和未凝结的血液

起。尿道造影最常见的适应证之一是疑似急性尿道损伤。在多发创伤患者中，最常见的临床症状是肉眼可见的尿道口出血，与血尿相反，在创伤患者中，血尿通常是肾、输尿管或膀胱损伤的标志。后尿道损伤在累及耻骨前部的骨盆骨折患者中尤为常见。在尿道造影时（图 16-50），在尿道撕裂伤和横断处会看到对比剂外渗。阴茎损伤目前在 MR 扫描中显示良好，尤其是需要手术修复的阴茎断裂。

三、儿科影像学

儿童影像学的目标是以最少的辐射量获得高质量的诊断检查。因此，推荐用于特定影像学检查的常规视图往往不如成人广泛，并且尽可能使用辐射屏蔽来覆盖不需要暴露的身体部位。

儿童可能需要约束或镇静，特别是对于较长

的检查。一般来说，1 日龄至 1 岁的儿童移动不大，可能只需要魔术带的约束。并且多数 3 岁以上的幼儿是完全配合的。但 1—3 岁的儿童可能会给放射科带来影像学挑战，如 X 线片检查时需要短时间的固定约束，CT、MRI 和放射性同位素扫描时的需要镇静。需要镇静时，通常由放射科安排。镇静的类型取决于检查时间的长短和是否疼痛。在大多数情况下，镇静是由口服、直肠、静脉或肌内注射的药物来完成的。仅少数情况需要全身麻醉。

放射科医生面临的另一个挑战是让儿童饮用对比剂，如消化道钡剂和 CT 的水溶性对比剂（儿童常与果汁混合）。同样，该问题在婴幼儿和年长儿童中不严重。对于 2 岁以下的儿童，停止最后一次喂食，然后给饥饿的儿童一个装满对比剂的瓶子就可以简单实现配合。3—4 岁以上的患儿通常可以劝说配合。

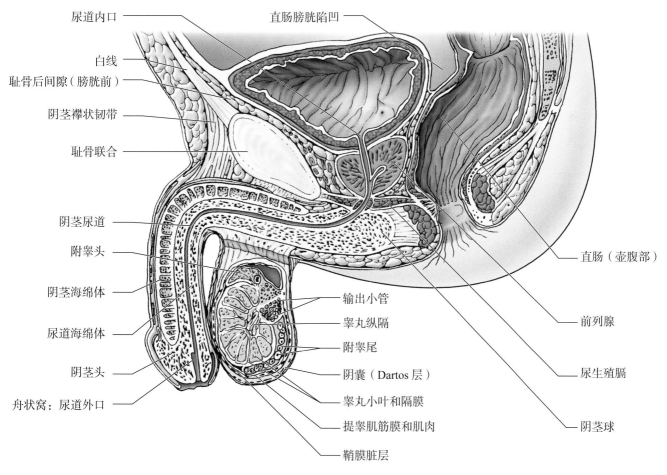

▲ 图 16-44　男性盆腔正中矢状切面

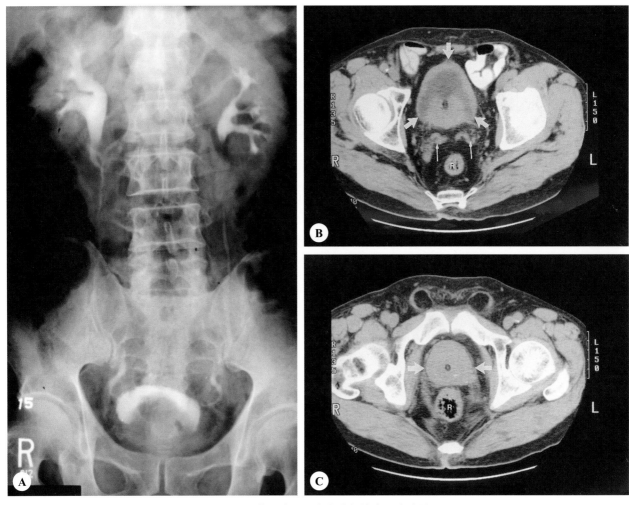

▲ 图 16-45　对前列腺肥大患者进行静脉尿路造影及 CT

A. 泌尿系造影显示膀胱底部因前列腺肿大而抬高；B 和 C. 盆腔内两个不同层面的 CT 显示增大的前列腺（大箭）、精囊腺（小箭）和直肠（R）。是否注意到前列腺中央的尿道

在管理儿科患者时，记住这些成像困难是很重要的。放射科医生需要邀请患儿的父母在某些成像过程中在场，以安慰孩子，确保更好的合作和更小的压力体验。

在本章的剩余部分，我们将讨论一些儿童常见疾病，特别是那些累及胸部、腹部和骨骼系统的疾病。关于其他许多儿科疾病的进一步信息，包括大量的先天性发育异常，你应该查阅儿童放射学教科书。

（一）儿童胸部疾病

迄今为止你研究过的许多成人胸部疾病，包括肺内含气结构和间质性肺炎、肺不张和塌陷，气胸和胸腔积液，这些疾病也发生在儿童。吸入性支气管异物儿童较成人多见。最常见的儿童特异性胸部疾病是喉炎和会厌炎、病毒性肺炎、细支气管炎和囊性纤维化。

1. 喉炎和会厌炎

幼儿喉炎会产生急性气道阻塞，它是由流感病毒和副流感病毒感染引起的。发病高峰在 6 月龄至 3 岁。虽然感染可能累及整个气道，产生广泛的咽喉气管支气管炎，但关键部位在喉头以下，局部水肿会使声门下气管狭窄。将图 16-51 中正常的声门下气管与图 16-52 中一例喉炎患儿的气管进行对比。在图 16-52 的颈部前后位片上，狭窄的声门下气管呈延长的倒 V 形，是喉炎特征性改变。

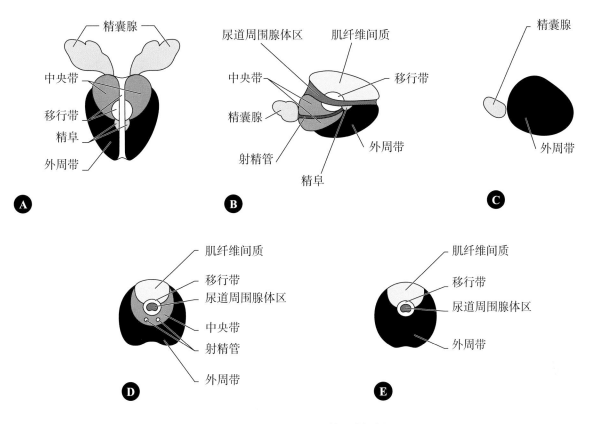

▲ 图 16-46　前列腺解剖
A. 冠状切面；B. 正中矢状切面；C. 矢状切面；D. 轴位切面；E. 轴位切面

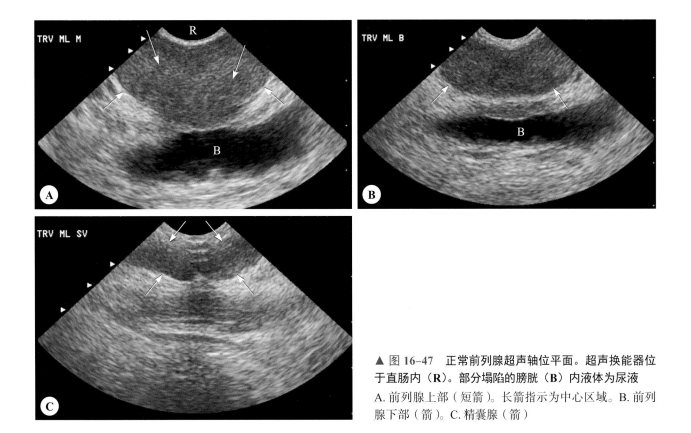

▲ 图 16-47　正常前列腺超声轴位平面。超声换能器位于直肠内（**R**）。部分塌陷的膀胱（**B**）内液体为尿液
A. 前列腺上部（短箭）。长箭指示为中心区域。B. 前列腺下部（箭）。C. 精囊腺（箭）

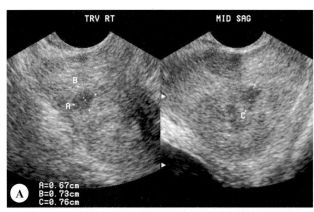

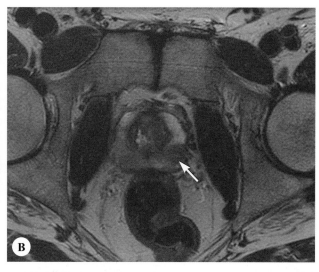

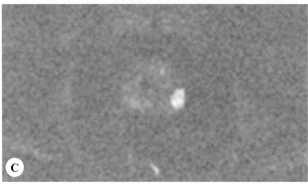

▲ 图 16-48　A. 典型小前列腺癌的超声。光标指向中央区和外周区交界处的一小低回声肿块。前列腺增大，呈典型的前列腺肥大的不均匀回声模式。B 和 C. MRI 检查示另外 1 例患者外周带（箭）有小前列腺癌。B 为 FRFSE MRI，C 为 DWI MRI

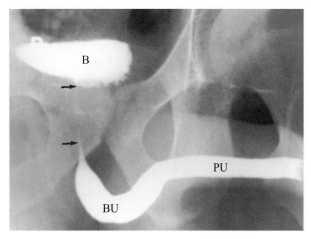

▲ 图 16-49　正常逆行尿道造影。对比剂经尿道注入使尿道及膀胱显影（B）。后尿道由前列腺内的尿道（箭之间）和位于 1cm 厚泌尿生殖膈内的短膜状尿道组成。前尿道从泌尿生殖膈延伸至尿道外口，由至阴茎阴囊交界处的球部尿道（BU）和至尿道外口的阴茎尿道（PU）组成

　　会厌炎通常是由流感嗜血杆菌引起的，是一种比钩端螺旋体更危险的疾病。会厌及周围结构水肿、增大，引起吸气性喘鸣、躁动，甚至吞咽困难。急性会厌炎可能是危及生命的情况，如果需要放射学确认，应密切监测儿童。立位摄片，以免造成呼吸困难。颈部侧位软组织 X 线会显示会厌增大及周围组织增厚（图 16-53），可与图 16-51 中正常细会厌比较。在继续阅读之前，判断图 16-54 中的孩子有什么问题。这名孩子吞咽了一枚硬币，硬币位于颈段食管中。注意侧位片中其位于气管后方。

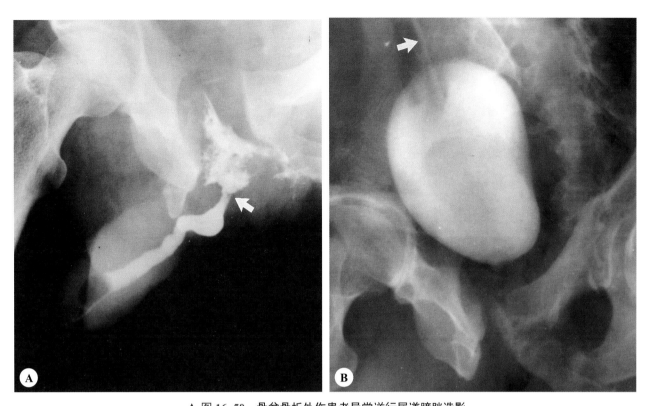

▲ 图 16–50 骨盆骨折外伤患者异常逆行尿道膀胱造影

A. 逆行注射对比剂显示尿道膀胱交界处完全断裂（箭）。对比剂渗出至盆腔软组织，膀胱未充盈；B. 膀胱造影，经耻骨上插入 Foley 导管（箭），显示膀胱充盈但无对比剂流入尿道

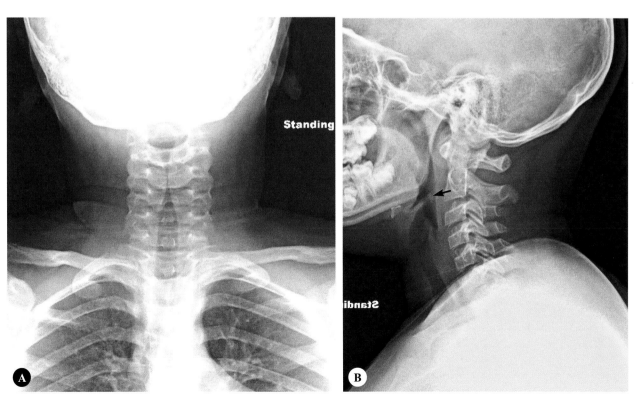

▲ 图 16–51 正常儿童气管的后前位和侧位相。B 中箭为正常会厌

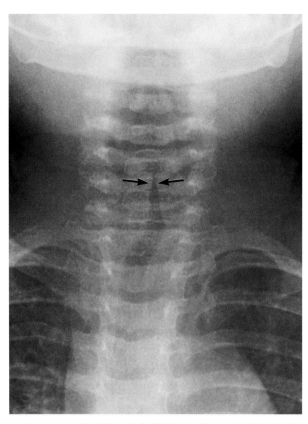

▲ 图 16-52　喉炎患儿的气管前后位片。水肿使声门下气管狭窄（箭），产生呼吸窘迫

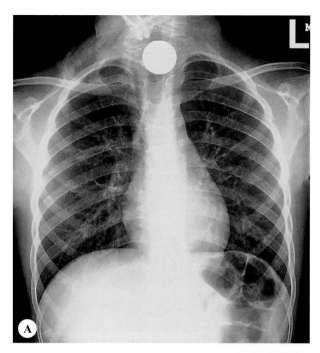

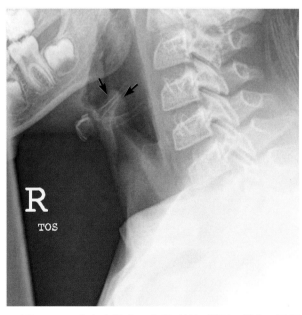

▲ 图 16-53　儿童会厌炎。会厌（箭）增厚、增大，周围喉部软组织水肿

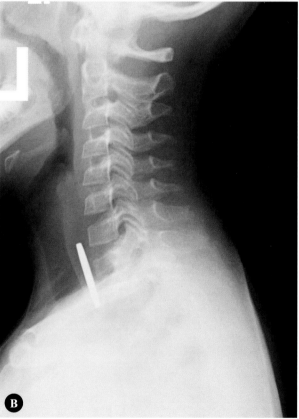

▲ 图 16-54　异常儿童 X 线片。请指出问题

2. 肺炎、毛细支气管炎、支气管炎

儿童肺炎可能与成人肺炎的病原体相同（图 16-55）。此外，病毒（如呼吸道合胞病毒、副流感病毒、腺病毒等）是 5 岁以下儿童肺炎的常见病因。这些病毒引起呼吸道感染，导致黏膜水肿，细支气管（细支气管炎）和支气管（支气管炎）的炎性浸润；肺内含气结构通常不受累。胸部 X 线片（图 16-56）显示支气管壁增厚，周围支气管显影（支气管套袖征），过度充气，肺纹理增多。细支气管炎通常发生于 1 岁以下的婴幼儿，支气管炎常见于较大的婴幼儿和儿童。

3. 囊性纤维化

囊性纤维化是一种外分泌腺功能障碍的遗传性疾病，伴有进行性肺和胃肠道疾病。肺部表现出现在婴儿晚期，包括慢性咳嗽、反复肺部感染和阻塞性肺疾病。晚期有肺动脉高压和肺功能下降。

在婴幼儿，胸部 X 线片可能完全正常，临床上已做出囊性纤维化的诊断。在年龄较大的儿童（图 16-57），X 线片和 CT 可显示充气过分、支气管套袖征、肺纹理增多和扩张的支气管（支气管扩张）。胸部影像学可识别多种肺部并发症，如肺炎、肺脓肿、气胸、肺不张、肺萎陷等。

（二）儿童腹部疾病

儿童可能患有一些与成人相同的腹部疾病。但小儿急腹症的病因通常是儿童特有的，这些情况的发生率几乎总是随着儿童的年龄而变化。患有急腹症的新生儿往往患有先天性或发育性病变，如肠闭锁和胎粪性肠梗阻，或早产导致的疾病，如坏死性小肠结肠炎。先天性巨结肠病通常在出生的最初 6 周内出现，也可能在 5 岁以后出现。婴儿在出生后的前 3 个月内可出现腹股沟疝和肥厚性幽门狭窄（hypertrophic pyloric stenosis, HPS）。在 6 月龄至 2 岁的儿童中，急腹症的常见原因是回结肠肠套叠；2 岁以上的儿童阑尾炎为常见原因。

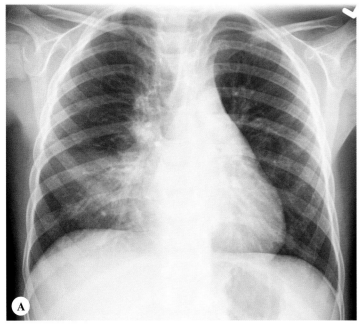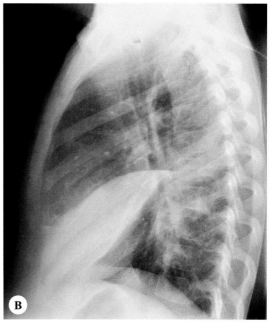

▲ 图 16-55　儿童右肺中叶细菌性肺炎（肺炎球菌）
A. 前后位；B. 侧位

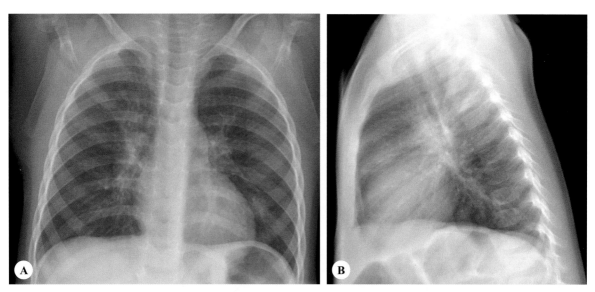

▲ 图 16-56　儿童细支气管炎的后前位及侧位胸部 X 线片。注意双肺明显的过度充气，尤其是在侧位相上。中央支气管管壁增厚和肺纹理增多是本病的其他特征性征象

A. 后前位；B. 侧位

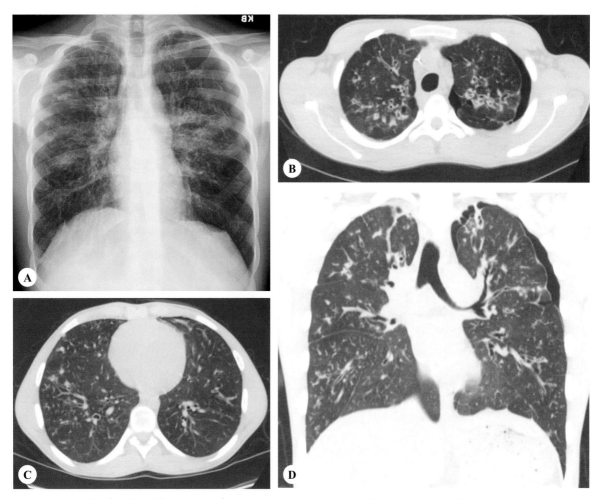

▲ 图 16-57　青少年囊性纤维化的 X 线片（A）和 CT（B 至 D）。注意由于过度充气引起的膈降低、支气管壁增厚和肺纹理异常增多。支气管壁增厚尤见于上方的轴位 CT（B）

1. 肥厚性幽门狭窄

肥厚性幽门狭窄是婴幼儿常见的一种疾病，因幽门环形肌肥大导致幽门梗阻。病因不明，男性患儿发病率是女性的 4 倍。主要症状为呕吐，通常发生在出生后 2～6 周，每次进食后由单纯反流进展为喷射样呕吐（图 16-58）。体检可在幽门区发现可触及的肿块。放射学检查并非常规要求，许多婴儿在有确定的病史和可触及的幽门肿块的基础上

有计划地进行手术修复。当临床诊断不确定时，可通过上消化道造影或腹部超声确诊。腹部 X 线片可表现为胃扩张，远端肠气少。UGI（图 16-58A）示胃排空延迟和幽门异常。幽门管会出现蠕动减少、不可扩张，并延长，伴有周围幽门肌的增厚。超声将显示围绕幽门管（图 16-58B 至 D）的软组织肿块（肥厚的肌肉）。幽门管延长，肌壁增厚。比较钡剂检查与超声检查的管腔情况。

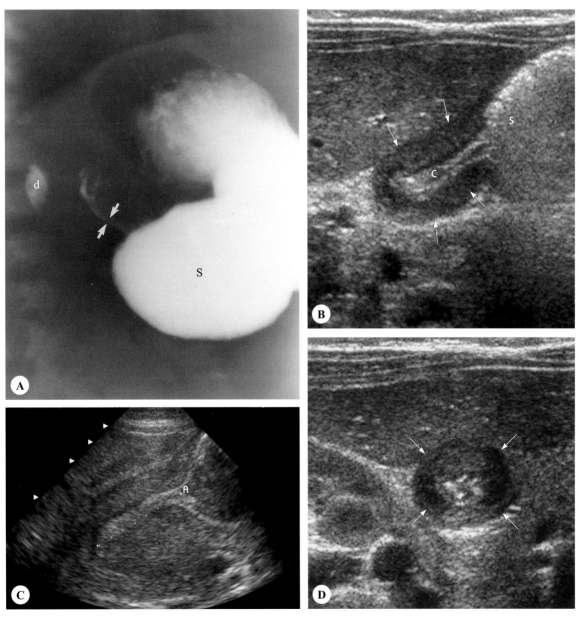

▲ 图 16-58　因肥厚性幽门狭窄致喷射样呕吐的患儿

A. 上消化道造影。胃（S）充满钡剂，胃排空延迟；只有极少量的钡剂进入十二指肠（d）。幽门管（箭）因周围肥厚的幽门肌而明显变窄、变长；B. 超声检查显示胃内大量液体伴梗阻（S），幽门管延长（C），周围为肥厚的幽门肌（箭）；C. 幽门管矢状位超声显示管腔长度（1.91cm）增加（光标）；D. 管腔轴位超声再次显示肥厚的幽门肌（箭）

2. 回结肠肠套叠

在肠套叠中，一段肠管内陷入远端肠管内，产生肠梗阻。此过程（图 16-59）可发生于小肠（回肠肠套叠）、结肠（结肠肠套叠）或小肠与大肠交界处（回结肠型肠套叠）。内陷的近端肠管称为套入部，接收套入部的周围肠管称为鞘部。在成年人中，肠套叠几乎总是预示着潜在的肠道异常，通常是肠道肿瘤，在蠕动时成为肠套叠套入部的导点。在儿童中，肠套叠发生时不以任何肿块为导点，回结肠型多见。大多数情况下的导点是回肠末端增大的淋巴组织。

肠套叠患儿通常表现为腹痛、呕吐、直肠出血，有时可触及腹部包块。腹部 X 线片卧位可能正常，但如果患儿体位为右半结肠充气（如左侧卧位或俯卧位），则可在右腹部见包块（肠套叠），包块周围有空气。超声亦可诊断肠套叠（图 16-60）。通过空气、盐水或钡剂造影灌肠检查（图 16-61）可以明确诊断，可以显示阻塞部位凸出的充盈缺损。灌肠检查可通过静水压力减少肠套叠。当肠套叠复位时，放射科医生会看到对比剂逆行流入小肠。肠套叠的诊断也可通过 CT 完成，但复位需要在透视下经直肠注射液体或空气。

3. 先天性巨结肠

先天性巨结肠是由于结肠远端缺乏神经节细胞，导致肠道的功能性梗阻。受影响的儿童表现为肠梗阻或腹泻和便秘交替。正如你所预料的，X 线片显示扩张的大肠和小肠，提示低位大肠梗阻。放射学诊断可通过钡灌肠检查（图 16-62）证实，会在直肠侧位 X 线片上显示紊乱和不规则收缩的移行带（无神经节段），紧邻此区域的结肠扩张。延迟 X 线摄像显示在钡剂给药后 24h 或 48h 结肠很少排空。

4. 婴幼儿腹部肿物

儿童腹部影像学检查的一个不常见指征是临床发现腹部肿块的诊断评估。尽管在他们的孩子中发现腹部肿块对父母来说是令人震惊的，但在新生儿中，超过一半的肿块是肾源性的，大多数是良性的，通常预后很好。肾积水是新生儿腹部包块最常见的原因，占 25%。通常是由于泌尿道先天性或发育性异常导致梗阻，如肾盂输尿管连接部狭窄（肾盂与输尿管交界处）、后尿道瓣膜、输尿管异位囊肿等。新生儿肿块的其他原因包括泌尿生殖道和胃肠道的各种囊性、发育性和肿瘤性疾病。

在年长的婴儿和儿童中，腹部肿块也多为肾源性的，尽管恶性肿瘤的概率明显高于新生儿，但其中大多数是良性的。在这个年龄组中，22% 的肾肿物是肾母细胞瘤，肾积水占 20%。该年龄段的另一种常见肿瘤是神经母细胞瘤，占腹部肿

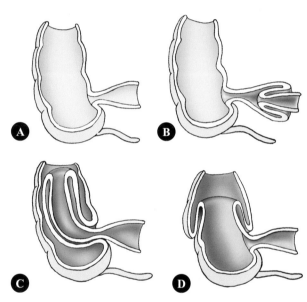

▲ 图 16-59　各种类型的肠套叠
A. 正常；B. 回肠型；C. 回结肠型；D. 结肠型

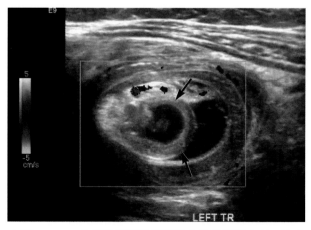

▲ 图 16-60　右半结肠回结肠型肠套叠的超声表现。注意肠襻（肠套叠套入部）（箭）在肠管外襻（肠套叠鞘部）内

块的 21%。

正如你所猜测的，超声是儿童腹部肿块的首选影像学检查。超声可准确发现肾积水，辨别其他肿物的起源器官，并确定这些肿物是囊性还是实性。当发现肾积水时，患儿通常需要进行尿路造影或 CT 检查，以确定梗阻原因。当超声检测到实性肿块时（图 16-63），患儿需要进行 CT 扫描，可以明确肿块的范围并显示其对邻近器官的影响。

（三）正常小儿骨骼

你必须熟悉正常生长骨骼的外观，才能开始发现影响儿童骨骼的疾病所造成的变化。正常生长的管状骨（图 16-64）有两个骨化中心（骨骺），通过生长板（骺板）与骨干（骨干和干骺端）区分。

正常的骨骼发育包括长度的增长、骨干直径的增加和骨骺的扩大。纵向生长发生在骺板。骨膜膜状新骨沿骨干的沉积使骨干直径增大。在非常年幼的儿童中，骨骺在影像学上是不可见的，

因为它们最初是由软骨形成的，骨化后骨骺增大。随着骨骼继续生长，骺板宽度逐渐减小，最后随着骺板完全闭合，纵向骨骼生长停止。由于不同骨骼的骨骺在已知的不同时间，并以已知的不同速率生长，因此可以通过放射学来确定骨骼的成熟度（骨龄）。注意图 16-65 中儿童 X 线中骨骺和骺板的表现。

（四）儿童骨折

儿童骨折不同于成人骨折。由于年幼的骨骼比年长的骨骼更柔韧，儿童可能发生骨折，导致骨骼弯曲（急性塑性弓形骨折）、骨皮质屈曲（隆起骨折）或者骨骼凹侧弯曲合并凸侧不完全骨折（青枝骨折）。如图 16-66 所示，完整的骨折（完全性骨干骨折）也可能发生在儿童。图 16-67 中的患儿发生桡骨隆起骨折（白箭）和尺骨青枝骨折（黑箭）。注意，桡骨骨折在凸侧弯曲，在凹侧屈曲。尺骨骨折凹侧弓形，凸侧不完全骨折。

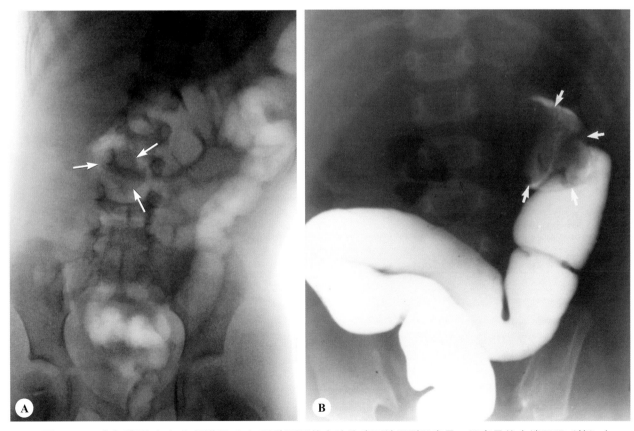

▲ 图 16-61　空气灌肠（A）和钡灌肠（B）两种不同的方法治疗回结肠型肠套叠。肠套叠的末端回肠（箭）在 A 中通过横结肠，在 B 中通过降结肠

髋板（骨骺）骨折在儿童中也很常见，由同样的力量产生的在成人可以引起脱位。在儿童中，髋板复合体由骨骺（由于骨密度的原因导致放射性不透光）、软骨生长板（由于软骨密度而导致放射透亮）和干骺端（由于骨密度的原因导致放射性不透光）组成。Robert Salter 和 R. I. Harris 医生描述了 5 种骨骺骨折，命名为 Salter-Harris 分型（图 16-68）。Ⅱ 型骨折是最常见的，如果你治疗儿童创伤的病例，你会经常看到。Ⅱ 型损伤涉及髋板的断裂延伸到干骺端，产生一个小的干骺端碎片（图 16-69）。另一个重要的损伤是 Ⅰ 型骨折。只有 6% 的骨骺骨折为 Ⅰ 型，但你必须注意，因为这种损伤的患者可能 X 线正常，如果怀疑 Ⅰ 型骨折，应进一步行 MRI 检查。

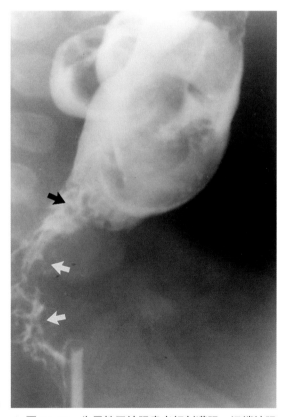

▲ 图 16-62　先天性巨结肠患者钡剂灌肠。远端结肠的锥形视图显示狭窄的无神经节细胞的直肠（白箭）和移行带（黑箭），其上方结肠扩张。直肠远端的管状结构是注入钡剂对比剂的直肠管

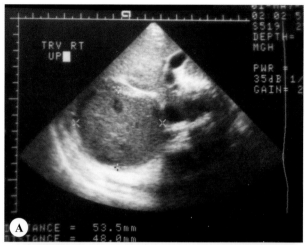

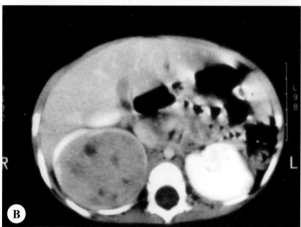

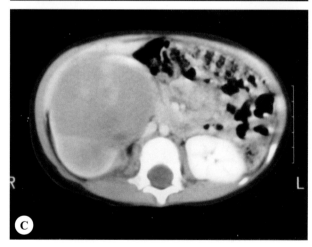

▲ 图 16-63　幼儿右腹部可触及包块
超声（A）显示肿块（光标）呈实性（回声）。为进一步评估，进行静脉注射对比剂后 CT 检查。肿块（B 和 C）表现为右肾巨大实性肿瘤。显影的右肾实质呈肿块周围受压变薄的白色边缘。左肾正常。这个肿瘤被证明是肾母细胞瘤

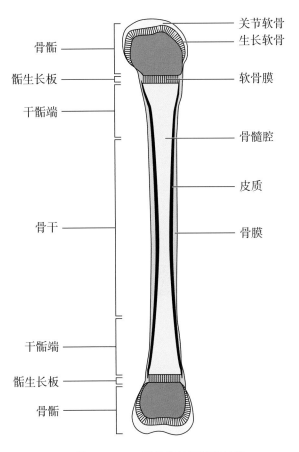

关节软骨
生长软骨
软骨膜
骨髓腔
皮质
骨膜

骨骺
骺生长板
干骺端
骨干
干骺端
骺生长板
骨骺

▲ 图 16-64 正常儿童长管状骨示意

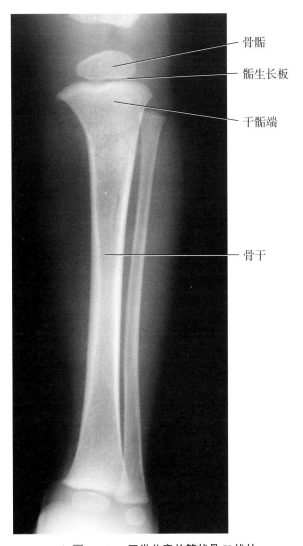

骨骺
骺生长板
干骺端
骨干

▲ 图 16-65 正常儿童长管状骨 X 线片

（五）虐待儿童：非偶然性创伤

受虐待儿童的影像学表现包括各年龄段的愈合性骨折、干骺端边缘骨折、干骺端损伤、后肋骨骨折、椎体压缩性骨折（图 16-70）。在受虐儿童头部的 CT 和 MR 扫描中，可以发现创伤后双侧硬膜下血肿、全脑水肿、点状出血和脑萎缩（图 16-71）。腹部 CT 可显示内脏损伤的证据，如肝裂伤和十二指肠血肿。

每当怀疑儿童受虐待时，影像学检查都是非常重要的，因为它们可以提供多次虐待（如陈旧性骨折或脑萎缩等）的证据，而临床检查和病史可能只提供最近一次伤害的证据。

当你怀疑儿童受虐待时，你应该要求的影像学检查是骨骼检查，包括颅骨的前后位和侧位，胸部、腹部和骨盆正位相，以及四肢长骨包括手和脚的正位相。对于一个婴儿或儿童，这些都在几张 X 线都可以包括上。骨扫描，由于其敏感性

高，可能显示出比骨骼检查更多的骨折。

（六）小儿颅脑超声

你很可能认为颅脑超声是不可能的，因为大脑被骨性颅骨包围，而超声波不能穿透骨骼。当然，在成人中这是不可能的，但对新生儿和婴儿可以通过仍然开放的囟门对大脑进行超声成像（图 16-72）。正常解剖的许多特征，包括大脑、脑室和血管，在冠状面和矢状面都可以显示。即使在新生儿病房，也可以用便携式设备快速完成该检查。

颅脑超声检查最常见的原因之一是确认新生儿颅内出血。新生儿有囟门膨出、头围增大、精神状况变化，或红细胞压积下降时应考虑此

种状况。颅内出血可能由出生创伤引起，但最常见的原因是早产和缺氧。颅内出血是新生儿死亡的常见原因，尤其是早产儿。大多数情况下出血发生在脑实质或脑室内，易被超声发现

（图 16-73）。颅脑超声还可以确定怀疑脑积水患者的脑室大小，并发现液体积聚、囊性病变和实性实质肿块。

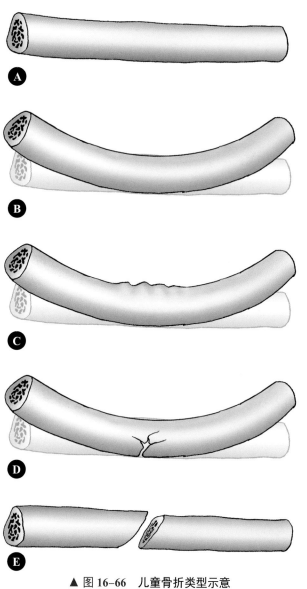

▲ 图 16-66 儿童骨折类型示意

A. 正常；B. 弓形骨折；C. 隆起骨折；D. 青枝骨折；E. 完全骨折

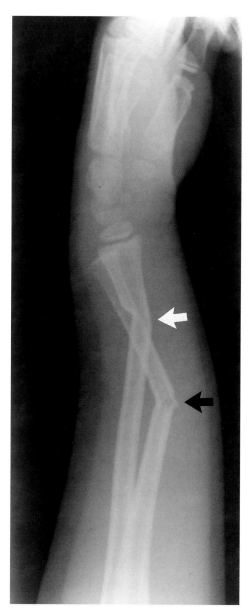

▲ 图 16-67 隆起骨折和青枝骨折

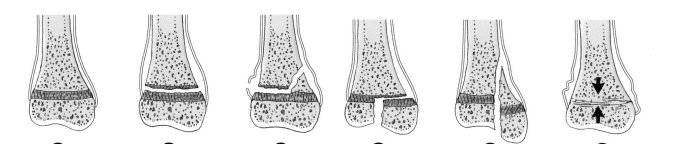

▲ 图 16-68 骨骺骨折 Salter-Harris 分型
A. 正常；B. Ⅰ 型；C. Ⅱ 型；D. Ⅲ 型；D. Ⅳ 型；E. Ⅴ 型

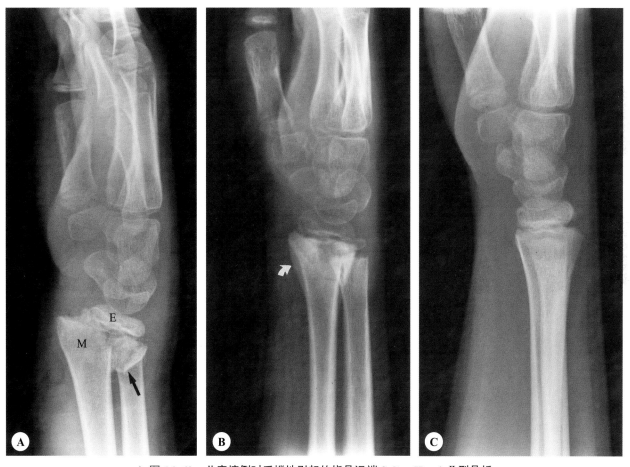

▲ 图 16-69 儿童摔倒时手撑地引起的桡骨远端 Salter-Harris Ⅱ 型骨折

A. 侧位片显示桡骨骨骺（E）与干骺端（M）相比向后移位。箭指示 Ⅱ 型骨折特征性的干骺端骨折碎片。B. 2 个月后摄片，骨折复位后愈合。注意愈合的一个极好的标志骨痂（箭），以及由于制动导致的手失用性骨质疏松。C. 2 年后摄 X 线片显示骨折几乎无迹象，骨矿化良好

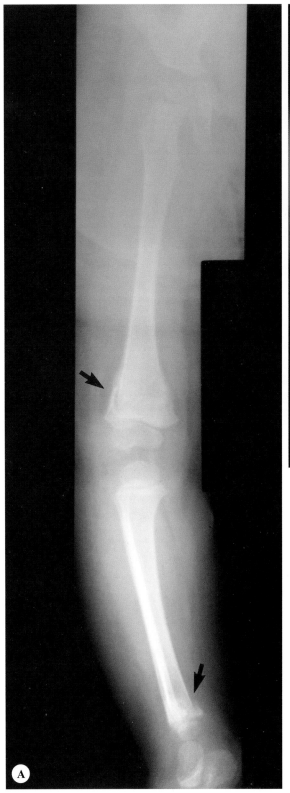

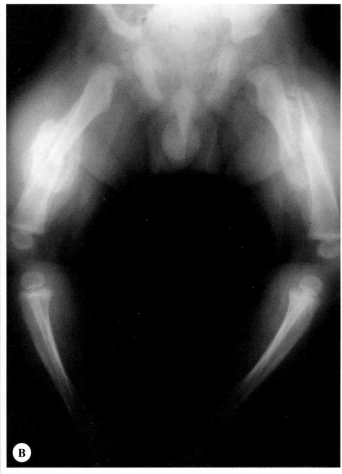

▲ 图 16-70 A. 儿童虐待受害者 X 线片显示右腿多处处于不同的愈合阶段的骨折（箭）。骨膜反应是骨折几个星期的征象，很好地显示了股骨远端骨折。B. 另一名儿童虐待受害者为仅几个月大的婴儿。注意双侧股骨骨折伴有大量骨痂形成

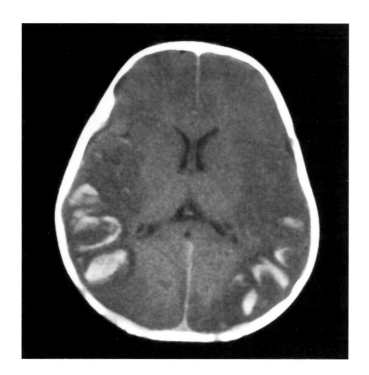

◀ 图 16-71 受虐待儿童头部 CT 显示脑出血

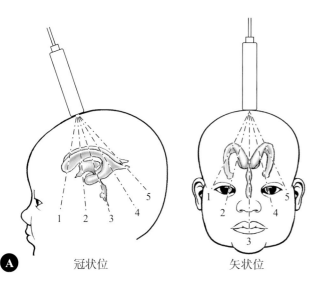

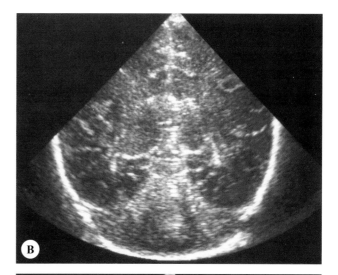

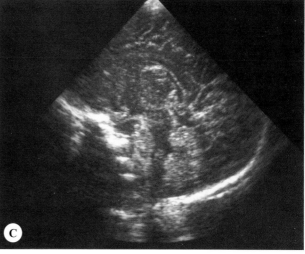

A 冠状位　　　　　矢状位

▲ 图 16-72 正常新生儿颅内超声检查
A. 经囟门超声检查拍摄包括冠状位和矢状位拍摄的多张图像示意图；B. 正常冠状位扫描；C. 正常矢状位扫描。脑室几乎不可见。与图 16-73 比较

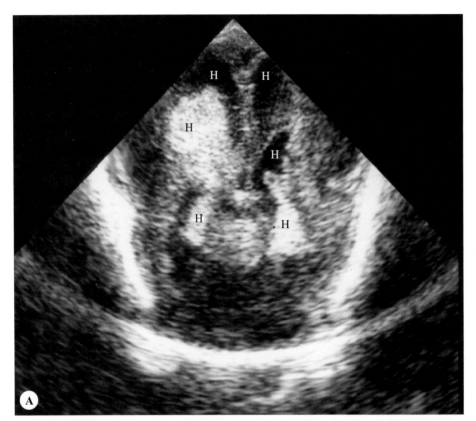

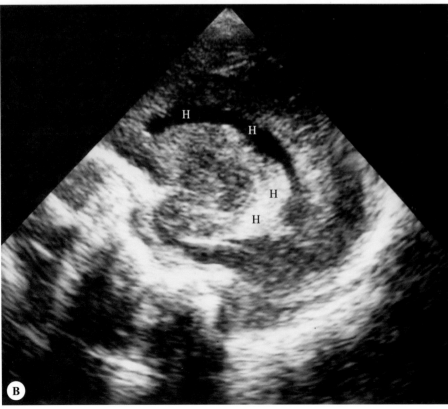

◀ 图 16–73　重症监护室内早产儿的新生儿颅内出血的超声

冠状位（A）和矢状位（B）扫描显示侧脑室扩张，充满回声（黑色 H）和无回声出血（白色 H）。由于红细胞压积效应，脑室中的游离血液回声更强

问题

未知 16-1（图 16-74）

老年男性主诉阴囊肿胀。你能确定原因吗？

未知 16-2（图 16-75）

你能确定这名 30 岁女性的子宫（U）内有什么回声结构？

未知 16-3（图 16-76）

78 岁女性盆腔 CT，主诉体重减轻、盆腔疼痛、阴道出血。箭指示她子宫的边缘。你的结论是什么？

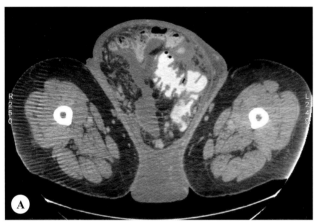

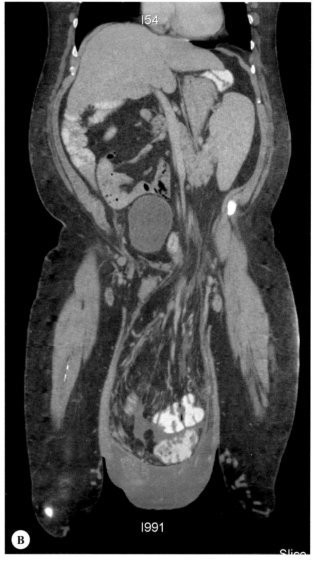

▲ 图 16-74　未知 16-1

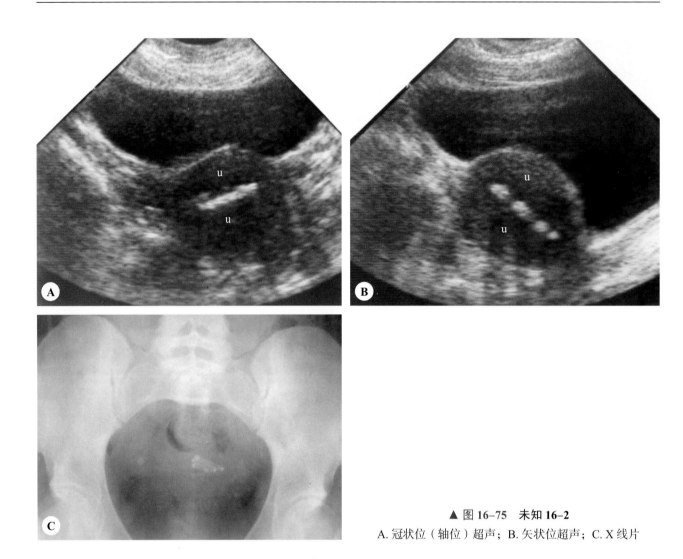

▲ 图 16–75　未知 16–2
A. 冠状位（轴位）超声；B. 矢状位超声；C. X 线片

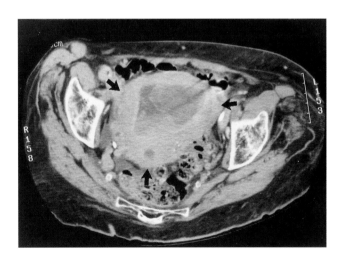

◀ 图 16–76　未知 16–3

第 17 章 血管系统
The Vascular System

传统上，血管成像需要动脉或静脉插管或穿刺注射对比剂，并使用常规的 X 线技术进行成像。血管造影是动脉或静脉的影像学检查：动脉造影是动脉研究（动脉内对比剂注射），静脉造影是静脉研究（对比剂注入静脉）。近年来，出现了一些新技术，可以在没有动脉或静脉插管的情况下进行血管成像，包括超声（尤其是彩色多普勒超声）、MRI（magnetic resonance angiography，MRA）、CT（computed tomography angiography，CTA）。在前面的章节中，你已经看到了许多通过这些技术进行血管成像的例子。这些较新的"无创性"技术的优点是降低了患者的发病率和不适，并且费用减低。超声和 MR 技术的另一个好处是它们可能不需要使用血管对比剂。因此，对于有注射血管对比剂风险的患者，因其有对比剂过敏史或肾功能受损，常推荐使用这些技术。

对于许多临床疾病，无创的超声、CT 和 MR 技术提供了充分的诊断信息和细节，以优化患者管理。目前，深静脉血栓形成（deep venous thrombosis，DVT）常采用静脉超声诊断，胸主动脉创伤常采用胸部 CT 诊断。脑卒中患者的颈部和脑动脉成像可以通过 MRA 或 CTA。

在本章中，我们将首先概述动脉和静脉的各种成像技术，然后讨论几种常见和重要的血管疾病。肺动脉造影及肺栓塞的影像学检查已在第 5 章和第 7 章讨论。脑血管疾病和脑卒中将在第 18 章讨论。介入血管手术如血管成形术和栓塞治疗将在第 19 章中介绍。

一、常规动脉成像

在常规动脉造影中，在透视引导下将小口径血管导管尖端推进到所研究的动脉，注入选定体积的血管对比剂，通过对比剂依次显影获得该血管床动脉（动脉期）、毛细血管（毛细管相或实质相）和静脉（静脉期）的一系列 X 线图像（图 17-1）。图 17-1 中的图像显示了正常脾脏中的血管。

当肿瘤与更多的血管相关或与正常器官相比具有更高的对比剂浓度时，肿瘤的动脉造影将显示为富血供，当肿瘤与更少的血管相关或与正常器官相比对比剂浓度更低时为少血管。图 17-2 为这两种类型肿瘤的例子。肿瘤血管可能有奇异的分支模式和异常的形态。肿瘤与周围未受累组织具有相同血管特征被称为正常肿瘤血管。

对于常规动脉造影和常规静脉造影，如前所述需要一个专门设计的手术间或造影室（图 2-23）。该房间配有透视设备、机械对比剂注射器、快速成像转换器或数字影像系统及患者监护设备。

患者进行动脉造影检查是清醒的，但为了他们的舒适，他们通常是镇静的（清醒镇静）。检查前应充分水化，使其能最大程度耐受检查所需的肾排泄对比剂（通常注射相同类型的碘对比剂）负荷。动脉导管通常通过容易进入的动脉，如股动脉、肱动脉或桡动脉插入。放射科医生拔除导管、压迫穿刺部位后，股动脉通路患者要求平卧，患肢伸直保持 2～6h。对于肱动脉和桡动脉通路，施压包扎 1～2h。

二、数字减影血管成像

获得血管造影图像的一种较新的方法是数字减影血管造影，它与传统的动脉造影（或静脉造影）非常相似，区别在于放射科医生不是用快速换片机曝光一系列 X 线，而是通过电子方式获得

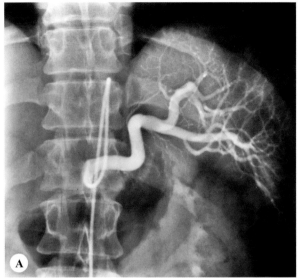
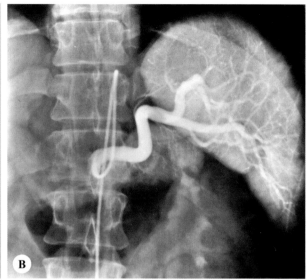
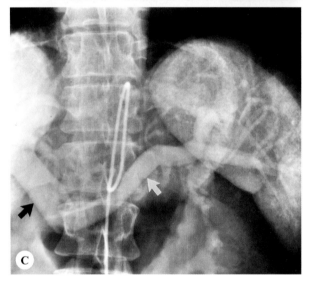

▲ 图 17-1　选择性脾动脉造影显示动脉期（**A**），毛细血管期（实质期）（**B**）和静脉期（**C**）。这三张图像是从脾动脉导管内注射血管对比剂期间和之后获得的系列图像中选取的。动脉期脾动脉及其分支显影良好；脾实质仅有轻微的浑浊。毛细血管期显示脾实质最佳。静脉期显示脾实质对比度不明显，上方显影的为脾静脉（白箭），引流至门静脉（黑箭）

连续图像并将其数字化存储在计算机中。当放射科医生查看监护仪上的图像时，从有对比剂的电子图像中减去血管内无对比剂的初始图像区域；生成的数字减影血管图像在空白背景（图 17-3 和图 17-4）上显示为黑色血管，虽然图像可以通过电子反转使血管显示为白色。DSA 的一个优点是由于提高了造影分辨率，血管密度增高；注意在图 17-5A 中肝动脉造影在减去背景的情况下（几乎空白），富血供的肝转移灶清晰显示。DSA 也比传统的胶片拍摄更快，通常需要更少的对比剂和更少的辐射暴露。今天几乎所有的血管造影（动脉造影和静脉造影）都是通过数字剪影（digital subtraction，DS）技术成像的。

三、静脉造影

　　静脉造影可能需要静脉插管进行大血管成像，如下腔静脉（inferior vena cava，IVC）（图 17-6）和上腔静脉（superior vena cava，SVC），或选择性对比剂注射，如肾静脉造影所需（图 17-7）。四肢静脉仅需穿刺远端外周静脉即可显影。手背注射的对比剂经肢体内的静脉血流运输使深静脉系统显影。下肢静脉造影（图 17-8）可通过在足背的小静脉穿刺注射对比剂。目前，对于疑似下肢 DVT 的下肢静脉造影是通过超声检查进行的。静脉造影可以用一系列常规的 X 线片或电子数字减影成像。

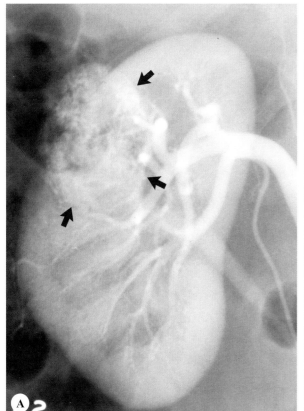

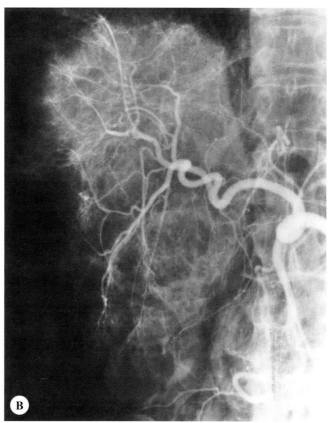

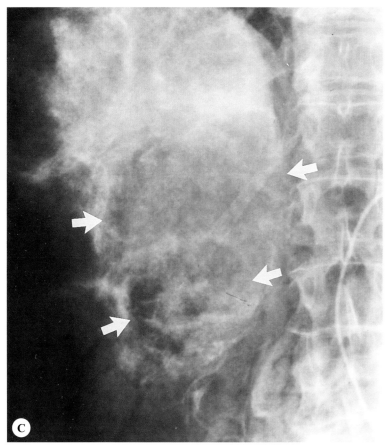

▲ 图 17-2　富血供肿瘤和乏血供肿瘤

A. 右肾动脉造影显示右肾富血供的肾细胞癌（箭）。对比小肿瘤异常血管与正常邻近肾血管；B 和 C. 肝动脉造影的动脉期和毛细血管期，显示结肠癌的大的乏血供肝转移（箭）。这些病灶较周围正常肝实质血管少，被病灶压迫

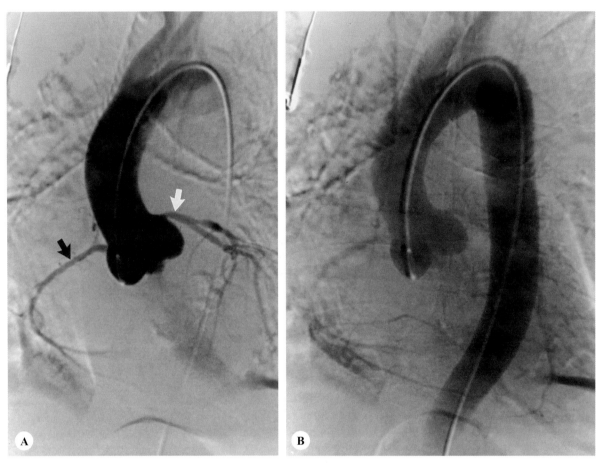

▲ 图 17-3 胸主动脉数字减影血管造影（主动脉 DSA 造影片）

A. 早期图像显示升主动脉、冠状窦、右冠状动脉（黑箭）、左冠状动脉（白箭）密度最高。头臂干至头部及上肢的分支显影浅淡；B. 稍晚主动脉弓及降主动脉显影。由于对比剂随血液流出，升主动脉密度减低

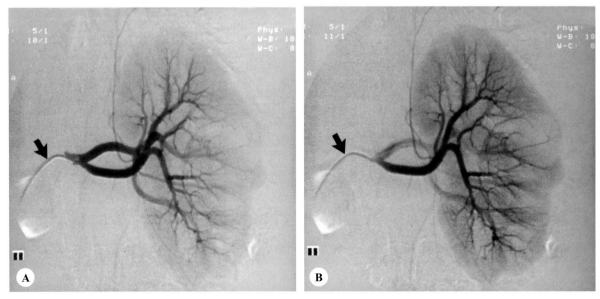

▲ 图 17-4 左肾动脉数字减影动脉造影

A. 早期近端肾动脉分支显影；B. 晚期毛细血管期，肾实质显影。箭指向弯曲的导管，导管位于左肾动脉近端，用于选择性注射对比剂

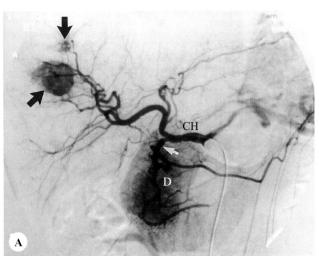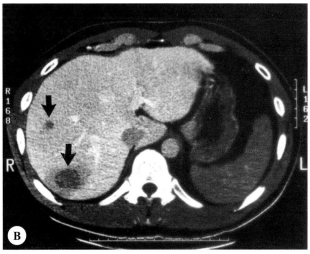

▲ 图 17-5　肝转移患者

A. 肝总动脉（CH）数字减影动脉造影显示 2 个富血供肝转移瘤（黑箭）。位于肝总动脉下方大的富血管结构即为正常十二指肠（D）。它由胃十二指肠支（白箭）供应，通常在动脉造影时显示明亮的富血管"红晕"；B. CT 显示转移灶（箭）与周围肝脏的关系

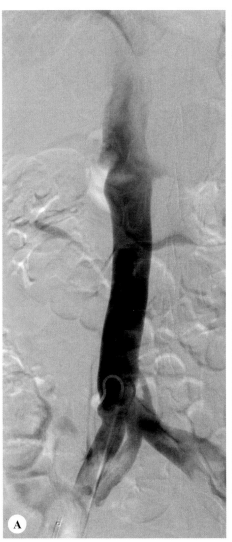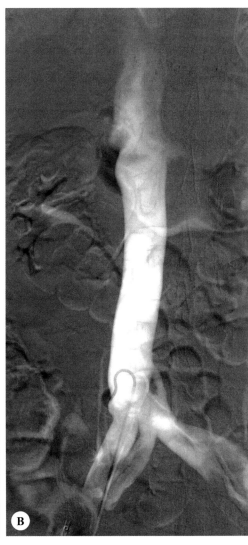

◀ 图 17-6　正常下腔静脉 DSA 两种不同的显示方式：白色背景下的黑色对比剂和黑色背景下的白色对比剂

四、超声和彩色多普勒超声

你已经了解到清澈的液体聚积在超声下不会产生回波，因此是无声的。你在良性肾囊肿中见过这样的聚积，在超声检查上很容易识别，为周围肾实质组织回声模式内的黑色圆形间隙。浑浊液体聚积在超声下也很容易辨认，但通常是低回声的，因为当超声波遇到液体中的碎片、红细胞或脓液时，会产生一些回声。胆囊内可见低回声液体。和液体聚积一样，超声还可显示动脉和静脉内的血液，使血管结构可见。利用超声诊断大量血管疾病成为可能。根据选择的超声设置，血液可能出现无回声或低回声或两者混合。超声可以对大小不等、数量众多的血管进行可视化。

由于血管超声检查不需要注射对比剂，大多数患者对其耐受性和舒适性较好。在图 17-9 你看到一名患者颈部血管超声检查。出现如图 17-10 所示的正常颈动脉分叉；动脉血管无回声，无狭窄。身体其他部位的动脉和静脉具有相似的超声特征，如图 17-11 所示。

血管超声的一个重要进展是彩色多普勒超声的发展，它可显示动脉和静脉内的血液流动。请看图 17-12 中的彩色多普勒超声图像。超声计算

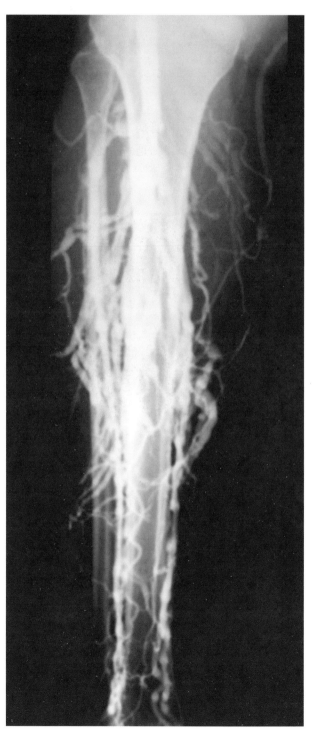

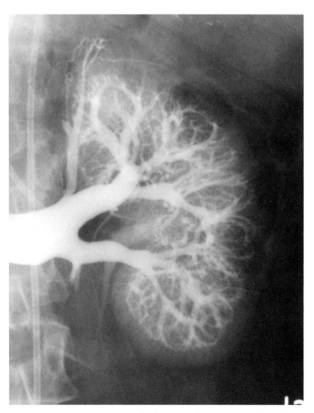

▲ 图 17-7　正常左肾静脉造影（选择性左肾静脉导管在此图像上不可见，因为被肾静脉内高密度的对比剂遮盖）

▲ 图 17-8　右下肢静脉造影示小腿深静脉显影。经右足背静脉穿刺注射对比剂

机人工标注红色为一个流向，相反方向为蓝色。无颜色信号表明被成像的血管中没有血流。彩色多普勒超声可以确定动脉、静脉或其他血管结构中的血流是否存在或缺失、正常或减少。正因如此，彩色多普勒超声在各种临床情况下已成为一种无价的工具。它可以确定血管移植物是否保持通畅，证明动脉粥样硬化动脉狭窄，并显示一个结构是否有血液供应（图 17-12H）。对于动脉和静脉，也可以记录血流的特征。彩色多普勒超声目前常用于评估脑卒中患者的颈动脉病变和动脉粥样硬化患者的外周血管病变，并监测胎儿和脐带内的血流。能量多普勒是一种显示多普勒信号幅度的相关技术。显示颜色与速度和方向无关，伪影减少，检测更敏感。这种模式通常用于小血管和低流量的血管的检测。

五、MR 血管成像

正如你以前学到的，在常规的自旋回波 MR 扫描中，流动的血液不会产生任何信号，由于无白色的 MR 信号，血管腔内呈黑色（"黑血"）。其他 MR 序列可以将流动的血液变成强信号，呈"白血"。静脉注射 MR 对比剂可以使 MRI 上心血管结构增强显示（图 17-13）。三维软件程序可以将一系列连续的白色血管 MR 切片转换成三维血管造影模型（图 17-13C）。这一过程被称为 MRA。计算机还可以对三维血管模型进行旋转，可以从不同方向查看血管结构，并与重叠的邻近血管分离。

MRA 对颈部血管和脑部的神经血管成像特别有价值（图 17-14）。目前，MRA 常规应用于颈动脉狭窄、脑动脉瘤和脑动静脉畸形诊断。MRA 往往不需要任何外源性对比剂，在这种情况下可以重复进行，对患者没有任何风险。当需要对比剂时，使用 MR 钆对比剂。MRA 还可用于评估主动脉异常，如夹层和动脉瘤，以及下肢动脉粥样硬化性周围血管疾病。

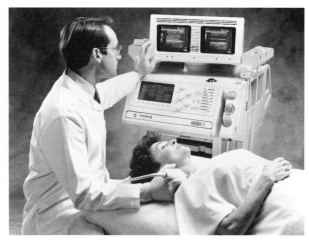

▲ 图 17-9 患者颈动脉超声检查

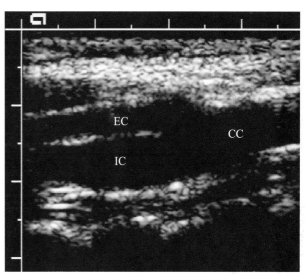

▲ 图 17-10 正常颈动脉分叉部超声。患者头在左侧，脚在右侧。血液在血管系统内呈黑色（无回声）。该图像显示颈总动脉（CC）分叉分为颈内动脉（IC）和颈外动脉（EC）

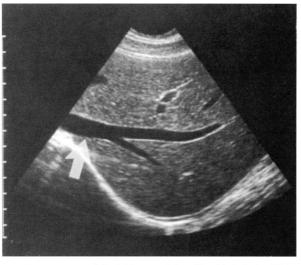

▲ 图 17-11 肝脏超声显示肝脏内正常肝静脉分支（箭）

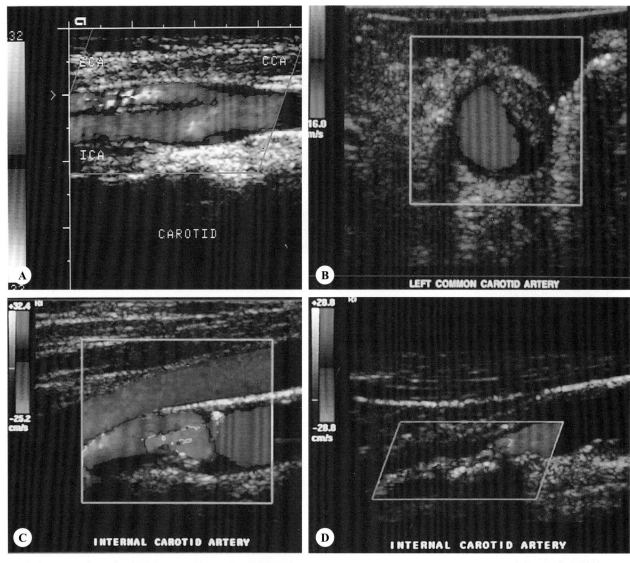

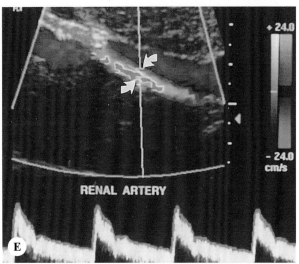

▲ 图 17-12　彩色多普勒超声

A. 正常颈动脉纵向扫描，显示颈总动脉（CCA）分为颈内动脉（ICA）和颈外动脉（ECA）；B. 左侧颈总动脉横断位扫描显示大的动脉粥样硬化斑块使管腔变窄（红色）约 50%；C. 纵向扫描显示颈内动脉（红色）动脉粥样硬化斑块致局限性狭窄。其上方大的蓝色区域代表颈静脉内血流；呈深蓝色是因为流动的方向与颈动脉中的血流方向相反；D. 纵向扫描示颈内动脉长粥样硬化性狭窄；E. 腹部横断位扫描显示肾动脉（橙色）和肾静脉（蓝色）血流。下方为肾动脉血流搏动。注意经多普勒门处（箭之间）测量肾动脉血流

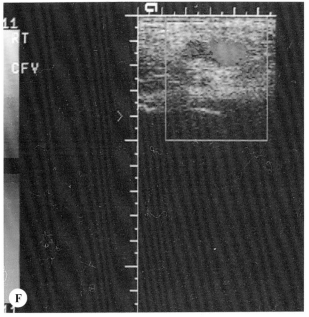

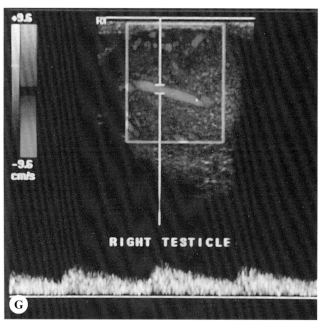

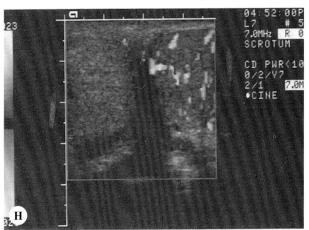

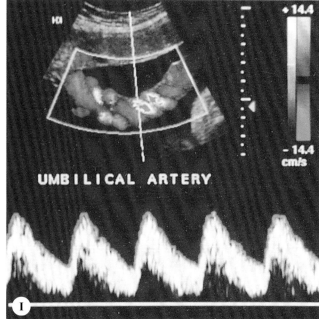

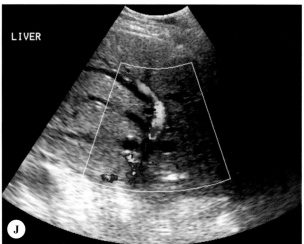

▲ 图 17-12（续） 彩色多普勒超声

F. 股骨区域正常扫描显示股动脉（红色）和股静脉（蓝色）；
G. 正常睾丸扫描显示睾丸内血流（多色信号）；H. 儿童右睾丸扭转冠状位扫描。右侧睾丸（无彩色信号）内未见血流；正常左侧睾丸可见多种颜色信号；I. 子宫内脐带扫描，显示脐动脉（红色）和静脉（蓝色）。注意脐动脉搏动；J. 肝脏超声。彩色多普勒有助于区分肝血管和肝内胆管

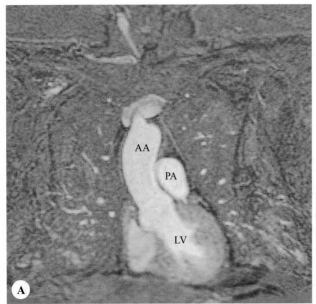
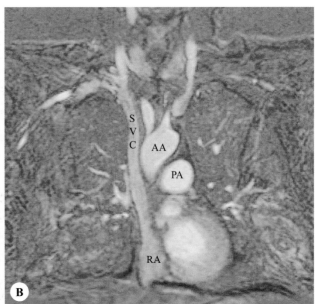
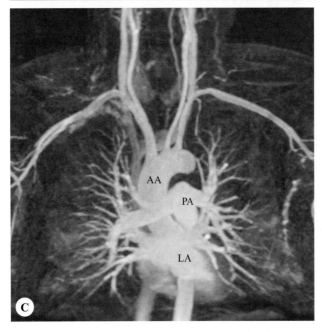

▲ 图 17-13　胸部钆剂增强 MR 血管成像

A. 经左心室（LV）、主动脉瓣、升主动脉（AA）行冠状位 MRI。还可见肺动脉主干（PA）；B. 经进入右心房（RA）的上腔静脉（SVC）行冠状位扫描。再次见升主动脉（AA）和肺动脉（PA）；C. 3D MR 血管成像显示肺动脉主干（PA）发出的肺动脉和进入左心房（LA）的肺静脉。再次见升主动脉（AA）。注意头臂干和静脉显示良好

六、CT 血管成像

血管在 CT 横断面上显示良好，尤其是当使用 IV 对比剂时（图 17-15）。你在前面的章节已经看到了很多例子。CT 血管成像是一种优化的血管成像技术，它采用与 MRA 检查相同的计算机重建原理。为了进行 CTA 检查，放射科医生快速扫描解剖区域（最好采用快速多探测器或双源扫描仪），以获得非常薄的、连续的 CT 切片，同时向患者的血管系统注射对比剂使其显影。

在得到的 CT 图像上，对比剂充盈的血管密度增高，呈白色。CTA 为 CT 计算机重建所有白色（致密）结构的三维模型。这被称为 CT 后处理，在特殊程序的计算机上进行。结果是血管的三维模型，也包含骨骼（图 17-16A 和 B），因为骨骼和对比剂充盈的血管的 CT 衰减有重叠。如果骨骼包含在原始的 CT 图像上，并出现在最终的三维模型上，则可以通过给计算机额外的后处理方向将其移除，从而只保留血管模型（图 17-16C 和 D）。

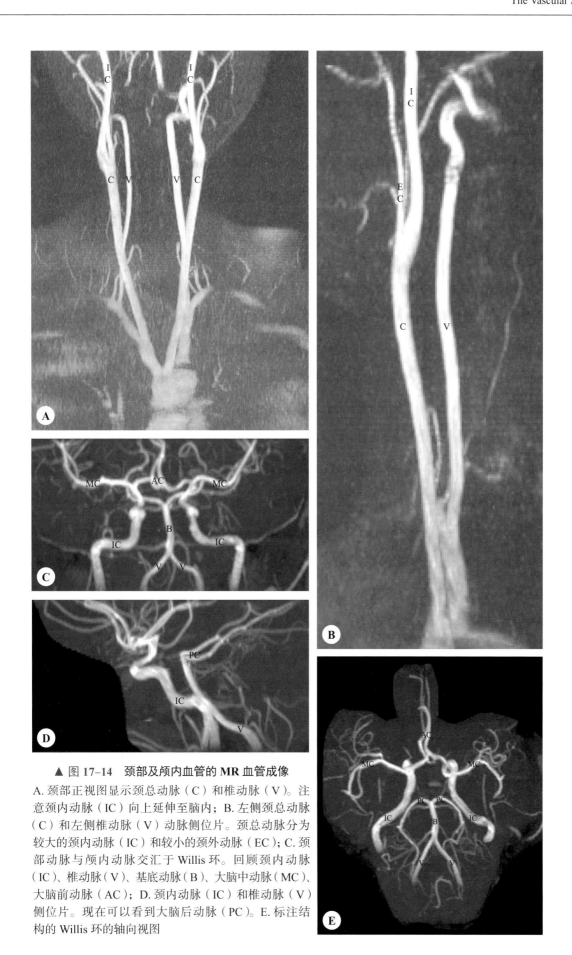

▲ 图 17-14　颈部及颅内血管的 MR 血管成像

A. 颈部正视图显示颈总动脉（C）和椎动脉（V）。注意颈内动脉（IC）向上延伸至脑内；B. 左侧颈总动脉（C）和左侧椎动脉（V）动脉侧位片。颈总动脉分为较大的颈内动脉（IC）和较小的颈外动脉（EC）；C. 颈部动脉与颅内动脉交汇于 Willis 环。回顾颈内动脉（IC）、椎动脉（V）、基底动脉（B）、大脑中动脉（MC）、大脑前动脉（AC）；D. 颈内动脉（IC）和椎动脉（V）侧位片。现在可以看到大脑后动脉（PC）。E. 标注结构的 Willis 环的轴向视图

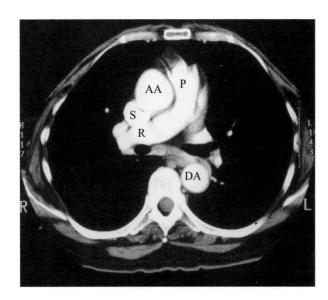

◀ 图 17-15　主动脉弓下方水平胸部轴位 CT，采用静脉注射对比剂
AA. 升主动脉；DA. 降主动脉；S. 上腔静脉；P. 肺动脉主干；R. 右肺动脉

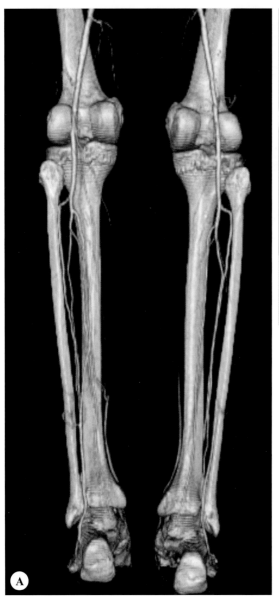

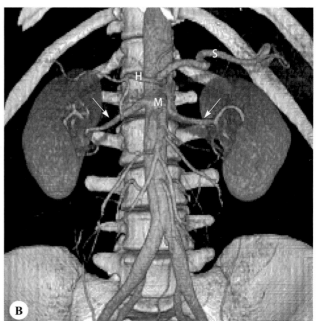

▲ 图 17-16　A. 下肢 CTA（3D CT）显示膝后方腘动脉及其分支胫前、胫后、腓动脉；B. 腹主动脉 CTA
S. 脾动脉；H. 肝总动脉；M. 肠系膜上动脉。箭指向肾动脉

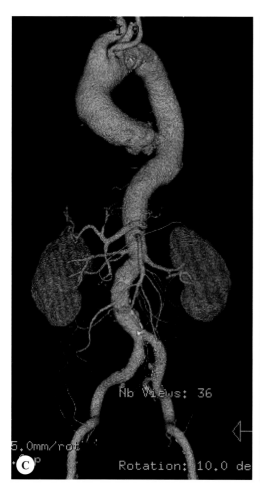
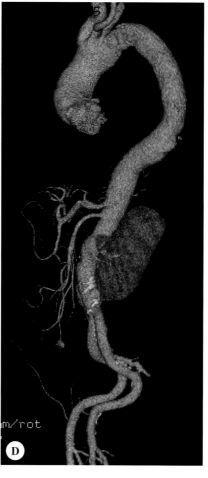

◀ 图 17-16（续）　C.胸腹主动脉粥样硬化及迂曲的正位 CTA；D.左侧视图 CTA 显示动脉粥样硬化和迂曲的胸腹主动脉。注意腹腔动脉和肠系膜上动脉

七、动脉解剖

在研究动脉系统的异常之前，回顾基本的动脉解剖将对你有帮助（我们将在后面回顾静脉解剖）。你不妨将本章中的血管解剖图与你已经看到的血管图像及第 3 章中的正常 CT 图像和第 10 章 MR 图像进行比较。

胸主动脉（图 17-17）起源于主动脉瓣，向上弯曲（升主动脉）成弓形，然后向下弯曲（降主动脉）通过膈肌成为腹主动脉。左、右冠状动脉起源于主动脉瓣叶上方的扩张，称为冠状窦。供应手臂和头部的三个主动脉分支来自弓部：头臂干（无名动脉）、左颈总动脉和左锁骨下动脉。

腹主动脉（图 17-18）起始于膈肌，向下延伸至其分叉为左右髂总动脉。髂内动脉发出若干分支供应盆腔（图 17-19）；髂外动脉继续延续成为供应下肢的股总动脉。

下肢动脉如图 17-20 所示，上肢动脉如图 17-21 所示。在观察血管成像过程和分析血管图像时，不妨将这些插图作为参考。

八、主动脉瘤

大多数主动脉瘤累及腹主动脉，由动脉粥样硬化性疾病引起。主动脉壁缺血和减弱导致主动脉壁和管腔进行性扩张，进而形成动脉瘤。随着主动脉管腔扩张，线性血流变成涡流，发展中的动脉瘤可能会伴有内壁血栓。动脉粥样硬化性主动脉瘤通常呈梭形（图 17-22），尽管偶尔呈囊状；然而，大多数囊性动脉瘤是由外伤、手术或感染引起的。腹主动脉瘤（abdominal aortic aneurysm，AAA）的主要并发症是出血和破裂，导致大出血和死亡。动脉粥样硬化性动脉瘤也可能发生在胸主动脉，所有类型的动脉瘤都可能累及体内几乎任何动脉。

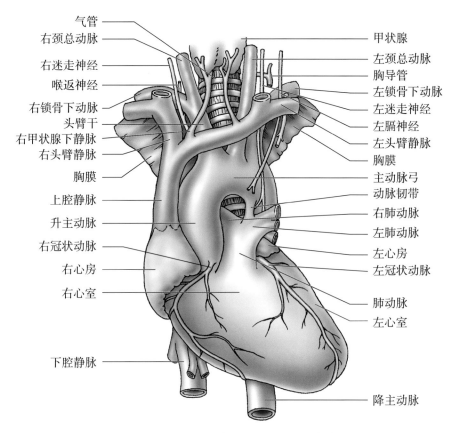

气管
右颈总动脉
右迷走神经
喉返神经
右锁骨下动脉
头臂干
右甲状腺下静脉
右头臂静脉
胸膜
上腔静脉
升主动脉
右冠状动脉
右心房
右心室

下腔静脉

甲状腺
左颈总动脉
胸导管
左锁骨下动脉
左迷走神经
左膈神经
左头臂静脉
胸膜
主动脉弓
动脉韧带
右肺动脉
左肺动脉
左心房
左冠状动脉
肺动脉
左心室

降主动脉

▲ 图 17-17　主动脉弓及其分支和上腔静脉

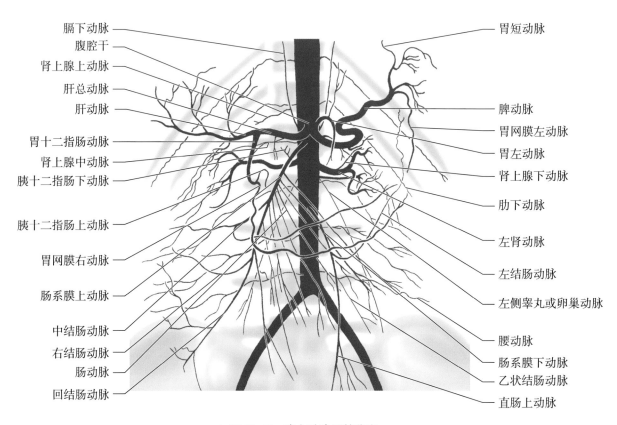

膈下动脉
腹腔干
肾上腺上动脉
肝总动脉
肝动脉
胃十二指肠动脉
肾上腺中动脉
胰十二指肠下动脉
胰十二指肠上动脉
胃网膜右动脉
肠系膜上动脉
中结肠动脉
右结肠动脉
肠动脉
回结肠动脉

胃短动脉
脾动脉
胃网膜左动脉
胃左动脉
肾上腺下动脉
肋下动脉
左肾动脉
左结肠动脉
左侧睾丸或卵巢动脉
腰动脉
肠系膜下动脉
乙状结肠动脉
直肠上动脉

▲ 图 17-18　腹主动脉及其分支

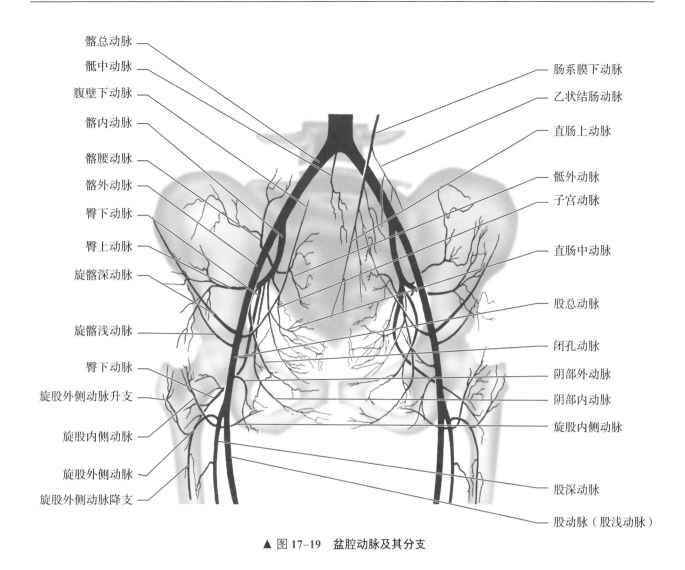

髂总动脉
骶中动脉
腹壁下动脉
髂内动脉
髂腰动脉
髂外动脉
臀下动脉
臀上动脉
旋髂深动脉
旋髂浅动脉
臀下动脉
旋股外侧动脉升支
旋股内侧动脉
旋股外侧动脉
旋股外侧动脉降支

肠系膜下动脉
乙状结肠动脉
直肠上动脉
骶外动脉
子宫动脉
直肠中动脉
股总动脉
闭孔动脉
阴部外动脉
阴部内动脉
旋股内侧动脉
股深动脉
股动脉（股浅动脉）

▲ 图 17-19　盆腔动脉及其分支

当体检发现中线可触及的搏动性腹部肿块时，临床上怀疑 AAA。它可能是常规检查中无症状的偶然发现，也可能是在下背部、腰部或腹部疼痛急性发作寻求医疗帮助的患者中被触诊。这是一个重要的区别，因为它将改变最初的成像工作。无症状性动脉瘤通常不是急症，临床疑似动脉瘤可通过超声检查快速确诊。你已经知道有些动脉瘤钙化，因此可以在 X 线片上识别；然而，大多数情况并非如此。幸运的是，超声不仅可以发现几乎所有的腹主动脉瘤，而且可以准确地显示其大小。

图 17-23 显示了一个无症状的腹部巨大搏动性肿块患者的例子。值得注意的是，超声（A）可

以在矢状面（纵向）和轴位（横向）显示动脉瘤。然而，主动脉分支在超声图像上并不明显，漏出的腹膜后游离血液在超声上不能像 CT 那样被准确识别。大多数个体，超声下腹主动脉直径大于 3cm 考虑动脉瘤。另一名 AAA 患者的 CTA 图像见图 17-23B 至 D。无症状 AAA 也可由于其他迹象通过 CT（图 17-24）和 MR（图 17-25A 和 B）检出。

有症状或触痛的动脉瘤患者应进行急诊 CT 检查。图 17-26 所示的急救中心男子出现急性背部和右腰部疼痛。体检发现一触痛搏动性腹部包块。CT 不仅证实了动脉瘤的存在，而且显示腹膜后游离血液，符合急性出血。患者立即送至手术室，成功处理动脉瘤漏口。

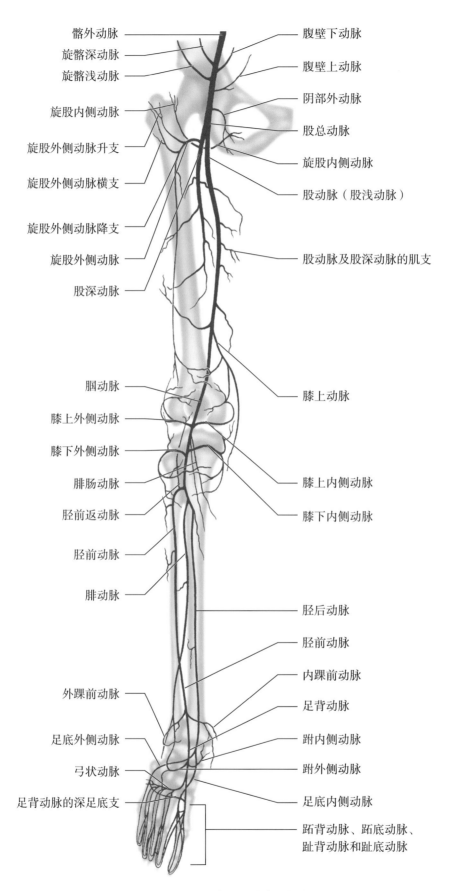

髂外动脉

旋髂深动脉

旋髂浅动脉

旋股内侧动脉

旋股外侧动脉升支

旋股外侧动脉横支

旋股外侧动脉降支

旋股外侧动脉

股深动脉

腘动脉

膝上外侧动脉

膝下外侧动脉

腓肠动脉

胫前返动脉

胫前动脉

腓动脉

外踝前动脉

足底外侧动脉

弓状动脉

足背动脉的深足底支

腹壁下动脉

腹壁上动脉

阴部外动脉

股总动脉

旋股内侧动脉

股动脉（股浅动脉）

股动脉及股深动脉的肌支

膝上动脉

膝上内侧动脉

膝下内侧动脉

胫后动脉

胫前动脉

内踝前动脉

足背动脉

跗内侧动脉

跗外侧动脉

足底内侧动脉

跖背动脉、跖底动脉、趾背动脉和趾底动脉

▲ 图 17-20 右下肢动脉及其分支

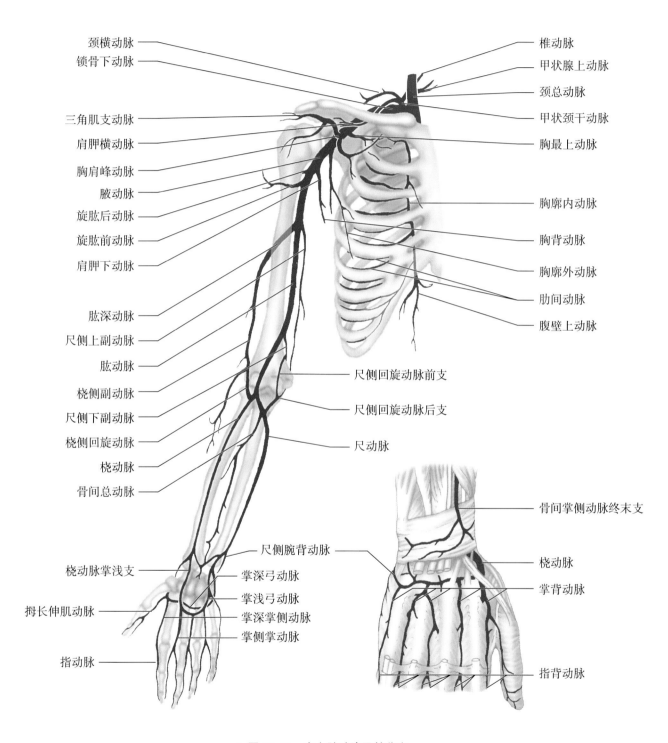

颈横动脉
锁骨下动脉
三角肌支动脉
肩胛横动脉
胸肩峰动脉
腋动脉
旋肱后动脉
旋肱前动脉
肩胛下动脉
肱深动脉
尺侧上副动脉
肱动脉
桡侧副动脉
尺侧下副动脉
桡侧回旋动脉
桡动脉
骨间总动脉
桡动脉掌浅支
拇长伸肌动脉
指动脉

椎动脉
甲状腺上动脉
颈总动脉
甲状颈干动脉
胸最上动脉
胸廓内动脉
胸背动脉
胸廓外动脉
肋间动脉
腹壁上动脉

尺侧回旋动脉前支
尺侧回旋动脉后支
尺动脉

尺侧腕背动脉
掌深弓动脉
掌浅弓动脉
掌深掌侧动脉
掌侧掌动脉

骨间掌侧动脉终末支
桡动脉
掌背动脉
指背动脉

▲ 图 17-21　右上肢动脉及其分支

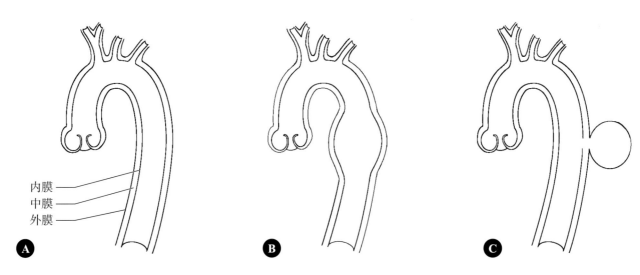

内膜
中膜
外膜

A **B** **C**

▲ 图 17-22　正常主动脉（A）、梭形主动脉瘤（B）、囊状主动脉瘤（C）。梭形动脉瘤的特征是主动脉的梭形扩张，包括主动脉壁所有三层的扩张（内膜、中膜、外膜）。囊性动脉瘤常呈偏心性，瘤颈小于动脉瘤最大宽度。囊性动脉瘤并非都有 3 层动脉壁。在 C 所示的动脉瘤中，内膜和中膜已经中断，动脉瘤只有一层外膜

A. 正常主动脉；B. 梭形主动脉瘤；C. 囊状主动脉瘤

　　记住，对于临床上有明显动脉瘤出血或破裂且生命体征不稳定的患者，不应行 CT 检查，而应直接送至手术室。对于有疼痛的稳定患者和临床怀疑动脉瘤的患者，因为出血的诊断不确定可行急诊 CT。该组包括疑似动脉瘤的患者，因其急性背部、腰部或腹部疼痛也可由尿路结石、憩室炎、腰椎间盘突出或其他疾病引起。CT 可以证明许多患者的动脉瘤无出血，通过择期手术修复，从而避免不必要的急诊开腹手术。

　　对于计划择期修复的动脉瘤患者，一般进行影像学检查以显示动脉瘤与腹主动脉分支的关系。传统上采用常规导管动脉造影（图 17-27），但 CTA（图 17-28）或 MR 扫描也可以完成这一任务。

　　你已经注意到动脉造影只显示动脉瘤的管腔，不能确定其整体大小？图 17-23D 中，动脉造影仅显示蛋壳钙化间的部分，T 表示动脉瘤内附壁血栓。还注意到，当有出血时，血管造影并不能显示腹膜后的游离血液；如果怀疑有出血，CT 是合适的检查方法。

　　另一类动脉瘤，即真菌性动脉瘤，是由于动脉壁内微生物的生长，导致动脉薄弱和动脉瘤的形成。真菌性动脉瘤几乎都是囊性的。患者常表现为不明原因发热（fever of unknown origin, FUO）。常见的易感因素包括静脉药物滥用相关的败血症、细菌性心内膜炎和免疫功能低下状态。图 17-29 是一例伴有 FUO 患者的真菌性动脉瘤的影像检查。首先对患者进行 99mTc 标记的免疫球蛋白 G 放射性同位素扫描（Tc-IGG），以协助确定感染部位。这种同位素浓聚在感染和炎症的部位。当腹主动脉可见浓聚时，需行腹部 CT 检查，表现为主动脉旁肿块。主动脉造影显示肿块为囊性动脉瘤，手术病理证实为真菌性。

九、主动脉夹层

　　主动脉壁与所有其他动脉一样，由三层组成：一层薄而光滑的内层称为内膜，一层较厚的肌层称为中膜，外层称为外膜。主动脉夹层是主动脉壁各层的分离，通常穿过内层的外 1/3。在此过程中形成新的管腔（假腔）；血液可能流经此假腔或形成血栓，导致夹层血肿。主动脉夹层患者典型表现为突然发作的"撕裂性"胸痛，放射至背部。需与主动脉夹层鉴别的最常见临床疾病是急性心肌梗死。

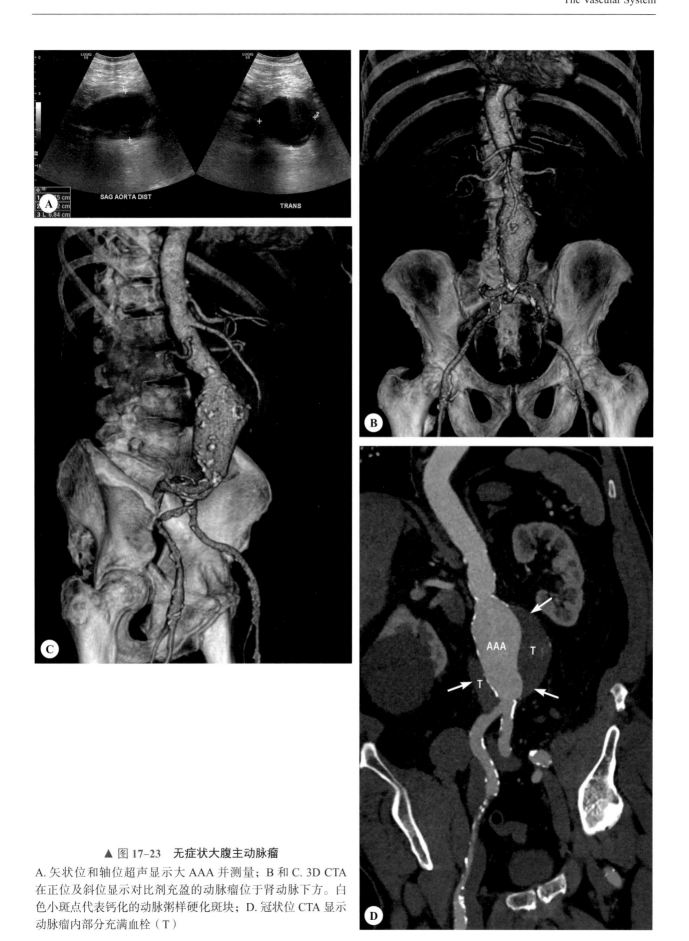

▲ 图 17-23　无症状大腹主动脉瘤

A. 矢状位和轴位超声显示大 AAA 并测量；B 和 C. 3D CTA 在正位及斜位显示对比剂充盈的动脉瘤位于肾动脉下方。白色小斑点代表钙化的动脉粥样硬化斑块；D. 冠状位 CTA 显示动脉瘤内部分充满血栓（T）

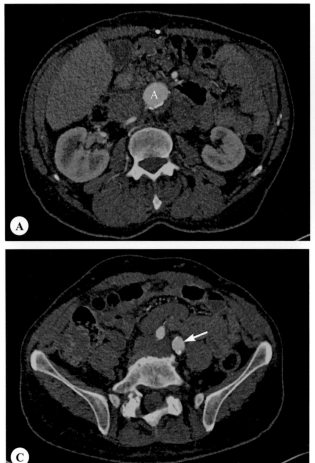

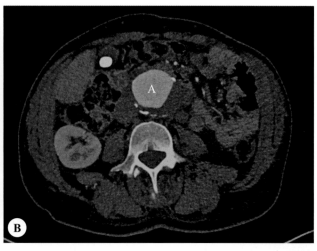

▲ 图 17-24　无症状 AAA 的 CT
A. 静脉注射对比剂后肾动脉水平扫描显示主动脉轻度瘤样扩张（A）；B. 扫描下方数厘米显示一巨大主动脉瘤（A）；C. 主动脉分叉下方扫描显示左侧髂总动脉（箭）较右侧轻度动脉瘤样扩张

夹层根据其范围和起源部位进行分类（图 17-30）。一种分类系统是由 Michael De Bakey 博士于 1964 年提出。在他的分型中，Ⅰ 型夹层同时累及升主动脉和降主动脉，Ⅱ 型夹层仅累及升主动脉，Ⅲ 型夹层仅累及降主动脉。Ⅰ 型和 Ⅱ 型起源于主动脉瓣上方，Ⅲ 型起始于左锁骨下动脉远端。Ⅰ 型和 Ⅲ 型可向远端延伸至腹主动脉。根据第二种分类系统，即斯坦福分型，Ⅰ 型和 Ⅱ 型统称为 A 型（累及升主动脉需手术治疗），Ⅲ 型称为 B 型（仅累及降主动脉，通常采用药物治疗）。斯坦福分型是当今较为常用的分型。

由于夹层通过主动脉延伸，单个主动脉分支可能完全闭塞或（因为通过假腔的血流量较低）受损，从而影响这些分支供血的结构。每个患者的临床表现会根据受影响的主动脉分支而有所不同。例如，夹层累及冠状动脉，可能发生心肌梗死。颈动脉受累可导致脑卒中，肠系膜上动脉受累可导致肠缺血。一个严重的并发症是细线状假腔出血或破裂。

主动脉夹层可通过常规导管动脉造影、CT、MRI 或食管超声检查确诊。超声检查，经食管超声心动图（transesophageal echocardiography，TEE）是使用一种经口插入并推进到食管的超声内镜换能器进行扫描。当然手术方式的选择取决于个体的临床情况。

常规的主动脉导管造影（主动脉造影），是一种传统的成像技术，虽然它现在不常用，但是可以很好地显示主动脉夹层的程度和有无累及主动脉分支。在主动脉造影或 CT 上最有特征性的发现是纵向内膜瓣（图 17-31 和图 17-32）将主动脉真腔与假腔分离。真腔被内膜包围，而假腔是在中膜内产生新的管腔；因此两者被一层内膜（内膜瓣）隔开。

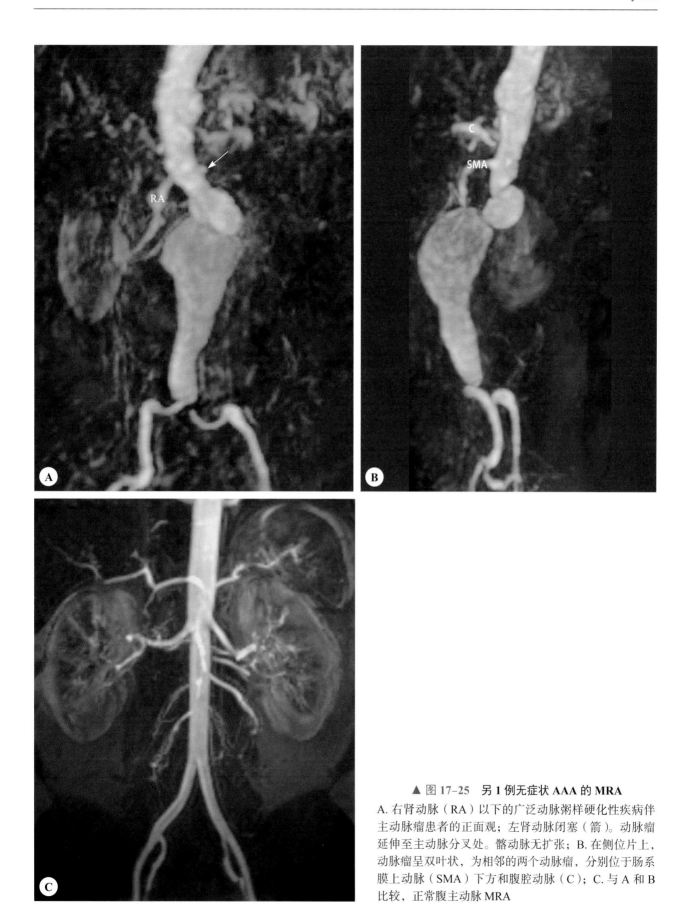

▲ 图 17-25　另 1 例无症状 AAA 的 MRA

A. 右肾动脉（RA）以下的广泛动脉粥样硬化性疾病伴主动脉瘤患者的正面观；左肾动脉闭塞（箭）。动脉瘤延伸至主动脉分叉处。髂动脉无扩张；B. 在侧位片上，动脉瘤呈双叶状，为相邻的两个动脉瘤，分别位于肠系膜上动脉（SMA）下方和腹腔动脉（C）；C. 与 A 和 B 比较，正常腹主动脉 MRA

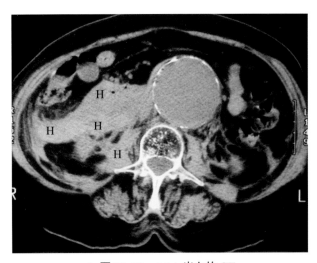

▲ 图 17-26 AAA 出血的 CT

本例患者表现为突然发作的严重背部和右腰部疼痛；体检发现腹部中线搏动性包块。CT 示主动脉瘤内大钙化伴出血（H）进入腹膜后及腹腔

CT 较常规主动脉造影更快捷简便，可快速确认主动脉夹层的存在。它比动脉造影费用低，不需要动脉插管。比较图 17-31 中 I 型夹层患者的 CT 与数字减影主动脉造影。

由于 CT 需要使用静脉注射对比剂，而 MRI 可能不需要，因此对于肾功能受损的患者应考虑使用 MRI（图 17-33）。但重要的是要记住，对于需要严加监测的急性病患者，MRI 很难进行。在磁体内部，患者不能像 CT 那样被密切观察，MR 扫描比 CT 需要更多的时间来完成。经食管超声心动图（与其他超声检查一样）可以在便携式设备上进行，因此可以为不能稳定转运至放射科的患者提供主动脉夹层的诊断。在你未来的患者中选择主动脉夹层诊断的最佳方法时，你最好与放射科医生协商。

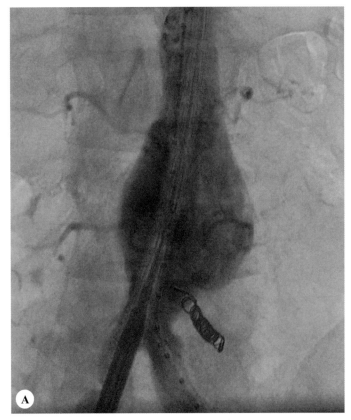
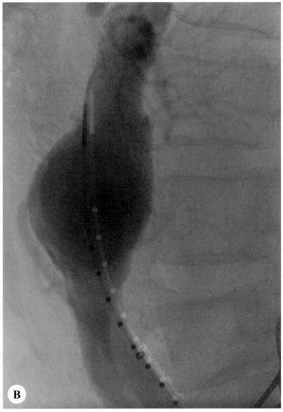

▲ 图 17-27 为准备介入治疗，对无症状 AAA 进行了常规导管动脉造影
A. 前后位；B. 侧位。动脉瘤起始于肾动脉下方

十、主动脉外伤

主动脉外伤是一种由突然减速损伤引起的危及生命的情况，通常在高速机动车碰撞中发生，少数为跌倒后出现。主动脉可撕裂或完全横向断裂。撕裂伤可能只累及内膜和中膜层，而外膜完整，或贯穿主动脉壁的所有三层。损伤通常发生在两个部位：①主动脉根部；②靠近左锁骨下动脉起始部的动脉韧带附着处。主动脉根部损伤较为常见，但由于患者通常在车祸现场死亡，因此第二类损伤更多见于存活到急救中心的患者。

任何遭受减速伤的患者都应考虑主动脉外伤。

床旁胸部 X 线片通常是对外伤患者进行的第一个成像方法，它可能显示主动脉损伤的迹象（图 17-34）。最具有提示意义的是主动脉弓异常（主动脉弓模糊、双弓、块状弓）、上纵隔异常（纵隔因出血增宽）、左帽状胸膜（血液聚积在覆盖左肺尖的胸膜外间隙）、主动脉弓上方纵隔左侧条状影（血肿）、右气管旁间隙增宽（血肿向右侧纵隔延伸）。

因病史和胸部 X 线片可疑而怀疑有主动脉外伤的患者通常需进行急诊 CT。多年来，动脉造影（图 17-34B）被认为是确认或排除这种损伤最准确的技术，但现在动脉造影已被 CT（图 17-35）

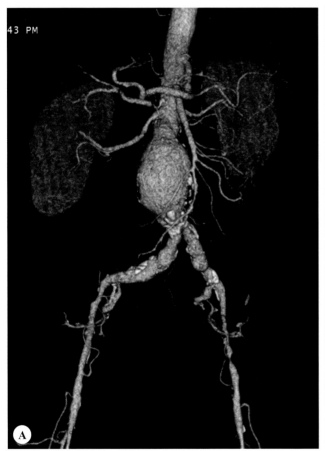
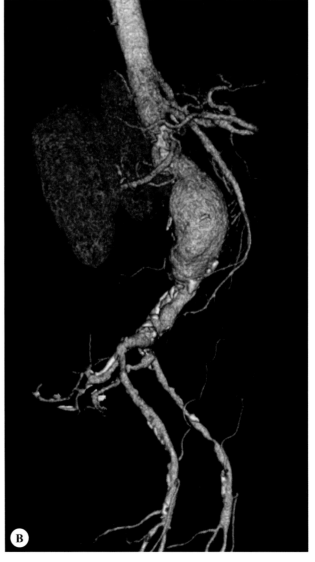

▲ 图 17-28　无症状 AAA 的 CTA
正位（A）和侧位（B）显示动脉瘤开始于腹腔动脉、肠系膜上动脉和肾动脉下方。广泛的动脉粥样硬化改变伴钙化斑块见于髂动脉和主动脉分支

所取代。CT 可以显示与这种损伤有关的内膜破裂，以及当内膜、中膜撕裂和被外模限制的出血引起的球样扩张而形成的假性动脉瘤。

当胸部 X 线片显示纵隔增宽或其他异常时，胸部 CT 有助于筛选主动脉损伤的创伤患者。CT 还可显示创伤患者的多种其他急性胸部损伤，如肺挫伤、肺撕裂伤、血胸、气胸、气管支气管损伤、胸廓骨骼和胸椎骨折等。

十一、动脉粥样硬化性动脉闭塞性疾病

动脉粥样硬化性疾病是引起全身动脉系统闭塞性疾病的首要原因。当这种疾病累及下肢的血液供应时，临床表现从间歇性跛行（运动性肌肉缺血引起的疼痛）到静息痛，包括受累肢体的发凉和麻木，甚至缺血性溃疡和坏疽。引起缺血的动脉狭窄和闭塞的部位可能是从主动脉到足动脉的任何地方。对于有症状需要治疗的患者，通常

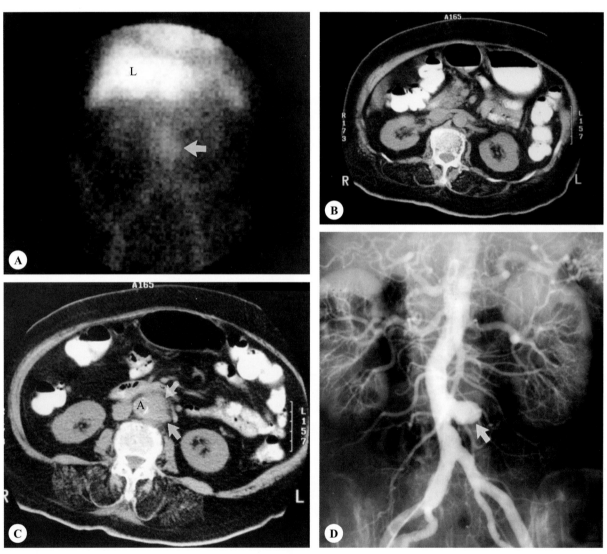

▲ 图 17-29　腹主动脉真菌性动脉瘤
A. Tc-IGG 放射性同位素扫描显示腹主动脉异常摄取（箭）。其上可见正常肝脏（L）摄取。B. CT 显示肾动脉水平正常主动脉（A）。C. 稍低层面 CT 显示与主动脉（A）毗邻的肿块（箭）。D. 腹主动脉造影显示肿块为囊性动脉瘤（箭）

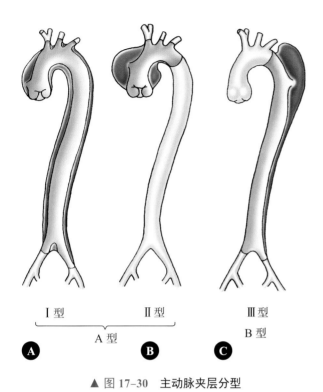

Ⅰ型　　　　Ⅱ型　　　　Ⅲ型
　A 型　　　　　　　　B 型

A　　　　B　　　　C

▲ 图 17-30　主动脉夹层分型

进行动脉造影检查，这种成像方式可以通过常规的动脉导管造影、CTA 或 MRA 进行。

进行常规的动脉造影时血管造影导管经皮插入，通常是在股动脉，并进入近端主动脉。在获得腹部、盆腔和下肢动脉的 X 线的同时，注射血管内对比剂。图 17-36 为正常检查。常规动脉造影成像也可通过 DSA 获得。图 17-37 为 CTA 增强，图 17-38 为 MRA 增强。

在异常情况下，增强动脉造影可显示一个或多个动脉狭窄或闭塞。放射科医生和血管外科医生可以根据临床病史、体格检查、血压和血流量的测量及动脉造影来决定哪些闭塞或狭窄需要治疗。对于较短的动脉狭窄或闭塞的患者可以选择血管成形术，即用球囊导管对狭窄或闭塞进行血管造影扩张，这一过程在第 19 章讨论。累及腹主动脉和长闭塞的盆腔、四肢动脉患者通常采用搭桥手术治疗。

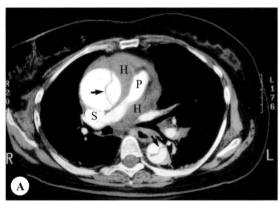

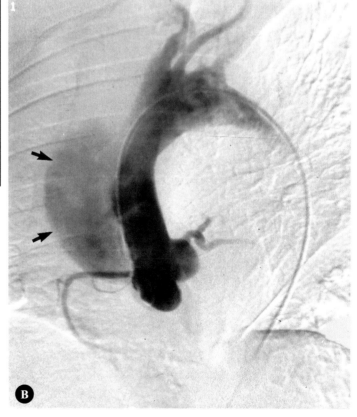

▲ 图 17-31　Ⅰ型（A 型）主动脉夹层的 CT 及主动脉造影

A. CT。注意升主动脉和降主动脉中分离真腔和假腔的内膜瓣（箭）。升主动脉明显扩张，因为升主动脉假腔有瘤样扩张伴血液（H，出血）进入纵隔。上腔静脉（S）和肺动脉（P）因扩大的升主动脉和纵隔血肿向后移位。B. 同一患者的早期主动脉数字减影造影。注射导管可见于升主动脉部分受压的真腔内，真腔向两侧冠状动脉供血。可见团状对比剂流入扩张的假腔（箭）

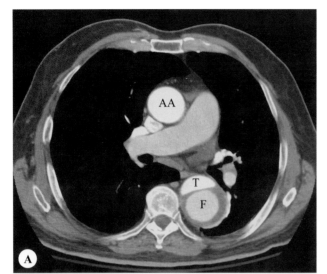

◀ 图 17–32 Ⅲ型（B 型）夹层的 CT

A. 经上胸部轴位 CT 显示正常升主动脉（AA），但降主动脉可见夹层，由内膜瓣分为真腔(T)和假腔(F)。B. CT 矢状位重建显示夹层起源于左锁骨下动脉（S）起始处。真假腔被标记，夹层向下延伸至主动脉分叉。定位腹腔动脉（C）和肠系膜上动脉（SM）起自真腔。C. 夹层的 3D CT 显示。再次注意真假腔

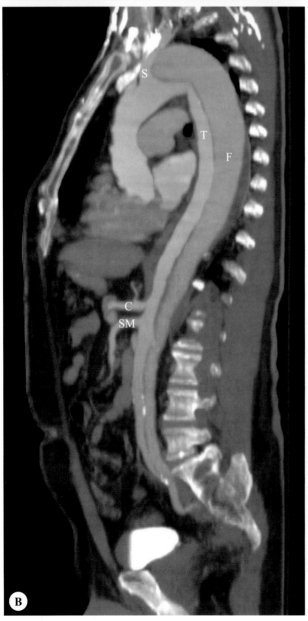

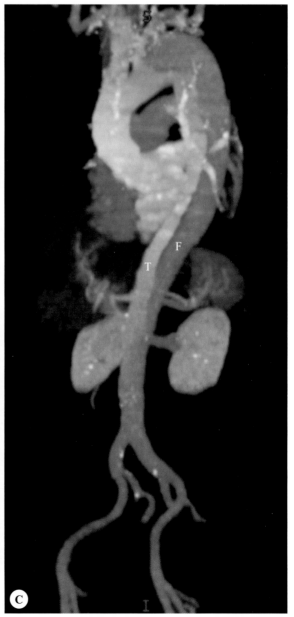

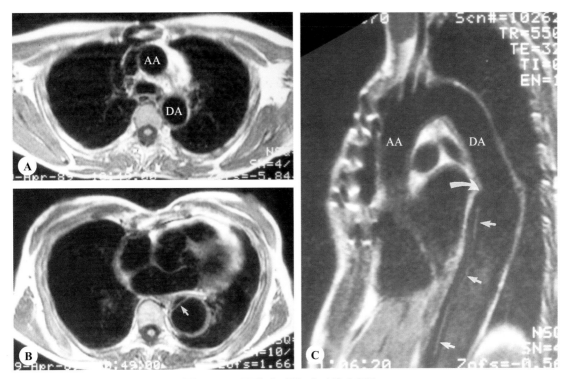

▲ 图 17-33 Ⅲ型（B 型）主动脉夹层的 MRI

A. 主动脉弓正下方的上胸部轴位扫描显示正常升主动脉（AA）和降主动脉（DA）。B. 下胸部轴位扫描显示降主动脉夹层，箭指向内膜瓣。C. 斜矢状位扫描显示夹层开始（弧形箭）于降主动脉中段，向远端延伸至腹主动脉。直箭指向内膜瓣。在夹层近端可见正常升主动脉（AA）和上段降主动脉（DA）

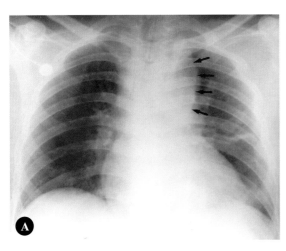

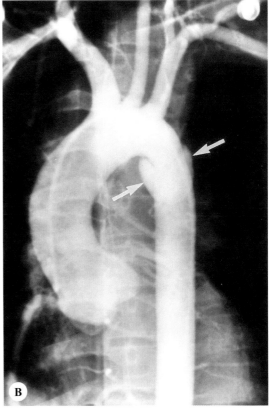

▲ 图 17-34 青年男性因车祸致主动脉损伤的胸部 X 线片及主动脉造影

A. 床旁胸部 X 线片显示左上纵隔增宽，主动脉弓影（箭）增大、不规则；B. 主动脉造影显示在主动脉损伤部位囊状假性动脉瘤（箭）

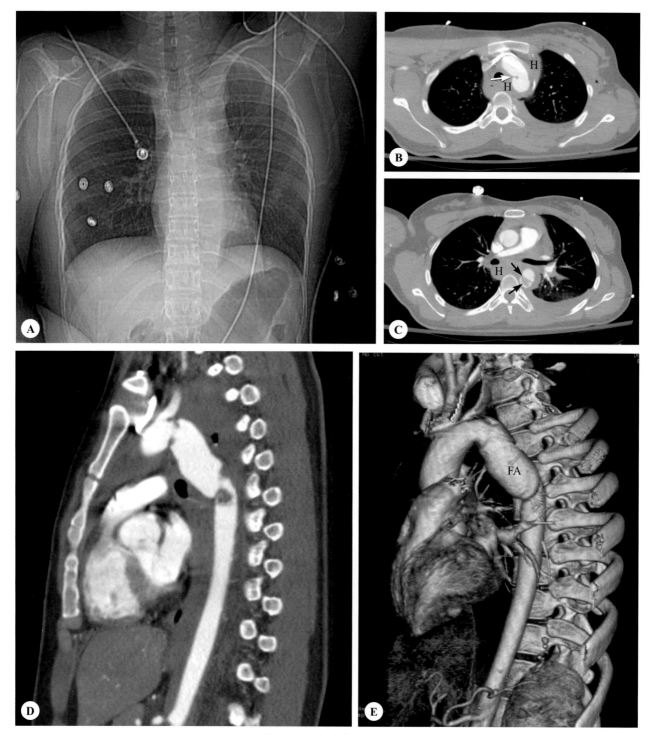

▲ 图 17-35　主动脉外伤的 CT

A. 胸部 X 线片显示上纵隔增宽与纵隔出血一致；B 和 C. 主动脉弓水平轴位 CT，稍低层面（右肺动脉水平），可见主动脉周围广泛纵隔血肿（H），降主动脉管壁不规则（箭），与内膜破口一致，膨出表示损伤部位假性动脉瘤形成；D. 矢状位 CT 显示假性动脉瘤边缘内膜破裂的两个部位；E. 3D CT 显示损伤部位假性动脉瘤（FA），位于主动脉弓后部与降主动脉交界处，正好位于左锁骨下动脉起始部外

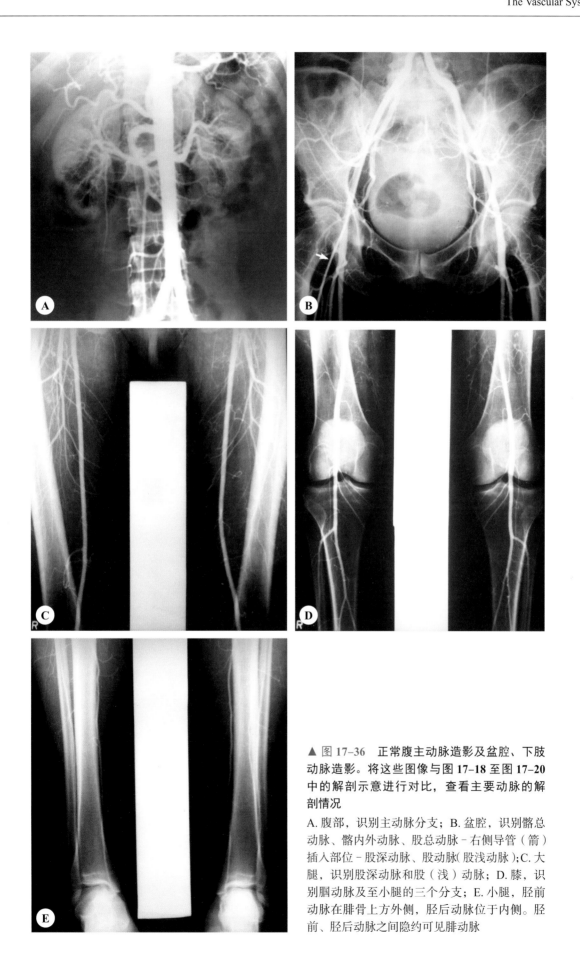

▲ 图 17-36　正常腹主动脉造影及盆腔、下肢动脉造影。将这些图像与图 17-18 至图 17-20 中的解剖示意进行对比，查看主要动脉的解剖情况

A. 腹部，识别主动脉分支；B. 盆腔，识别髂总动脉、髂内外动脉、股总动脉 - 右侧导管（箭）插入部位 - 股深动脉、股动脉（股浅动脉）；C. 大腿，识别股深动脉和股（浅）动脉；D. 膝，识别腘动脉及至小腿的三个分支；E. 小腿，胫前动脉在腓骨上方外侧，胫后动脉位于内侧。胫前、胫后动脉之间隐约可见腓动脉

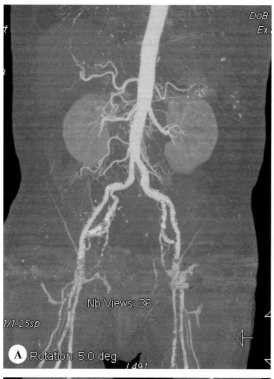

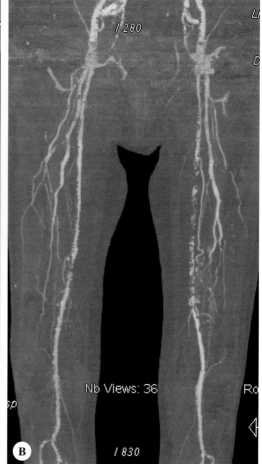

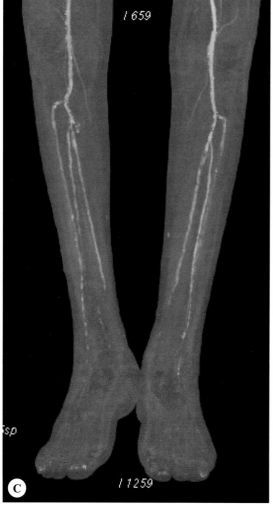

▲ 图 17-37　CT 动脉造影显示动脉粥样硬化
动脉多发狭窄和闭塞。同一患者在两种不同观
看模式下的图像
A 至 C. 厚层冠状位重建 MIP

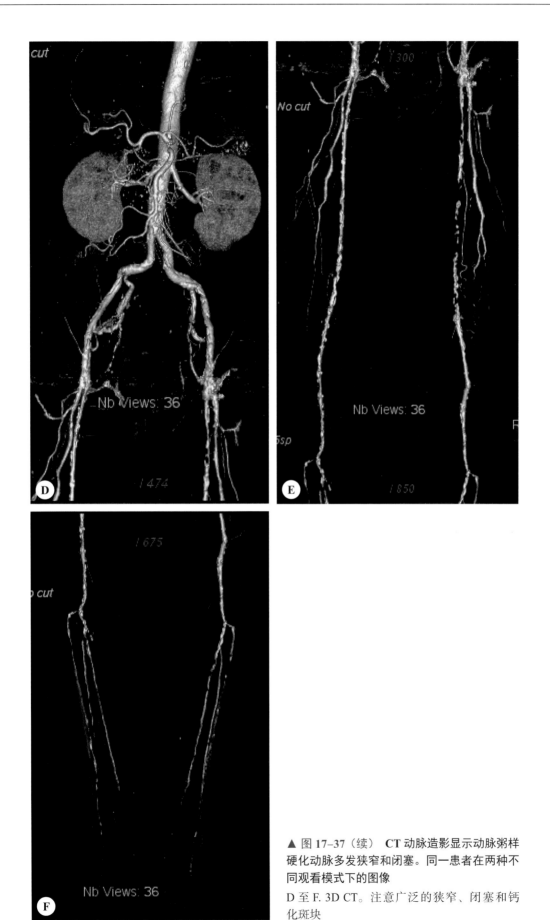

▲ 图 17-37（续）　**CT** 动脉造影显示动脉粥样
硬化动脉多发狭窄和闭塞。同一患者在两种不
同观看模式下的图像

D 至 F. 3D CT。注意广泛的狭窄、闭塞和钙
化斑块

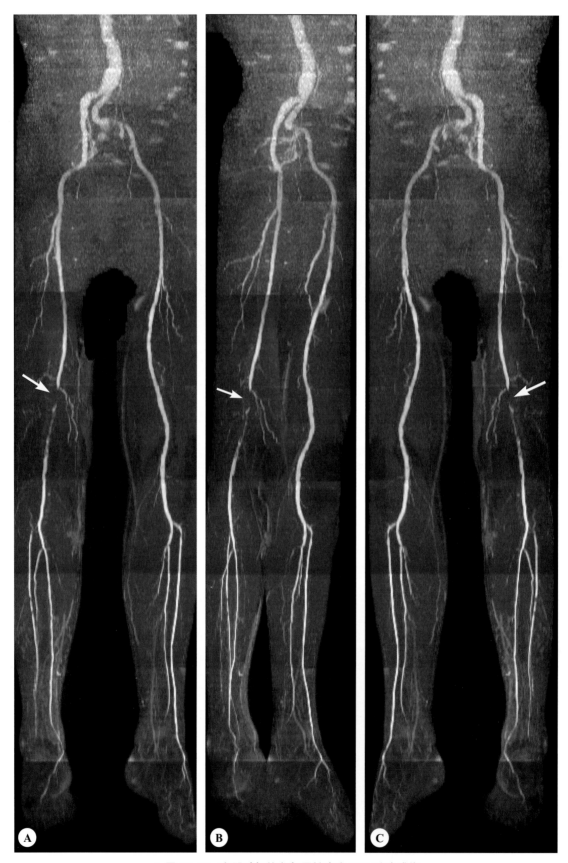

▲ 图 17–38　右腿跛行的老年男性患者 MR 动脉成像

A. 前位片；B. 斜位片；C. 后位片。毫无疑问，他跛行的原因是右股动脉远端（箭）的闭塞

十二、肾血管性高血压

多种方式可以影响肾动脉供血。急性，这可能是由肾动脉的栓子引起的，患者表现为急性腰痛。更多的原因是慢性的，为进行性动脉粥样硬化性疾病产生肾动脉狭窄或闭塞。动脉粥样硬化斑块逐渐使肾动脉管腔变窄，最终可能完全闭塞（图 17–39）。受影响的患者通常在其他地方有动脉粥样硬化性疾病，尤其是在腹主动脉。另外一种引起肾动脉狭窄和缺血的疾病是肌纤维病，常发生在年轻患者（图 17–40）。

在一小部分高血压人群中，已证明肾缺血导致肾动脉狭窄或闭塞后远端肾脏肾素生成增加是高血压的原因。由于这是一个可以治疗的病因，所以这是一个诊断要点。肾素，是肾小动脉中肾球旁细胞响应血压下降而产生的蛋白水解酶；肾素作用于血管紧张素原形成血管紧张素 I，然后转化为血管紧张素 II，即一种强效的血管升压化合物。

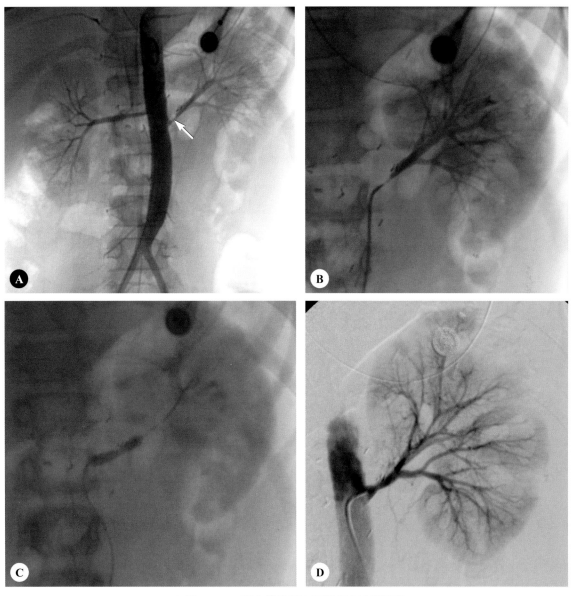

▲ 图 17–39 肾血管性高血压患者主动脉造影

A. 左肾动脉近段明显狭窄（箭）；B. 选择性左肾动脉造影再次显示狭窄；C. 狭窄采用球囊血管成形术治疗；D. 血管成形术后复查选择性动脉造影显示明显改善

对于年轻高血压患者（可能有肌纤维病）及新发高血压（新栓子或新血栓形成）、高血压合并腹部杂音（狭窄引起的杂音）、高血压合并肾衰竭（当缺血为双侧时，肾功能减退）、高血压合并外周肾素水平升高的患者，应考虑肾血管性高血压。

临床怀疑肾血管性高血压时，应对患者进行诊断性影像学检查。常规动脉造影、CTA 或 MRA可直接显示肾动脉。如造影时发现肾动脉狭窄或闭塞，可经选择性肾静脉穿刺抽血以明确诊断。肾动脉狭窄或闭塞，肾静脉肾素水平明显升高。采取这样的样本很重要，因为许多原发性高血压患者可能同时存在肾动脉狭窄。真性肾血管性高血压患者一般可从球囊成形术（图 17-39），血管内支架置入或肾动脉搭桥手术修复中获益。

了解放射学检查在高血压患者的有限作用很重要，因为实践中看到的大多数高血压患者都为原发性高血压。体格检查发现四肢血压不等时，应怀疑主动脉缩窄，常规动脉造影、CTA 或 MRA检查可明确（或否定）诊断。临床表现和实验室检查中内分泌相关性肾上腺高血压还应该考虑由嗜铬细胞瘤或库欣综合征等疾病引起；正如你在第 14 章中所看到的，CT 可以为临床怀疑肾上腺肿块提供快速和准确的诊断。

十三、静脉解剖

在转向静脉系统的异常之前，需要更新对静脉解剖，特别是腔静脉结构的记忆。

上腔静脉从左右头臂静脉交界处向下延伸，汇入右心房。图 17-41 描述了去除心脏和其他器官后腔静脉及其属支的解剖。回顾图 17-17 中含有心脏的完整 SVC 解剖。

下腔静脉由左右髂总静脉汇合形成。它在后腹膜上升至主动脉右侧，回流至右心房。腹部的章节中已熟悉了它在 CT 上的表现。上肢静脉主要由表浅静脉系统回流形成头静脉和贵要静脉（图 17-42）。下肢静脉（图 17-43）主要由深静脉系统回流为成对的腓静脉、胫前静脉和胫后静脉，它们在膝关节处汇合成为腘静脉，腘静脉继续沿股静脉和髂静脉回流到 IVC。下肢主要的浅静脉是小隐静脉和大隐静脉。

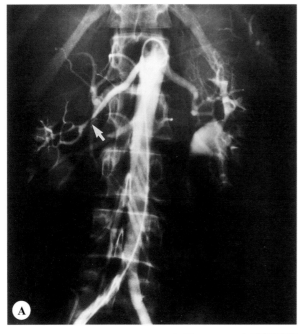
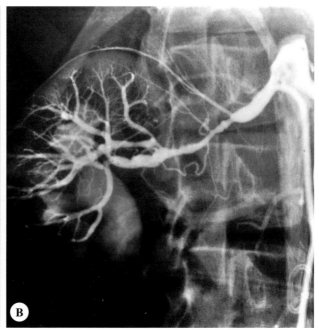

▲ 图 17-40　由肌纤维病引起右肾动脉狭窄的年轻女性

A. 主动脉造影显示右肾动脉狭窄（箭）。B. 选择性右肾动脉造影能更好地显示右肾动脉，可见动脉壁增生的边缘光滑长波浪状狭窄特征。注意腹主动脉及其分支动脉粥样硬化斑块的缺失。是否注意到患者有第 2 支右肾动脉（常见的正常变异）？回头看看主动脉造影；第二副肾动脉（下）供应右肾下极

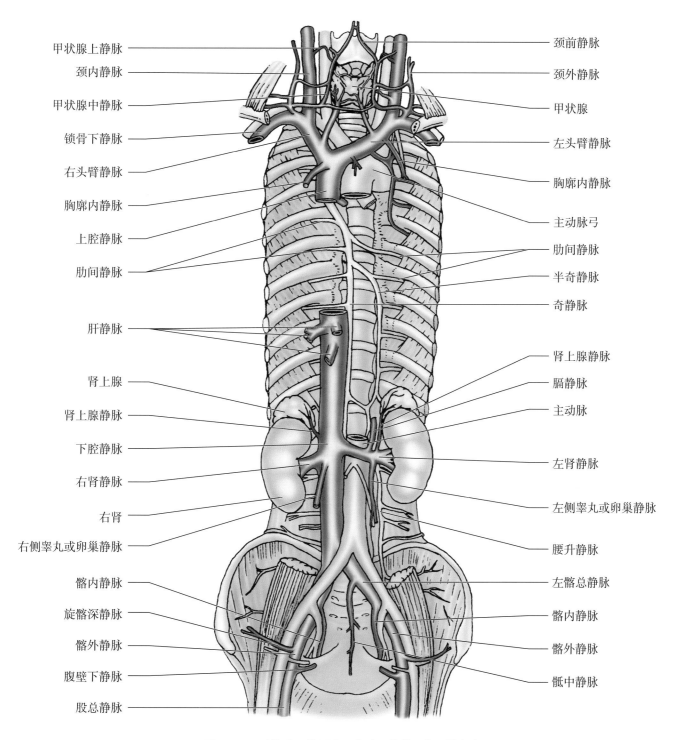

甲状腺上静脉

颈内静脉

甲状腺中静脉

锁骨下静脉

右头臂静脉

胸廓内静脉

上腔静脉

肋间静脉

肝静脉

肾上腺

肾上腺静脉

下腔静脉

右肾静脉

右肾

右侧睾丸或卵巢静脉

髂内静脉

旋髂深静脉

髂外静脉

腹壁下静脉

股总静脉

颈前静脉

颈外静脉

甲状腺

左头臂静脉

胸廓内静脉

主动脉弓

肋间静脉

半奇静脉

奇静脉

肾上腺静脉

膈静脉

主动脉

左肾静脉

左侧睾丸或卵巢静脉

腰升静脉

左髂总静脉

髂内静脉

髂外静脉

骶中静脉

▲ 图 17–41 腔静脉及其属支，心脏和其他器官已被去除

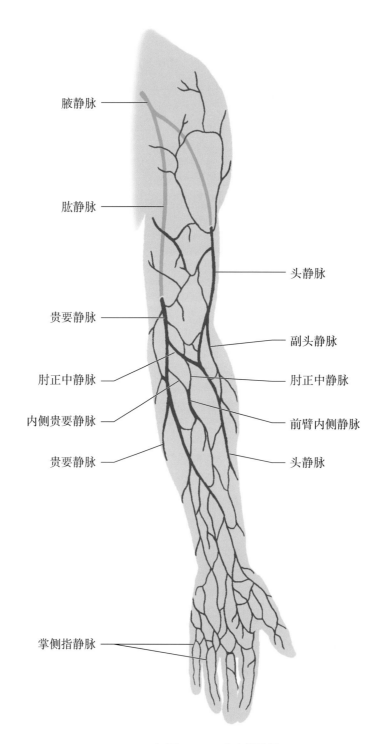

腋静脉

肱静脉

头静脉

贵要静脉

副头静脉

肘正中静脉

肘正中静脉

内侧贵要静脉

前臂内侧静脉

贵要静脉

头静脉

掌侧指静脉

▲ 图 17-42　左上肢静脉

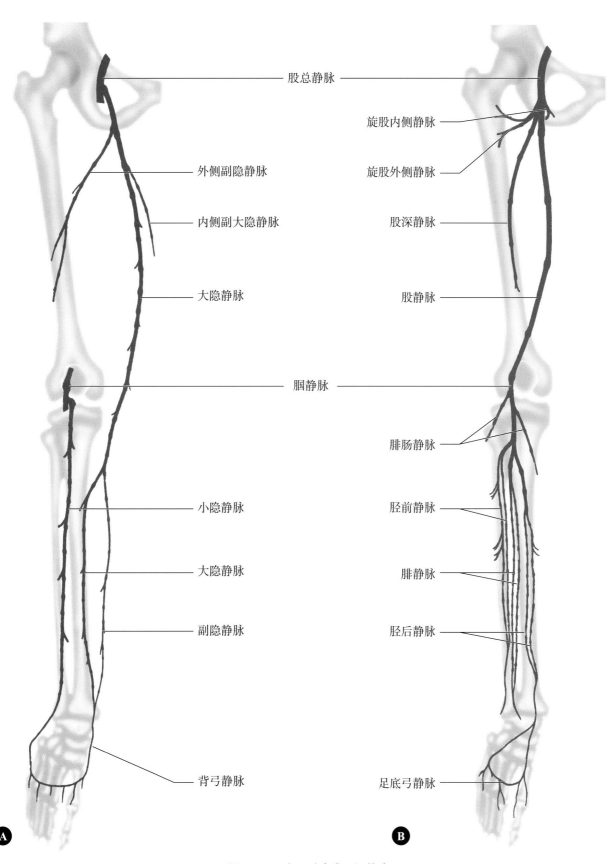

股总静脉

旋股内侧静脉

外侧副隐静脉

旋股外侧静脉

内侧副大隐静脉

股深静脉

大隐静脉

股静脉

腘静脉

腓肠静脉

小隐静脉

胫前静脉

大隐静脉

腓静脉

副隐静脉

胫后静脉

背弓静脉

足底弓静脉

A

B

▲ 图 17-43　右下肢表浅及深静脉
A. 浅静脉；B. 深静脉

十四、上腔静脉阻塞

上腔静脉阻塞可能由外部压迫或腔内血栓形成引起。阻塞的结果是头部和手臂的静脉高压，表现为面部、颈部和手臂的静脉进行性扩张并伴有发绀和水肿。胸部恶性肿瘤，如支气管肺癌，是最常见的病因，可产生外部压迫或侵犯 SVC。SVC 压迫也可能由非恶性过程引起，如肉芽肿性疾病。SVC 的血栓形成往往是长期留置静脉导管的结果。当怀疑 SVC 梗阻时，可通过静脉造影明确诊断（图 17-44）。在一些患者中，上腔静脉造影只需要通过手臂静脉注射对比剂；其他患者需要静脉置管。此外，对于显示 SVC 梗阻，CT 和

MR 尤其有帮助。

十五、下腔静脉异常

下腔静脉可通过多种技术进行成像，包括超声、CT、MRI 和下腔静脉造影。到现在你已经非常熟悉了 IVC 在 CT 上呈泪滴状，位于椎前腹膜后，紧邻主动脉右侧。为了进行下腔静脉造影，血管造影导管经股静脉穿刺，并向近端推进到髂总静脉。在进行腹部 X 线摄影或数字成像时团注血管造影对比剂。对比剂在 IVC 内随流动的血液被动上升。汇入 IVC 的静脉（肾静脉、肾上腺静脉、肝静脉）不显影，主动脉造影上的主动脉分

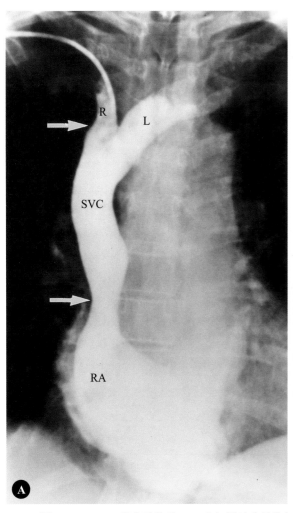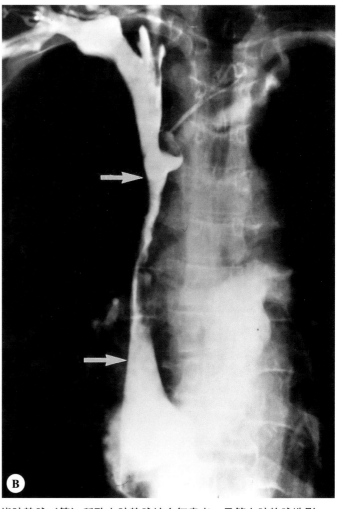

▲ 图 17-44　**A.** 正常上腔静脉；**B.** 支气管肺癌转移包绕腔静脉（箭）所致上腔静脉综合征患者。尽管上腔静脉造影可以通过手臂静脉注入对比剂，但在这两种检查中，对比剂都是通过右臂静脉导管注入的。你能找到导管吗
SVC. 上腔静脉（箭）；RA. 右心房；R 和 L. 左右头臂静脉

支也不显影，因为对比剂不流入这些静脉。相反，它们将无对比剂的血液汇入腔静脉中，这可以在这些分支进入 IVC 部位的腔静脉图上表现为"洗脱"（图 17–45）。

　　IVC 成像最常见的表现为邻近肿瘤可疑侵犯，下肢或盆腔静脉血栓向上形成可疑腔静脉血栓。尽管超声、CT 和 MRI 可以诊断这两种腔静脉情况，但由于下腔静脉造影能最详细地显示腔静脉，因此常常进行下腔静脉造影。

　　最常侵犯 IVC 的肿瘤是肾细胞癌。图 17–46 为一例 62 岁男性患者，右腰部疼痛伴血尿。主诉最近出现踝关节肿胀。CT 检查，如图 17–46A 和 B 所示，显示右肾下极的肿瘤沿右肾静脉累及 IVC（箭）。注意肿块内部的低强化区，典型的中央坏死。患者的下腔静脉成像（图 17–46C）清晰地显示了肿瘤累及 IVC，IVC 不仅扩张且几乎完全闭塞了。这解释了他的踝关节肿胀。

　　下肢及盆腔的深静脉血栓可向近端至 IVC，产生腔静脉血栓。在图 17–47 中，注意 IVC 内大分叶状充盈缺损。肾静脉以上腔静脉显示良好。对患者的直接危险是血栓的脱落，这将导致严重的肺栓塞。

十六、下肢深静脉血栓

　　你可能要求血管成像的最常见临床情况之一是怀疑下肢深静脉血栓。DVT 的发生往往与静脉瘀滞和血液高凝状态有关。危险因素包括长时间制动、外伤、充血性心力衰竭、妊娠、肿瘤性疾病等。此外，某些外科手术也增加 DVT 的风险，尤其是髋和膝关节置换手术，以及主动脉及其分支的血管手术。

　　急性 DVT 患者可表现为患肢疼痛、肿胀，体格检查可有发热、浅静脉扩张、小腿压痛。但许多急性 DVT 患者下肢无症状，因 DVT 而出现的肺栓塞症状就医。

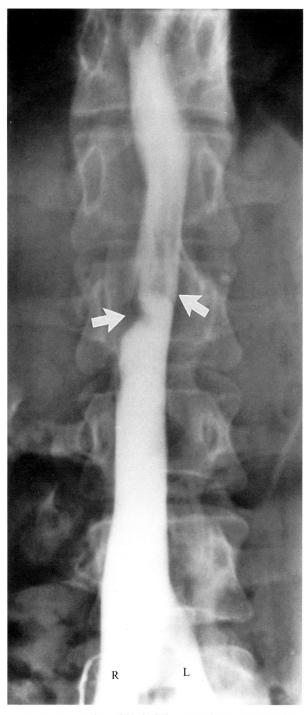

▲ 图 17–45　正常下腔静脉成像。对比剂经右侧股静脉导管注入，导管尖端（未包括在 X 线上）位于右侧髂总静脉（R）。可见部分对比剂回流向下流入左髂总静脉（L）。箭指示右肾静脉和左肾静脉的位置，来自肾脏的血液稀释了在腔静脉中流动的对比剂，在腔静脉的上半部形成"洗脱"模式

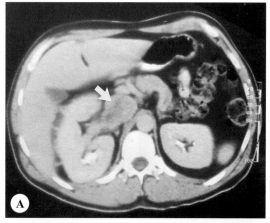

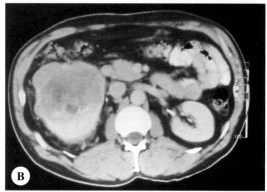

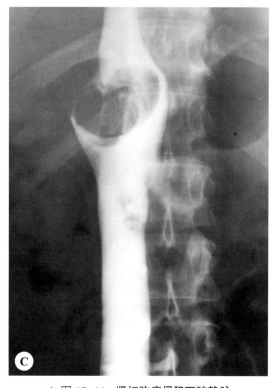

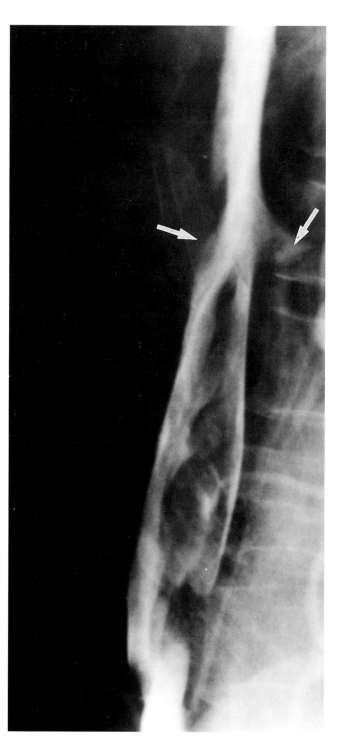

▲ 图 17-46　肾细胞癌侵犯下腔静脉

A. CT 显示右肾静脉内的低密度肿瘤（箭）延伸至 IVC；B. 稍低层面 CT 显示肾肿瘤最大截面伴中央坏死；C. 下腔静脉造影显示肿块从右肾静脉延伸侵犯下腔静脉

▲ 图 17-47　下腔静脉造影（患者斜位成像）显示下肢及盆腔静脉血栓向上至下腔静脉。箭表示肾静脉水平。无对比剂的血液从右肾静脉进入，少量对比剂反流入左肾静脉

以往诊断 DVT 多采用下肢静脉造影，即用小号针头足背静脉注射对比剂，对比剂随静脉血回流，使下肢深静脉系统显影。如今，下肢静脉造影很少进行，但回顾正常和异常的病例会增强你对静脉解剖的理解。比较图 17-48 正常下肢静脉造影中深静脉系统与图 17-43 的示意图。在下肢静脉造影上找到股总静脉、股（浅）静脉、腘静脉。小腿的胫前、胫后静脉和腓静脉成对出现并叠加在其肌肉分支上，引流小腿肌肉血液。与小腿动脉相比，静脉口径较大，瓣膜所在部位有特征性的球状扩张。大隐静脉和小隐静脉在正常的静脉造影检查中不显影，因为正常的静脉血流从浅静脉进入深静脉系统。但深静脉系统闭塞时，下肢的主要静脉引流由浅静脉系统提供，浅静脉系统可在静脉造影时显影。

如图 17-49 所示，在静脉造影时血栓会表现为深静脉内的充盈缺损。腘静脉和股静脉充满血栓，通过对比剂在血栓和静脉壁之间的细微间隙充盈显影。DVT 也可表现为静脉闭塞伴对比剂流入浅静脉系统（图 17-50）。

如今，DVT 几乎完全由静脉超声诊断（图 17-51）。对于这项检查，在腹股沟上方放置超声换能器，以显示股动静脉及下肢的其他主要深静脉。在横断面上动脉和静脉表现为两个圆形黑色无回声 / 低回声区（因为它们含有血液），如图 17-52A（股血管）和图 17-52B（腘血管）所示。该检查的关键特征是在超声换能器轻度压迫时判断静脉是否具有可压缩性。在正常的检查中，施加在换能器上的压力会压迫静脉，直到管腔消失（静脉"闭合"），但动脉由于管壁更厚和更坚韧，以及内部压力高，不会出现被压缩和闭合。多普勒彩色血流也可显示正常静脉（图 17-53）。

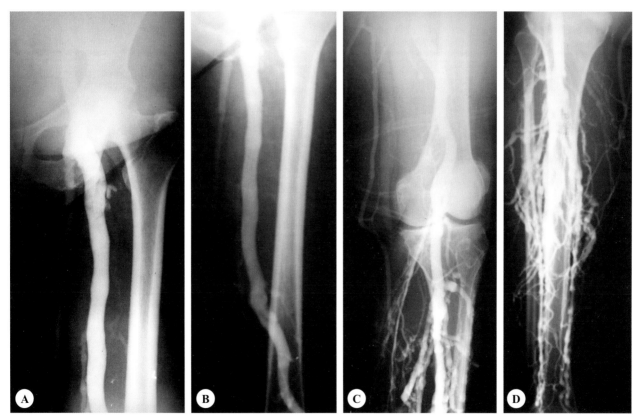

▲ 图 17-48　正常左下肢造影
A. 盆腔段；B. 大腿段；C. 膝段；D. 小腿段

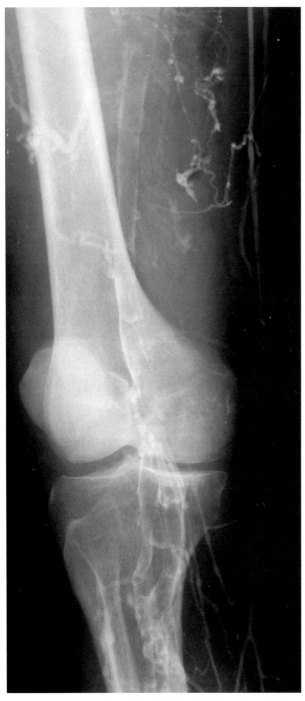

▲ 图 17-49　DVT 患者的下肢静脉造影中，显示股静脉、腘静脉、小腿下段静脉内广泛血栓（长充盈缺损）

相反，如果患者静脉内有 DVT 和血栓，会干扰其可压缩性，因此静脉不会受压，也不会闭合。图 17-54 和图 17-55 显示广泛静脉血栓患者腘静脉和股静脉无受压改变。超声还可显示血栓形成的静脉管腔内含有回声物质而非无回声液体。最后，多普勒超声检查可显示血栓静脉内无多普勒血流信号（图 17-56）。

在下肢静脉超声检查中，超声医师可以在从腹股沟到小腿的多个层面内深静脉系统内寻找血栓。通过旋转超声换能器，超声医生可以对静脉进行纵向成像，如图 17-57 所示，也可以进行横断面成像。阳性结果为深静脉缺乏可压缩性或存在腔内血栓。

你可能想知道在 CT 和 MRI 等横断面检查上是否可以看到 DVT。肯定的是可以，如图 17-58 所示，它显示了一例右下肢 DVT 患者。这张图像来自腹部增强 CT，由于其他原因检查，显示右股静脉内血栓（右边黑箭）。与正常左侧股静脉（左边黑箭）比较。白箭指向股动脉，这位老年患者由于动脉粥样硬化伴有钙化边缘。

图 17-59 为 1 例左侧股静脉内静脉血栓患者的 MR 轴位扫描。请记住，当怀疑 DVT 的患者可以用较便宜和简单的超声检查来诊断时，不应该使用 CT 或 MRI。

问题

未知 17-1（图 17-60）

1 例 67 岁无症状肺占位男性患者的后前位（A）和侧位（B）胸部 X 线片。你是否会安排该患者行经皮肺穿刺活检以明确诊断或推荐另一种影像学检查？

未知 17-2（图 17-61）

63 岁女性患者，因胸背部疼痛至急诊就诊。回顾她的胸部 X 线片（A）和胸部 CT（B 至 D），你的结论是什么？

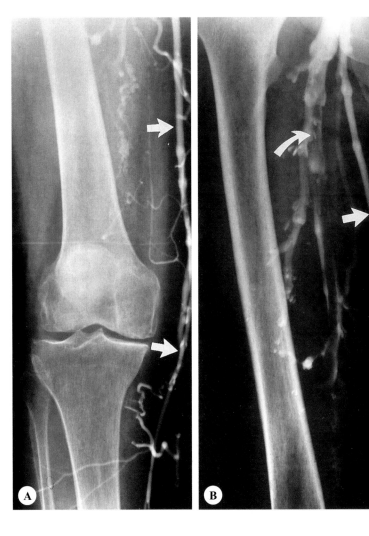

◀ 图 17-50 **深静脉系统几乎完全闭塞的**
DVT 患者下肢静脉造影

A. 对比剂回流至近端大隐静脉（直箭），主
要引流静脉为浅静脉系统；B. 稍高层面，
深静脉系统内可见血栓（弧形箭）。直箭再
次表示大隐静脉

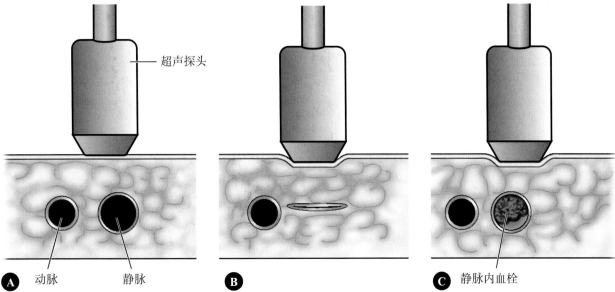

▲ 图 17-51 **静脉超声技术**

A. 正常静脉无压迫；B. 正常静脉受压，由于没有血栓存在，静脉完全受压（闭合）；C. 静脉血栓伴压迫。静脉内血
栓阻止其受压，其圆形无改变

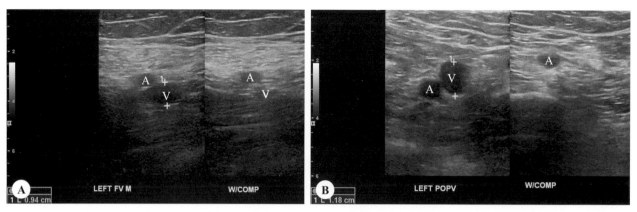

▲ 图 17–52　左股总静脉（A）、左腘静脉（B）正常静脉超声。在没有压迫的情况下，动脉（A）和静脉（V）显示为两个圆形无回声 / 低回声区。股动脉（A）受压（W/COMP）基本不变，而静脉（V）完全受压（闭合）

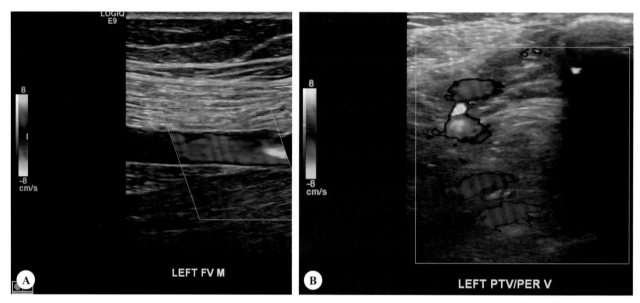

▲ 图 17–53　正常矢状位彩色多普勒扫描大腿股静脉（A）和小腿胫后静脉、腓静脉（B）。流动的静脉血在这些图像上显示为蓝色。记住小腿中远端深静脉是成对的，这样可以看到红色的胫后动脉和腓动脉的每侧都有一条蓝色的静脉显示

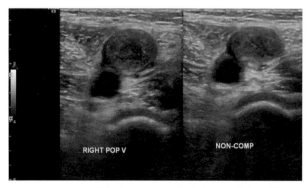

▲ 图 17–54　右腘静脉 DVT。注意扩张的静脉内充满强回声的血栓，压迫无改变

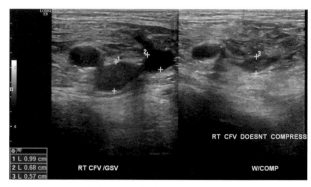

▲ 图 17–55　右侧股总静脉 DVT，未能完全压迫。与图 17–54 中的腘静脉相比，该静脉仅部分充满血栓

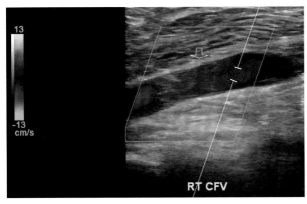

▲ 图 17-56　右侧股总静脉内血栓的矢状位彩色多普勒超声。注意血栓所在位置无彩色血流（箭）

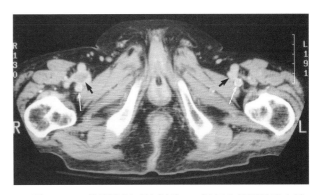

▲ 图 17-58　静脉注射对比剂后 CT 显示右侧股静脉血栓
黑箭表示股静脉，白箭表示股动脉

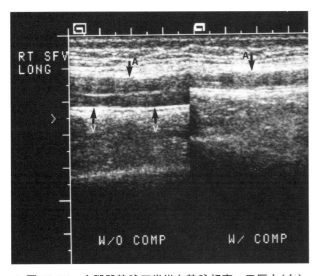

▲ 图 17-57　大腿股静脉正常纵向静脉超声。无压力（左）：股动脉（A）和静脉（V）表现为两个管状无回声 / 低回声区。受压（右）：股动脉（A）基本不变；股静脉完全受压，不可见

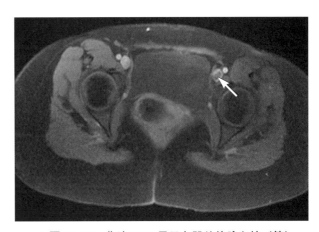

▲ 图 17-59　盆腔 MRI 显示左股总静脉血栓（箭）

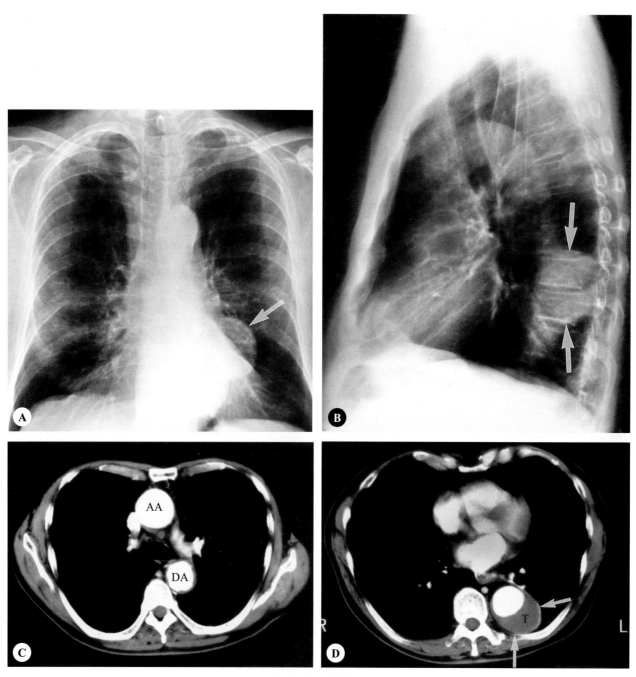

▲ 图 17-60　未知 17-1

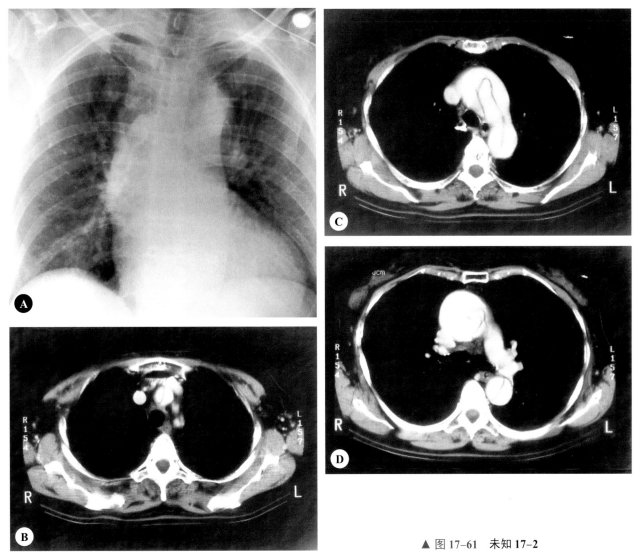

▲ 图 17-61 未知 17-2

第18章 中枢神经系统
The Central Nervous System

中枢神经系统（central nervous system，CNS）是高度组织化的，解剖变异很小。解剖复杂，但一旦学好了基础知识，就会应用常用的成像技术。

目前，几乎所有的中枢神经系统结构成像都是通过脑和脊柱的 CT 和 MR 扫描完成的。但为了增加对中枢神经系统的认识，我们将回顾主要的解剖结构，不仅是 CT 和 MR 图像，还包括颅骨 X 线、面部 X 线和脑动脉造影。常见中枢神经系统疾病的影像学诊断也将被讨论。

一、成像技术

与身体其他部位的疾病相比，中枢神经系统疾病的影像学检查通常从 CT 或 MRI 开始。今天很少要求做颅骨 X 线片，因为它们只显示骨性结构，除了颅内钙化和罕见的颅内积气外不能显示大脑的异常。CT 和 MRI 对脑部的显示非常详细，可以对各种脑部病变进行成像。事实上，CT 和 MR 扫描能很好地显示大脑的解剖结构，因此这些图像经常被用来教授神经解剖学；你将能够从本章中所示 CT、MR 图像更新你的神经解剖学知识。急、慢性中枢神经系统疾病患者的影像学检查应从 CT 或 MR 扫描开始（图 18-1）。

虽然头颅 X 线片很少被使用，但在临床上它们提供了有用的解剖学参考，因此你应该熟悉它们。学习颅骨示意（图 18-2 和图 18-3），以及图 18-4 至图 18-6 的颅骨侧位示意和后前位 X 线片。在侧位上（图 18-4），面部被穿透颅骨（包含大脑）所需的射线曝光不显影。可以看出颅盖骨由两层致密骨组成，即内板和外板，被板障分隔。你看到的血管标记包括内板的脑膜动脉和板障内的静脉通道。

颅骨包括额骨（位于前方）、两块顶骨（位于外侧）、枕骨（位于后方）、颞骨（位于外下方）和蝶骨（位于下方）。冠状缝和人字缝叠加在颅骨侧位片上，沿颅缝的走行区几乎不透光；图 18-4 后部最容易看到人字缝。

头颅后前位和前后位看起来不同，因为一个是眼眶靠近影像板，而另一个从远处投射，因此眼眶被放大，呈更大的圆形骨。每一个最接近探测器的骨骼结构的细节都能被描绘出。图 18-6A 为 1 例颅骨骨折患者的后前位 X 线片可见凹陷和骨折线。注意，骨折线比血管压迹或颅缝密度更低。CT（图 18-7）对颅骨骨折显示良好。

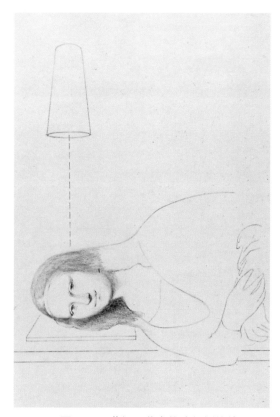

▲ 图 18-1 蒙娜丽莎定位头颅侧位片

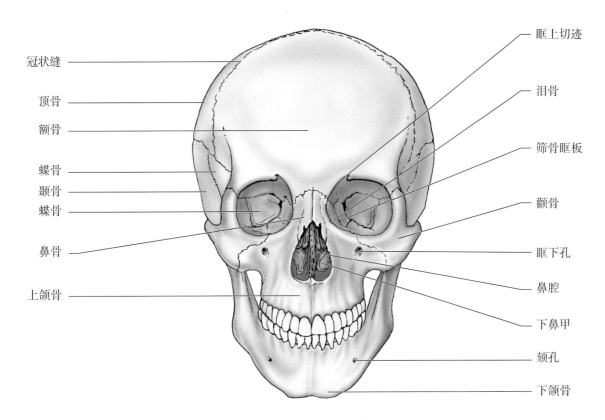

冠状缝

顶骨

额骨

蝶骨
颞骨
蝶骨

鼻骨

上颌骨

眶上切迹

泪骨

筛骨眶板

颧骨

眶下孔

鼻腔

下鼻甲

颏孔

下颌骨

▲ 图 18-2　颅骨正位示意

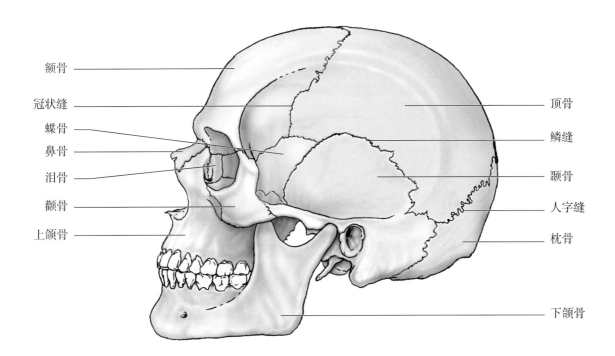

额骨

冠状缝

蝶骨

鼻骨

泪骨

颧骨

上颌骨

顶骨

鳞缝

颞骨

人字缝

枕骨

下颌骨

▲ 图 18-3　颅骨侧位示意

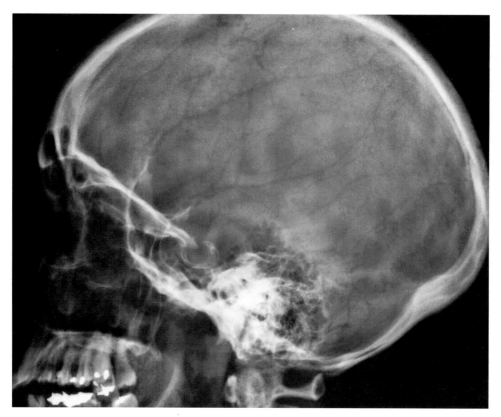

▲ 图 18-4　正常颅骨侧位片

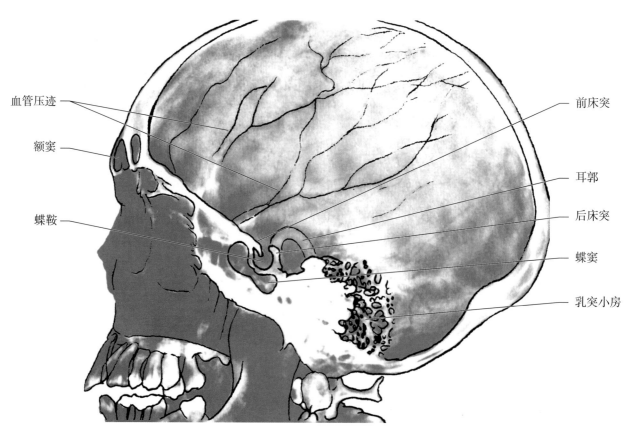

血管压迹

额窦

蝶鞍

前床突

耳郭

后床突

蝶窦

乳突小房

▲ 图 18-5　标注图与图 18-4 相匹配

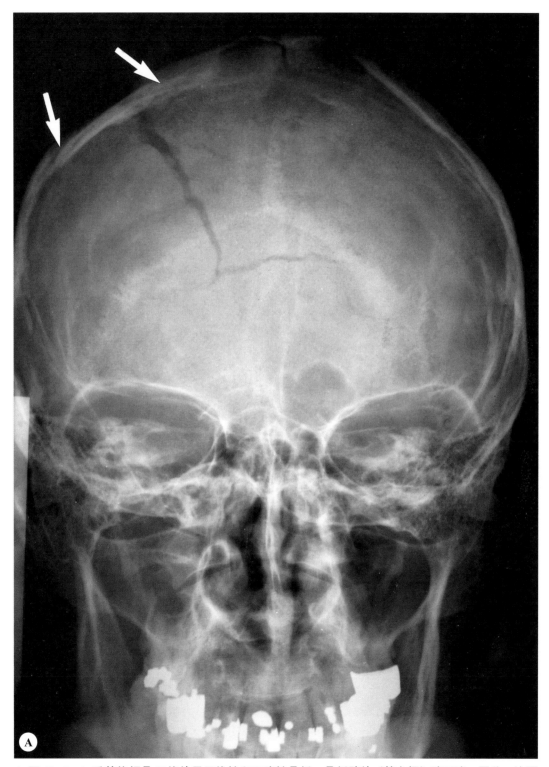

▲ 图 18-6　**A.** 后前位颅骨 X 线片显示线性和凹陷性骨折。骨折碎片（箭之间）略凹陷。因此，这不是单纯的骨折，而是粉碎性骨折。注意金属牙体充填物和牙冠。辨认矢状缝和人字缝、眼眶、额窦和下颌骨

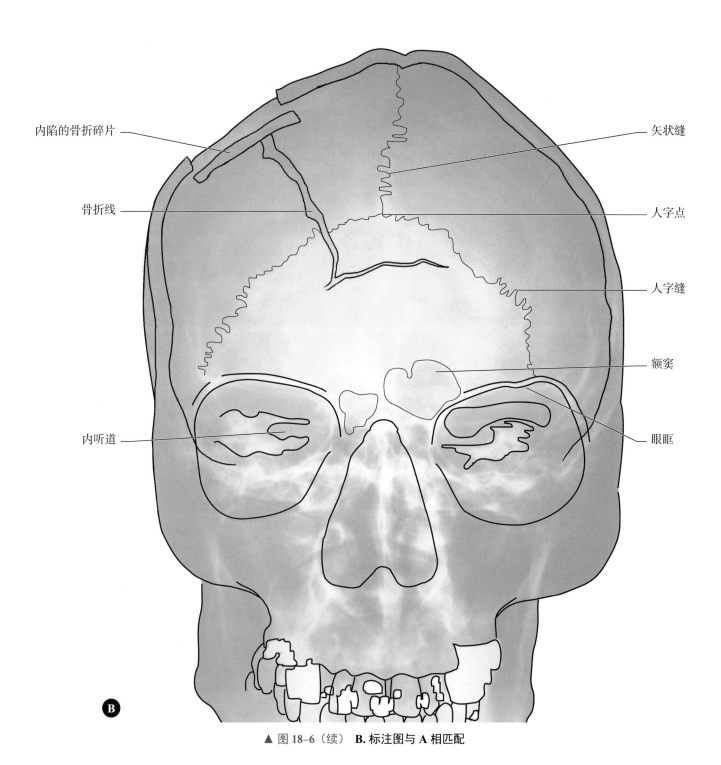

内陷的骨折碎片

骨折线

内听道

矢状缝

人字点

人字缝

额窦

眼眶

B

▲ 图 18-6（续）　**B.** 标注图与 **A** 相匹配

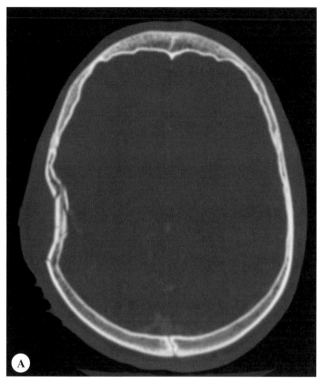

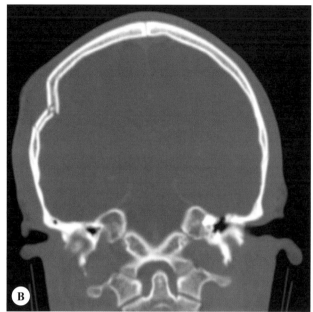

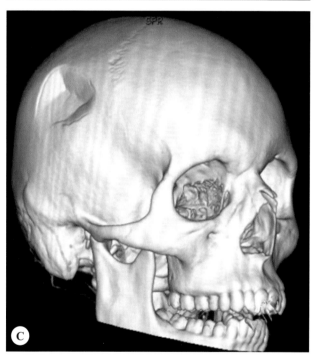

▲ 图 18-7　另一名患者颅骨凹陷性骨折的 CT
A. 轴位扫描骨窗；B. 冠状位扫描骨窗；C. 3D CT 重建

颅缝通常在一生中保持可见，可通过其匐行特征和致密骨的白色边缘与骨折线区分。由于无致密骨的边界沿着骨折线，骨折看起来更呈线状且无边缘。血管压迹，如来自脑膜中动脉分支压迹，沿解剖位置走行，并且不像骨折线那样黑色，此处骨板中断，板障不连续。

在新生儿中，大脑可以通过开放的囟门和薄薄的颞骨进行超声可视化；这在年龄较大的儿童或成人中当然是不可能的。当怀疑围产期脑损伤或出血时，超声被用作筛查试验，因为它比 MRI 更容易对新生儿进行检查，但 MRI 能更好地显示新生儿的其他中枢神经系统情况。以往通过向颈动脉和椎动脉注射碘对比剂进行脑动脉造影来评估脑部血管异常，如脑动脉瘤和动静脉畸形。如今，脑血管成像已经在很大程度上被 CT 血管成像和 MRA 取代。

二、正常大脑 CT 解剖

静脉注射对比剂后正常头部的 CT。它们是一系列非连续的扫描；脑窗是设置合适的 CT 窗宽和窗位清晰显示脑组织。这些扫描是从头顶到颅底间隔扫描获得。比较扫描图与图 18-8 和图 18-9 中的示意。图 18-10 还显示了正常 CT 血管造影的三个视图。

在 CT 上，脑白质（显示在半球的中央）比灰质（外周）密度略低（黑色），因为白质纤维束含有更多的脂肪组织（神经突起周围的髓鞘）。脑室和蛛网膜下腔中的脑脊液（cerebrospinal fluid, CSF）呈近黑色。灰质呈灰色。

识别头部 CT 中亮（白色）的结构。在无对比剂扫描中，白色区域几乎总是代表钙化或急性出血。在使用静脉注射对比剂进行检查时，如图 18-10 所示，不仅钙化和急性血液呈白色，而且血管结构，如脑动静脉、大脑镰和脑室脉络丛也呈白色。颅骨和面部的骨骼也呈白色，当然是由于骨骼的钙含量。这些结构在脑窗扫描上的清晰度很差；当然，骨窗 CT 设置可以更好地显示骨性细节，如图 18-11 所示。

三、正常脑实质 MRI 解剖

脑 MR 扫描比 CT 可以更好地区分灰质和白质。此外，MR 扫描允许在冠状面和矢状面直接成像。研究图 18-12 和图 18-13 中的轴位和正中矢状位扫描。在这些 MR 的 T_1 加权像中，CSF 为黑色，灰质灰色，白质白色。虽然皮质骨呈现黑色（因为缺乏 MR 信号），但骨髓内和头皮内的脂肪（具有较强的 MR 信号）呈现亮白色。比较图 18-14 另一患者的 T_1 和 T_2 加权像。在 T_2 上，脑脊液呈白色，骨髓和白质等含脂肪结构相对较暗。

四、CT 和 MRI 比较

在脑部疾病影像诊断中，应将 CT 和 MRI 视为互补。每种技术在特定的临床情况下都具有优势。在紧急情况下，CT 是可取的，因为它快速、方便、容易获得且成本低。使用多排 CT 扫描仪，

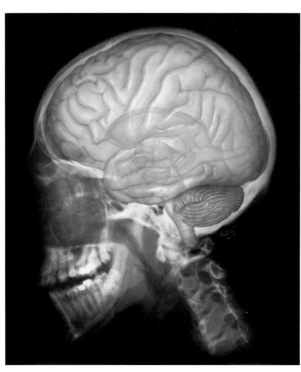

▲ 图 18-8　在颅骨侧位片上叠加明显透明的大脑及其脑室系统。脑室系统不如图 18-9 显示清晰

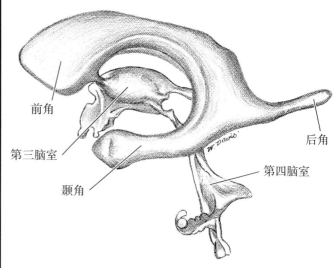

▲ 图 18-9　脑室系统。确定两个大的侧脑室（叠加在此图中且未标注），第三脑室，第三、四脑室之间的脑导水管（中脑导水管），第四脑室。注意最靠近你的侧脑室的前角、后角和颞角

前角
第三脑室
颞角
后角
第四脑室

可以在 10s 或更短的时间内对大脑进行扫描。此外，在 CT 扫描仪相对较大的环形机架内，比在大的高场磁体内更容易监测到严重的患者或受伤的

患者。CT 是检测急性出血和评估头面部骨骼的首选方法。MRI 提供了比 CT 更好的软组织分辨力，MR 扫描中颅后窝和脑干周围骨伪影更少。

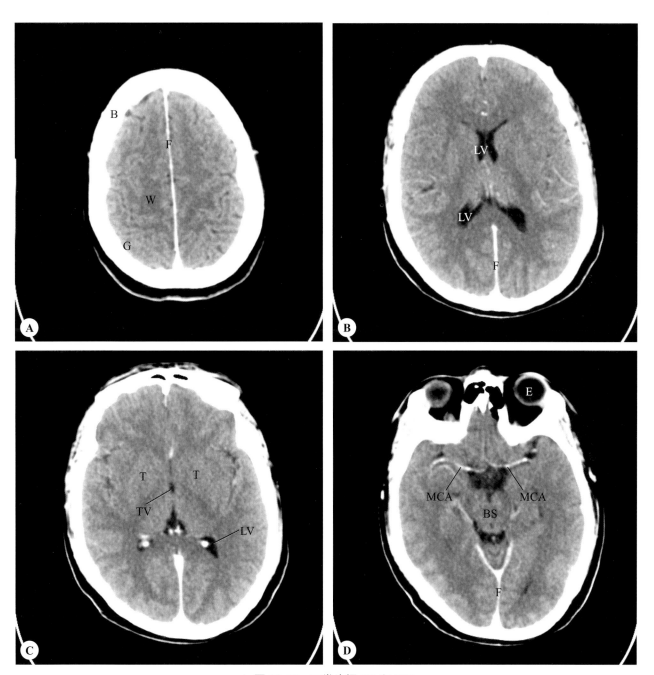

▲ 图 18-10　正常头颅 CT 和 CTA

A 至 E. 使用静脉注射对比剂获得的正常头颅轴位 CT，并使用脑窗设置；F 至 H：轴位、冠状位、矢状位正常最大密度投影头颅 CTA；A. 侧脑室水平上方扫描。大脑镰（F）分隔双侧大脑半球。白质（W）比灰质（G）暗。注意脑沟回。颅骨（B）看起来很亮；B. 侧脑室体部水平扫描。侧脑室（LV）内脑脊液呈黑色。再次看到致密的白色大脑镰（F）；C. 第三脑室水平（TV）扫描。丘脑（T）紧邻第三脑室外侧。侧脑室（LV）的后角在本层中也可以看到，由薄的透明隔分隔；D. 静脉注射对比剂后 Willis 环（箭）显影的层面。外侧裂内可见大脑中动脉（MCA）。BS 表示脑干，E 表示左眼

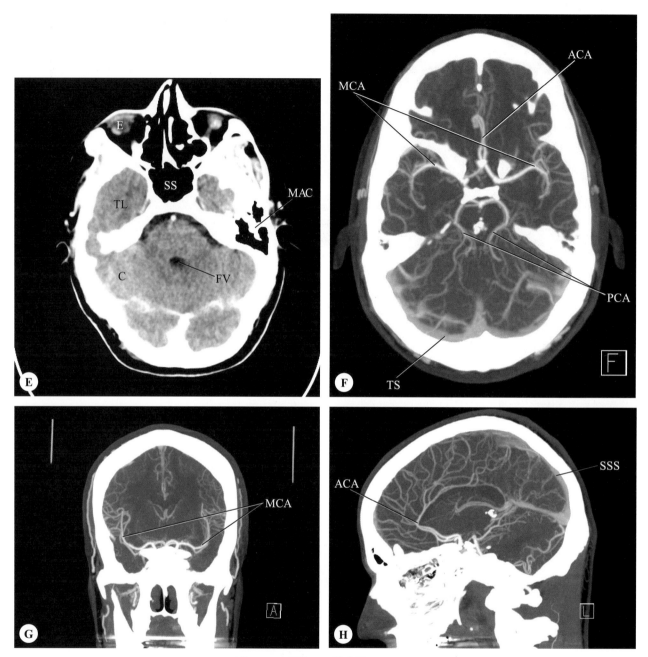

▲ 图 18–10（续） 正常头颅 CT 和 CTA

A 至 E. 使用静脉注射对比剂获得的正常头颅轴位 CT，并使用脑窗设置；F 至 H：轴位、冠状位、矢状位正常最大密度投影头颅 CTA；E. 颅底层面。可见眼球（E）、蝶窦（SS）、颞叶（TL）、乳突气房（MAC）。小脑前方（C）见第四脑室（FV）。你很快就会看到 MRI 对颅后窝结构（小脑、中脑等）的显示优于 CT，因为颅底的骨质会产生伪影；F. Willis 环水平头颅 CTA 轴位 MIP 图像。可见大脑前动脉（ACA）、大脑中动脉（MCA）、大脑后动脉（PCA）。硬脑膜静脉窦横窦（TS）也可见；G. 大脑中动脉（MCA）水平头颅 CTA 冠状位 MIP 图像；H. 中线处头颅 CTA 矢状位 MIP 图像。大脑前动脉（ACA）从前向后沿矢状位分布。另一个硬脑膜静脉窦上矢状窦（SSS），沿中线延伸至颅骨下方

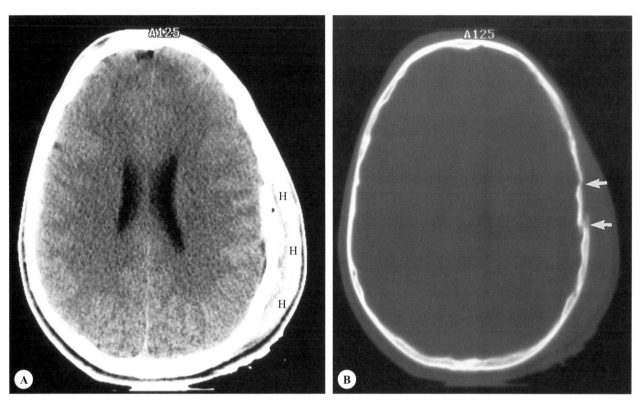

▲ 图 18-11 头部外伤患者头颅 CT 脑窗及骨窗。两次图像均在同一部位获得。唯一的变化是这些图像 CT 窗宽和窗位设置（窗宽和窗位设置可以在 CT 扫描仪控制面板或 PACS 系统改变）

A. 脑窗图像显示大的帽状腱膜下血肿（H 表示头皮与颅骨之间的出血）。未见颅内脑损伤。B. 然而骨窗图像显示帽状腱膜下血肿部位凹陷性颅骨骨折（箭）

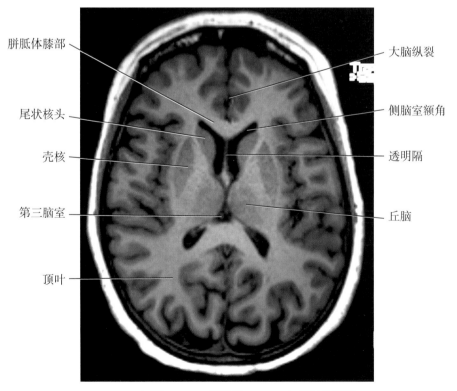

胼胝体膝部
尾状核头
壳核
第三脑室
顶叶

大脑纵裂
侧脑室额角
透明隔
丘脑

▲ 图 18-12 正常脑 MRI T₁ 加权轴位扫描

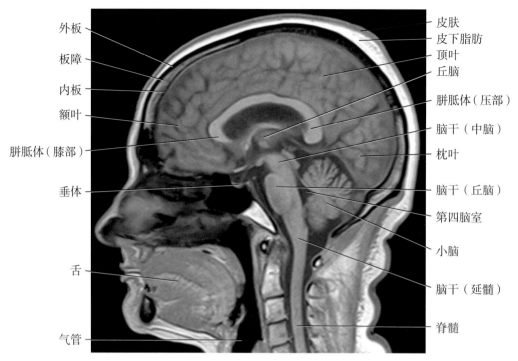

▲ 图 18-13　正常脑 MRI T₁ 正中矢状位扫描

外板
板障
内板
额叶
胼胝体（膝部）
垂体
舌
气管

皮肤
皮下脂肪
顶叶
丘脑
胼胝体（压部）
脑干（中脑）
枕叶
脑干（丘脑）
第四脑室
小脑
脑干（延髓）
脊髓

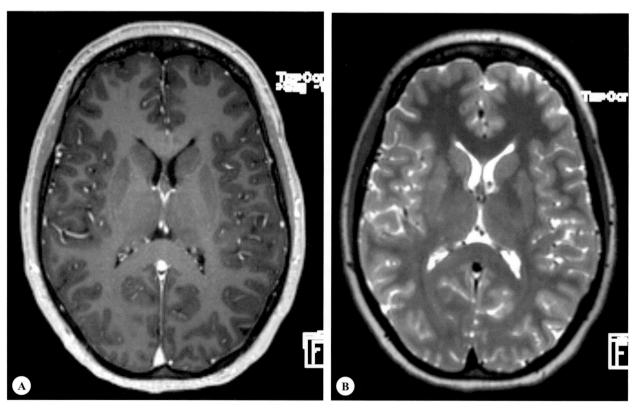

▲ 图 18-14　同一患者同一层面脑 MRI 的轴位 T₁ 和 T₂ 加权像

A. T₁ 加权像显示黑色 CSF，白色皮下脂肪（在头皮下），白质较灰质亮。该图像为静脉注射对比剂后获得。注意静脉和脉络丛的强化；B. T₂ 加权脂肪抑制像显示白色 CSF，黑色皮下脂肪，白质较灰质暗

CT 及 MR 扫描见图 18-15。在 MR 扫描上，白质和灰质的分辨率和差异都有很大的提高。CT 上来自厚骨结构的线条状和其他伪影的干扰不影响 MR 扫描。记住骨皮质在 MR 扫描上是黑色的，在 CT 扫描上是白色的。MR 扫描 T_1 加权像皮下脂肪呈白色，CT 扫描呈黑色；头皮在 CT 中仅勉强可见，呈颅骨外一细白线。MRI 的软组织对比分辨力远大于 CT。

静脉对比剂可以改善 CT 和 MR 扫描中许多病理情况的可视化。对比剂强化是由于血脑屏障的破坏，如肿瘤、感染和炎症。碘对比剂用于 CT 扫描，钆对比剂用于 MR 扫描。碘对比剂增加血管和血管结构的 CT 密度，使其在扫描时显得更亮、更白。钆是一种稀土金属的顺磁性物质，在 MR 扫描中缩短了 T_1 和 T_2 弛豫时间，从而增强了血管结构和病理状况的外观，使其在 T_1 加权像上变得更亮、更白，在 T_2 加权像上变得更暗。

图 18-16 为右枕叶胶质瘤患者的 6 张 CT 和 MR 图像。将 CT 与 MR 图像进行对比。注意 MR T_1、T_2 加权像之间的差异，并比较 T_1 加权含钆对比剂和不含钆对比剂的图像及矢状位（不含钆）和冠状位（含钆）图像。可以清楚地看到，MRI 能够提供各种各样的图像，这取决于所选择的成像参数，通常称为 MR 序列。这些是由放射科医生根据患者的临床表现和可疑的病理情况为每个患者定制的。

五、脑积水、脑萎缩、颅内出血

脑脊液由脑室内脉络丛细胞产生，以侧脑室最为突出。CSF 从侧脑室流经室间孔进入第三脑室，再经中脑导水管（第三和第四脑室之间）进入第四脑室，即脑桥与小脑之间的空间。随后 CSF 经小脑下方两侧的侧孔和脑桥后方的中间孔进入蛛网膜下腔。随后脑脊液在蛛网膜下腔流经大脑半球和脊髓，并被静脉窦内的蛛网膜颗粒所吸收。CT 及 MRI 上可见 CSF 在脑室系统内及大脑半球表面，从脑回间延伸至脑沟内。

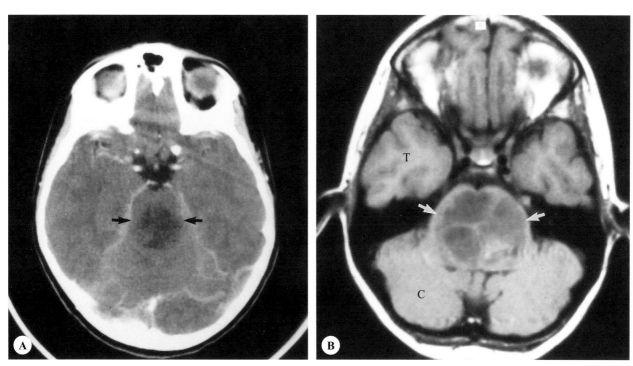

▲ 图 18-15 脑干肿瘤患者 CT 和 MRI

A. 增强 CT 显示以脑桥为中心的边缘不清的低密度区（箭）。周围骨骼引起横跨脑实质的线条状伪影；B. MRI 显示以脑桥为中心的低信号、边界清楚的肿瘤（箭）。小脑（C）和颞叶（T）也显示良好

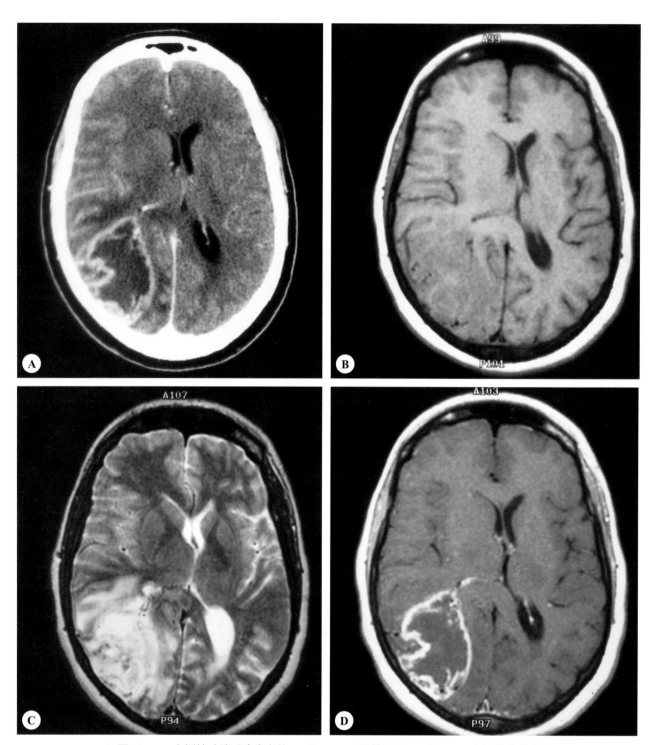

▲ 图 18-16　右侧枕叶胶质瘤患者的 CT 和 MRI。比较不同 CT 及 MRI 上脑肿瘤的表现

A. 轴位增强 CT。囊性、低密度的右枕叶肿瘤边缘强化，压迫右侧脑室并中线结构向左侧移位；B. T₁ 加权 MRI 轴位平扫。一个边界不清的右枕叶肿块压迫右侧脑室并产生中线移位；C. T₂ 加权 MRI 轴位平扫。由于其为高信号，肿瘤与大脑其余部分的区别比在 B 中更好；然而，周围的血管源性水肿在 T₂ 加权像上也显得更亮；D. T₁ 加权 MRI 轴位增强扫描。肿瘤边缘呈明显强化，与 CT 一致

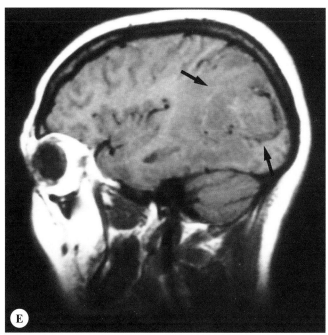

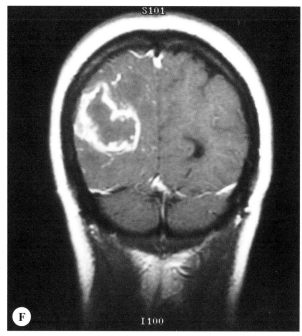

▲ 图 18-16（续）　右侧枕叶胶质瘤患者的 **CT** 和 **MRI**。比较不同 **CT** 及 **MRI** 上脑肿瘤的表现

E. T₁ 加权矢状位 MRI 平扫显示右枕部有一界限不清的肿块（箭）；F. T₁ 加权冠状位 MRI 增强扫描显示肿瘤边缘明显强化，位于右侧枕叶

因为含 CSF 的空间在 CT 和 MRI 清晰显示，其大小和形状改变容易被发现，特别是当这些空间增大或变形时。梗阻性脑积水时，脑室扩大。这种情况往往是由于导水管处脑脊液流动受阻所致；在这种情况下，侧脑室和第三脑室扩大，而第四脑室和蛛网膜下腔仍然很小。中脑肿瘤是梗阻性脑积水的常见原因。图 18-17 所示患儿为第四脑室肿瘤所致重度梗阻性脑积水。在严重的梗阻性脑积水病例中，颅骨内侧对称性压迫脑组织，脑沟回变浅，使脑膜变薄（图 18-18）。

当 CSF 不能从蛛网膜下腔重吸收时发生交通性脑积水。在这种情况下，侧脑室和第三脑室与第四脑室和蛛网膜下腔成比例地扩张。肿瘤细胞或出血引起的脑膜炎性反应是交通性脑积水的常见原因。正常压力性脑积水好发于老年人，表现为共济失调、痴呆、尿失禁的临床三联征。

脑萎缩患者脑室扩大，脑沟加深，脑与脑膜分离，因为脑变小了。正常衰老时也会出现轻度的脑萎缩。图 18-19 为 1 例年龄相关性脑萎缩患

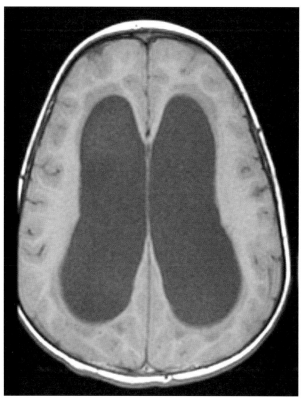

▲ 图 18-17　梗阻性脑积水患儿的 **MRI**。侧脑室明显扩张，脑回和脑沟受压

者。由于脑回的减小，脑室扩大，脑沟加深。脑卒中或创伤后常可见局部萎缩。

颅内新鲜出血在 CT 上容易识别。由于其高浓度的蛋白质成分，它比邻近的脑组织显得更致密（更白）。图 18-20 显示了一例高血压患者的右侧丘脑自发性脑出血的 CT。

在图 18-21 中，另一例高血压患者的 CT，可以看到一个更大的出血。右侧大脑半球内部有大量的血液聚集，脑室内部也有血液。

这 2 例患者均患有出血性脑卒中。这种类型的脑卒中症状与缺血性脑卒中相似，缺血性脑卒中是由灌注不足引起的，通常用抗凝血药治疗。区分这两种情况极为重要，因为它们需要不同的治疗。急诊 CT 扫描可以快速、准确地判断患者的脑卒中类型。出血性脑卒中患者不应给予抗凝治疗。图 18-22 为一例自发性蛛网膜下腔出血患者的 CT，该患者是由于 Willis 环前交通动脉小动脉瘤出血所致。注意到在图 18-22A 中脑周围的基底池中有亮白色的血液，而在图 18-22B 的外侧裂中密度更高。将这些图像与图 18-10 中正常 CT 进行比较。

目前，在急诊 CT 血管造影中，动脉内血栓（可能发生于急性栓塞性脑卒中）和颅内动脉瘤（可引起蛛网膜下腔出血）均可被敏感地检测到。

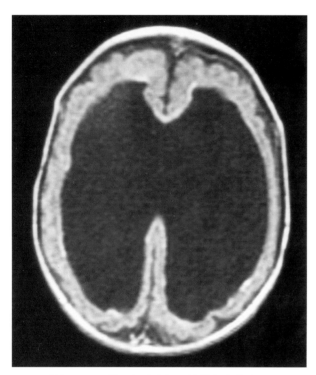

▲ 图 18-18　另一名重度梗阻性脑积水患儿 MRI

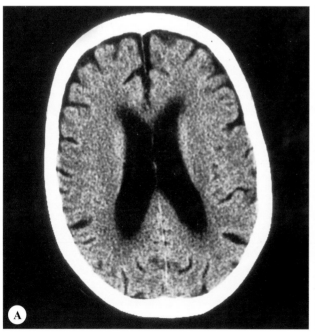

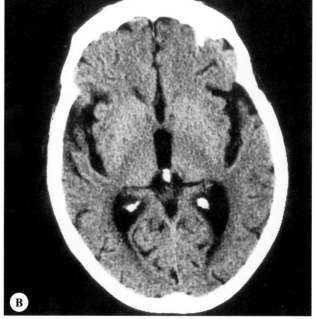

▲ 图 18-19　脑萎缩 CT。对比图 18-10 中正常 CT。注意由于脑回的减小，侧脑室和第三脑室的增大及脑沟加深

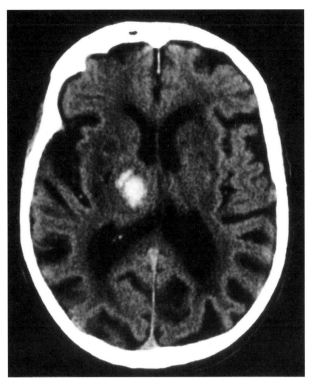

▲ 图 18–20 高血压患者丘脑出血（出血性脑卒中）的 CT。该患者也比图 18–19 中的患者脑萎缩更明显。注意脑室扩大和脑沟加深

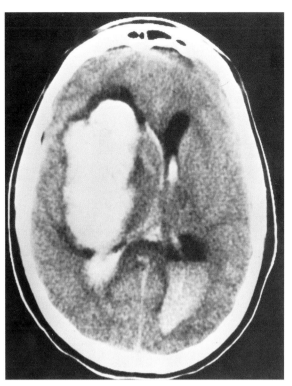

▲ 图 18–21 高血压患者自发性颅内出血的 CT。注意到右侧大脑半球内的大量血液和侧脑室内少量血液聚积，侧脑室受压向左移位

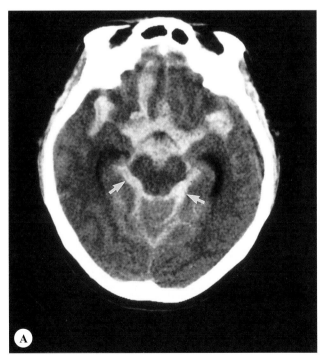

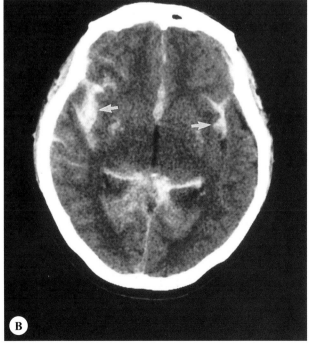

▲ 图 18–22 由 Willis 环动脉瘤（未见）出血引起的蛛网膜下腔出血的 CT 平扫

A. 箭表示中脑周围基底池内的血液，几乎所有的蛛网膜下腔均可见血液；B. 更高层面扫描显示更多的蛛网膜下腔出血，箭表示外侧裂中的血液

六、正常脑动脉成像

见图 18-23 和图 18-24。

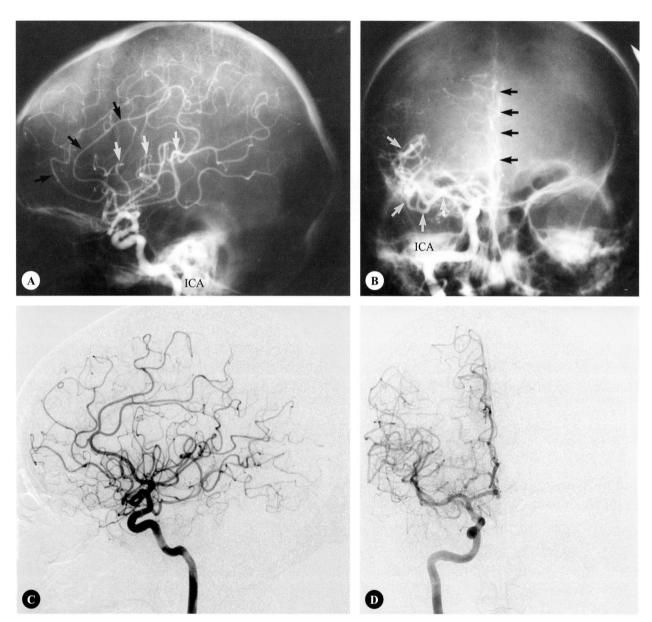

▲ 图 18-23　正常选择性右颈内动脉造影

A. 侧位。黑箭表示大脑前动脉分支；白箭表示大脑中动脉分支。ICA 为颈内动脉。B. 正位。黑箭表示更多的大脑前动脉内侧分支；白箭表示大脑中动脉外侧支。与图 17-14 中 MR 血管成像比较。C. 右侧颈内动脉造影的 DSA。DSA 去除了骨骼和软组织，提供了更清晰的血管视图。D. 右侧颈内动脉 DSA 正位片

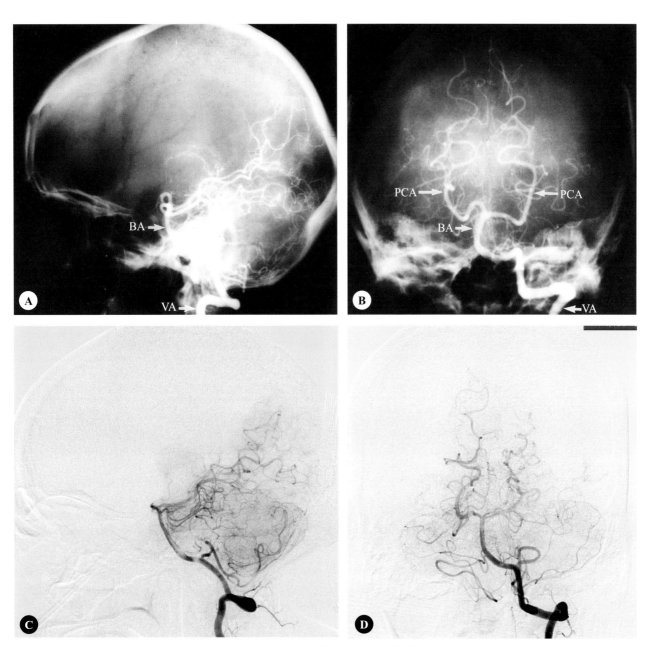

▲ 图 18-24 选择性左椎动脉造影

A. 侧位。显影的左侧椎动脉（VA）向上进入颅内。左右椎动脉汇合形成基底动脉（BA），分为两侧大脑后动脉（在侧位上相互叠加）；B. 正位。再次可见左侧椎动脉及基底动脉。左右大脑后动脉（PCA）相互分离。对比图 17-14 中 MR 血管成像；C. DSA 左椎动脉侧位片；D. 左侧椎动脉 DSA 正位片

七、头部外伤

　　CT 对颅脑外伤患者的诊断评估产生了巨大的影响。当怀疑颅内损伤时，CT 可以快速简便的诊断颅内出血、脑挫裂伤、气颅、异物、颅骨骨折等。此外，CT 可以识别创伤的继发效应，如水肿、脑疝、缺血性梗死和脑积水。在急性头部外伤中，CT 诊断脑内出血和脑外出血（硬膜外血肿、硬膜下血肿、蛛网膜下腔出血）准确率接近 100%。CT 允许以最小的风险进行连续扫描，使患者在创伤后可以安全地进行随访（图 18-25 至图 18-29）。

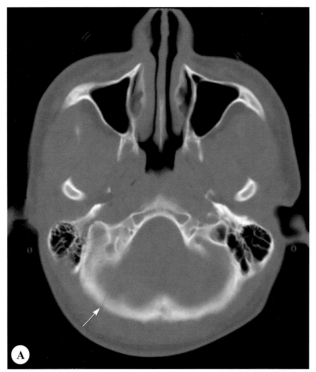

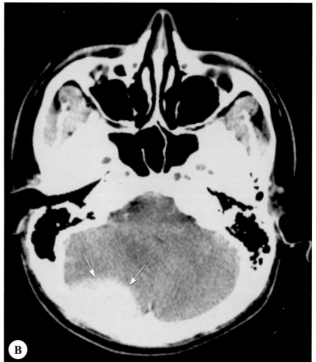

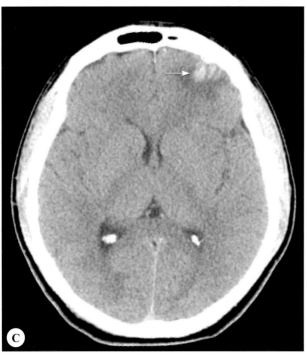

▲ 图 18-25　枕骨骨折合并急性颅后窝硬膜外血肿及左侧额叶对冲性脑挫裂伤。本例患者跌倒后头部后部受伤
A. CT 骨窗显示撞击部位有细微的枕骨骨折（箭）；B. CT 颅脑窗可见凸透镜形硬膜外血肿（箭）；C. 更高层面 CT 显示出血性脑挫裂伤（箭）

在任何有头部外伤并有持续神经功能障碍体征的患者中，均提示需 CT 检查。记住头部 CT 上的白色为急性出血、钙或对比剂。当对头部外伤患者进行 CT 扫描时，最初不应使用静脉注射对比剂，因为皮质血管的对比增强可以掩盖出血的诊断。图像应同时在脑窗和骨窗上观察。与周围脑组织相比，外渗血液具有较高的蛋白质浓度，在脑窗图像上呈现白色。骨窗图像可以显示颅骨骨折的存在和形态。在将头部外伤患者运送到 CT 扫描仪的过程中，应始终注意避免进一步加剧颈椎的任何损伤，而这些患者往往伴有这种损伤。

CT 较 X 线片能更好地显示凹陷性骨折和颅底骨折。的确，在很少的情况下，CT 可能会忽略截面轴向平面内的一条水平、无位移的线性裂缝；但这种骨折通常会出现在每次头部 CT 扫描开始时拍摄的定位像上，或者出现在矢状位或冠状位重建图像上。更重要的是 CT 不会忽视脑损伤。颅骨

骨折在 CT 上的两个次要征象为气颅和乳突气房和蝶窦内的高密度影（出血引起）（颅底骨折的征象）。

如果一个没有神经功能障碍的头部外伤患者最初在没有 CT 扫描仪的医疗中心用普通头颅 X 线进行检查，那么应该仔细检查这些表现确定患者是否需要转到有 CT 扫描仪的医院。这些表现包括钙化的松果体（提示单侧肿块或血肿）移位、气颅、蝶窦或额窦内的气液平面、凹陷性颅骨骨折或跨脑膜动脉压迹或主要静脉窦的线性骨折。X 线片显示急性颅骨骨折的患者应行 CT 检查。

MRI 还可以显示急性脑损伤，特别是脑组织的细微损伤，如弥漫性轴索损伤（diffuse axonal injury，DAI）或剪切伤。但是由于在 MR 扫描中患者的整个身体被放置在一个巨大的磁体内，观察和仔细监测急性损伤患者比 CT 更具挑战性。CT 对急性出血、颅骨骨折及异物显示较好。

与 MRI 相比，CT 的另一个重要优势是能够

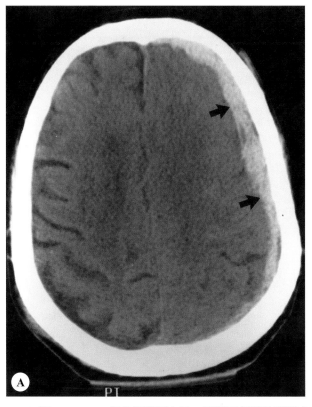 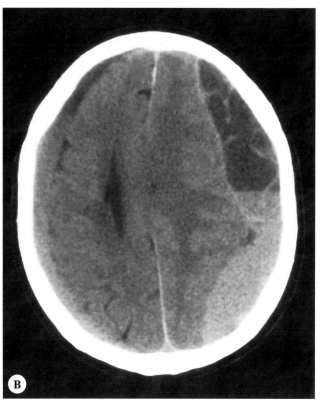

▲ 图 18-26 A. 急性硬膜下血肿。硬膜下间隙的新鲜血液呈白色（箭），穿过左冠状缝和左人字缝，呈新月形。注意左侧脑沟和脑回相对于右侧受压改变。中线结构移位；B. 双侧亚急性硬膜下血肿。双侧硬膜下间隙可见积液，向内侧压迫大脑。这些是亚急性血肿，伴随着红细胞沉降，从而产生分层的红细胞压积效应，左侧更明显。左侧积液较多，压迫左侧侧脑室，产生中线移位

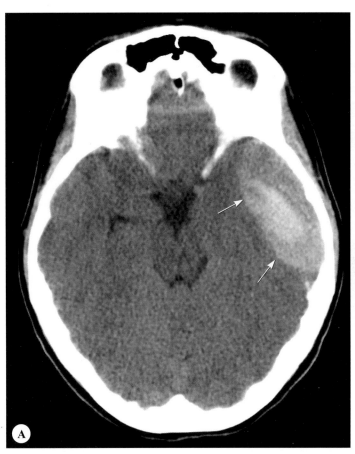

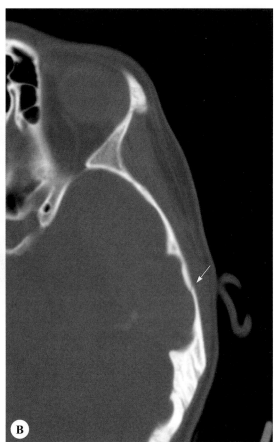

▲ 图 18-27　急性硬膜外血肿伴活动性出血的 CT。本例患者被击中左侧头部

A. CT 脑窗示左侧颞区凸透镜形血肿（箭）。血肿后缘以左侧颞顶沟为界。注意血液 CT 值的变化；低密度血液与高密度血液混合提示活动性出血。有时脑血肿内活动性出血会呈现出一种旋涡状 CT 密度改变；B. 同一患者 CT 骨窗显示撞击部位颞骨细微骨折（箭），横跨左侧脑膜中动脉

在发现颅内出血后立即进行 CT 血管造影。这可以诊断血管病变，如动脉瘤（其破裂可引起蛛网膜下腔出血）、颅底颈内动脉夹层（可能与头部外伤有关）或小动脉破裂导致的活动性脑实质内渗血，这可能通过 CT 血管成像后延迟图像上的对比剂聚积来证明。

八、脑血管疾病和脑卒中

脑血管疾病是导致死亡的首要原因，也是老年人致残的主要原因。其中最常见的表现是脑卒中，其特征是突然出现与脑特定区域灌注不足相关的神经功能受损。脑卒中通常由脑动脉原位血栓形成或脑动脉血栓栓塞导致的急性脑缺血引起。血栓栓子可能来自心脏，也可能来自动脉粥样硬

化严重狭窄区域的血小板 - 纤维蛋白聚集，最典型的是在颈总动脉分叉水平（图 18-30）。少数脑卒中是由动脉痉挛引起的，可能发生在急性蛛网膜下腔出血后，也可能发生在外伤后颈动脉夹层。脑卒中也可以主要是出血性的；当患者出现脑卒中症状时，第一步是行无对比剂 CT 扫描以排除出血。如果 CT 上未见出血，应进行 CT 血管造影以获得颈部和颅内动脉的最佳无创评估。在 CT 上，梗死表现为低密度区和灰白质界限不清。为了更敏感地诊断梗死，也可以行 MR 扩散加权扫描。

CT 或 MRI 灌注成像是一种新的技术，在患者接受静脉注射对比剂的同时，获得大脑的连续轴向扫描图像。连续扫描显示脑实质内的血流，

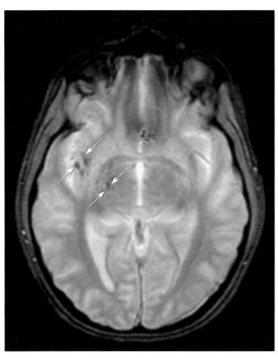

▲ 图 18-28　弥漫性轴索损伤的 MRI

DAI 发生在灰质 - 白质交界处，是轴突和小血管剪切的结果。小点状出血（箭）在 MR 磁敏感加权相上表现为微小的低信号

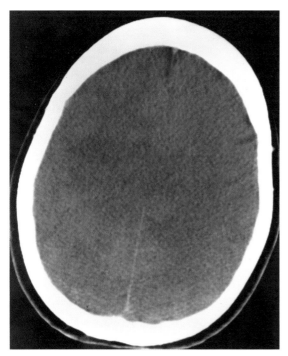

▲ 图 18-29　儿童外伤性脑水肿。这种情况通常由弥漫性缺氧导致组织液含量增加引起，可导致脑疝。脑回和脑沟变浅消失。脑室系统受压不可见。灰质和白质界限不清

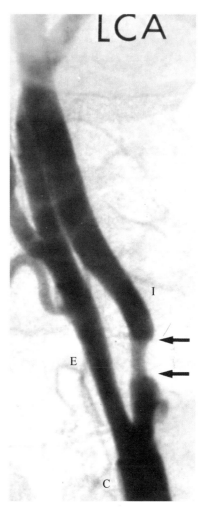

▲ 图 18-30　选择性左颈总动脉造影（由于减影，动脉呈黑色）显示颈内动脉（I）局部狭窄（箭）。颈外动脉（E）和颈总动脉（C）也可见

并能识别与缺血区域有关的动脉闭塞。缺血区域与梗死区域之间存在较大的不匹配，表明额外的脑组织存在梗死的风险，这种风险区域可能需要治疗。

缺血性脑卒中通常会引起脑梗死，可以通过 CT 和 MRI 检出。值得注意的是，脑卒中患者的 CT 扫描可能在脑卒中后的前 3～6h 内表现正常。MR 扩散加权像能在 CT 显示前可靠地显示脑卒中损伤（图 18-31）。同样重要的是，要知道缺血性脑卒中可能由于坏死和梗死的再灌注可以转化为出血性脑卒中。

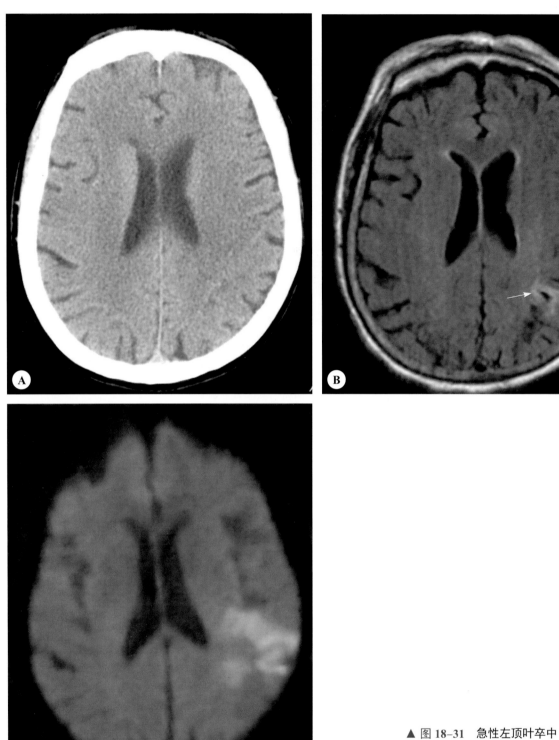

▲ 图 18-31 急性左顶叶卒中
A. 初次 CT 显示正常；B. MRI 轴位 FLAIR 扫描（箭）上，脑卒中呈高信号；C. MRI 扩散加权像上，脑卒中显示最佳

CT 可以显示梗死的位置和大小，并能将其与肿瘤、动脉瘤和其他可能与脑卒中临床表现相似的病变相鉴别。脑梗死的 CT 和 MR 表现会随时间而变化。对非出血性脑卒中患者在脑卒中的最初 24h 内进行无对比剂 CT 扫描，如果梗死灶较小，可能会出现几乎正常的情况。然而大梗死灶（图 18-32A）在最初的 3～12h 内可能会出现 CT 异常，包括灰质和白质分界不清，皮层脑沟轻微变浅，以及与闭塞的大脑动脉分布相匹配的 CT 密度降低的区域。有时在闭塞的动脉内可以看到高密度的血栓。梗死后 4～5 天行增强 CT 会表现出多种增强模式，反映血脑屏障的破坏，可能持续 3～6 周。6 周后梗死区 CT 密度降低，接近脑脊液密度。

可以通过 MRA 或 CTA 评估大脑的动脉供血确定脑卒中的原因，并且无须血管插管。MRA 和 CTA 数据均可处理后重建颈动脉和椎动脉及其分支的三维模型（图 18-33C）。

九、脑肿瘤

寻找脑肿瘤可能是由于发生的各种中枢神经系统功能障碍的症状和体征，包括新的癫痫发作、头痛、人格改变、意识改变、视觉改变、运动和感觉缺陷及视盘水肿。这些临床表现可能伴随其他神经系统疾病，如脑卒中和偏头痛，因此临床医生应要求进行影像学检查，作为诊断新的中枢神经系统疾病的一部分，以确定或排除肿瘤。CT 和 MRI 对检测出脑肿瘤异常敏感。脑肿瘤时头颅 X 线通常正常，目前很少用；只有当肿瘤含有钙化，导致骨侵蚀或骨增生，或产生慢性颅内压增高（如蝶鞍的扩大）的迹象时，才会在 X 线片上看到颅骨异常。在 CT 或 MR 诊断脑肿瘤后，常规血管成像、CT 血管成像或 MR 血管成像可通过确定肿瘤的血管化程度并显示其与邻近血管结构的关系来辅助手术计划。

CT 和 MR 扫描不仅可以诊断脑肿瘤，而且可以定位、确定肿瘤大小、显示肿瘤对邻近结构的影响、提示肿瘤的组织学类型。原发性脑肿瘤可

来源于脑本身（一个例子是由胶质细胞产生的胶质瘤）或脑表面（脑膜）（如脑膜瘤）。更常见的是，脑是常见转移部位，特别是肺癌和乳腺癌。并非罕见的是，患者在发现原发肿瘤之前就有脑转移的症状。

在 CT 上，脑肿瘤在给予静脉注射对比剂后，最常表现为全部或部分肿瘤的增强（图 18-34）。原发肿瘤的外观随恶性程度的不同而变化。1 级和 2 级胶质瘤可表现为低密度肿块，轻度增强，而 3 级和 4 级胶质瘤可出现厚壁空洞，外周明显不规则强化，称为环形强化。

在 CT 上，脑肿瘤常常被低密度水肿区包绕，这在转移瘤患者中可能是巨大的。水肿比正常脑组织密度低（图 18-35），因为组织液的增加使 CT 值降低，接近脑脊液 CT 值。转移瘤常见于灰质 - 白质交界处，并且常为多发，而原发肿瘤通常为单发。脑脓肿或感染灶，如弓形虫病，可能与脑转移瘤相似，因为它们也表现为多发强化病变。

在 MRI 上，脑肿瘤可能比周围正常脑组织更白或更黑，这取决于使用（图 18-36 和图 18-37）的 MR 序列和是否使用钆对比剂。与转移灶相关的水肿在 MRI 上也可清晰显示。如今，由于灵敏度更高，几乎总是在治疗前进行 MRI 检查。与其他颅内占位性病变一样，脑肿瘤会压迫、扭曲和使周围结构移位，临床表现与肿瘤的位置和大小有关。MR 检查可以在多个成像平面看到肿瘤对周围结构的影响（图 18-37），这可能会明确肿瘤的定位。

此外，MR 技术（如 MR 波谱、MR 灌注和扩散加权成像）可以帮助区分肿瘤为低级别或高级别，以及原发性或转移性。

十、脑血管瘤和动静脉畸形

脑肿瘤的体征和症状也可由脑动脉瘤和脑动静脉畸形（arteriovenous malformation，AVM）两种血管病变产生。两者均可在颅内破裂出血，导致患者突发剧烈头痛或 CNS 功能减低。

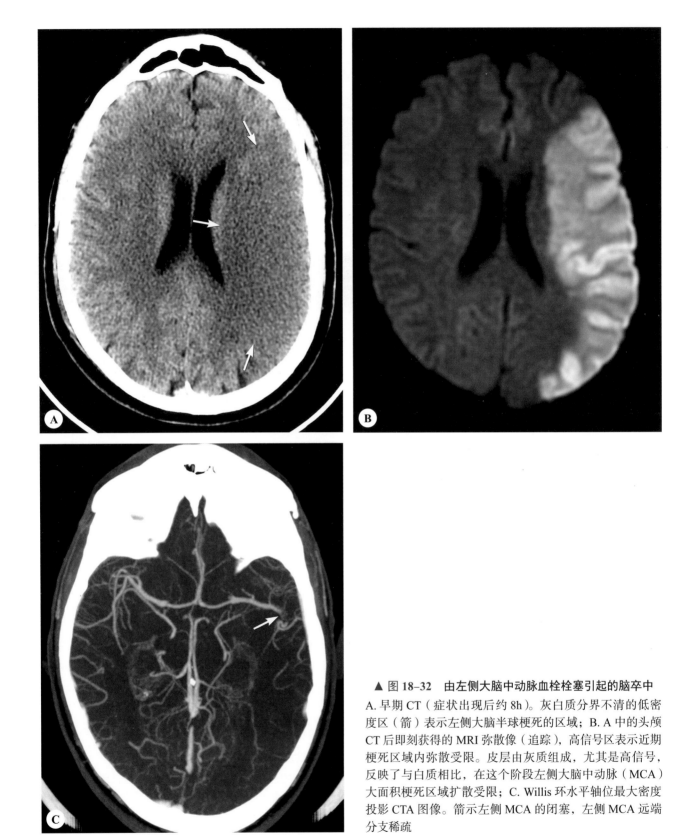

▲ 图 18-32　由左侧大脑中动脉血栓栓塞引起的脑卒中
A. 早期 CT（症状出现后约 8h）。灰白质分界不清的低密
度区（箭）表示左侧大脑半球梗死的区域；B. A 中的头颅
CT 后即刻获得的 MRI 弥散像（追踪），高信号区表示近期
梗死区域内弥散受限。皮层由灰质组成，尤其是高信号，
反映了与白质相比，在这个阶段左侧大脑中动脉（MCA）
大面积梗死区域扩散受限；C. Willis 环水平轴位最大密度
投影 CTA 图像。箭示左侧 MCA 的闭塞，左侧 MCA 远端
分支稀疏

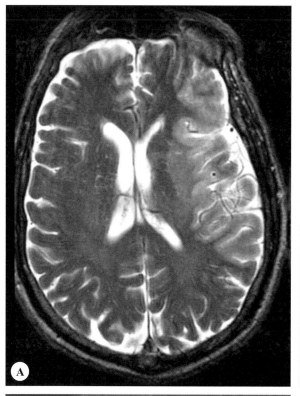

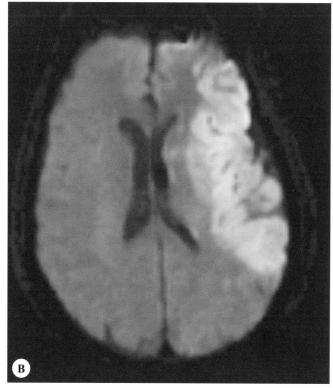

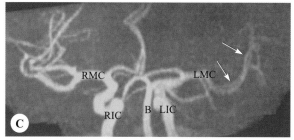

▲ 图 18-33 亚急性脑卒中

A 和 B. T₂ 加权像（A）和弥散加权像（追踪）（B）MRI 均显示左侧额顶叶大面积脑卒中；C. MR 血管成像显示左侧大脑中动脉（LMC）分支（箭）较右侧大脑中动脉（RMC）分支血流减少。右侧颈内动脉（RIC）、左侧颈内动脉（LIC）、基底动脉（B）未见异常

两种病变均可通过 CT 和 MRI 诊断，尽管治疗计划可能需要导管造影。目前大多数动脉瘤通过 CTA 可以得到很好的评估，AVM 一般需要导管造影。近年来，介入血管造影已用于这两种病变的治疗。经导管途径使用可拆卸的金属弹簧圈、液体胶水或颗粒材料封堵脑动脉瘤和畸形成为可能。这些经导管技术在外科手术难以进入病灶的情况下尤其有用，我们将在第 19 章中进一步讨论。

脑动脉瘤是先天性囊状或梭形的动脉囊袋，通常发生在 Willis 环。这样的囊袋弱于邻近的正常血管壁，容易发生破裂和渗漏。当动脉瘤发生渗漏时，血液几乎总是进入蛛网膜下腔。脑膜对血液刺激非常敏感，即使是微小的渗漏也会引起剧烈的头痛，患者不可避免地将其描述为"我有过

的最严重的头痛"。虽然这样的患者可能患有偏头痛，但当你面对患者有这种主诉时，考虑 CT 扫描来评估蛛网膜下腔出血。现在回顾图 18-22，它显示动脉瘤破裂导致广泛的蛛网膜下腔出血。

使用静脉注射对比剂时，如果动脉瘤足够大，在 CT 上会表现为高密度、边缘光滑、圆形高密度 CT 肿块（图 18-38）。事实上，密度与大血管的密度相同，如患者的主动脉。动脉瘤内可能含有血栓，如果已经发生渗漏或破裂，动脉瘤周围可见蛛网膜下腔出血。动脉瘤壁内可有明显钙化。CT 可显示多数大的动脉瘤。直径只有几毫米的小动脉瘤可能被 CT 忽视，动脉导管造影可能是必要的检查方法。但对于有症状的渗漏或破裂患者，即使动脉瘤太小 CT 不能发现，CT 通常会显示典型

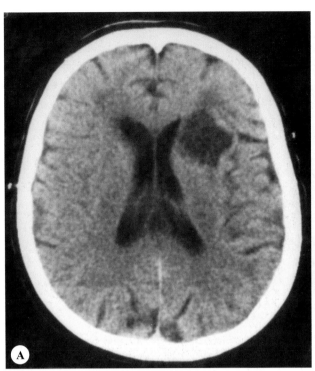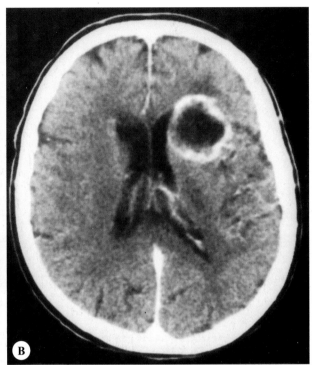

▲ 图 18-34　3 级星形细胞瘤 CT
A. 无对比剂扫描；B. 静脉注射对比剂后同一层面扫描，呈环形强化

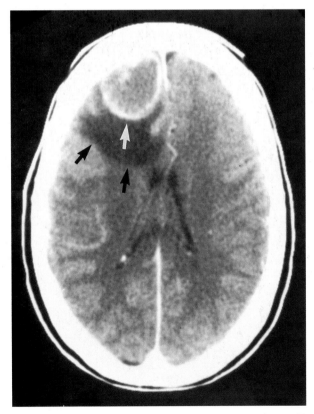

▲ 图 18-35　增强 CT 显示乳腺癌的右额叶脑转移。白箭指向转移灶本身；黑箭为大片低密度区，可能代表肿瘤周围水肿

的蛛网膜下腔出血。一旦诊断为蛛网膜下腔出血，通常采用 CT，患者应进行 CT 或常规血管造影，以确定动脉瘤的大小、位置和形状。早期，动脉瘤采用开颅夹闭术治疗；如今，当动脉瘤的临床情况和解剖特征允许时，经导管栓塞等放射学介入技术是首选。

动静脉畸形是位于大脑内部的异常血管团。这些病变是先天性的，可能出血。与动脉瘤不同的是，这些病灶由于其位置，出血在脑组织内而不是蛛网膜下腔内。脑实质内血液通常不会引起头痛，但会导致患者出现癫痫发作或其他神经功能缺损。

在增强 CT 上，AVM 表现为纠结的血管团，有些为血管末端呈点状高密度影，有些为侧面呈高密度锯齿状影（图 18-39）。在非增强 CT 扫描中，AVM 通常仅表现为脑实质内的一簇钙化。由于动静脉畸形发生动静脉分流，其本身的血流量增加，血管造影会显示供血动脉和引流静脉的管径增加。注意图 18-39B 中增粗的左侧颈内动脉分支，与图 18-23A 正常颈内动脉相比较。

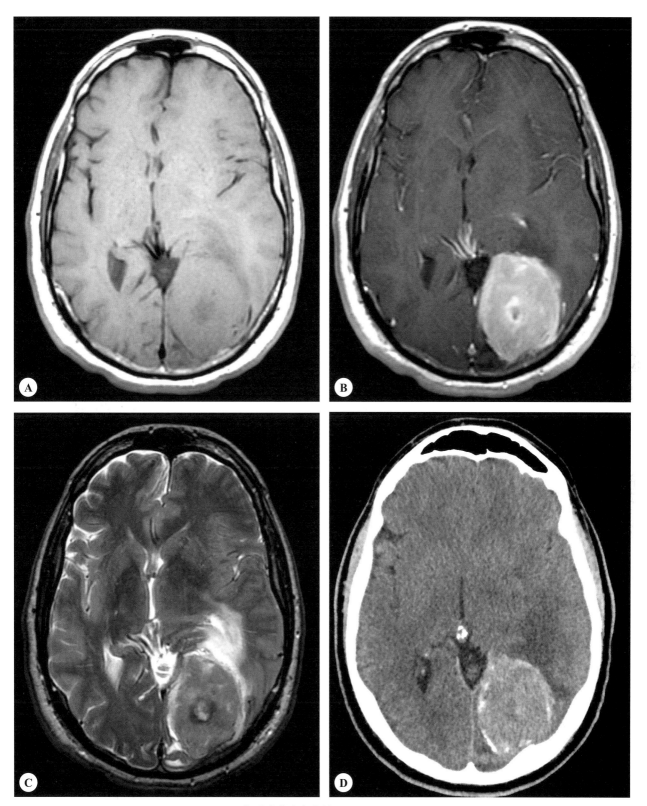

▲ 图 18-36　左后脑膜瘤患者的 MRI（A 至 C）及 CT（D）

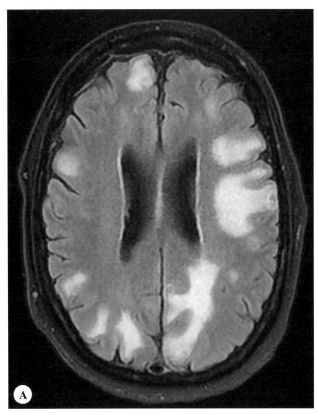

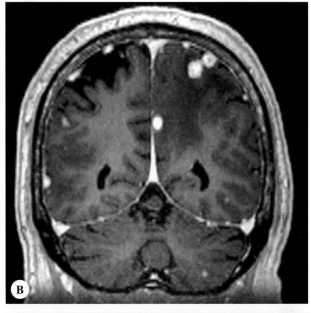

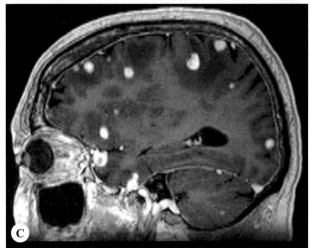

▲ 图 18-37　黑色素瘤脑转移

A. T₂ FLAIR 轴位显示邻近脑实质内肿瘤和水肿的高信号；B 和 C. 轴位 T₁ 加权像和冠状位 MRI。高信号灶代表增强的转移灶。这些病灶大多位于皮层灰质和下方白质的交界处，是转移瘤血行播散的典型分布

十一、面部

过去，面部疾病是通过 X 线片来成像，但今天大多数面部成像是用 CT 进行的，在某些情况下行 MRI 检查。面部的 X 线片检查包括柯氏位、瓦氏位、侧位（图 18-40 至图 18-42）。这些都是在靠近面部边缘的地方用后前位技术（使面部骨骼尽可能地接近 X 线，以获得最优的面部骨骼细节）拍摄的。

在过去，面部图像最常被用于寻找外伤后的面部骨折。考虑面部炎症时也进行这些检查，如鼻窦炎。特殊系列 X 线片可针对特定疾病，包括鼻部系列（疑似鼻外伤）、下颌骨系列（疑似下颌

骨外伤）、鼻窦系列（特意调低以提供最佳的鼻旁窦成像）。

面部骨骼构成了整个身体中最复杂排列的曲面。这些面环绕 4 个空间（口腔、鼻腔、两眼眶）和鼻旁窦（额窦、筛窦、上颌窦、蝶窦）。由于将这种解剖结构直观地压缩为二维黑白图像，面部骨骼在 X 线片上往往难以评估。然而，CT 可以通过一系列的轴位和冠状位断层（图 18-43）完美地显示这种复杂的解剖结构。在外伤患者中 CT 较 X 线片能识别更多的骨折线和骨折碎片，能更好地显示骨折碎片的位置和方向（图 18-44）。面部 CT 三维重建显示主要骨折碎片移位尤其具有优势（图 18-45）。

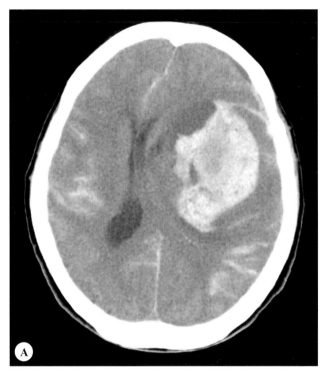

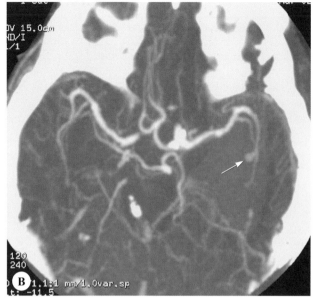

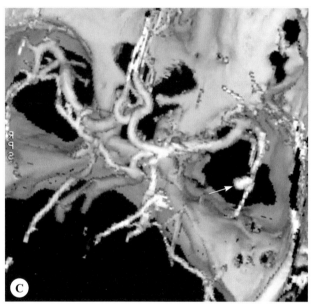

▲ 图 18-38　左侧大脑中动脉动脉瘤出血引起的急性出血性脑卒中

A. 初始 CT 显示左侧脑实质内大血肿伴广泛蛛网膜下腔出血，表现为两侧大脑半球脑沟内积血；B. CT 动脉造影显示血肿中心内左侧大脑中动脉分支的动脉瘤（箭）；C. 3D CT 动脉造影再次显示左侧大脑中动脉动脉瘤（箭）。识别 Willis 环的其他分支。背景可见患者部分颅骨

CT 还可显示面部软组织结构，这是普通 X 线无法显示的。例如，眼眶外伤 CT 可显示眼外肌卡压及撞击、眼球破裂、晶状体脱位、异物的存在、视神经的损伤等。MRI 也是一种出色的头颈部软组织疾病成像技术，尤其是对于肿瘤和感染。

在急性炎症性或过敏性鼻窦炎患者中，鼻窦 X 线片可显示鼻窦黏膜增厚、异常的气 - 液平面，在极少的进展期病例中有骨破坏。但鼻窦炎首选的影像学技术是 CT，它可以显示许多 X 线片未发现的疾病，包括早期和慢性鼻窦炎的变化。CT 可显示复发性鼻窦炎的原因，常为窦口（可能需要手术矫正）阻塞，以及鼻窦炎的早期并发症，如累及颅内。CT 还可显示任何可能影响手术计划的解剖变异。

十二、腰痛和腰椎间盘综合征

腰痛是一个非常普遍的问题，在你的职业生涯中，你无疑会看到很多有这种主诉的患者。在急诊科，他们可能出现急性症状，在外伤或举起重物后；在办公室或诊所，他们可能会出现亚急性或慢性背部症状或主诉"背部手术失败综合征"，即一种椎间盘减压术后疼痛持续存在或术后复发。

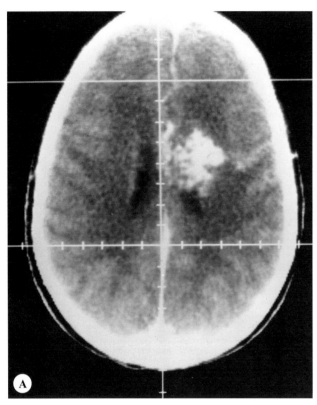

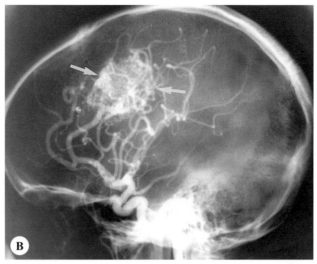

▲ 图 18-39　脑动静脉畸形

A. 复视患者静脉注射对比剂后 CT 显示左侧大脑半球异常血管团；B. 选择性左颈内动脉造影显示对比剂充盈的动静脉畸形（箭）。脑动脉增粗反映了由于供应 AVM 而血流量增加

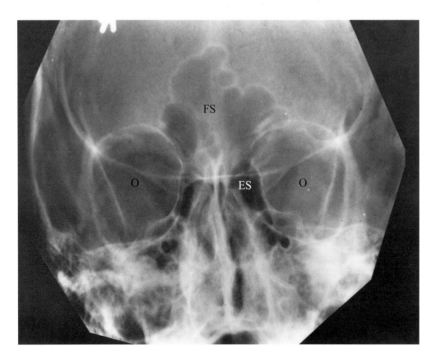

◀ 图 18-40　正常柯氏位。额窦（FS）、筛窦（ES）、眼眶（O）显示良好

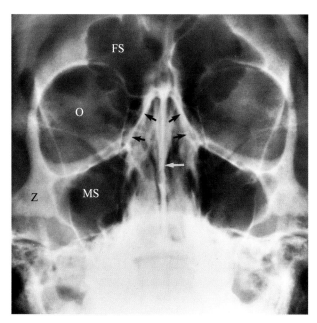

▲ 图 18-41　正常瓦氏位。可显示额窦（**FS**）、眼眶（**O**）、上颌窦（**MS**）、颧骨（**Z**）。白箭表示鼻中隔，黑箭显示鼻腔的边缘

引起下腰痛的原因有很多，包括肌肉劳损、关节炎、椎体骨折、腰椎间盘疾病，甚至骨肿瘤，你应该选择你认为可能显示原因的最佳影像学技术。只有当病因改变了脊柱的影像学表现，如一些骨折、原发性和转移性肿瘤及关节炎时，腰椎（正位、侧位和前屈后伸位）的 X 线片才有帮助。但是一系列 X 线片并不能帮助评估肌肉劳损或椎间盘疾病。

当患者出现腰背部疼痛及坐骨神经痛等神经系统症状或体征时，应考虑腰椎间盘综合征（椎间盘退变、椎间盘突出、椎间盘膨出）的诊断。这类患者可能需要 MR 或 CT 成像。X 线片可能显示椎间隙变窄，但这一发现是非特异性的，因为其他原因引起背痛的患者正常老化过程也会引起椎间隙变窄。

坐骨神经痛患者常主诉疼痛像电击一样向单侧或双侧下肢放射。这种根性疼痛是由于其中一个脊神经根离开椎管时受到刺激引起的。根性疼痛的常见原因是椎间盘突出或退行性关节炎使其中一个椎间孔狭窄，引起神经压迫。根性疼痛最常发生在腿的两侧和背部，由 $L_{4\sim5}$ 或 $L_5\sim S_1$ 椎间孔狭窄引起。疼痛可伴发肌肉无力、感觉缺失或

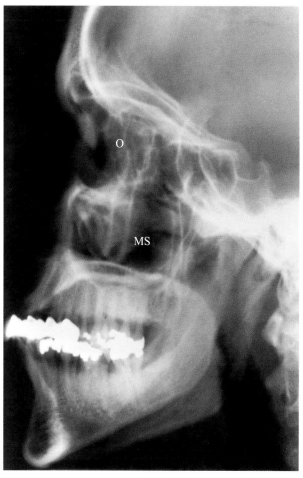

▲ 图 18-42　正常侧位。两眼眶（**O**）和上颌窦（**MS**）相互重叠。注意金属牙体填充物和牙冠

反射减弱。

脊髓和神经根在脊柱 X 线片上不可见，但 CT、MRI 和脊髓造影术可以显示。对根性疼痛患者腰椎成像的最佳方法可能是 MR 扫描。图 18-46 为 $L_{3\sim4}$ 椎间盘突出患者的 MR 扫描。MRI 还可以显示与退行性关节炎相关的骨质增生，这也可能引起神经根综合征。

腰椎间盘突出（图 18-47）、椎管狭窄和椎间孔狭窄也可通过 CT 和脊髓造影显示。为了进行脊髓造影，放射科医生将一根针经皮穿刺到腰椎脊髓（脊髓圆锥）的末端，其尖端位于硬膜囊。在透视下，注入脊髓造影对比剂，以显示脊髓和脊神经根。由于对比剂为高密度，因此脊髓和神经根呈低密度。此外，注射对比剂后可进行 CT 扫描（CT 脊髓造影），以提供更好的细节。

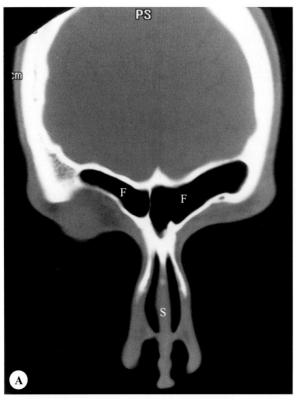

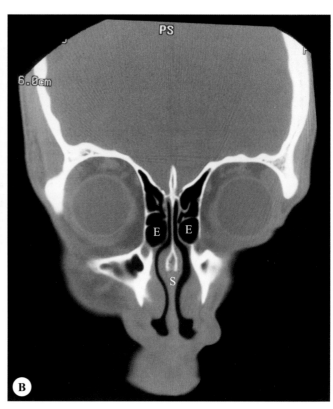

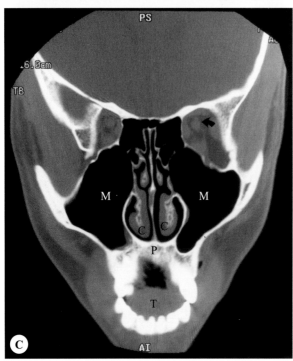

▲ 图 18-43　正常面部 CT

A. 经额窦（F）及鼻部的前面部冠状位扫描，S 表示鼻中隔；B. 经眼眶正中冠状位扫描，显示眼球、筛窦（E）、鼻中隔（S）；C. 经眼眶后部冠状位扫描，显示视神经（箭）周围有眼外肌（由于眶周脂肪显示良好）、上颌窦（M）、鼻甲或鼻腔内鼻道（C）、硬腭（P）、口腔内的舌（T）

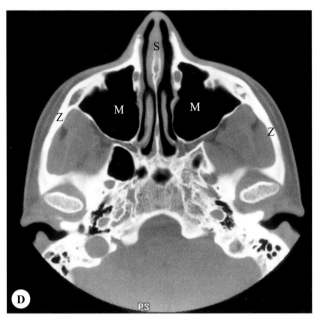
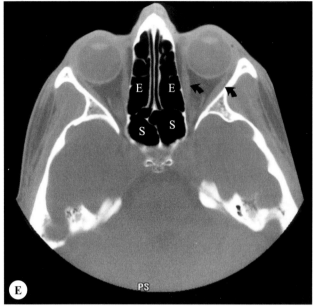

▲ 图 18-43（续）　正常面部 CT

D. 经上颌窦（M）、颧弓（Z）、鼻中隔（S）的下面部轴位扫描；E. 通过正中眶对上面部进行轴位扫描，显示眼球、内、外直肌（箭）、筛窦（E）、蝶窦（S）。注意眼球内前部不透明的晶状体

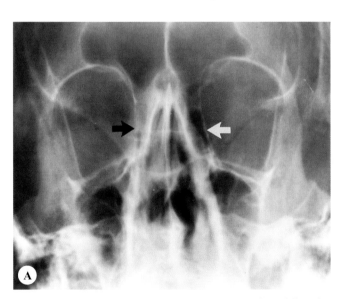
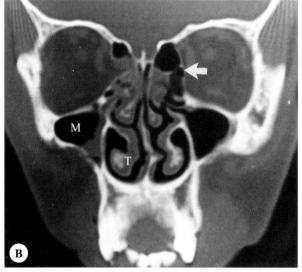

▲ 图 18-44　右眼外伤后右眼眶内侧壁爆裂性骨折患者

A. X 线片提示右眼眶内侧壁骨折（黑箭）。因为内侧壁在这张 X 线上显示欠佳，它肯定从正常的解剖位置移位。并注意邻近右侧筛窦密度增高（代表血液）。比较正常左侧眶内侧壁（白箭）与正常含气的左侧筛窦。B. 头颅 CT 证实右侧眼眶内侧壁向内侧移位（确定的骨折）。注意正常左眼眶内侧壁的位置（白箭）。在右侧筛窦可见高密度影。可见鼻甲（T 表示右下鼻甲）。在 X 线片上你可能已经注意到右侧眶底（以及右侧上颌窦的顶部，M）似乎比左侧低；CT 显示这不是骨折，而是解剖变异

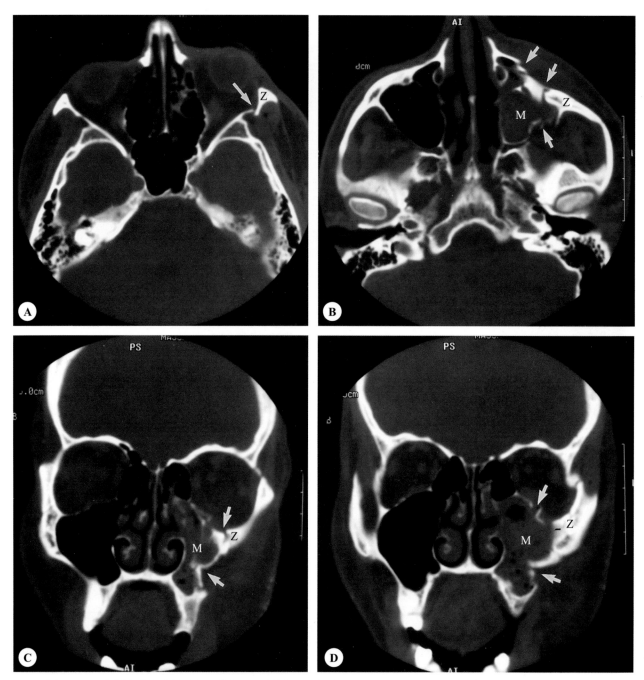

▲ 图 18-45　左侧颧骨复合体骨折：常规 CT（轴位和冠状位）及 3D CT（从正面、颅底及双侧摄片）。这名年轻人在一次争吵中被击中左脸颊，导致左侧颧骨与邻近（上颌骨、额骨、颞骨、蝶骨）的连接处发生断裂，颧骨向后下方移位。阅片之前，不妨回顾一下图 3-3 和图 3-5 中颧骨的解剖结构

A. 通过眶中部的轴位 CT 显示沿眶后外侧缘的颧 - 蝶骨缝（箭）断裂。颧骨（Z）向后移位；B. 通过上颌窦的低层面轴位扫描显示颧骨与上颌骨（箭）连接处沿右侧上颌窦的前、后外侧壁骨折。左侧颧骨（Z）向后移位，左侧上颌窦（M）积血；C 和 D. 前、后冠状位 CT 显示颧骨（Z）及上颌骨边缘骨折（箭）累及左侧眶底及左侧上颌窦外侧壁。上颌窦（M）积血

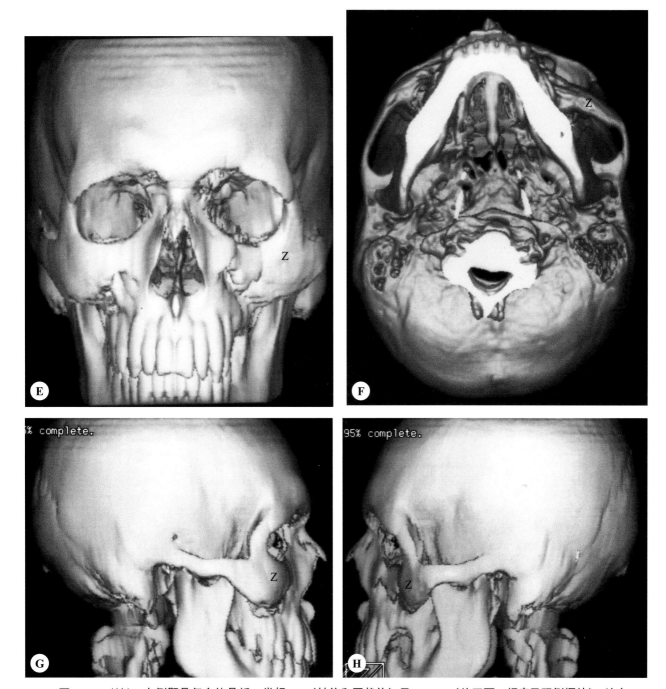

▲ 图 18-45（续）　左侧颧骨复合体骨折：常规 CT（轴位和冠状位）及 3D CT（从正面、颅底及双侧摄片）。这名年轻人在一次争吵中被击中左脸颊，导致左侧颧骨与邻近（上颌骨、额骨、颞骨、蝶骨）的连接处发生断裂，颧骨向后下方移位。阅片之前，不妨回顾一下图 3-3 和图 3-5 中颧骨的解剖结构

E 至 H. 将轴位图像进行计算机重建，制作 3D 模型，从正面（E）、底面（F）、右侧（G）、左侧（H）拍照。注意 3D CT 对骨折移位的显示。左侧颧骨（Z）表现为后下移位。注意正面视图上的颧骨下支移位。向后移位在底面视图上和双侧视图上两侧颧骨对比（颧骨复合体）时明显。从这些图像中很容易理解为什么患者临床上会出现左脸颊的扁平化

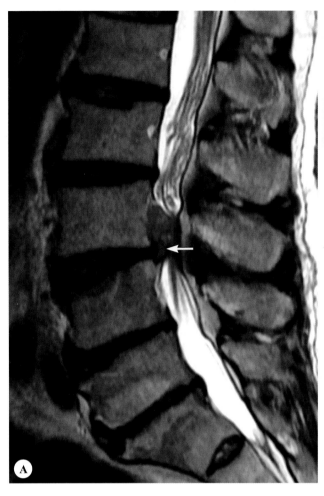

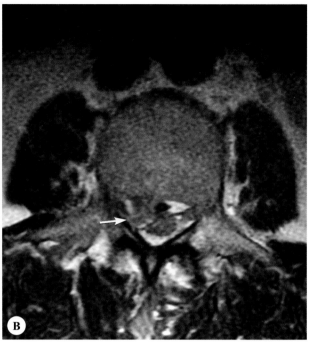

▲ 图 18-46 A. 腰椎矢状位 MRI 示 L₃~₄ 椎间盘突出（箭）。CSF 呈白色，脊神经呈黑色。注意脊神经是如何被突出的椎间盘压迫的。B. L₃~₄ 横断位 MRI 示椎间盘向右侧突出（箭）

大多数腰椎间盘突出引起的神经根综合征患者在保守治疗后会恢复，可能不需要任何诊断性影像学检查。手术干预仅适用于少数保守治疗无效或运动功能严重受损的患者，包括肠道和膀胱功能障碍。此类患者应进行 MRI；今天，脊髓造影很少被使用，仅保留为无法进行 MRI 检查或临床发现异常或扫描结果不确定的患者术前检查。

十三、脊髓肿瘤

放射学在脊柱肿瘤的诊断和评估中具有重要作用。脊髓造影、CT 脊髓造影、MRI 等诊断性影像学检查可明确脊髓肿瘤是髓内（位于脊髓内）、髓外（位于硬膜囊内，囊内含有脑脊液，但位于脊髓外）还是硬膜外（位于硬膜囊外）。确定存在的肿瘤在这三个"隔室"中的一个需要鉴别诊断。

髓内肿瘤（脊髓肿瘤）通常是室管膜瘤（最常见）、星形细胞瘤，或者更少见的血管母细胞瘤（Von Hippel-Lindau 病患者中）。脊膜瘤是最常见的硬膜内 / 髓外肿瘤，但神经鞘瘤也可能发生在硬膜囊。最常见的硬膜外肿块（压迫硬膜囊）为椎间盘突出（图 18-47），但最常见的硬膜外肿瘤是乳腺癌、肺癌或前列腺癌的转移扩散。

图 18-48 为一个被证明是脊膜瘤的硬膜内 / 髓外脊柱肿瘤患者的影像。MRI（图 18-48A 和 B）显示一个脊柱（胸椎）肿瘤，引起患者的背部疼痛和神经系统检查异常。在 MRI 上肿瘤似乎与脊髓相邻。注射对比剂后获得的脊髓造影 X 线片（图 18-48C）和 CT（图 18-48D 冠状位重建和图 18-48E 矢状位重建）。脊髓造影和 CT 脊髓造影证实为硬膜内 / 髓外肿瘤，位于硬膜囊内，但位于脊髓外，压迫脊髓。

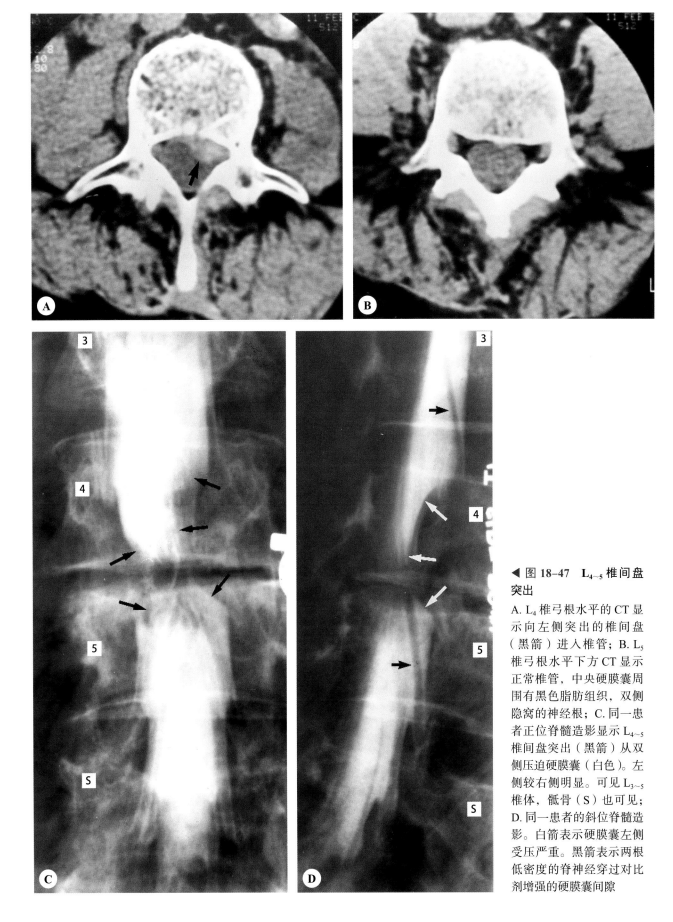

◀ 图 18-47 L₄₋₅ 椎间盘突出

A. L₄ 椎弓根水平的 CT 显示向左侧突出的椎间盘（黑箭）进入椎管；B. L₅ 椎弓根水平下方 CT 显示正常椎管，中央硬膜囊周围有黑色脂肪组织，双侧隐窝的神经根；C. 同一患者正位脊髓造影显示 L₄₋₅ 椎间盘突出（黑箭）从双侧压迫硬膜囊（白色）。左侧较右侧明显。可见 L₃₋₅ 椎体，骶骨（S）也可见；D. 同一患者的斜位脊髓造影。白箭表示硬膜囊左侧受压严重。黑箭表示两根低密度的脊神经穿过对比剂增强的硬膜囊间隙

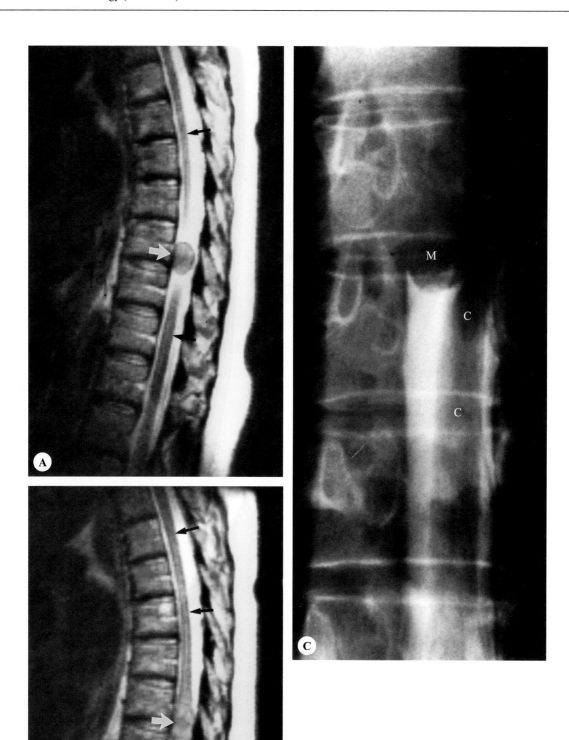

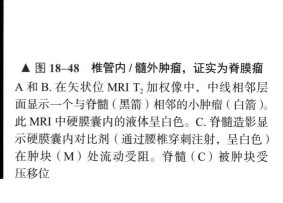

▲ 图 18-48　椎管内 / 髓外肿瘤，证实为脊膜瘤

A 和 B. 在矢状位 MRI T_2 加权像中，中线相邻层面显示一个与脊髓（黑箭）相邻的小肿瘤（白箭）。此 MRI 中硬膜囊内的液体呈白色。C. 脊髓造影显示硬膜囊内对比剂（通过腰椎穿刺注射，呈白色）在肿块（M）处流动受阻。脊髓（C）被肿块受压移位

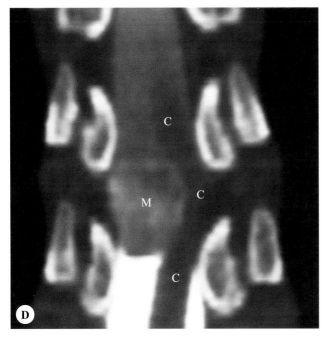

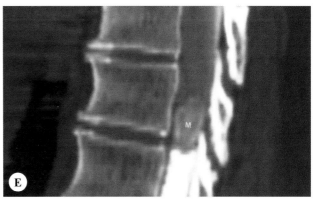

▲ 图 18–48（续）　椎管内 / 髓外肿瘤，证实为脊膜瘤
采用相同的脊髓造影对比剂（D 为冠状位重建，E 为矢状位重建）进行 CT，显示对比剂阻塞，脊髓（C）被肿块（M）压迫移位。肿块清晰显示为髓外（在脊髓外）

十四、功能神经成像

大多数神经放射学依赖于特定组织的成像，如大脑、脊髓和周围的骨骼结构。许多诊断可以通过评估这种结构成像得到，包括与创伤、肿瘤、炎症和神经变性有关的诊断。此外，CNS 的功能，特别是大脑的功能，也可以通过被统称为功能神经成像的方法来揭示。正电子发射断层扫描（positron emission tomography，PET）及功能 MRI（functional MRI，fMRI）是目前功能神经成像的主要方式。

功能神经成像用于评估大脑活动，如突触的放电可以用血氧水平依赖（blood oxygenation level-dependent，BOLD）fMRI 来评估。这些信息可能有助于计划从大脑中切除病灶或肿瘤，辅助确定手术中可能被相对安全切除的或者保留的大脑重要结构。此外，癫痫的手术治疗可以通过功能神经成像来确定实施或其他治疗，这可能使患者获得最好的癫痫发作减少的机会和最低的不良反应。图 18–49 显示了运动功能的 fMRI 结果。

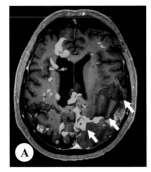
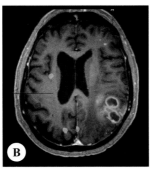
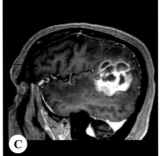
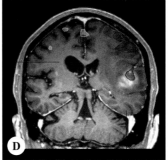

▲ 图 18–49　功能 MRI 结果（彩色）叠加在脑肿瘤患者的 T₁ 加权像上。脑肿瘤是位于左顶叶的明显强化病灶。在患者进行运动任务时进行 BOLD fMRI 检查，包括右脚（绿色）、右手（红色）和嘴唇（紫色）的运动。大脑激活最突出的区域是位于左顶叶后部的左侧运动区，用箭表示
A. 在轴位 T₁ 加权像上叠加 BOLD fMRI 结果的 3D 图；B 至 D. 轴位、矢状位、冠状位匹配的 BOLD fMRI 结果和 T₁ 加权像

脑 PET 扫描可以通过不同的放射性示踪剂以评估大脑功能的多个方面。氟脱氧葡萄糖（fluorodeoxyglucose，FDG）是最常用的脑 PET 示踪剂之一，在神经退行性疾病（如阿尔茨海默病、路易体痴呆、额颞叶痴呆等）、炎症性疾病（如自身免疫性脑炎）、感染性疾病（如病毒性脑炎）、癫痫发作的评估中具有广泛的应用。图 18–50 为正常 FDG 摄取脑（A 和 B）和病理证实阿尔茨海默病患者脑（C 和 D）。

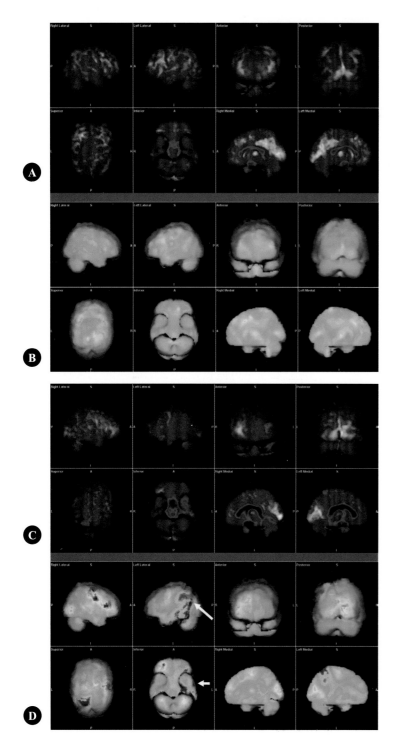

◀ 图 18-50 脑 FDG-PET 检查

A 和 B. 患者是认知正常的；C 和 D. 患者有典型的阿尔茨海默型痴呆的神经认知缺陷综合征，最突出的是记忆减退。本例患者脑 FDG PET 扫描表现为低代谢型（表现为 FDG 放射性示踪剂摄取降低），以左侧颞叶（短箭）和左侧顶叶（长箭）最为明显。这些发现是典型的大脑中淀粉样蛋白（或阿尔茨海默病）病理改变。影像学表现与临床症状符合阿尔茨海默病的诊断。这些图像是皮层表面投影。A 和 C 显示 FDG 放射性示踪剂摄取，而 B 和 D 为统计图

问题

未知 18-1（图 18-51）

52 岁既往健康男性的 MR 扫描，现主诉头痛、左面部下垂和左手无力。你的结论是什么？

未知 18-2（图 18-52）

9 岁患儿脑肿瘤伴头痛、恶心、头晕。矢状位 MR 扫描上其位于何处？与图 18-13 正常 MR 扫描比较。

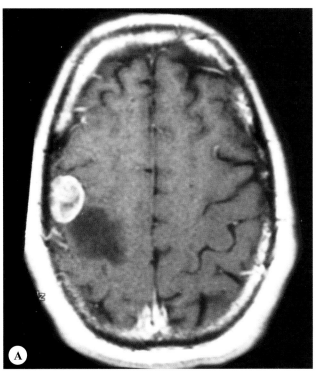

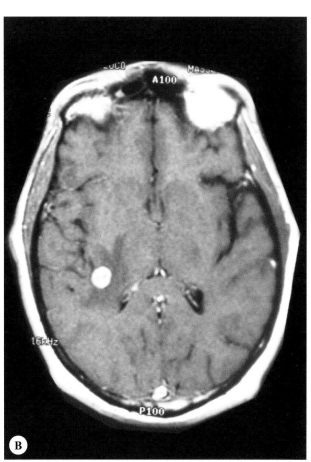

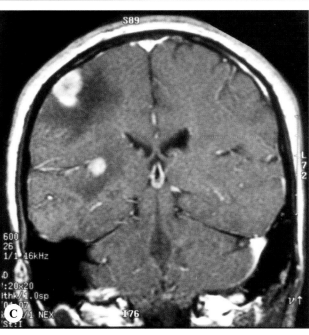

▲ 图 18-51　未知 18-1

A. 顶部轴位；B. 中间层面轴位；C. 冠状位

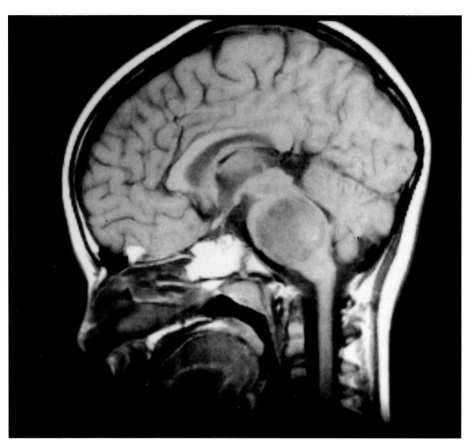

▲ 图 18-52　未知 18-2

第 19 章　介入放射学
Interventional Radiology

放射科医生在这些页面中多次出现，通常是作为选择哪种诊断成像技术的顾问或这些图像的解释者。此外，放射科医生经常被要求执行治疗和介入放射检查。这些检查多种多样，在这里我们将向你介绍那些患者最可能需要的情况。

一、经皮腔内血管成形术

经皮腔内血管成形术（percutaneous transluminal angioplasty，PTA）是通过将闭塞或狭窄的动脉内的阻塞物（通常是动脉粥样硬化斑块）移位来实现机械再通。今天，该过程是通过经皮穿刺置入球囊导管（图 19-1），在狭窄或闭塞的动脉内充气。该手术相当安全，具有较低的致残和致死率，并且可以在非手术的情况下缓解患者的跛行、心绞痛或其他缺血相关症状。PTA 在治疗短节段单发狭窄和闭塞方面最为成功，它在治疗长节段闭塞、弥漫性多灶性狭窄和严重钙化性狭窄方面成功率较低。在短节段动脉粥样硬化性疾病导致的跛行、静息痛或下肢溃疡不愈合的患者中，髂动脉、股动脉、腘动脉和胫动脉的 PTA 为动脉旁路手术提供了一种安全的替代方法（图 19-2）。

PTA 术前给予患者阿司匹林并回顾其诊断性动脉造影。在解除狭窄的过程中，测量狭窄处动脉压。20mm 或更大的压差在血流动力学上是显著的，会从血管成形术中获益。放射科医生选择将动脉扩张 1mm 的球囊导管。在狭窄处球囊扩张后，再次测量压力并记录压力差消失，并重复动脉造影。成功的血管成形术是小于 20% 的残余狭窄。

复发性狭窄和闭塞是血管成形术失败的常见原因，并且常与残余狭窄程度相关。许多这样的病变采用了重复血管成形术。一种替代治疗方法

是放置血管内支架以保持通畅。一种是安装在血管成形术球囊导管上的一种膨胀金属支架置入，如图 19-3 所示。支架长数厘米；对于较长的狭窄段，可将几个重叠在一起。它们已用于髂动脉、冠状动脉、肾动脉和股动脉（图 19-4）。血管支架也被用于缓解某些静脉疾病，包括上、下腔静脉的恶性阻塞和良性静脉闭塞性疾病。

经皮肾动脉腔内成形术可以改善或治愈肾血管性高血压。毫无疑问，肾血管性高血压是高血压的少见原因之一，最常见的是原发性高血

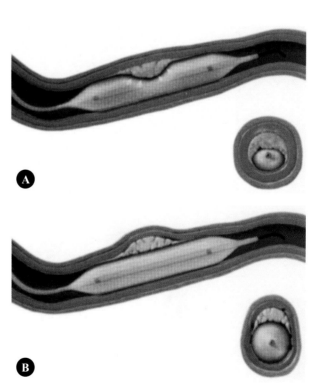

▲ 图 19-1　血管成形术的机制

A. 经皮穿刺球囊导管在动脉狭窄处扩张。当球囊在动脉粥样硬化斑块处开始膨胀时，形成一个球囊"腰"；B. 随着进一步充气，随着血管口径增大，球囊腰消失，管腔狭窄消除

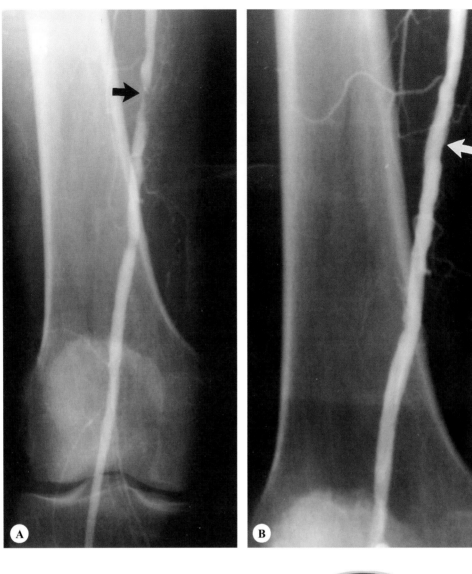

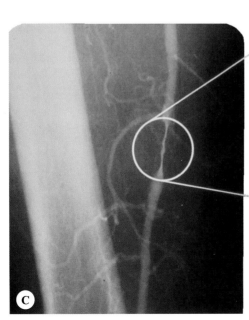

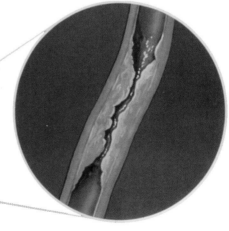

▲ 图 19-2　血管成形术缓解右腿跛行
A. 血管成形术前诊断性动脉造影显示右股浅动脉远端，右膝上方内收肌水平有一狭窄（箭）；B. 血管成形术后动脉造影显示狭窄段（箭表示先前狭窄的水平）扩张良好。患者跛行明显改善；C. 对另一名患者类似病变的描绘

压。当在高血压患者中检测到肾动脉狭窄，而患者无法进行药物治疗时，可能有助于确定狭窄是否只是巧合或是否肾动脉狭窄是高血压的原因。通过测量选择性肾静脉置管获得的静脉血样本中的肾素水平进行鉴别。当来自肾动脉狭窄远端肾脏的静脉血中肾素水平比来自对侧肾静脉或下腔静脉的血样高 1.5 倍时，诊断为肾血管性高血压。成功的肾动脉成形术后，患侧肾静脉肾素水平应该会下降，从而改善患者的高血压（图 19-5）。

二、经导管栓塞术

血管收缩剂注射和经导管栓塞两种血管造影技术经常用于降低动脉血流量。通过选择性定位的动脉导管注入血管收缩剂可以减少血液流向该动脉所供应的结构。你将很快看到更多关于动脉注入血管收缩剂血管加压素治疗消化道出血的内容。

经导管栓塞技术也可在多种疾病用于减慢或阻止动脉血流。当内科治疗失败或不适于手术时，栓塞被用来治疗无法控制的出血，如在巨大创伤和骨盆骨折后的盆腔出血（图 19-6）。

对于不可切除的肿瘤，栓塞动脉血供可以减小肿瘤体积并缓解疼痛（图 19-7）。经导管栓塞技术也被用于治疗全身各部位的动静脉畸形（图 19-8）和瘘管。

并非每条动脉都能安全栓塞；如果有侧支供血，栓塞术更安全。对供应终末器官动脉的动脉进行栓塞，如供应小肠和大肠血管的肠系膜上动脉分支，可能导致肠缺血或肠梗死。

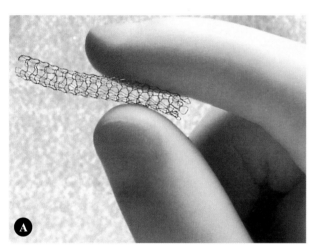

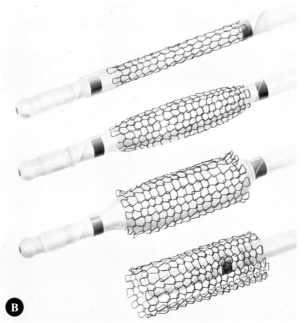

▲ 图 19-3　**A.** 动脉支架；**B.** 支架置入机制（自上而下）：在狭窄处放置预置支架的特殊经皮球囊导管。狭窄处开始膨胀。完全充气时导管套筒释放支架。拔除置入导管

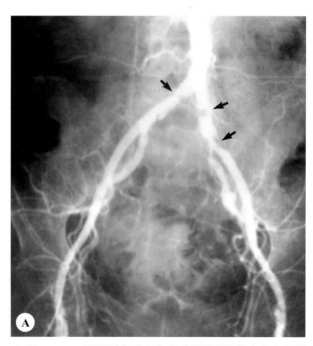

▲ 图 19-4　对双侧跛行的老年患者行髂动脉狭窄多支架置入血管成形术
A. 血管成形术前动脉造影显示双侧髂总动脉狭窄（箭）

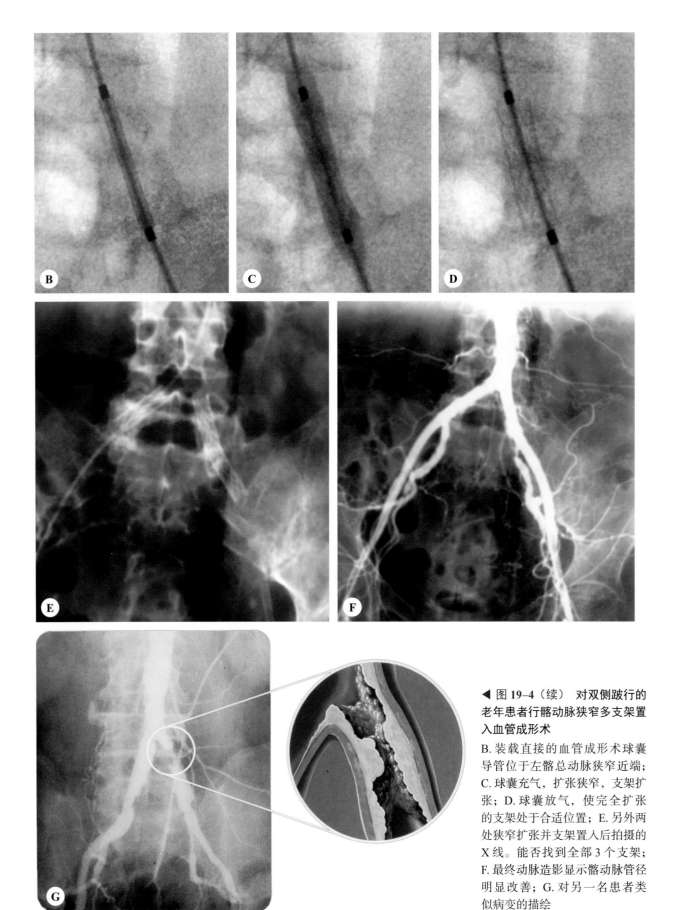

◀ 图 19-4（续） 对双侧跛行的老年患者行髂动脉狭窄多支架置入血管成形术

B. 装载直接的血管成形术球囊导管位于左髂总动脉狭窄近端；C. 球囊充气，扩张狭窄，支架扩张；D. 球囊放气，使完全扩张的支架处于合适位置；E. 另外两处狭窄扩张并支架置入后拍摄的 X 线。能否找到全部 3 个支架；F. 最终动脉造影显示髂动脉管径明显改善；G. 对另一名患者类似病变的描绘

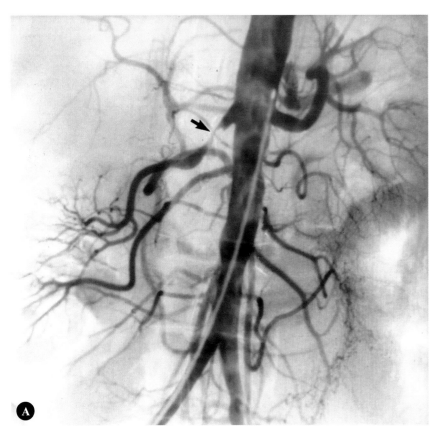

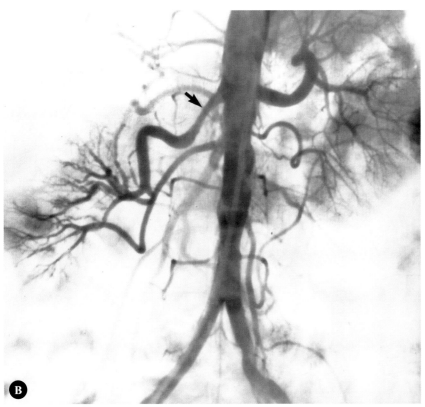

◀ 图 19-5　肾动脉成形术缓解肾血管性高血压

A. 血管成形术前腹部主动脉造影显示右肾动脉狭窄（箭）；B. 血管成形术后主动脉造影显示狭窄处扩张。患者的高血压通过该手术得到明显改善

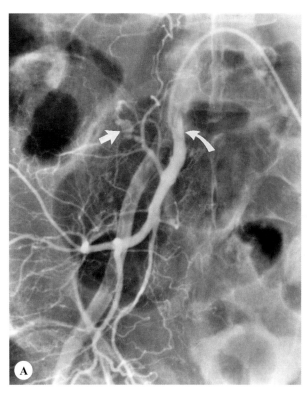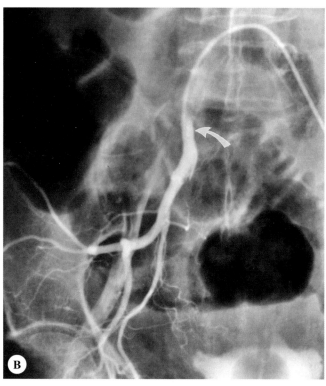

▲ 图 19-6　骨盆骨折患者骨盆动脉出血部位的栓塞治疗

A. 栓塞前右侧髂内动脉造影显示出血部位对比剂外渗（直箭），右侧髂腰动脉撕裂。弯曲箭表示右侧髂内动脉起始处；B. 栓塞后动脉造影（弯箭再次表示右侧髂内动脉）显示髂腰动脉分支闭塞，无进一步出血。患者临床表现良好，无须进一步输血

常用的栓塞材料有吸收性明胶海绵颗粒、聚乙烯醇颗粒、金属弹簧圈、可脱性球囊、胶水等。它们是根据需要栓塞动脉的大小、动脉选择性插管所涉及的技术因素及完全闭塞所需时间的长短来选择的。例如，吸收性明胶海绵颗粒仅产生暂时性闭塞，而胶水和弹簧圈产生永久性闭塞。可以使用栓塞材料组合，也可以与对比剂和化疗药物等液体材料结合，这种技术称为化疗栓塞。

三、急性消化道出血的血管造影诊断与控制

在急性、持续性和危及生命的消化道出血患者中，血管造影为出血的定位和治疗提供了一种方法。在对责任病灶供血动脉进行选择性动脉插管后，可通过注射对比剂确定消化道出血的部位，然后通过血管收缩剂注射或在某些出血部位栓塞阻断动脉供应来完成血管造影止血。图 19-9 为一例急性胃溃疡出血患者，图 19-10 显示一例结肠憩室急性出血患者。2 例患者均成功应用血管加压素输注治疗。

血管造影适用于活动性出血的患者，因为血管造影证明出血需要造影显示对比剂从动脉管腔渗入肠道。记录活动性上消化道出血一般通过观察鼻胃管吸引物；如果强力生理盐水灌洗不能清除患者的鲜红色血性吸引物，活动性出血很可能发生在屈氏韧带附近。活动性下消化道出血的记录稍有困难。小肠或大肠缓慢出血的患者可出现间歇性血便；在此期间，出血是否停止不清。确定出血是否停止的通常措施包括监测患者的生命体征、血液需求量和便血频率。

在不确定的情况下，可进行放射性同位素出血扫描（图 19-11）。在这个过程中，患者的红细胞样本用放射性同位素标记并重新注入患者体内，然后频繁、间隔行腹部扫描。正常情况下，活性

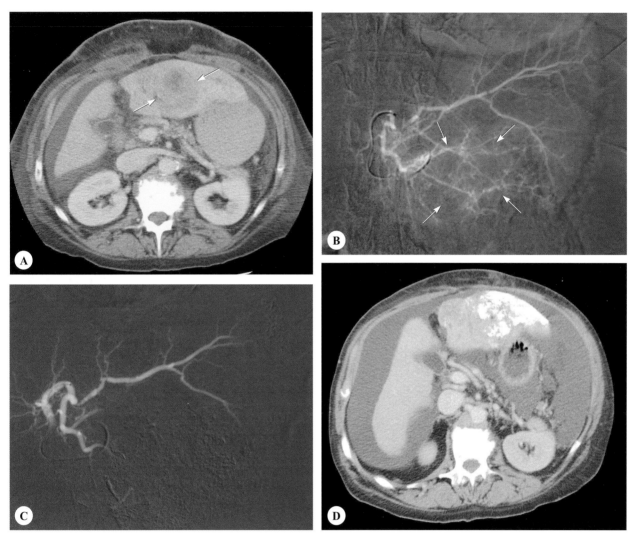

▲ 图 19-7　酒精性肝硬化患者无法切除的肝癌栓塞治疗

A. 初始 CT 显示肝左叶有一肿瘤（箭）。右叶由肝硬化萎缩，呈结节状。腹水也存在；B. 选择性肝左动脉造影显示肝癌区域多条肿瘤血管（箭）；C. 在用成千上万的微小聚氯乙烯颗粒（每个 500μm 宽）栓塞后的动脉造影上，肿瘤血管不再可见；D. 栓塞后进行的 CT 显示栓塞材料在肿瘤内部的分布，阻断了肿瘤细胞的动脉供血

仅表现在主要血管上。持续出血患者的扫描通常在 10～15min 呈阳性，并显示血管系统外和肠道外的放射性聚集。阳性的出血扫描需要急诊血管造影，而阴性的扫描则表明此时血管造影没有帮助。

　　选择性动脉造影可定位的急性出血的上消化道病变包括食管炎、食管贲门黏膜撕裂、食管肿瘤、胃炎、胃肿瘤、溃疡、十二指肠憩室。低位消化道病变包括结肠憩室、小肠和大肠肿瘤、血管畸形。由于血管造影主要定位出血部位而非明确出血原因，一旦止血成功，患者需要内镜和钡剂检查明确诊断。虽然食管胃静脉曲张可以在血管造影中被识别，但静脉曲张外渗不能被识别。理想情况下，急性上消化道出血患者应在造影前行内镜检查以排除静脉曲张，急性下消化道出血患者应行乙状结肠镜检查以排除直肠原因，如痔疮。在急性出血患者中，不应先进行钡剂检查，因为残留钡剂可能会干扰造影显示。

四、下腔静脉滤器

　　下腔静脉滤器被放置在既往有肺栓塞或深静脉血栓患者中，这些患者有抗凝治疗的禁忌证或

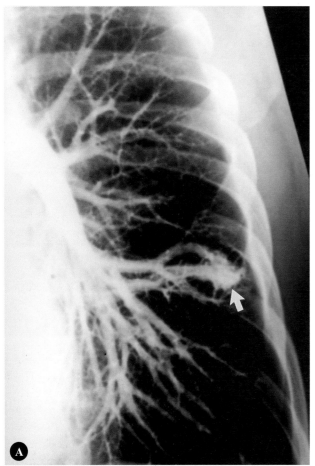

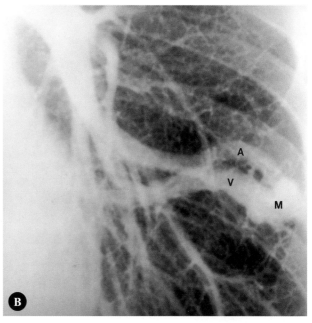

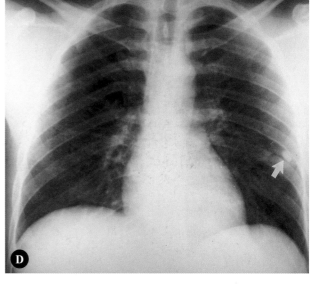

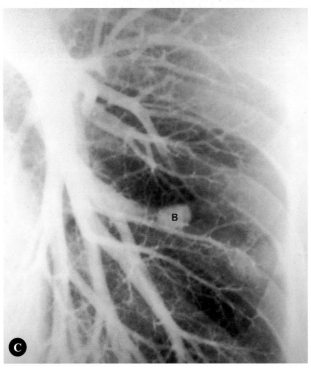

▲ 图 19-8　先天性肺动静脉畸形的栓塞治疗。这名年轻人由于一个自体栓子穿过这个畸形进入体循环并随后进入大脑而遭受了一次小的脑卒中。在他的胸部 X 线片上发现左肺有一小的周围型肺结节

A. 左肺动脉造影确定左肺结节为肺动静脉畸形 (箭)；B. 放大动脉造影显示畸形 (M) 的供血动脉 (A) 及引流静脉 (V)；C. 用可脱性球囊 (B) 栓塞供血动脉，阻断血流通过畸形；D. 栓塞后胸部 X 线片显示脱出的球囊 (箭) 略向畸形处偏移。患者未出现脑卒中复发

在最佳抗凝治疗水平下复发肺栓塞。滤器被放置在肾静脉水平以下的 IVC 中，在那里它们捕获来自下肢静脉或盆腔静脉的危及生命的血栓栓子，阻止它们到达心脏和肺。滤器通常通过股静脉插入（图 19-12A），但偶尔通过颈静脉，如在髂静脉血栓患者。对于髂静脉或 IVC 内有血栓的患者，经股静脉放置滤器会导致血栓脱落和额外的肺栓塞。因此，所有考虑该术式的患者，在放置股静脉滤器之前，必须通过股静脉注射对比剂进行下腔静脉造影，以显示清晰的通路，并确定 IVC 的大小和肾静脉的位置。

第一个滤器应用者需要手术静脉切开，但技术的改进现在允许经皮放置滤器。目前使用的滤器种类较多，普及程度不一。图 19-12B 和图 19-13 所示为 Trap Ease 滤器。更大的滤器，如鸟巢形，可用于 IVC 直径较大的患者。目前常用的所有滤器都是可折叠的，在透视控制下通过静脉滤器输送鞘置入。现在一些滤器是可伸缩的。

五、影像引导静脉通路

实现静脉通路是现代医学实践中重要且必不可少的环节。许多疾病的治疗需要静脉通路来给药，如抗生素、营养补充剂、血液制品和化疗药物。传统上通过"盲穿"的方式在无影像学指导下插入静脉。但静脉穿刺的位置，如锁骨下静脉（图 19-14），可通过超声或透视下注射对比剂进行成像，以明确穿刺时静脉的确切位置。对静脉进行成像可以加快放置 Hickman 导管、输液港、经外周中心静脉导管（peripherally inserted central catheter，PICC）等专用静脉通路。在盲穿不成功的情况下，特别推荐影像引导静脉穿刺。

六、经皮肺穿刺活检

当患者的胸部 X 线片上发现新生肺结节或肿块时，最重要的即时任务是确定病灶是否为癌症。在以前的胸部 X 线片上出现的结节，多年来没有

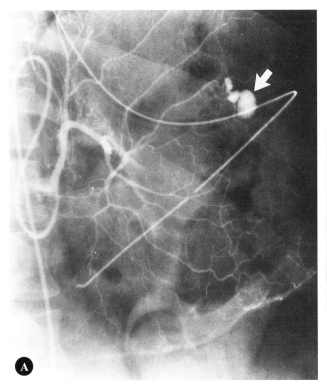
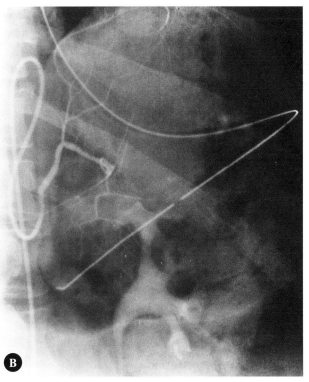

▲ 图 19-9　急性出血性胃溃疡患者胃左动脉造影

A. 箭表示出血部位对比剂外渗；B. 胃左动脉灌注血管加压素治疗后 20min 重复造影显示胃左动脉及其分支管径减小，无进一步出血。持续输注 24h 后拔除导管。患者状况良好，无再出血

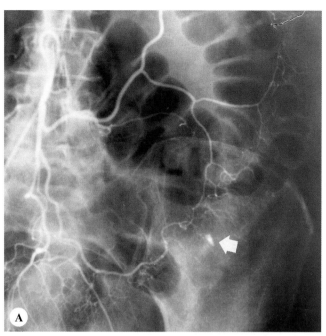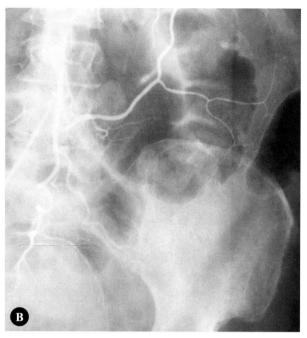

▲ 图 19–10　结肠憩室出血患者的肠系膜下动脉造影

A. 箭指向降结肠远端中活动性出血处（对比剂外渗）；B. 血管加压素治疗 20min 后复查动脉造影未见进一步出血。输注给药 24h 后停药。无再出血发生

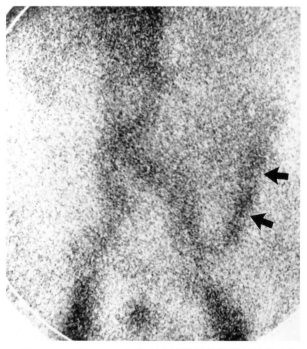

▲ 图 19–11　图 19–10 中患者动脉造影前放射性同位素扫描出血阳性，显示降结肠远端走行区同位素浓聚（箭）

改变，可以被认为是一种良性的、可能是陈旧的肉芽肿性病变，不需要进一步的诊断工作。具有致密中心钙化的结节也可能被认为是良性的。但如果结节是一个真正的新发现，在以前的 X 线上不存在，或者如果没有以前的 X 线进行比较，诊断工作是必需的。

由于 CT 可以显示比 X 线片更小的结节，也可以显示 X 线片上难以看到的肺部结节，应进一步做 CT 扫描。如果在 CT 上看到额外的结节，可以假设患者有来自其他部位癌症的肺转移。若结节为单发，应怀疑为原发性肺癌。当单个肺结节癌变时，CT 可显示纵隔内肿大的结节，提示转移扩散。

诊断工作中最重要的组成部分是对来自病灶的物质进行病理学检查。可行的方法包括经皮穿刺活检、支气管镜下支气管冲洗和外科手术活检。支气管镜检查结合支气管肺泡灌洗液细胞学检查对诊断累及主支气管或叶支气管的中心型肿瘤最有用。目前，CT 引导下经皮穿刺活检被推荐用于诊断外周结节和肿块；这项技术可以在 90% 以上的肺癌患者明确诊断。在 CT 问世之前，在透视引

导下进行肺结节的穿刺活检。但由于 CT 能显示比透视更小的结节，CT 是首选。

根据病变的位置，患者俯卧位或仰卧位进行经皮穿刺活检。提供屏气指导。放射科医生将 22～23G 的专用活检针针尖对准目标结节。首先通过 CT 确认针在结节内的位置（图 19-15），然后进行抽吸。抽吸后立即由细胞病理学家对活检材料进行染色和检查。当怀疑感染时也送样进行培养和革兰染色。手术时间 30～60min。正如你可能怀疑的，一个潜在的并发症是气胸；因此，活检后应立即行吸气相和呼气相胸部 X 线片或肺窗的 CT 扫描。对于小气胸可能不需要治疗，但如果患者有症状或气胸大于 30% 或气胸扩大，应暂时使用胸导管治疗。针吸活检术较少见的并发症是咯血，通常是自限性的，不需要任何治疗。经皮穿刺活检可在门诊进行。

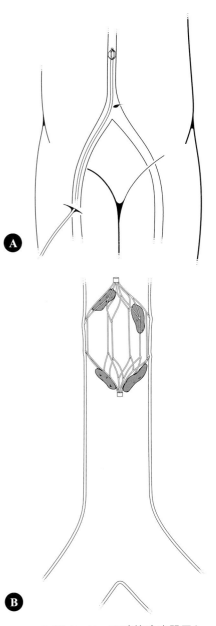

▲ 图 19-12　下腔静脉滤器置入

A. 经右股静脉置入 IVC 滤器输送鞘；B. 滤器位于肾静脉下方，截留血栓

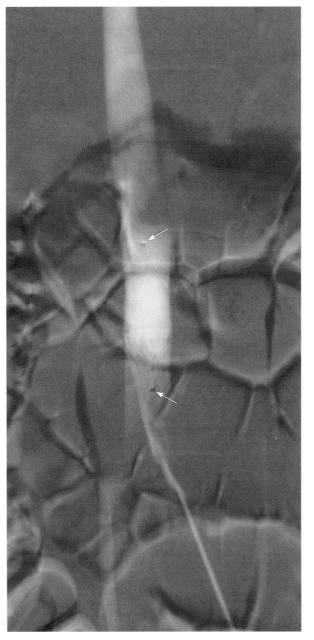

▲ 图 19-13　患者下腔静脉图示 Trap Ease IVC 滤器（箭）位于肾静脉（未见）水平以下

另一种经皮穿刺胸部活检，通常在超声引导下进行，是在影像引导下抽吸少量或包裹的胸腔积液。

七、经皮腹部穿刺活检

在 CT 或超声引导下进行的经皮腹部穿刺活检允许对腹部病变进行病理学检查，而不需要对患者进行剖腹探查和开腹活检。使用这种技术，肝脏、肾脏、胰腺、腹膜后和其他结构的肿瘤可以在患者不适的情况下进行活检，并且可以在门诊患者中进行。这种活检技术有助于诊断腹部原发肿瘤，确认可疑转移灶，对肿瘤性疾病进行分期，诊断腹部囊肿和腹部炎症等良性病变。

患者术前 8h 不允许进食固体食物，但可在活检前 2h 饮水。该手术通常在镇静下进行。局部皮肤用利多卡因麻醉。如果组织学检查需要较大的核心样本以观察组织结构，则用 18G 活检针进行活检；如果只需要进行细胞学分析，则用 22G 活检针进行活检。

活检可在 CT 或超声引导下进行。当采用超声引导时，通过超声对病灶进行定位并确定其活检路径的距离和角度。放射科医生进行活检，用手引导针头或使用专用的超声活检换能器引导，其中有活检针内置槽。针尖在靶病灶内显示为离散的回声复合体（图 19-16）。对于 CT 引导下的活检，一个定位像可以显示最佳的进针部位。通过重复的 CT 片引导进针至病灶。最后通过 CT 确认针尖在病灶内的位置（图 19-17）。

在腹部活检针通过过程中避免某些结构是可取的，但不是强制性的；这些分别是肺、胸膜、小肠和大肠、胰腺，以及任何扩张的导管（胰管、胆管）。应完全避免胆囊穿刺，因为胆囊穿刺可能导致胆汁性腹膜炎。

抽吸后立即进行病理学检查。术后患者卧床休息，监测生命体征 1～2h，2～4h 后出院。根据目标病灶的大小和位置，85%～90% 的病例中阳性组织可恢复。并发症很少见，仅不到 2% 的病例中发生，包括出血、感染、器官损伤、气胸、胰腺炎（如果正常胰腺被活检或累及）。

八、经皮脓肿引流

放射引导下经皮穿刺引流已成为全身脓肿和

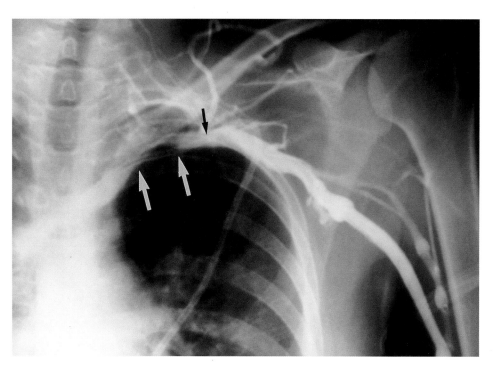

◀ 图 19-14 上肢静脉造影（对比剂从外周上肢静脉注入）使左锁骨下静脉显影，在这种情况下可以明确锁骨下静脉置管的并发症血栓形成。白箭之间一段静脉，导管周围几乎看不到对比剂流动。黑箭指向锁骨下导管进入锁骨下静脉的部位。这种锁骨下静脉显影的方法可以在透视引导下辅助置管

非感染性液体聚积的常用治疗方法。该技术避免了在这些液体聚积治疗中的手术引流和全身麻醉。最初，它被用于腹腔术后脓肿引流，包括膈下和肝下间隙及结肠旁沟。经皮脓肿引流术目前用于治疗各种各样的脓肿和积液，包括血肿、淋巴囊肿、脓胸、肺和纵隔脓肿、肠瘘、肿瘤坏死和良性囊肿。

该过程通常在 CT 引导下进行，在某些情况下使用超声或透视引导。经皮引导细针（20G 或 22G）进入聚积的液体内。可以通过此针进行诊断性抽吸，包括提取材料进行细菌学检查。通过套管针插入导管（引流管平行引导针插入）或 Seldinger 技术（引流导管滑过导丝）经细针插入引流导管（图 19-18）。

大的黏性脓性分泌物通常需要 12～16F 导管才能将脓腔完全引流并灌洗（图 19-19）。患者有临床表现开始使用抗生素，后复查 CT 和脓腔注射对比剂。当引流停止时拔除导管，患者的临床表现好转，CT 显示腔内情况。在没有安全的经皮途径的情况下，经皮穿刺引流是禁忌的。

九、经皮胃造瘘术和经皮胃空肠造瘘术

经皮胃造瘘术通常用于为头部外伤、脑卒中、重大创伤、癌症或肌萎缩侧索硬化（amyotrophic lateral sclerosis，ALS）患者有长期鼻饲营养需求的患者提供营养支持。该术式可在清醒镇静或全身麻醉下进行。前一晚口服一杯钡剂或当天钡剂灌肠使横结肠显影，患者禁食，通过鼻胃管使胃充气，透视下用专用针头经皮进入胃内。通过针头将导丝插入胃内，在导丝上放置 12～16F 胃造瘘管，其前端位于胃内。

经皮胃空肠造瘘术是另一种形式的经皮胃造瘘术，适用于需要长期营养但有胃食管反流或误吸的患者。为避免反流并发症，此类患者的营养管应位于胃外、小肠内。该技术与胃造瘘术在技术上的区别在于将导丝从胃外推进到空肠近端，然后沿导丝推进空肠造瘘管。

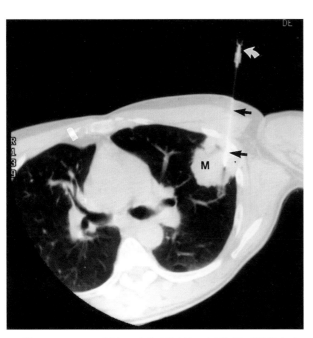

▲ 图 19-15　CT 引导下肺穿刺活检。活检针（黑箭）经左前外侧胸壁穿刺，在 CT 引导（针进入患者重复 CT 扫描病灶）下进入肺肿块（M）。弯白箭指向针心。当针尖显示在病灶内时，取材进行病理学检查

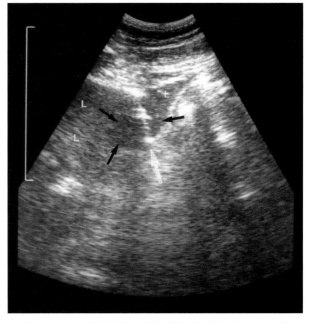

▲ 图 19-16　超声引导下肝转移灶穿刺活检。该横断位（轴位）扫描显示肝左叶（L）呈三角形结构指向左腹部（与图 3-62 至图 3-73 中的正常 CT 解剖比较），其中包含低回声肿块（黑箭）。白箭表示经皮穿刺活检针的线状强回声束，目前位于活检的团块内

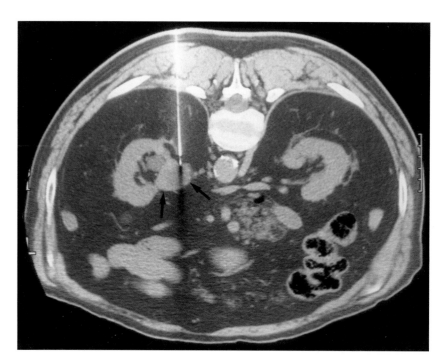

◀ 图 19-17　CT 引导下穿刺活检一
小肾肿瘤。患者俯卧位，活检针已从
背部进针。针尖显示在肿块内部（箭），
准备活检。病理证实为肾细胞癌

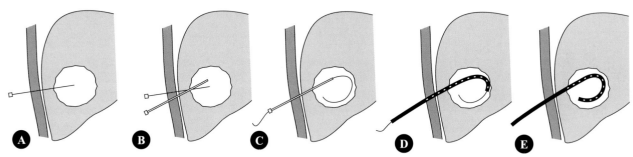

▲ 图 19-18　肝脓肿的经皮穿刺抽吸和置管引流的 5 个步骤
A. 定位针位于脓肿中心；B. 在脓肿内经皮置入小口径导管，此导管经套管针推进至脓肿内，针芯已取出；C. 通过
导管插入重要的交换导丝，去除定位针；D. 经交换导丝将小口径导管更换为大口径引流导管；E. 拔出导丝，脓肿通
过导管引流

十、影像引导消融

　　在癌症的管理中，消融一词是指旨在破坏肿瘤组织的技术。许多机制是可能的，因为癌细胞可以被极热、极冷、酒精或化疗药物破坏。今天，介入技术允许通过经皮放置导管和探针来输送这些药物。消融已被许多癌症专家普及，因为它可以可靠地破坏一个小的目标明确的恶性组织区域，而不影响治疗部位以外的健康结构。消融可以通过极热（射频消融或 RFA 或微波）或通过极冷（冷冻消融）达到。

　　在无法切除的癌症治疗中，放射科医生可以通过消融精确定位治疗区域。在超声、CT 或 MR 引导下经皮穿刺插入探针（图 19-20A）。在射频消融中（图 19-21），射频能量使靶细胞中的原子发生振动，产生高达 100℃的热量，这些热量永久地损伤癌细胞，导致癌细胞死亡。消融术后患者经 CT 或 MRI 可确定所有病变组织已被破坏。

　　图 19-22 显示一个肝细胞肝癌（hepatocellular carcinoma，HCC）患者微波消融治疗的图像。消融等局部肿瘤治疗具有破坏癌细胞而不影响健康细胞的优势。消融可以单独使用，也可以与其他癌症治疗联合使用。消融的优点之一，也是与其他一些疗法不同之处是通常可以重复治疗。

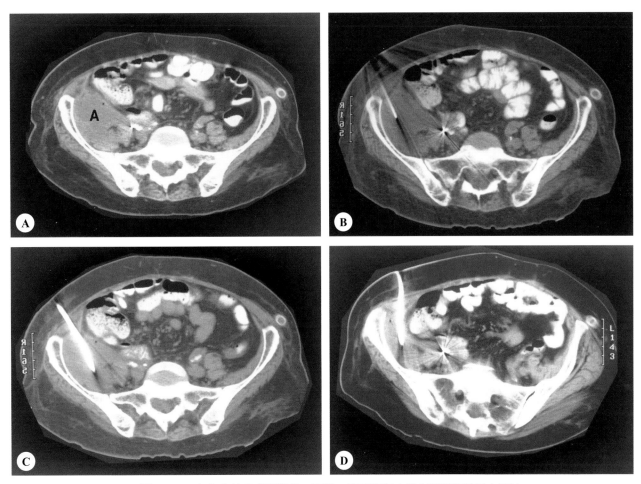

▲ 图 19-19　老年女性患者因发热、寒战、腹痛行经皮穿刺抽吸腹腔巨大脓肿

A. CT 显示右下腹大脓肿（A）；B. 经皮穿刺通过抽吸脓液证实为脓肿；C. 经皮置入大引流管；D. 首次引流后脓肿体积缩小

消融已用于治疗疼痛性骨生长（如骨样骨瘤、慢性疼痛综合征等）多年。最近，消融已被用于治疗某些心脏节律紊乱和无法手术的肝脏肿瘤。原发性肝脏肿瘤和肝转移瘤均可成功进行消融治疗。消融在某些乳腺癌、肾癌、肾上腺、骨和前列腺癌的治疗中也是有益的。

十一、经皮胆囊切开术

经皮胆囊切开术是一种可以暂时缓解重症非结石性胆囊炎患者的症状，甚至可以进行胆囊切除的手术。经皮胆囊切开术也可以在发热后用于治疗不明来源的脓毒症患者。在超声引导下，放射科医生经肝穿刺胆囊，沿胆囊与肝脏的附着点进入胆囊。这种方法有助于减少胆汁溢出进入腹

膜的可能性。使用套管针，放射科医生用一个快速的、可控的导管将一个 8.3F 胆囊切开术导管放置在胆囊内（图 19-23）。抽吸胆囊并将导管固定。导管留置 3 周以允许管腔形成。这样可以防止拔除导管时胆汁外溢。

十二、尿路梗阻的影像学管理

尿路梗阻是常见的问题，需要及时诊断和治疗，以防止肾组织的长期损伤和肾功能的丧失。如第 14 章所述，尿路梗阻可以通过超声或 CT 诊断。超声能以较高的准确率检出肾积水，是可疑尿路梗阻检查的第一步影像学检查。

尿路梗阻可能是暂时性的，如果梗阻可能自发解决，就不需要干预，因为在输尿管远端部分

梗阻的情况下，患者会缓解。如果梗阻不可能缓解，如结石较大或恶性梗阻，或泌尿道感染，患者出现尿源性脓毒血症，则进行干预。慢性梗阻的常见原因是尿路及其周围结构的恶性肿瘤，可压迫和阻塞输尿管。嵌顿性结石和良性输尿管狭

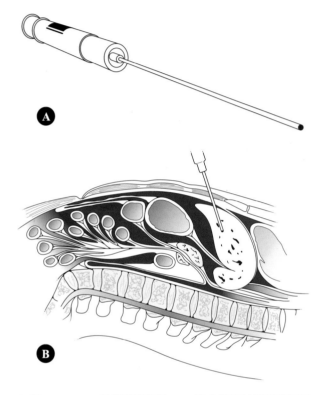

▲ 图 19-20 A. 射频消融探头；B. 经皮放置射频消融探针在肝脏内治疗肝转移

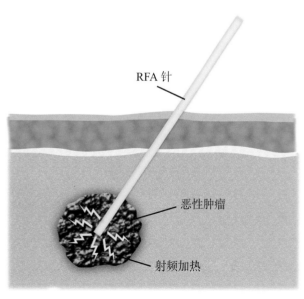

▲ 图 19-21 RFA 治疗癌症

窄也可阻塞尿路。

当尿路梗阻需要治疗时，可通过经皮肾穿刺造瘘术解除梗阻。患者俯卧位，放射科医生采用后外侧入路，在透视或超声引导下将 8～10F 肾造瘘引流导管插入扩张的尿路（图 19-24）。将导管置于外引流管上，送样本进行培养和细胞学检测。

该术式的延伸是放置一个内部导管或支架，穿过梗阻部位，允许尿液从肾脏进入膀胱引流。经皮肾穿刺造瘘术后，放射科医生在透视引导下，通过梗阻部位进入膀胱（图 19-25）。穿过阻塞病变的支架留在原位。

可以通过经皮插入小口径内镜行输尿管肾镜或肾镜。通过这种经皮技术，可以活检尿路上皮肿瘤并取出尿路结石。尽管大多数小结石通常采用体外冲击波碎石术（extracorporeal shock wave lithotripsy，ESWL）治疗，但对于大结石，如鹿角形结石，推荐非手术经皮肾镜治疗。内镜碎石过程中产生的细小结石和碎屑直接通过内镜取出。

十三、子宫肌瘤栓塞术

子宫肌瘤是子宫的良性肿瘤，是女性生殖系统最常见的肿瘤，也被称为子宫肌瘤，或肌瘤，这些非癌性生长在子宫肌层内，可引起阴道出血、腹痛和盆腔压迫。发生在约 30% 的女性，通常无症状。如果肌瘤出现症状就可能需要治疗，如引起疼痛、异常出血或不孕，或者它们长得太大压迫邻近器官。

肌瘤的大小可小于 1cm 到大于一个香瓜（25cm）。有时它们可以导致子宫生长到如妊娠 5 个月的大小。大多数患者子宫内有一个以上的肌瘤。

肌瘤可能起源于子宫的各个部位（图 19-26A）。浆膜下肌瘤发生在子宫外浆膜下，从子宫向外生长，呈结节样。它们甚至会长出茎，成为有蒂肌瘤。浆膜下肌瘤可能引起盆腔压迫和疼痛，尤其是当带蒂肌瘤被扭转时。壁内肌瘤在子宫肌层内并向内扩张，子宫体积增大。这些都可能引起腹

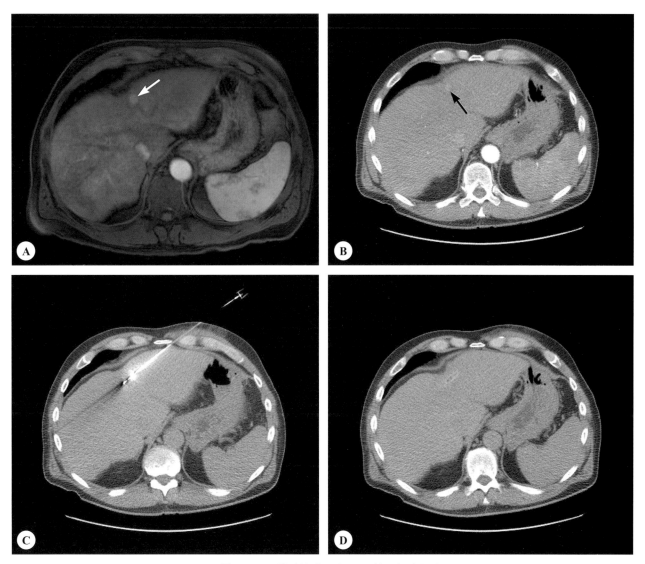

▲ 图 19-22　消融治疗一个 **2cm** 的肝细胞肝癌
A. 诊断性 MRI 显示高信号小肿瘤（箭）；B. CT 扫描相同病灶（箭）；C. CT 引导下微波消融探头就位；D. 消融
后 CT

痛和比月经量增多。黏膜下肌瘤在子宫内膜下，并可能突入宫腔成为腔内肌瘤。黏膜下肌瘤多伴发严重的出血。当盆腔检查发现子宫增大时，通常诊断为子宫肌瘤。超声、CT 及 MRI 可明确肌瘤的大小、数目及位置。

　　有症状的肌瘤传统上通过手术切除肌瘤或子宫切除术治疗。非手术的替代方法是子宫动脉栓塞（图 19-26B 和图 19-27）。在这个过程中，放射科医生使用血管造影技术插入导管至子宫动脉，注射小颗粒的聚乙烯醇阻断供应肌瘤的动脉。经导管栓塞后，肌瘤变性、变小、症状缓解。

　　栓塞后患者立刻出现疼痛、恶心，有时发热。通常这些症状在第二天明显减少。部分患者术后很快回家，但也有部分患者在医院留观。大约 90% 的患者在子宫动脉栓塞术后症状明显改善。大多数接受该术式的患者已完成生育，但许多年轻患者栓塞后已正常妊娠。

十四、神经介入

　　介入放射学方法已被证明在治疗影响中枢神经系统的两种疾病，即脑动脉瘤和脑动静脉畸形方面有价值。

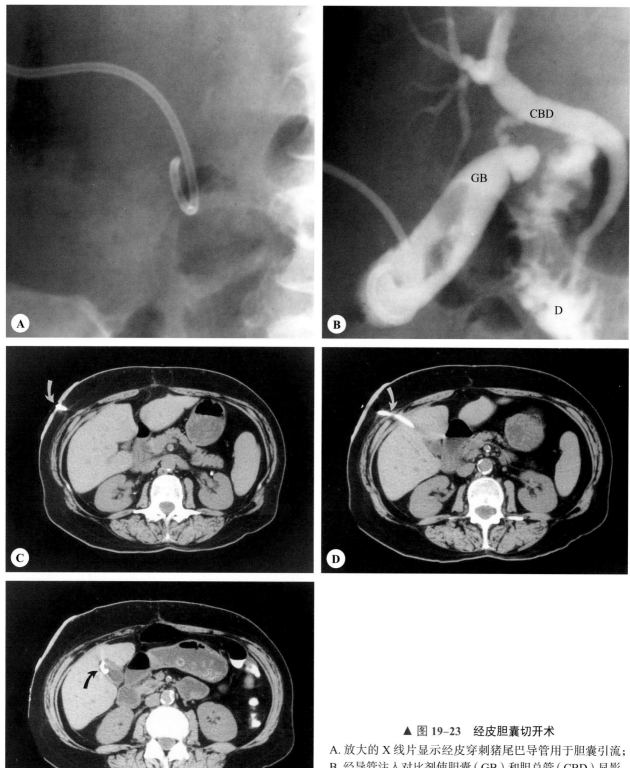

▲ 图 19-23　经皮胆囊切开术

A. 放大的 X 线片显示经皮穿刺猪尾巴导管用于胆囊引流；
B. 经导管注入对比剂使胆囊（GB）和胆总管（CBD）显影。
对比剂自由流入十二指肠（D）；C 至 E. 胆囊造瘘管（箭）
从其经皮穿刺部位到胆囊内全程连续 CT

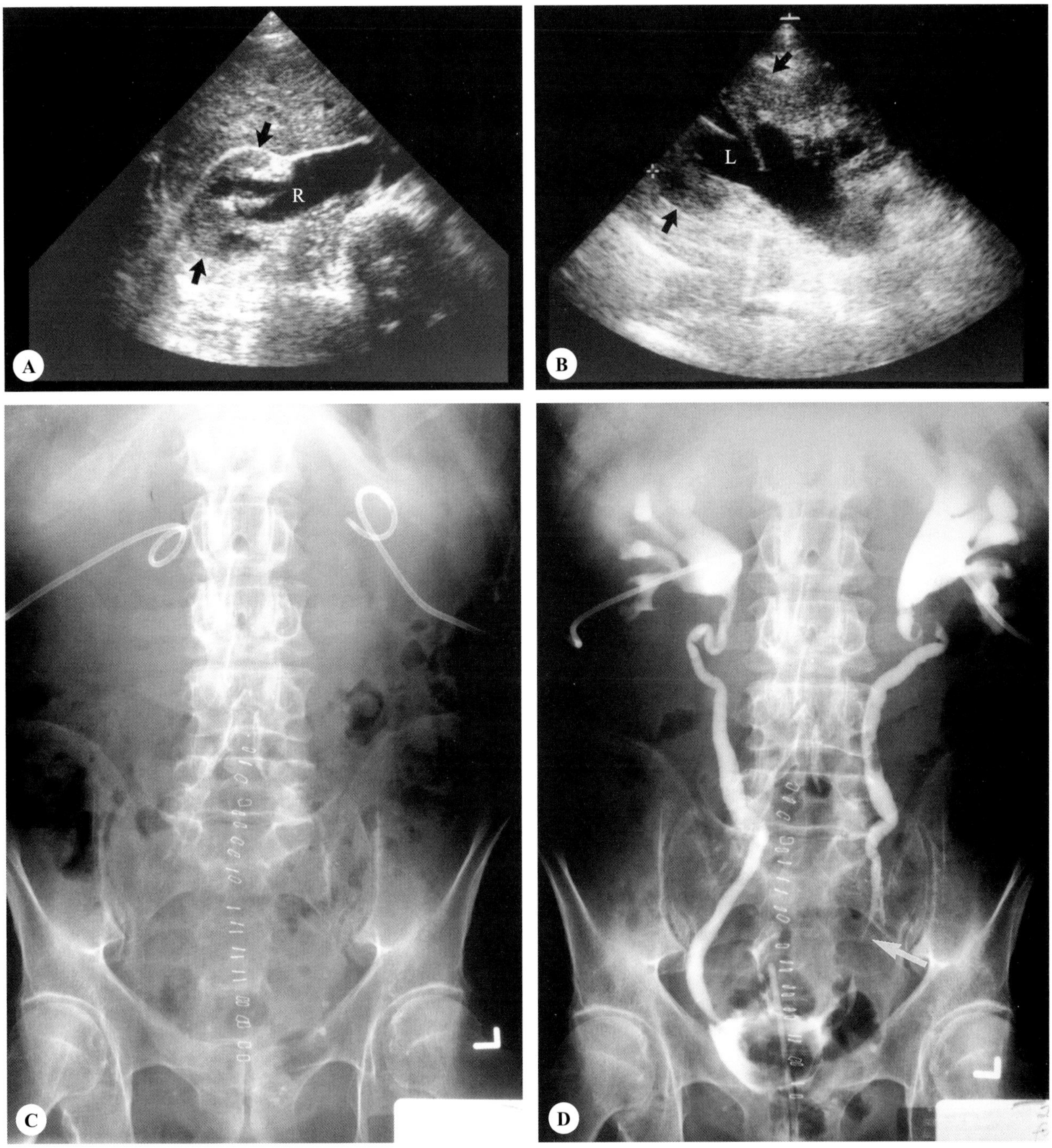

▲ 图 19-24　双侧经皮肾造瘘术缓解前列腺癌转移患者双侧肾积水

A 和 B. 右、左肾超声扫描示双肾积水。箭指向肾脏；R 和 L 表示扩张的右肾和左肾集合系统（与图 14-53 正常肾脏超声比较）；C. X 线显示双侧经皮肾造瘘管位置，排出肾脏产生的尿液；D. 对比剂经肾造瘘管注射使部分尿路显影。左侧输尿管（箭）几乎完全被转移瘤阻塞；右侧输尿管与膀胱交界处狭窄。膀胱内可见气囊导尿管，被周围的盆腔转移瘤压迫

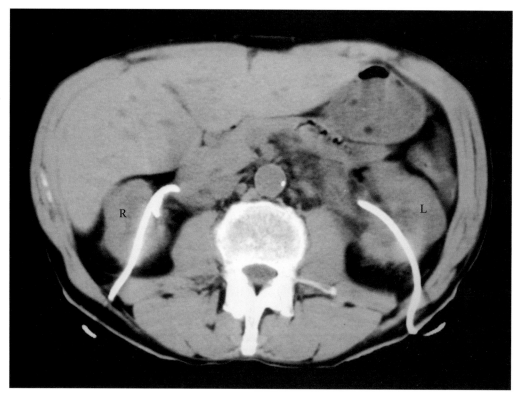

▲ 图 19-24（续） 双侧经皮肾造瘘术缓解前列腺癌转移患者双侧肾积水
E. CT 显示经皮肾造瘘管的走行，其终止于右侧（R）和左侧（L）肾集合系统

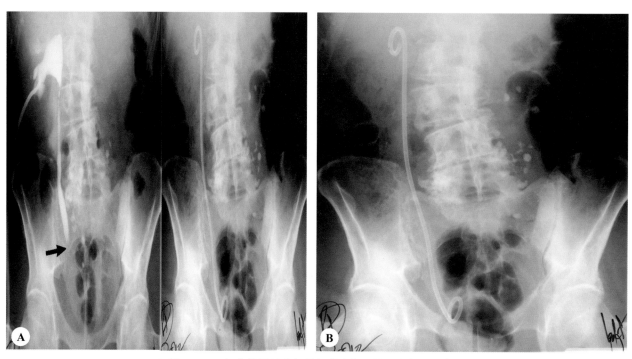

▲ 图 19-25 经皮输尿管支架置入术为梗阻的右肾提供内部引流
A. 首次经皮肾穿刺造瘘造影显示肾盂内转移瘤阻塞右侧输尿管（箭）。膀胱内可见另一导管；B. X 线显示内部支架，放置支架以提供跨越输尿管梗阻的内部引流。支架近端位于右肾盂内，远端位于膀胱内。支架的多个侧孔（未明确显示）辅助引流尿液

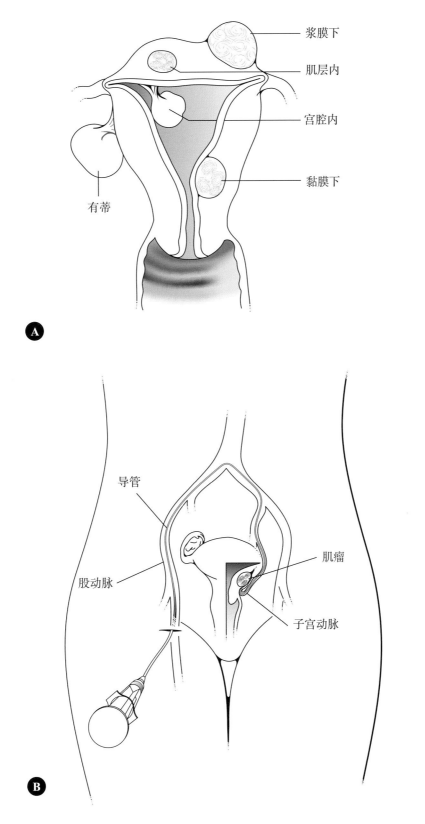

▲ 图 19-26　**A.** 子宫肌瘤的不同类型；**B.** 右侧股动脉导管定位，经导管栓塞左侧子宫动脉

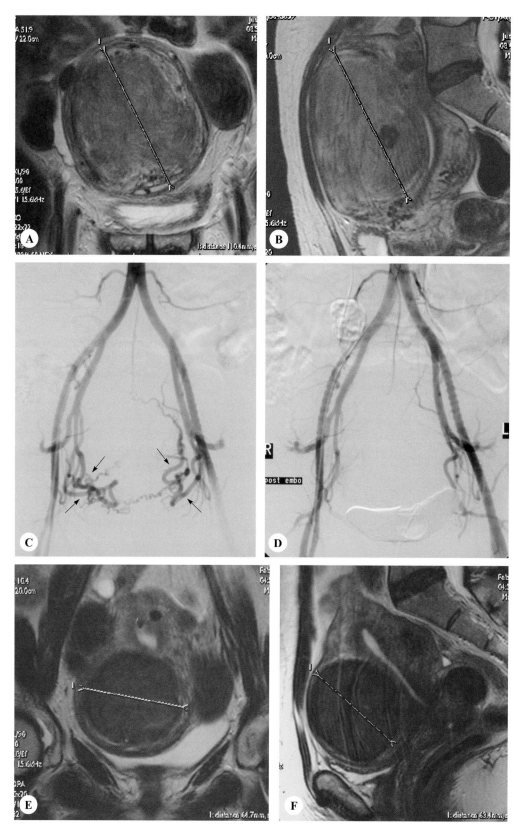

▲ 图 19-27 巨大肌瘤伴疼痛的经导管栓塞治疗

A 和 B. 冠状位和矢状位 MRI 显示一个巨大的直径 11cm 的良性纤维瘤；C. 栓塞前动脉造影显示供应肿瘤的增粗的子宫动脉（箭）；D. 经导管栓塞后，子宫动脉闭塞；E 和 F.4 个月后的 MRI 随访显示肌瘤显著减小，目前其横径仅为 6.5cm，约为原来的一半

　　脑动脉瘤并不罕见。据估计，发生在总人口的约 2%，北美洲每年近 25 000 人都会发生动脉瘤破裂。约 50% 的患者死于初次出血，存活下来的患者中约 50% 会因再出血或血管痉挛而死亡或产生严重的神经后遗症。因此，尽早识别和治疗动脉瘤是当务之急。

　　脑动脉瘤的常规手术治疗是开颅夹闭瘤颈的手术。但某些脑动脉瘤位于神经外科医生极难安全到达的部位。如今，这些动脉瘤可以通过经导管栓塞术成功治疗（图 19-28）。在脑动脉系统置管后，用专用栓塞导管尖端将可拆卸的金属弹簧圈、可拆卸的球囊或胶水直接导入到动脉瘤内。如果动脉瘤的位置和形状以及临床情况允许，一般首选血管内治疗。

　　通过类似的血管造影方法，脑动静脉畸形也可以被栓塞以防止出血。动静脉畸形的解剖结构使闭塞动静脉畸形的机制更加复杂。选择的栓塞剂取决于畸形的构型，可能包括线圈、球体和聚

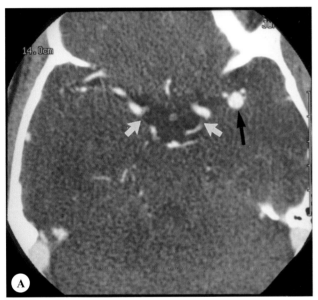

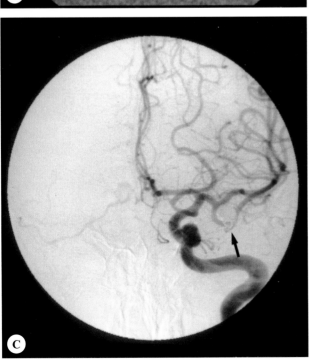

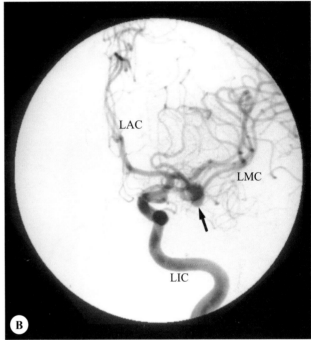

▲ 图 19-28　58 岁女性患者因头晕行左侧大脑中动脉瘤栓塞术

A. 初始增强 CT 显示在 Willis 环（白箭）左侧有一个小的充满对比剂的动脉瘤（黑箭）。动脉瘤与左侧大脑中动脉的走行密切相关；B. 左颈内动脉（LIC）造影正位相显示一小动脉瘤（箭）起自左大脑中动脉（LMC）。可见左大脑前动脉（LAC）分支。动脉瘤左侧的黑色环不是另一个动脉瘤；它只是颈内动脉迂曲重叠的部分；C. 栓塞后动脉造影显示动脉瘤被多个小金属弹簧圈闭塞

乙烯醇泡沫等多种固体材料，也可能包括会在畸形本身内部硬化的液体胶材料。

其他血管病变通常采用神经血管内治疗。血管狭窄，最常见的是颈动脉，可以通过血管成形术和支架置入术治疗。血管痉挛可以通过动脉内给予血管扩张药（如钙通道阻滞药）来治疗。急性栓塞性脑卒中可采用机械取栓和（或）组织型纤溶酶原激活物等药物动脉溶栓治疗。

十五、椎体成形术

椎体成形术是一种治疗由骨质疏松、肿瘤或外伤引起的伴疼痛的脊柱压缩性骨折的介入手术。为了进行椎体成形术，在透视引导下将一根针推进到受压椎体内，然后在受压骨折内注射骨水泥（图 19-29）。骨水泥填充塌陷椎体内的微小间隙和缝隙（图 19-30）。约 20min 内骨水泥硬化，形成支撑结构（图 19-31），稳定骨折，缓解疼痛，防止进一步塌陷。有时压缩的椎体恢复到更接近正常的高度。大多数患者术后即刻疼痛明显缓解。事实上，超过 85% 的病例疼痛减轻。

在椎体成形术问世之前，脊柱压缩性骨折患者除了卧床休息、限制体力活动、背部支具和止痛药物治疗外，其他治疗选择很少。椎体成形术允许患者在治疗几天内恢复正常活动。

有椎体压缩性骨折引起的持续性疼痛的患者是该手术的候选对象。必须确认疼痛的原因实际上是压缩性骨折，而不是其他一些疾病，如椎间盘突出。因此，在椎体成形术前，应通过 CT 或 MRI 对患者的脊柱进行全面评估。

椎体成形术的一个新的方法是在椎体塌陷的地方插入一个小球囊。将球囊充气使骨抬高，然后将骨水泥注入该部位。该技术称为椎体后凸成形术（意味着后凸畸形的修复），具有比传统椎体成形术更好地恢复椎体高度的潜力。

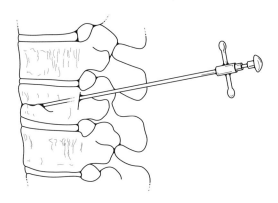

▲ 图 19-29 椎体成形术进针位置

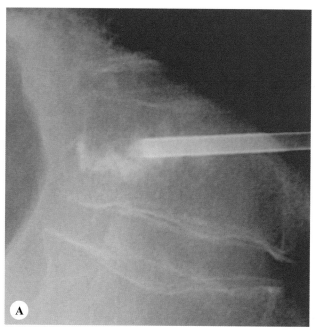

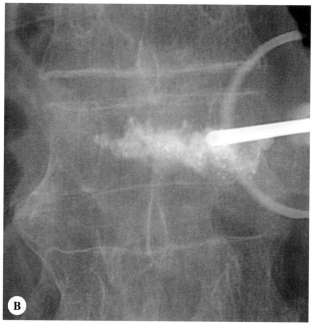

▲ 图 19-30 疼痛性压缩性骨折椎体成形术。在两个视图中针的位置
A. 侧位；B. 正位

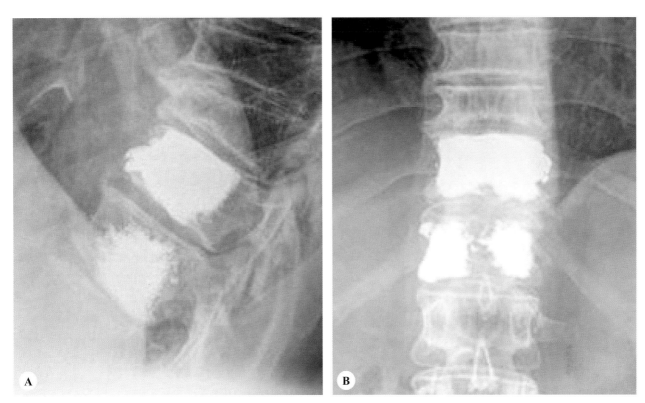

▲ 图 19-31 相邻疼痛性压缩性骨折的椎体成形术
A. 侧位；B. 正位

第20章　诊断影像新进展
The Latest in Diagnostic Imaging

诊断影像技术总是不断发展和进步的，因此越来越新的成像模式和技术不断用于临床。在本章中我们将描述几个较新的进展。在未来有些会变得比其他更受欢迎。你应该熟悉这些新的模式，因为它们在未来可能是有用的。

一、CT 结肠成像和支气管成像

"虚拟内镜"一词是指利用身体管状部位的三维计算机模型进行成像的技术，放射科医生可以通过计算机模拟这些模型，查看这些结构的内部并诊断其中的病理情况。数据由 CT 扫描获得，模型制作在计算机图像处理工作站上。目前最流行的两种技术是虚拟结肠镜检查，即 CT 结肠成像，以及虚拟支气管镜检查，即 CT 支气管成像。在结肠和支气管树内获得的图像与在实际结肠镜和支气管镜检查中看到的图像没有区别，但虚拟内镜有望因更便宜、无创而取代真实内镜检查。真实内镜的许多严重并发症（如穿孔和感染），可以通过虚拟内镜来避免。虚拟过程对患者的要求低得多，可以更快地进行。更容易的内镜检查将特别有利于年幼的儿童、老年人和体弱的成年患者。

CT 结肠成像最常见的适应证是筛查癌症，以识别或排除可疑结肠息肉和可疑癌症。结肠癌是美国男性和女性第三大癌症死亡原因，结肠癌筛查是公共卫生的重要任务。美国癌症协会建议女性和男性从 50 岁开始进行结肠癌或息肉的筛查，50 岁以后每 5 年复查一次。目前的数据表明，虚拟结肠镜检测结肠息肉和结肠癌的准确性接近真实结肠镜。虚拟结肠镜检查尤其适用于真实结肠镜检查不成功或不完整的患者，结肠镜检查因为痉挛、肌肉肥大或结肠肿瘤部分阻塞而不能通过

一段结肠。在这种情况下，虚拟结肠镜可以在真正的结肠镜检查失败的情况下成功显示梗阻近端结肠。CT 结肠成像还可以发现结肠外的异常。

进行虚拟结肠镜检查时，结肠内必须没有粪便内容物，因此患者检查前一天准备好流质饮食和泻药。在检查当天将患者置于 CT 扫描仪工作台，并将小口径导管插入直肠，通过直肠注入空气使结肠扩张。在仰卧位和俯卧位下进行整个腹部的 CT 扫描。CT 检查完成后，将 CT 数据传输到图像处理工作站，生成冠状面和矢状面图像及三维虚拟结肠镜图像。图 20-1 显示右半结肠息肉的冠状位 CT 图像和虚拟结肠镜图像（3D CT 图像）。

为了进行虚拟支气管镜检查，胸部 CT 扫描的数据在图像处理工作站进行重建，以产生气管支气管树的内部图像（图 20-2）。CT 扫描无须患者准备，无须对比剂。在工作站上，观察者可以通过气管支气管树进行导航，其方式与进行真实支气管镜检查类似。虚拟支气管镜可以诊断和显示气管支气管狭窄、肿瘤和异物。对于疑似气管软化症等气管支气管树随吸气和呼气改变直径的情况，可同时进行吸气和呼气 CT 扫描，显示呼吸两时相之间的气道变化。虚拟支气管镜是随访气管支气管狭窄进展的理想方法，因为重复虚拟支气管镜检查比重复常规支气管镜检查更容易被患者接受和耐受。

二、双能量 / 双源 CT、CT 碘灌注成像

双能量 CT（dual energy CT，DECT）是一种 CT 的新进展，为新的和优化的 CT 应用提供了巨大的希望。常规或单能 CT（SECT）利用单源单能的 X 线，由单个探测器接收。DECT 两个能级

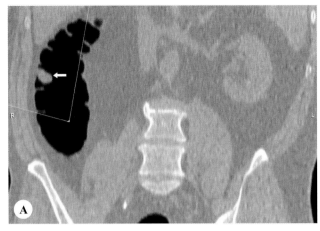

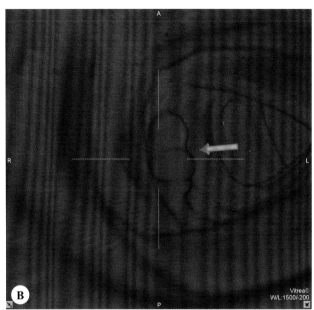

▲ 图 20-1　息肉的虚拟结肠镜检查

A. 冠状位 CT 重建显示右半结肠充盈缺损（箭）；B. 虚拟结肠镜图像显示缺损为息肉（箭）

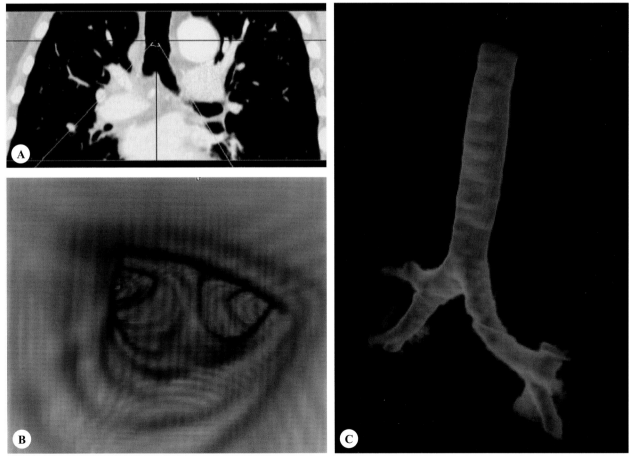

▲ 图 20-2　正常气管的虚拟支气管镜检查

A. 经气管的胸部冠状位 CT，显示观察者在隆嵴处俯视气管的方向。隆嵴未完全显示，因为只有在冠状切面内的气管。B. 从隆嵴上面看到的虚拟支气管镜视图。向下可见左右主支气管。C. 气管的三维重建

（典型的为 80kV 和 140kV）可获取更大范围的图像。双能量 CT 扫描仪有不同类型，但最常见的有两种。图 20-3 所示为双能量 CT 扫描仪的示意，该扫描仪利用两个 X 射线管和两个探测器同时进行双能量采集和数据处理。DECT 的每个源可以使用一个 X 线管与单个探测器结合在高能量和低能量之间快速交替，从两个能量中采集信息。DECT 允许通过两种不同能量水平的图像采集来分析材料和组织的成分。根据材料的原子序数，材料在不同光子能量下会表现出 CT 衰减的差异。例如，碘具有较高的原子序数，使得通过静脉注射对比剂可以制作代表碘原子灌注和分布的人体碘图（图 20-4）。双能量应用可以更好地检出病变和特征。双能量 CT 扫描的其他优点包括比常规 CT 血管成像更快地扫描运动的心脏和在较低的辐射剂量下改善血管成像。

三、三维超声

虽然三维 CT 和 MR 扫描已经问世多年，在这本教科书中你已经看到很多，3D 超声是一种较新的技术。其优点是提高了器官之间空间关系的可视化。目前，三维超声最常用于产科成像（图 20-5 和图 20-6）。在胎儿中，三维超声对胎儿颅脑畸形、肢体骨骼异常、颜面部缺陷等复杂解剖异常的显示优于常规超声。

在妇科成像中，三维超声可以增强子宫息肉、子宫肌瘤、先天性子宫异常的可视化。图 20-7 中的患者正在接受不孕治疗。她的盆腔超声检查结合子宫三维超声检查，确定为纵隔子宫。注意到回声较强的子宫内膜和宫腔被肌性隔膜向宫底分为两部分。3D 检查将纵隔子宫与双角子宫区分开来，其中子宫底也分为两部分。

四、PET-CT 和 PET-MRI 融合影像

融合成像是将不同成像模式产生的同一解剖区域的诊断图像融合成一幅，结合了所有模式产生的信息。融合由计算机完成，源图像通常来自 CT、MR 或 PET 扫描。你可能想知道融合成像是如何应用的。考虑癌症检测中使用 PET-CT 的可能性。

PET 扫描显示生理和生化过程，而 CT 扫描显示解剖结构。PET 可以通过检测细胞如何处理某些化合物，如葡萄糖，来描述细胞的生化功能。

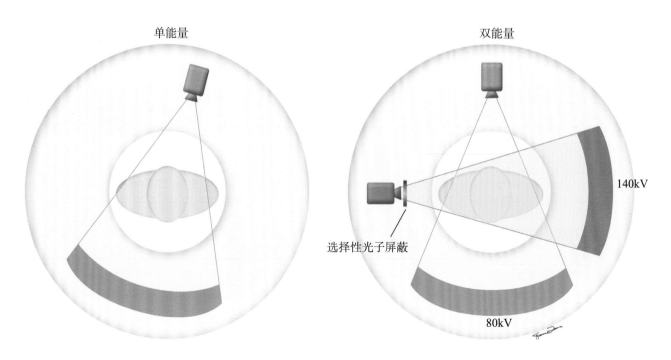

▲ 图 20-3　双能量 CT 配备 2 个 X 射线管提供双能量。一个能量为 80kV，另一个能量为 140kV。机架内两个对应的探测器间隔 90°。相比之下，传统的多层螺旋 CT 扫描仪只使用单一能量源

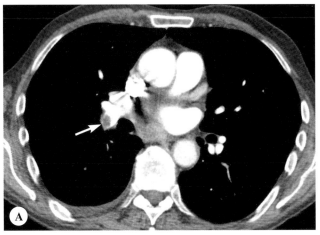

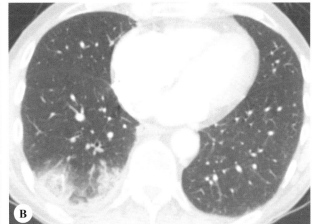

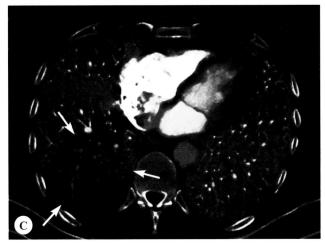

▲ 图 20-4　右肺下叶肺栓塞合并肺梗死患者双能量 CT
A. 轴位扫描，软组织窗显示栓塞（箭）；B. 轴位扫描肺窗显示典型肺梗死的肺不张；C. 碘灌注图显示右肺下叶灌注（血流）减低（箭）

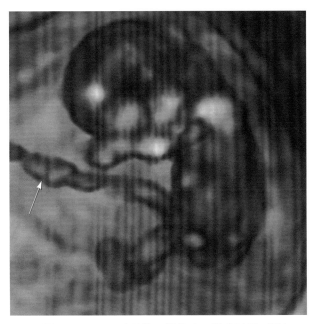

▲ 图 20-5　11 周胎儿的三维超声。注意脐带（箭）

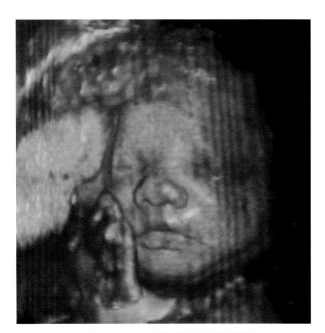

▲ 图 20-6　11 周胎儿面部三维超声

癌细胞对葡萄糖的代谢速率远高于正常细胞。因为癌症太小，无法通过 CT 或其他成像方法看到时，通过检测增加的葡萄糖代谢，PET 可以在早期识别其他模式如 CT 无法检测到的癌细胞。然而，单独的 PET 扫描往往不能确定癌症的精确位置从而进行诊断和治疗。如果 PET 扫描异常叠加在 CT 扫描上，则可以确定癌症的确切解剖位置。CT 会显示糖代谢增加的结构。

在融合成像的早期，将两次扫描分别进行，然后叠加图像。但 PET 和 CT 图像可能难以精确对齐，任何不精确都可能导致诊断错误。现在已经有 PET-CT 扫描仪，它将 PET 和 CT 技术集成到一个成像设备中，使一次检查（图 20-8 和图 20-9）时收集解剖和生物学信息成为可能。这种综合信息可以准确地检测和定位多种癌症，包括乳腺癌、食管癌、宫颈癌、黑色素瘤、淋巴瘤、肺癌、结肠癌和卵巢癌。PET-CT 可以在正常大小的淋巴结中显示肿瘤细胞，从而改变新发现癌症的分期和治疗计划。PET-CT 不仅可以显示计划接受手术或放射治疗的患者中癌症的早期扩散，而且还可以显示没有扩散，这一发现可以避免辐射或手术对健康组织的伤害。

一种较新的融合模式是 PET-MR，采用混合扫描仪，将两种模式合并为一次扫描（图 20-10）。将代谢活动和解剖结合起来，可以更精确地评估疾病，并提高对生理过程的理解。这使得肿瘤、神经

和心血管疾病的检测、定性、分期和治疗更容易和更快，并使患者暴露于低于 PET-CT 的辐射水平。

五、功能 MRI

fMRI 是基于血氧水平依赖原理。大脑仅占成人总重量的 2%，但接受 12%～15% 的心输出量，消耗进入体内约 20% 的氧气。氧气在大脑中的分布是不同的；灰质消耗的大约是白质的 4 倍，大脑中生理活跃的部分利用额外的葡萄糖和氧气进行新陈代谢。因此，大脑活跃的皮层区域比静息状态下的区域具有更高的血氧水平，fMRI 可以在脑氧浓度空间分布图上检测到这些区域。因此，BOLD 信号间接度量神经活动。

功能 MRI 允许脑功能成像。在认知、感觉或运动任务前后对大脑进行扫描，可以识别在任务过程中更活跃的大脑区域。图 20-11A 是一张大脑图像，显示当患者被要求活动左手和右手时，皮层活动增加的部位。在图 20-11B 中，两个不同患者的图像显示了他们在视觉刺激时视觉皮层的活动。fMRI 是无创和安全的。它在许多研究中被用来更好地了解健康大脑是如何工作的，也在越来越多的研究中被用来了解疾病中正常功能的破坏。

六、弥散张量成像

正常的脑功能依赖于不同脑区之间的连接。这种连接是由复杂轴突网络携带信号从一个神经

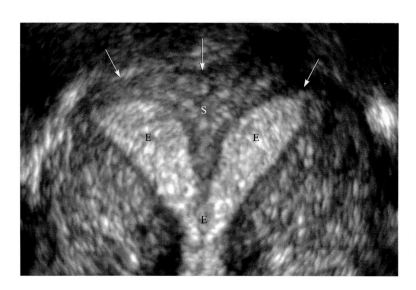

◀ 图 20-7　纵隔子宫的三维超声表现。隔膜（S）显示将子宫内膜（E）和宫腔分为两部分。但子宫的外部（箭）是正常的，这一事实将这种情况与双角子宫区分开来

元到另一个神经元组成的。MRI 可以提供一种评估这些解剖连接的方法。大脑的白质由成束的轴突纤维组成，这些纤维都是排列整齐的。弥散张量成像（diffusion tensor imaging，DTI）能够测量这种对齐的方向。通过知道每一点纤维的方向，就可以追踪穿过大脑的路径，进行纤维束成像（图 20-12）。在白质纤维束中，水分子由于扩散而产生的位移沿纤维方向比垂直方向大得多，使得绘制纤维方向成为可能。DTI 也有助于检测和显示脑白质疾病特征性异常。

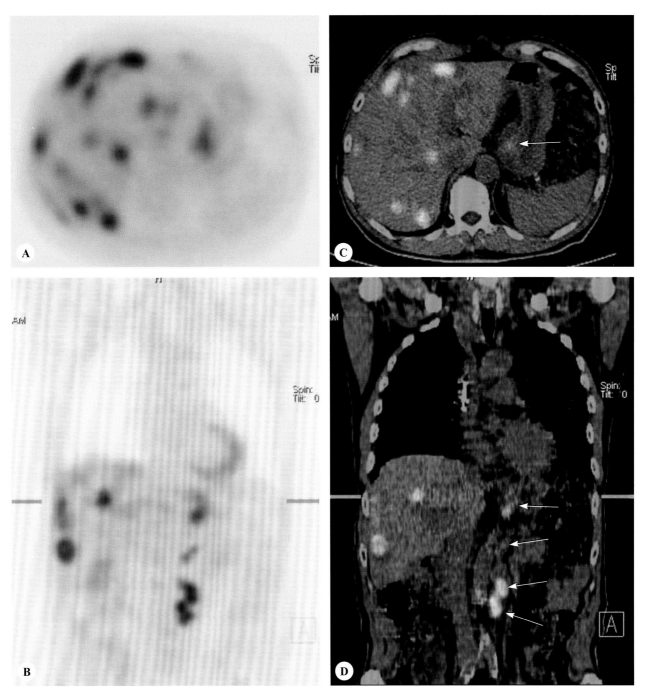

▲ 图 20-8　结肠癌转移患者的 PET-CT 检查

A 和 B 为 PET 轴位和冠状位图像。放射性葡萄糖的摄取增加发生在疾病转移部位，癌细胞在该部位引起细胞代谢性增加。为了解剖定位这些部位，PET 扫描图像叠加到患者相同的轴位（C）和冠状位（D）平面 CT 上。肝转移灶易于定位。箭指向腹腔淋巴结转移

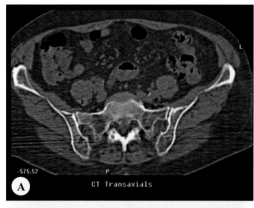

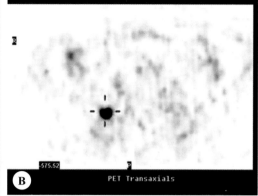

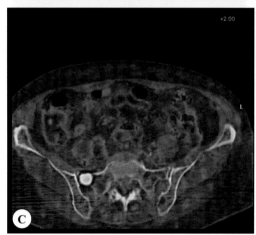

▲ 图 20-9 另一名肺癌患者 PET-CT，转移灶位于右侧骶骨

A. 轴位 CT 显示右侧骶骨（红十字准线）密度降低；B. PET 扫描显示下腹部放射性葡萄糖（红十字准线）摄取增加与转移一致；C. 融合 PET-CT 图像定位转移灶（红十字准线），确认存在骶骨转移

七、分子影像

分子影像领域是当今诊断成像研究和发展最为活跃的领域之一。分子影像的正式定义是对发生在细胞和亚细胞水平的生物过程的可视化表征，描绘特定分子在体内各种组织中的解剖位置。传统的诊断成像技术描绘了大体解剖结构和大体病理，但分子成像技术可以在分子和细胞水平上识别疾病过程，这允许早期发现，因此可以早期和通常更好地治疗病理状况。

分子影像的概念并不新鲜。它起源于核医学，许多传统的放射性同位素成像检查都是基于分子的成像。最早的例子之一是使用放射性碘 ^{131}I 诊断甲状腺疾病和评估甲状腺功能。核医学扫描仪记录了甲状腺细胞内与同位素摄取有关的分子事件及随后将同位素掺入甲状腺激素的情况。脑 PET 扫描使用放射性同位素葡萄糖类似物（^{18}F-FDG）。它被葡萄糖转运蛋白摄取进入脑细胞，并在这些细胞内聚积。^{18}F-FDG 成像描述了大脑不同部位葡萄糖摄取的分布。高糖代谢率可以在各种疾病状态下观察到，如肿瘤，因此该扫描可用于癌症成像（图 20-13）。

请记住，分子成像并不是指创建单个分子的图像；相反，它是指通过分子对比剂的描绘来可视化正常解剖和疾病状态。分子对比剂常被称为分子探针。分子影像设备包括 MRI、PET、SPECT 和光学扫描仪。因此，分子成像需要结合分子对比剂来标记疾病过程和成像设备来定位对比剂集中的部位。

直接可视化分子改变的能力可以通过更早地发现疾病，显著影响患者的管理。可视化分子改变定义为允许治疗干预疾病进展的早期阶段即未病状态，因此有更好的预后。此外，通过直接成像疾病的分子变化，医生可以直接评估治疗的效果。

让我们看一些现在分子成像的例子。对于癌

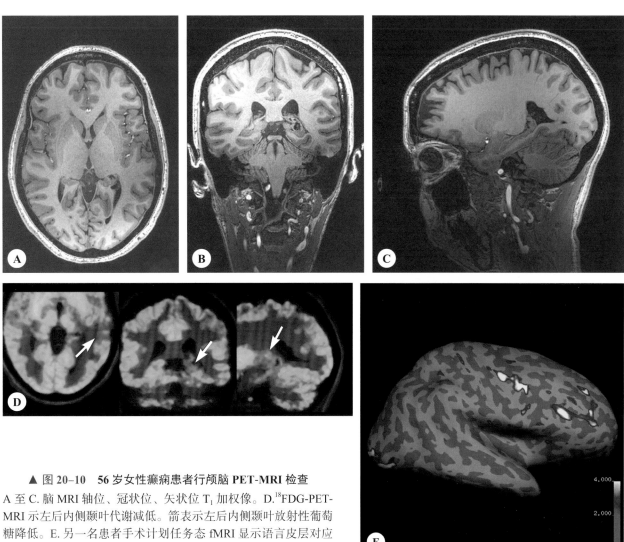

▲ 图 20-10　56 岁女性癫痫患者行颅脑 PET-MRI 检查
A 至 C. 脑 MRI 轴位、冠状位、矢状位 T_1 加权像。D.^{18}FDG-PET-MRI 示左后内侧颞叶代谢减低。箭表示左后内侧颞叶放射性葡萄糖降低。E. 另一名患者手术计划任务态 fMRI 显示语言皮层对应的右大脑半球激活区

症的早期诊断，分子影像具有重要的应用前景。癌症肿瘤具有异常高的代谢率，这可以通过 FDG-PET 扫描来识别。你已经在大脑中看到了一个例子，也可以追溯到第 2 章（图 2-46），即一个肺小转移癌患者。PET 扫描显示葡萄糖摄取增加不仅见于原发肺肿瘤，也见于纵隔的淋巴结转移灶和肝转移灶。图 20-14 显示了另一个肺癌患者和转移灶的阳性 PET 扫描。放射性葡萄糖升高可见于左肺的原发肿瘤，以及纵隔、腹部和左髂翼的转移。

　　与传统的成像技术相比，分子成像可以更准确地对淋巴结转移进行成像。在过去，如果 CT、MRI 或其他一些成像方式显示直径大于 1cm 的原发性肿瘤患者的淋巴结被认为可疑癌症扩散。但这些技术忽略了正常大小淋巴结中的癌细胞，此外在一些患者中，癌症存在于一些因炎症或感染扩大的淋巴结中。如今，分子成像可以在由氧化铁晶体组成的分子对比剂的帮助下识别正常大小淋巴结中的癌细胞，并显示增大淋巴结中没有癌症。这些颗粒很容易被正常淋巴结中的巨噬细胞摄取。但含有癌细胞的淋巴结中不存在有功能的巨噬细胞，分子对比剂也不聚积。比较图 20-15 中注射氧化铁制剂前后正常和异常淋巴结的 MRI。注射分子对比剂后异常结节无强化。

　　PET 扫描和放射性葡萄糖的分子成像在脑功能评估和脑肿瘤的诊断中特别有价值。FDG-PET

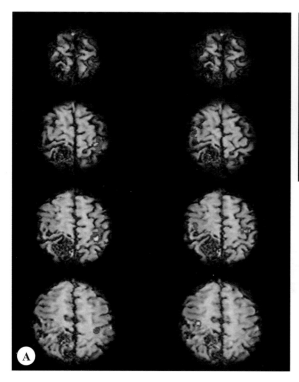

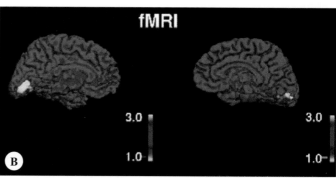

▲ 图 20-11 A. 功能 MRI 显示脑区定位。当患者用右手执行任务时，获得左栏的图像。右栏记录患者左手运动时获得的图像。在这些手部活动过程中神经元活动的解剖部位用颜色标出；B. 两名不同患者的 fMRI 显示视觉刺激时视觉皮层活动

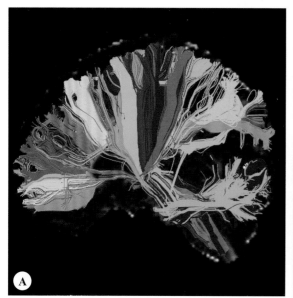

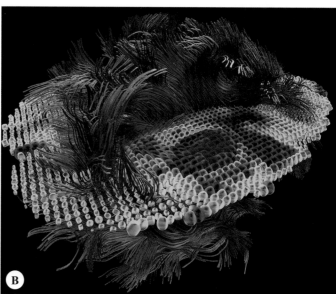

▲ 图 20-12 采用弥散张量成像进行神经束成像

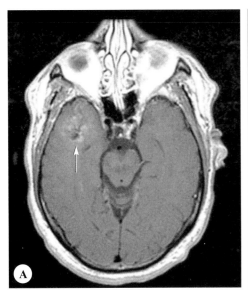
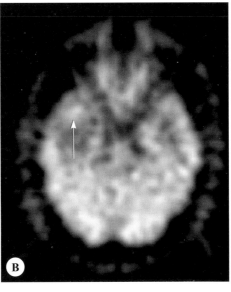

◀ 图 20-13 恶性脑肿瘤的 **MRI 和 FDG-PET 脑成像**
A. MRI 显示右侧颞叶有一肿块（箭）；B. 肿块内放射性葡萄糖摄取增加（箭）反映癌细胞代谢活性增加。该肿瘤被证实为星形细胞瘤

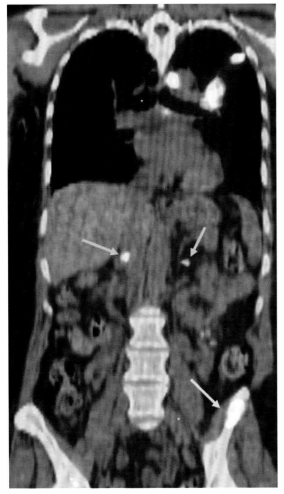

▲ 图 20-14 **肺癌转移患者的 FDG-PET 成像**
左侧胸部见原发肿瘤代谢活性增加，局部扩散至纵隔。腹部见两个远处转移（蓝箭）和第三个转移在左髂翼（黄箭）

已经研究了许多退行性疾病和精神疾病，包括阿尔茨海默病、帕金森病和精神分裂症。FDG-PET 已被证明有助于识别癫痫发作的确切病灶，因为在癫痫发作期，发作病灶中存在非常高的代谢活性，而发作间期的活性降低。图 20-16 描述了癫痫患者癫痫发作灶处 FDG 浓度的显著增加。

随着分子影像领域研究的不断深入，期待许多诊断和治疗方面的进展。新的分子探针正在被研究，新的成像技术正在被探索。新生血管成像，即癌细胞中新生血管的发展，不仅可以证实生长中的肿瘤细胞的存在，还可以描述它们对抗癌药物的反应。通过分子成像可以识别异常的酶活性，也许可以对癌细胞中异常高的蛋白水解酶进行成像，用于癌症的早期检测。细胞死亡时释放的酶可通过分子成像进行鉴定，该技术可用于监测化疗药物的治疗反应。分子影像学的进展使其可应用于心血管疾病诊断方面。缺血但存活的心肌在 PET 扫描中显示 FDG 摄取增加，而无存活的心肌显示无摄取；因此，FDG-PET 扫描可用于确定心肌梗死患者的心肌活性。一种将纤维蛋白原切割成纤维蛋白的酶可以作为分子对比剂诊断血栓栓塞性疾病。随着所有这些越来越多的可能性，分子成像将在未来的诊断成像中发挥重要作用。

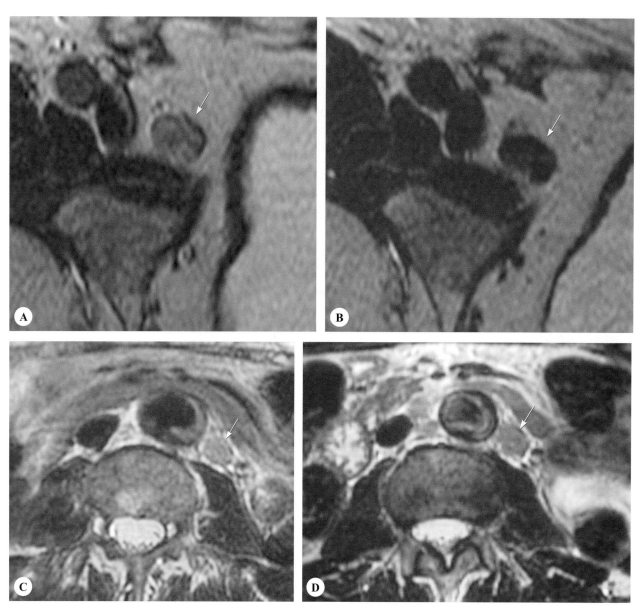

▲ 图 20-15　淋巴结的 MR 分子成像

A. 注射淋巴结显像剂前的一个良性结节（箭）；B. 注射后显像剂浓聚于良性结节（箭），颜色较图 A 中暗；C. 恶性淋巴结（箭）注射前；D. 注射后的恶性淋巴结（箭）未发生变化，因为有转移灶的存在，淋巴结巨噬细胞未摄取对比剂

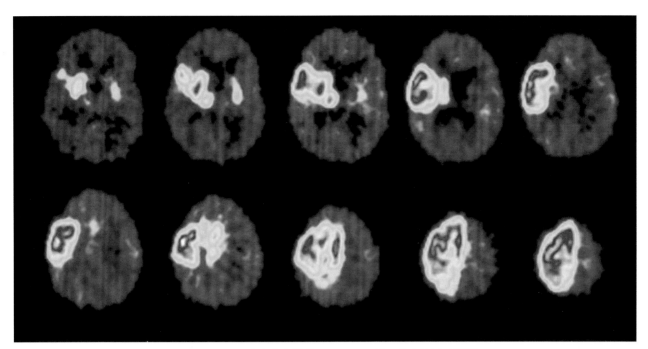

▲ 图 20-16 癫痫患者的脑 FDG-PET 显示癫痫灶活动增强

附录 未知解答
Answers to Unknowns

未知 1-1（图 1-14）

右边的一对骰子已经通过钻孔填充了铅，并重新封口油漆圆点。左边的是已填充的一对的 X 线片，填充面由于重力朝下。右边的是将其一侧翻转，然后进行 X 线投照。你现在可以从一边看到另一边。填充面朝下且非常致密，其上半部分已被抽空，增加了其标 2 或 5 的面朝下的可能性，这取决于篡改者的选择。

未知 1-2（图 1-15）

不，这不是一个有钉子的蛋。这个椭圆形物体不可能是一个蛋，因为它的边缘密度低，中心更高而且相当均匀。因此，这是一个钉子在中心的密度均匀的椭圆形固体。低密度带是物体开裂界面的空气。它是在马的胃中发现的一种矿物质丸。钉子是典型的马掌部件，毫无疑问，它在很多年前就被吞下，留在胃里。"石头"像胆结石形成一样，在它周围逐渐形成。

未知 2-1 和未知 2-2（图 2-15）

这些未知的图片均为尸体切片的 X 线片。图 2-15A 是尸体近背部的冠状切面。该切面仅包含骶骨、肩胛骨和肋骨的后部、椎骨棘突的尖部及其周围肌肉。图 2-15B 是另一具女性尸体的中线矢状位的 X 线片，可以从看到的骨盆内的结构确定。前方为膀胱，子宫、宫颈和阴道在中间，骶骨前方为直肠。该切面厚约 1cm，包括椎体的中间部分及其棘突。你能从中找到肝、肠管和心腔吗？

未知 4-1（图 4-13）

肋骨编号正确。白箭所示结构为颈肋，起自第七颈椎，是一种罕见的先天性变异。

未知 4-2（图 4-14）

右侧第 8 前肋骨折。腹部 4 个金属夹为既往胆道手术后改变。

未知 4-3（图 4-15）

患者右锁骨骨折。

未知 4-4（图 4-19）

右肩胛带缺如，因上肢恶性骨肿瘤行手术切除（肩胛带离断术）。注意整个右锁骨缺如。

未知 4-5（图 4-20）

年轻女性正常胸部 X 线片，可见乳腺影。

未知 4-6（图 4-21）

左侧乳房阴影缺失。这名女性在拍摄 X 线片 2 年前行左侧乳房切除术。

未知 4-7（图 4-22）

该患者的乳腺阴影非常致密，其内可见大圆形、边界清楚的高密度影，为乳腺植入物。本例患者行双侧隆乳术。左侧假体部分钙化。

未知 5-1（图 5-30）

胸部 X 线片和 CT 显示多个有气液平面的空洞。在静脉药物滥用者中，这些发现强烈提示血源性细菌（本例患者为葡萄球菌）引起的肺脓肿。这种疾病常伴发心脏瓣膜的感染（细菌性心内膜炎）。

未知 5-2（图 5-31）

与正常肺 HRCT 相比，本例患者 HRCT 表现有细微差异。注意小叶间隔内扩大膨胀的终末含气空腔。本例患者患肺气肿。

未知 6-1（图 6-13）

右肺下叶背段实变影。这显然是一个叶支气管肺段的气腔病变。

未知 6-2（图 6-14）

右肺中叶实变影。临床上患者有肺炎表现。

未知 7-1（图 7-7）

后前位和侧位 X 线片可以看到由于胃溃疡穿孔膈下大量游离气体导致双侧膈高位。在这些 X 线上可以看到双侧横膈。

未知 12-1（图 12-11）

1 例小肠机械性肠梗阻患者，X 线表现为多发充气扩张的空肠襻及无内容物的结肠。

未知 12-2（图 12-12）

另一例机械性小肠梗阻患者的 X 线，虽然与图 12-11（未知 12-1）中的 X 线相比，空肠内仅少量积气（见于左上象限），其内主要是液体聚积。

未知 13-1（图 13-4）

两张 X 线上幽门管附近的小圆形充盈缺损在透视和 X 线上均一致存在。内镜检查发现为良性胃息肉。

未知 14-1（图 14-81）

毫无疑问，你注意到在双侧腹直肌之间的白线上有一个巨大的间隙，可见低密度肠襻向外延伸。在 B 中可以看到肠襻位于皮肤下方的筋膜内。该患者 1 年前中线切口术后腹壁疝。A 中是否有胆囊结石？

未知 14-2（图 14-82）

可见肝脏萎缩、体积减小，呈结节状，脾大，以及代表腹水的低密度液体。当然，这个慢性酒精中毒患者有肝硬化。他腹痛的原因也是显而易见，肝内低密度、边缘不规则的肿块是肿瘤。如果你考虑到肝癌（其在肝硬化患者中的发生率高于无肝硬化患者）的可能性，你应该祝贺自己将图像结果与临床知识结合起来。

未知 14-3（图 14-83）

本次 CT 采用口服和静脉注射对比剂。可见这个外伤患者的巨大肝挫裂伤伴血性腹腔积液。你有没有发现血性腹腔积液内的新月形高密度影？它与静脉注射的对比剂密度一致，这正是它所代表的。肝挫裂伤导致肝右动脉一分支破裂，这个新月形高密度影代表静脉注射的对比剂外渗到腹腔。静脉注射对比剂外渗是创伤 CT 图像上一个非常重要的发现，它告诉你患者在 CT 扫描仪上有活动性出血，需要手术治疗或肝动脉栓塞止血。

未知 15-1（图 15-17）

肱骨粉碎性骨折。

未知 15-2（图 15-18）

肱骨大结节骨折。

未知 15-3（图 15-19）

胫骨骨折后数周的 X 线片，当天拆除石膏外固定。可见矿物质聚积形成的絮片状高密度影（骨痂），表示这不是新鲜的骨折。骨折断端的对位对线欠佳。

未知 15-4（图 15-20）

在 B 斜位中更容易看到桡骨头骨折。

未知 15-5（图 15-21）

腕部桡骨远端骨折伴骨骺向后移位（如侧位和斜位所示）。尺骨茎突也发生骨折。

未知 15-6（图 15-22）

无骨折存在。这是正常的儿童手腕。正常骨骺与骨折的区别是其光滑、致密的边缘。

未知 15-7（图 15-23）

距桡腕关节 1.5cm 的桡骨撞击骨折。典型的 Colles 骨折还伴有尺骨茎突的骨折，此病例无。

未知 15-8（图 15-24）

前臂双骨折，因肌肉牵拉而出现错位，必须复位使断端对齐，并石膏外固定。

未知 16-1（图 16-74）

本例患者为包含多个肠襻的巨大阴囊疝。

未知 16-2（图 16-75）

在矢状位扫描上产生声影的高回声线性结构代表宫内节育器（intrauterine contraceptive device, IUD）。比较其在超声检查上的表现与 X 线上的表现（C）。宫内节育器形式多样。超声成像的重要用途之一是确认宫内位置。若超声下宫内节育器未在子宫内，应进行腹部 X 线检查，判断宫内节育器是否游离于腹腔内（子宫壁穿孔）或是否已排出。

未知 16-3（图 16-76）

该患者较同龄女性子宫明显增大，宫腔内充满低密度物质。是否考虑子宫肿瘤？本例患者证实为子宫内膜癌伴出血。宫腔内充满血凝块。

未知 17-1（图 17-60）

任何胸部肿块显示紧邻胸主动脉或密切相关，都可能是主动脉瘤，当然，在任何情况下都不应该进行活检。患者行胸部 CT 检查，采用静脉注射对比剂。你可以在图 17-60C 和 D 中看到结果。

C. 上方扫描显示正常口径的升主动脉（AA）和正常口径的降主动脉（DA）。D 在心脏水平的较低层面扫描显示，肿块代表降主动脉的动脉瘤（箭），其侧壁和后壁内有血栓（T）。只有动脉瘤内对比剂充盈有血流的管腔。

未知 17-2（图 17-61）

患者的胸部 X 线片显示主动脉扩张，CT 显示内膜瓣将主动脉分隔成两个管腔。本例患者为主动脉夹层，真假腔通畅。注意 B，夹层位于主动脉弓上方，向上延伸至右头臂和左锁骨下动脉，分隔成两个腔。内膜瓣在主动脉弓水平（C）显示良好，在扩张的升主动脉和降主动脉正下方（D）。

未知 18-1（图 18-52）

多发高密度肿块（白色）与低密度水肿（深灰色）。毫无疑问你在看到多个病灶后想到了转移性疾病。本例患者确诊为转移性肺癌。

未知 18-2（图 18-53）

肿瘤位于脑桥，被证实为胶质瘤。注意脑桥肿大。